T0239311

Medikamente leicht erklärt

Roland Seifert

Medikamente leicht erklärt

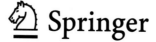 Springer

Prof. Dr. med. Roland Seifert
Institut für Pharmakologie
Medizinische Hochschule Hannover
Hannover, Deutschland

ISBN 978-3-662-62329-9   ISBN 978-3-662-62330-5   (eBook)
https://doi.org/10.1007/978-3-662-62330-5

Die Deutsche Nationalbibliothek verzeichnet diese Publikation in der Deutschen Nationalbibliografie;
detaillierte bibliografische Daten sind im Internet über http://dnb.d-nb.de abrufbar.

Planung/Lektorat: Renate Scheddin
Springer ist ein Imprint der eingetragenen Gesellschaft Springer-Verlag GmbH, DE und ist ein Teil von
Springer Nature.
Die Anschrift der Gesellschaft ist: Heidelberger Platz 3, 14197 Berlin, Germany

Für Rita

Vorwort

Viele Millionen von Menschen in Deutschland nehmen täglich Medikamente (Arzneimittel) ein. Häufig haben der verschreibende Arzt und der das Arzneimittel abgebende Apotheker nicht die Zeit, alles Wichtige darüber zu erklären. Zu Hause angekommen ist für Sie die Lektüre des Beipackzettels nur abschreckend. Im Internet finden Sie natürlich „alles" über „jedes" auf dem Markt befindlichen Arzneimittel, aber meist bleibt unklar, wie gut die Informationen recherchiert sind und wer sie zusammengetragen hat. Das Internet versagt auch ganz schnell, wenn es darum geht, Zusammenhänge zwischen verschiedenen Arzneimitteln und Erkrankungen zu erklären. Aber diese Zusammenhänge sind besonders wichtig. Ein weiteres Problem ist die Uneinheitlichkeit der verwendeten Begriffe in der Arzneitherapie.

In Deutschland gibt es mehr als 10.000 Arzneistoffe auf dem Markt. Bei diesem riesigen Markt kann niemand mehr den Überblick behalten. Dieses Buch möchte Ihnen zeigen, dass wir diese gigantische Anzahl von Arzneistoffen nicht benötigen. In dem Buch werden nur gut 100 Arzneistoffe besprochen, aber mit diesen wenigen Arzneistoffen, die gerade einmal 1 % des verfügbaren Arzneistoffarsenals entsprechen, können viele Erkrankungen ziemlich gut behandelt werden. Die Kunst einer guten Arzneitherapie liegt darin, mit möglichst wenigen Arzneistoffen auszukommen. Dann gibt es auch für Sie und Ihren Arzt und Apotheker eine realistische Chance, den Überblick zu behalten.

Das vorliegende Sachbuch hat zum Ziel, Sie über die wichtigsten Arzneimittel für häufige Erkrankungen verständlich, kritisch, knapp und hoffentlich auch etwas unterhaltsam zu informieren und damit Ihre

Selbstverantwortung für eine wirksame und sichere Arzneitherapie zu stärken. Auch Ärzte und Apotheker mögen das Buch als sinnvolle Hilfe zur Information ihrer Patienten empfinden, um die Beipackzettel „zu entschärfen". Es erwartet Sie ein Buch über die wissenschaftlich fundierte Arzneitherapie. Der Schwerpunkt des Buches liegt auf der Erklärung der Entstehung von Erkrankungen und den Wirkprinzipien von Arzneistoffen. Da der Autor bereits Pharmakologie-Lehrbücher verfasst hat, war viel Material für das Verfassen eines Sachbuches schon vorhanden. Es musste für Sie „nur noch" übersetzt werden.

Dieses Buch ist eine Gratwanderung: Wie viel biologisches und medizinisches Grundwissen wird vorausgesetzt? Welche Arzneimittel und Erkrankungen werden besprochen, welche nicht? Welche Begriffe werden verwendet und wie tief wird die Fachsprache erklärt? Wie wird mit Abkürzungen umgegangen? Wie wird das Wesentliche auf den Punkt gebracht? Eine große Herausforderung für den Autor.

Prinzipiell ist das Buch so aufgebaut, dass Sie jedes Kapitel unabhängig von allen anderen lesen können. Auch innerhalb eines Kapitels können Sie leicht springen. Viele hervorgehobene Fragen, Überschriften und Kernaussagen erleichtern Ihnen die Orientierung, damit Sie möglichst leicht finden, was Sie suchen. Dennoch empfiehlt Ihnen der Autor, zunächst das einführende Kap. 1 zu lesen, in dem die Grundlagen der Arzneitherapie besprochen werden. Sie sollten sich auch das Glossar am Ende des Buches ansehen, in dem wichtige Begriffe besprochen werden. Es gibt oft Synonyme, und dies kann leicht zu Verwirrung führen, gerade wenn Sie zusätzliche Internet-Recherchen durchführen.

Das Buch ist in Zusammenarbeit mit sehr vielen Testlesern mit unterschiedlichen Berufen und unterschiedlicher Altersstruktur entstanden. Ich danke allen Testlesern für ihre Kritik und Anregungen. Ohne sie wäre das Buch nicht in dieser Form entstanden. Ich hoffe, dass für jeden Leser etwas Nützliches dabei ist!

Ich bedanke mich ganz besonders herzlich bei Annette Stanke und Prof. Dr. Stefan Dove (Lehrstuhl für Pharmazeutische und Medizinische Chemie II, Universität Regensburg), die alle Kapitel kritisch gelesen und editiert haben. Frau Stanke sei auch sehr herzlich gedankt für die unermüdliche Mithilfe bei der Umsetzung der Abbildungen. Die Farbe grün deutet auf Krankheitsprozesse und Erkrankungssymptome hin, die Farbe blau auf positive Wirkungen der Arzneitherapie und die Farbe rot auf unerwünschte Arzneimittelwirkungen (UAW).

Ich danke auch sehr herzlich Frau Dr. Renate Scheddin vom Springer-Verlag für die vertrauensvolle Zusammenarbeit bei der Planung und Realisierung dieses Buches.

Aus Gründen der Lesbarkeit wird in Springer-Publikationen das generische Maskulinum als geschlechtsneutrale Form verwendet.

Hannover   Prof. Dr. med. Roland Seifert
im März 2021

Inhaltsverzeichnis

Abkürzungsverzeichnis

ACE	*angiotensin-converting enzyme, Angiotensin-umwandelndes Enzym*
ADHS	*Aufmerksamkeitsdefizit-Hyperaktivitäts-Syndrom*
ADP	*Adenosindiphosphat; ein Entzündungsmolekül, das eine Blutplättchenverklumpung verursacht*
AMG	*Arzneimittelgesetz*
ARB	*Angiotensin-Rezeptor-Blocker*
ASS	*Acetylsalicylsäure*
BfArM	*Bundesinstitut für Arzneimittel und Medizinprodukte*
BtM	*Betäubungsmittel (darunter fallen viele Opioid-Analgetika und Methylphenidat)*
COPD	*chronic obstructive pulmonary disease, chronisch-obstruktive Lungenerkrankung*
COVID-19	*corona virus disease 2019, Coronavirus-Erkrankung 2019*
COX	*Cyclooxygenase*
DNA	*Desoxyribonukleinsäure (Erbgut des Menschen sowie vieler Erreger von Infektionserkrankungen)*
DOAK	*direkte Antikoagulanzien; auch als NOAK (neue orale Antikoagulanzien) bezeichnet*
DPP4	*Dipeptidylpeptidase 4*
ED	*erektile Dysfunktion*
EMA	*European Medicines Agency, europäische Arzneimittel-Agentur*
EPI	*Epinephrin (Adrenalin)*
g	*Gramm; Masseneinheit, in der einige Arzneistoffe dosiert werden. Ein Gramm (1 g) hat 1.000 (eintausend) Milligramm (mg)*
GABA	*gamma-aminobutyric acid, gamma-Aminobuttersäure*

GERD	*gastroesophageal reflux disease, gastro-ösophageale Reflux-erkrankung*
GLP-1	*glucagon-like peptide 1, Glukagon-ähnliches Peptid 1*
GTN	*Glyzeroltrinitrat („Nitro")*
HDL-Cholesterin	*high-density cholesterol, das "gute" Cholesterin*
H1-Rezeptor	*Histamin-H1-Rezeptor*
H2-Rezeptor	*Histamin-H2-Rezeptor*
ICS	*inhalative Corticosteroide (Glucocorticoide)*
INN	*international non-proprietary name, internationaler Freiname eines Arzneistoffs*
INR	*international normalized ratio, Blutgerinnungswert zur Einstellung mit Phenprocoumon*
KHK	*koronare Herzerkrankung*
LABA	*long-acting beta receptor agonists, langwirkende beta-Rezeptor-Agonisten*
LAMA	*long-acting muscarinic receptor antagonists, langwirkende Muskarin-Rezeptor-Antagonisten*
LDL-Cholesterin	*low-density cholesterol, das "schlechte" Cholesterin*
LTRA	*Leukotrien-Rezeptor-Antagonisten*
MAO	*Monoaminoxidase*
MCP	*Metoclopramid*
MCRA	*Mineralocorticoid-Rezeptor-Antagonisten*
mg	*Milligramm; Masseneinheit, in der viele Arzneistoffe dosiert werden. Ein Gramm (1 g) hat 1.000 (eintausend) Milligramm (mg)*
μg	*Mikrogramm; Masseneinheit, in der nur sehr wenige Arzneistoffe (Jod, T4) dosiert werden. Ein Gramm (1 g) hat 1.000.000 (eine Million) Mikrogramm (μg). Ein Milligramm (1 mg) hat 1.000 μg.*
mm Hg	*Millimeter Quecksilbersäule; Einheit, in der der Blutdruck gemessen wird*
NSMRI	*non-selective monoamine reuptake inhibitors, nicht-selektive Monoamin-Wiederaufnahme-Inhibitoren*
NO	*Stickstoffmonoxid*
NSAR	*nicht-steroidale Antirheumatika; NSAID, non-steroidal antirheumatic drugs*
PDE	*Phosphodiesterase*
PPI	*proton pump inhibitors, Protonenpumpen-Hemmer*
PUD	*peptic ulcer disease, peptische Ulkuserkrankung*
RAAS	*Renin-Angiotensin-Aldosteron-System*
RNA	*Ribonukleinsäure (wichtig für die Bildung von Proteinen bei Menschen und vielen Erregern von Infektionserkrankungen; außerdem Erbgut verschiedener Viren)*

SABA	*short-acting beta receptor agonists, kurzwirkende beta-Rezeptor-Agonisten*
SAMA	*short-acting muscarinic receptor antagonists, kurzwirkende Muskarin-Rezeptor-Antagonisten*
SERM	*selektive Estrogen-Rezeptor-Modulatoren*
SGLT-2	*sodium/glucose cotransporter 2, Natrium/Glucose-Transporter-2*
SSNRI	*selective serotonin/noradrenaline reuptake inhibitors, selektive Serotonin/Noradrenalin-Wiederaufnahme-Inhibitoren*
SSRI	*selective serotonin reuptake inhibitors, selektive Serotonin-Wiederaufnahme-Inhibitoren*
T4	*Levothyroxin (Schilddrüsenhormon)*
TDM	*therapeutisches Drug Monitoring (Arzneistoffspiegelbestimmung)*
TNF	*Tumornekrosefaktor*
TZAD	*trizyklische Antidepressiva (Trizyklika)*
UAW	*unerwünschte Arzneimittelwirkung*
VEGF	*vascular endothelial growth factor, vaskulärer endothelialer Wachstumsfaktor*
WHO	*World Health Organization, Weltgesundheitsorganisation*
Z-Substanzen	*Arzneistoffe (Prototyp Zolpidem) mit ähnlichen Wirkungen wie Benzodiazepine (nur kürzer und schwächer)*

1

Was sollte ich allgemein über Medikamente (Arzneimittel) wissen?

Dieses Kapitel stellt die Grundlage für das Verständnis aller weiteren Kapitel (2–11) dar. Deshalb sollten Sie dieses Kapitel auch als Erstes lesen. Zunächst lernen Sie wichtige Fachbegriffe wie den Unterschied zwischen Arzneistoff und Gift sowie Handelspräparat und Generikum. Sie erfahren auch, wie homöopathische Arzneimittel wirken. Das Kapitel gibt Ihnen einen Überblick darüber, wie die Arzneimittelentwicklung abläuft. Ein wichtiger Gesichtspunkt hierbei ist die Wiederverwertung von bekannten Arzneistoffen für neue Anwendungsgebiete. Deshalb passen auch viele traditionelle Arzneistoffgruppennamen nicht mehr zu deren Anwendung. Praktisch für Sie besonders wichtig ist der Abschnitt über Beipackzettel. Dieser Abschnitt erklärt Ihnen den Aufbau der Beipackzettel und welche Probleme es beim Verständnis von Beipackzetteln gibt. Für alle Leser, die verstehen wollen, wie Arzneistoffe im Körper wirken, gibt es einen Abschnitt, in dem die wichtigsten Angriffspunkte von Arzneistoffen erklärt werden. Das sind Rezeptoren, Enzyme, Kanäle, Pumpen und der Zellkern. Abschließend wird besprochen, wie Arzneistoffe durch den Körper wandern und worauf Sie achten müssen, wenn Sie mehrere Arzneimittel einnehmen.

© Springer-Verlag GmbH Deutschland, ein Teil von Springer Nature 2021
R. Seifert, *Medikamente leicht erklärt*, https://doi.org/10.1007/978-3-662-62330-5_1

1.1 Arzneistoff und Arzneimittel: Was ist der Unterschied?

Zusammenfassung

Arzneistoffe haben im menschlichen Körper nützliche, Gifte schädliche Wirkungen. In Abhängigkeit von der Anwendungsform und Dosis kann ein Arzneistoff zum Gift werden und umgekehrt. Arzneimittel (auch als Medikamente bezeichnet) sind Darreichungsformen von Arzneistoffen, die zur Anwendung am Menschen geeignet sind. Sie enthalten zum einen den Arzneistoff und zum anderen Hilfsstoffe. Beispiele für Arzneimittel sind Tabletten, Dragées und Tropfen zur Aufnahme über den Mund. Arzneimittel ohne Arzneistoff können auch Wirkungen entfalten. Solche Arzneimittel werden als Placebos bezeichnet. Allerdings können Placebos auch unerwünschte Arzneimittelwirkungen (UAW) haben. Man spricht dann von einer Nocebowirkung. Grundsätzlich sollten alle Arzneimittel bei älteren Menschen und Kindern besonders vorsichtig dosiert werden.

Merksätze

- Arzneistoffe haben nützliche Wirkungen auf den Menschen.
- Arzneistoffe werden mit internationalen Freinamen bezeichnet.
- Die internationalen Freinamen eines Arzneistoffs werden weltweit verstanden.
- Gifte haben schädliche Wirkungen auf den Menschen.
- Arzneimittel (Medikamente) sind Darreichungsformen eines Arzneistoffs zur Anwendung am Menschen.
- Arzneimittel werden als Handelspräparate mit einem Handelsnamen oder als Generika unter dem internationalen Freinamen auf den Markt gebracht.
- Auch nicht-verschreibungspflichtige Arzneimittel können unerwünschte Arzneimittelwirkungen (UAW) haben.
- Homöopathische Arzneimittel wirken über eine Placebowirkung.
- Placebos können auch schädliche Wirkungen (Nocebowirkung) haben.
- Ältere Menschen sind besonders empfindlich für UAW und Wechselwirkungen.

Verwirrende Begriffe – wie bringen wir da Ordnung rein? Arzneistoff und Arzneimittel als Schlüsselbegriffe in diesem Buch

Wirkstoff, Arzneistoff, Arznei, Pharmakon, Arzneimittel, Medikament; es geht beim Thema Arzneitherapie im Gespräch mit Ihrem Arzt und Apotheker, in Gesundheitsartikeln, in Büchern und im Internet bunt durcheinander mit den Begriffen. Ich möchte versuchen, etwas Ordnung in das Chaos zu bringen.

Der Begriff „Pharmakon", der aus dem Griechischen abgeleitet ist, ist in der deutschen Sprache nicht eindeutig definiert und wird wahlweise für die Begriffe Wirkstoff, Arzneistoff und Arzneimittel verwendet. Der Begriff „Pharmakon" stiftet also Verwirrung und wird deshalb nicht in diesem Buch verwendet.

Abb. 1.1 zeigt eine Übersicht über wichtige Begriffe im Zusammenhang mit der Arzneitherapie. Der Begriff „Wirkstoff" ist übergeordnet und wertneutral: Ein Wirkstoff ist eine chemische Substanz, die dazu befähigt ist, Körperfunktionen zu verändern. Damit ist nichts über die Nützlichkeit und Schädlichkeit einer Wirkung gesagt.

Arzneistoffe sind nützlich, Gifte sind schädlich: Die Dosis macht das Gift

Arzneistoffe sind Wirkstoffe mit nützlichen Wirkungen auf den menschlichen Organismus. Die nützliche Wirkung kann im besten Falle eine Heilung der Erkrankung beinhalten, z. B. bei der Behandlung einer bakteriellen Infektion mit einem antibakteriellen Arzneistoff (Antibiotikum), der den verursachenden Krankheitserreger abtötet (siehe Abschn. 11.3).

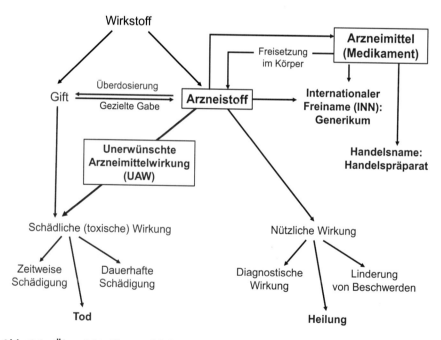

Abb. 1.1 Übersicht über wichtige Begriffe im Zusammenhang mit der Arzneitherapie.

In vielen Fällen kann eine Erkrankung jedoch nicht geheilt werden, sondern es werden nur Symptome behandelt. Beispiele sind die Schmerztherapie (siehe Kap. 2) und die Behandlung von psychischen Erkrankungen (siehe Kap. 9). Auch Wirkstoffe, die in der Erkennung (Diagnostik) von Erkrankungen eingesetzt werden, gehören zu den Arzneistoffen. Ein besonders wichtiges Beispiel sind Kontrastmittel für die Kernspintomografie. Daneben kann ein Arzneistoff auch in therapeutisch wirksamer Dosis unerwünschte Arzneimittelwirkungen auslösen, ohne dass eine Überdosierung vorliegt. Statt des Begriffes „unerwünschte Arzneimittelwirkungen" (UAW) wird auch der Begriff „Nebenwirkungen" verwendet, aber ersterer ist genauer. In diesem Buch wird der Begriff UAW verwendet.

Gifte sind Wirkstoffe mit schädlichen (toxischen) Wirkungen auf den menschlichen Organismus. Die Unterscheidung, ob ein Wirkstoff als Arzneistoff oder als Gift wirkt, ist sehr viel schwieriger als man zunächst denkt. Nimmt ein Patient einen Arzneistoff aus Versehen oder in suizidaler Absicht in einer zu hohen Dosierung (Überdosierung) ein, so kann dieser dadurch zum Gift werden. Beispiele dafür sind die z. B. bei extrem starken Schmerzen in der Krebstherapie eingesetzten Opioid-Analgetika (z. B. Morphin, abgeleitet vom Opium aus dem Schlafmohn), die in Überdosierung zum Atemstillstand führen können (siehe Abschn. 2.2) oder die zur Behandlung von Herzinfarkt und Schlaganfall verwendeten Vitamin-K-Antagonisten (Prototyp Phenprocoumon), die schwere Blutungen auslösen können (siehe Abschn. 5.2).

Das Gift der Tollkirsche (Atropin) kann bei versehentlichem Verzehr der Früchte zu schweren Erregungszuständen, Mundtrockenheit und Verstopfung führen, aber bei gezielter Anwendung im Auge wird Atropin erfolgreich zur Behandlung von Regenbogenhautentzündungen eingesetzt. Verzehrt man durch das Bakterium *Clostridium botulinum* verseuchte Konserven, so kann das Botulinum-Neurotoxin („Botox") zu einem Atemstillstand führen. Wird Botox hingegen gezielt in verkrampfte Muskeln injiziert, z. B. in die Halsmuskulatur bei Schiefhals, kann es zu einer therapeutisch erwünschten Muskelentspannung kommen.

Die Frage, ob ein Wirkstoff als Arzneistoff oder Gift wirkt, hängt von der Dosis und der Anwendung ab. Prinzipiell kann jeder Arzneistoff in zu hoher Dosis zum Gift werden. Umgekehrt wird aber nicht jedes Gift in niedrigerer Dosis zum Arzneistoff.

Ein Arzneistoff als solcher wird nicht beim Menschen angewendet, sondern wird mit verschiedenen pharmazeutischen Hilfsstoffen zu einem Arzneimittel „verpackt". Die Hilfsstoffe bringen z. B. den Arzneistoff in Lösung, schirmen ihn bei der Magenpassage ab oder füllen Tabletten auf.

Seine therapiegerechte Aufnahme im Körper wird so gezielt erleichtert oder verzögert (siehe Abschn. 1.6).

Ein Arzneimittel ist die Darreichungsform eines Arzneistoffs, die zur Anwendung beim Menschen geeignet ist. Alternativ zum Begriff „Arzneimittel" wird häufig der Begriff „Medikament" verwendet. Ein veralteter Begriff für Arzneimittel ist „Arznei"; aber der Begriff „Arzneitherapie" ist noch heute gebräuchlich. Arzneimittel werden unter einem Handelsnamen als Handelspräparat oder unter dem internationalen Freinamen als Generikum in den Handel gebracht. Die Namensgebung von Arzneistoffen und Arzneimitteln ist für den Patienten so wichtig, dass sie in einem eigenen Abschnitt behandelt wird (siehe Abschn. 1.2).

Die Herstellung von Arzneimitteln ist die Aufgabe der Pharmazie. Arzneimittel werden meist von der pharmazeutischen Industrie („Pharmafirmen") hergestellt, seltener in Apotheken. Hauptaufgabe der Apotheken ist es, Arzneimittel abzugeben und Arzneimittelberatung durchzuführen. Internetapotheken breiten sich immer mehr aus. Zwar ist der Internet-Einkauf bequemer, aber der sehr wichtige Aspekt der persönlichen Beratung geht dabei verloren.

Man unterscheidet verschreibungspflichtige Arzneimittel, die nur auf ärztliches Rezept in der Apotheke abgegeben werden dürfen, von nicht-verschreibungspflichtigen Arzneimitteln, die man ohne ärztliches Rezept in der Apotheke erhält.

Es ist ein weitverbreiteter Irrglaube, dass nur verschreibungspflichtige Arzneimittel UAW haben und dass nicht-verschreibungspflichtige (also „nur" apothekenpflichtige) Arzneimittel unbedenklich und ohne UAW sind. So können manche nicht-verschreibungspflichtige Schmerzmittel wie Paracetamol Leberschäden auslösen (siehe Abschn. 2.1). Ibuprofen kann zu schweren Nierenschädigungen und Bluthochdruck führen (siehe Abschn. 2.1 und 5.1), und Antihistaminika können in Überdosierung die Symptome einer Tollkirschenvergiftung hervorrufen (siehe Abschn. 4.1). Diese wenigen Beispiele zeigen schon, wie wichtig Ihre Eigenverantwortung für einen richtigen Arzneimittelgebrauch ist.

Arzneimittel: Die verschiedenen Darreichungsformen im Überblick
Die am häufigsten verwendeten Darreichungsformen von Arzneimitteln sind Tabletten, Dragées, Kapseln und Tropfen, die allesamt für die Aufnahme über den Mund (orale Applikation, p.o.) geeignet sind.

Außerdem gibt es Lösungen, die unter die Haut (subkutan, s.c.), in die Muskulatur (intramuskulär, i.m.) oder in die Vene (intravenös, i.v.) verabreicht werden. Ein Bespiel für die subkutane Zufuhr eines Arzneimittels sind Insulinpräparate zur Behandlung eines Typ-1-Diabetes (siehe Abschn. 6.1). Die Selbstinjektion von Adrenalin (Epinephrin) mit dem „EPI-Pen" ist ein Beispiel für eine intramuskuläre Injektion (siehe Abschn. 4.1).

In manchen Fällen werden Arzneistoffe, die eine Wirkung in bestimmten inneren Organen entfalten sollen, über spezielle Pflaster oder in Form von Enddarmzäpfchen (Suppositorien) zugeführt. Für die Behandlung von Augenerkrankungen gibt es spezielle Augentropfen, für Nasenerkrankungen Nasentropfen oder -sprays, für Scheidenerkrankungen Scheidenzäpfchen und Cremes und für Hauterkrankungen eine Vielzahl von Salben, Cremes und Lotionen (Zubereitungen mit absteigendem Fettgehalt).

Was ist eine Placebowirkung? So wirken homöopathische Arzneimittel

Es ist keineswegs so, dass nur ein Arzneimittel mit einem darin enthaltenen Arzneistoff nützliche Wirkungen zeigt. Auch ein Arzneimittel ohne Arzneistoff (Placebo, „Verpackung", also nur die Hilfsstoffe enthaltend) kann erwünschte Wirkungen zeigen. Wenn ein Arzneimittel ohne Arzneistoff eine erwünschte Wirkung zeigt, spricht man von einer Placebowirkung.

Wie kommt eine Placebowirkung zustande, obwohl gar kein Arzneistoff im Spiel ist? Die Verschreibung, Abgabe und Einnahme eines Arzneimittels ist ein sehr komplexer Prozess. Die Beratung und Zuwendung durch den Arzt und Apotheker und die Erwartungshaltung des Patienten spielen dabei eine wichtige Rolle. In Anwendungsbereichen, bei denen psychische Faktoren großen Einfluss haben, ist die Placebowirkung deshalb besonders ausgeprägt, also z. B. bei Kopfschmerzen, Schlaflosigkeit und Magen/Darm-Störungen, aber auch bei Schmerzen (siehe Abschn. 2.1 und 2.2) sowie depressiven Verstimmungen (siehe Abschn. 9.2).

Die Placebowirkung ist so bedeutsam, dass in klinischen Studien, in denen Arzneistoffe vor der Zulassung auf ihre Wirksamkeit hin untersucht werden, wenn immer möglich und ethisch vertretbar (außer z. B. bei Krebserkrankungen, siehe Abschn. 11.1), eine Placebogruppe mitgeführt wird. Nur wenn ein neuer Arzneistoff eine bessere Wirkung als Placebo zeigt, wird seine Zulassung überhaupt möglich.

In der ärztlichen Praxis ist es oft sehr schwer zu unterscheiden, ob die Wirkung eines Arzneimittels allein auf den Arzneistoff zurückzuführen ist, oder ob eine „Placebowirkung", also Beratung, Zuwendung und Erwartungshaltung dazu beitragen. Echte Placebos werden in der ärztlichen Praxis (bislang) kaum verschrieben, obwohl auch die bewusste Verschreibung von Placebo an einen Patienten (der Patient weiß also, dass es sich um ein Placebo handelt) therapeutische Wirkungen auslösen kann.

Die Verschreibung homöopathischer Arzneimittel ist in Deutschland bei vielen Patienten sehr beliebt. Das hat sicher auch damit zu tun, dass die Homöopathie einen ganzheitlichen Medizinansatz verfolgt, während die „Schulmedizin" immer spezialisierter wird und zur „Versäulung" führt. Patienten schätzen zu Recht Ganzheitlichkeit. Homöopathische Arzneimittel enthalten Wirkstoffe, aber diese sind in den meisten Fällen so stark verdünnt, dass nach naturwissenschaftlichen Gesetzen keinerlei Wirkung erfolgen kann. Wenn hochverdünnte (sogenannte hochpotente) Homöopathika „wirken", so ist das wiederum eine Placebowirkung, die auf Zuwendung, Erwartungshaltung sowie selektiver Beobachtung und Wahrnehmung beruht.

Die Wirkung homöopathischer Arzneimittel beruht also auf einer Placebowirkung. Das mag sehr ernüchternd oder sogar enttäuschend für Sie klingen, entspricht aber der Wahrheit. Es gibt keinen Nachweis dafür, dass Placebos jenseits der Placebowirkung eine pharmakologische Wirkung und pharmakologische Angriffspunkte haben (siehe Abschn. 1.5), obwohl solche Nachweisversuche immer wieder (erfolglos) unternommen wurden.

Was ist eine Nocebowirkung? Auch homöopathische Arzneimittel haben UAW

Ebenso wie Arzneimittel mit Arzneistoff können auch Placebos UAW auslösen. Auch hier spielen die Suggestivkraft des Arztes und Apothekers sowie die Erwartungshaltung des Patienten eine wichtige Rolle. Häufig beobachtete Nocebowirkungen sind Müdigkeit, Kopfschmerzen und Magen/Darm-Beschwerden. Wenn ein Arzneimittel ohne Arzneistoff eine UAW zeigt, spricht man von einer Nocebowirkung. Demzufolge zeigen homöopathische Arzneimittel auch Nocebowirkungen.

Wirken Arzneimittel bei jedem Menschen gleich?

Diese Frage ist eindeutig zu verneinen. Die Wirkung eines Arzneimittels hängt von sehr vielen Faktoren ab. Die speziellen Einflussfaktoren auf die Wirkung von Arzneimitteln werden in den jeweiligen Beipackzetteln dargestellt. Dieses Thema wird in Abschn. 1.4 behandelt.

Die Wirkung eines Arzneimittels hängt vom jeweiligen Lebensalter ab. Gerade bei Neugeborenen, Säuglingen, Kindern und sehr alten Menschen sind Arzneimittel jedoch nur unzulänglich in klinischen Studien untersucht.

Besonders empfindlich für unerwünschte Arzneimittelwirkungen sind ältere Menschen. Deshalb sollten sie möglichst wenige Arzneimittel einnehmen, und die Dosierung als notwendig erachteter Arzneimittel sollte vorsichtig und einschleichend erfolgen. Die Datenlage zur Anwendung von Arzneimitteln in der Schwangerschaft ist in vielen Fällen sehr unbefriedigend und lückenhaft. Deshalb sollten in der Schwangerschaft, falls eine Therapie erforderlich ist, immer altbewährte Arzneimittel bevorzugt werden. Das Geschlecht, die ethnische Zugehörigkeit, Ernährungsgewohnheiten sowie Alkohol- und Zigarettenkonsum können ebenfalls die Wirksamkeit von Arzneimitteln beeinflussen.

Auch Arzneimittel aus ganz unterschiedlichen Anwendungsgebieten können sich in ihrer Wirkung gegenseitig beeinflussen. Solche Wechselwirkungen lassen sich am besten vermeiden, wenn man die Anzahl der Arzneimittel von vornherein möglichst klein hält.

Im allgemeinen Sprachgebrauch herrscht ein ziemliches Durcheinander zwischen den verschiedenen hier vorgestellten Begriffen. Bitte beachten Sie, dass in Abhängigkeit von der Dosis und Anwendungsform ein Arzneistoff zum Gift werden kann und umgekehrt. Auch in therapeutischer Dosis kann ein Arzneistoff unerwünschte Arzneimittelwirkungen (UAW) besitzen. Ein Arzneimittel wird entweder unter seinem internationalen Freinamen (*international non-proprietary name*, INN) als Generikum oder unter einem Handelsnamen als Handelspräparat auf den Markt gebracht. Entgegen allgemeiner Annahme ist der Handelsname eines Arzneimittels weit weniger bedeutsam für die Arzneimittelsicherheit als der internationale Freiname. Auf den Unterschied zwischen internationalem Freinamen eines Arzneistoffs und Handelsname wird wegen der großen praktischen Bedeutung in einem eigenen Abschn. (1.2) eingegangen.

1.2 Arzneistoffnamen: Wie kommen sie zustande?

Zusammenfassung

Dem Patienten kommen viele Arzneistoffnamen wie Fachchinesisch vor. Aber es gibt einige Tricks, wie man sich orientieren kann. Die wichtigste Information einer Arzneimittelpackung ist der internationale Freiname des in dem Arzneimittel enthaltenen Arzneistoffs. In vielen Fällen geben Erkennungssilben Aufschluss darüber, in welche Arzneistoffgruppe ein bestimmter Arzneistoff gehört. Hingegen haben die Handelsnamen von Arzneimitteln häufig Suggestivcharakter und enthalten keine Information über den darin enthaltenen Arzneistoff. Historisch gewachsene Bezeichnungen von Arzneistoffgruppen sind vor dem Hintergrund eines in den letzten Jahren deutlich gewachsenen Wissens häufig sehr problematisch und werden Schritt für Schritt gegen moderne Bezeichnungen ersetzt.

Merksätze

- Viele Arzneistoffgruppen erkennt man an bestimmten Silben im Arzneistoffnamen.
- In etlichen Fällen werden aus den Erkennungssilben für den Alltag Kurzbezeichnungen der Arzneistoffgruppen abgeleitet.
- Etliche ältere Arzneistoffnamen haben keine Erkennungssilben; man muss sich die Namen merken.
- Die Bezeichnung der *Biologicals* stellt eine große Sprachbarriere dar.
- Handelsnamen haben sehr häufig einen suggestiven Charakter.
- In der Kommunikation sollten bevorzugt die internationalen Freinamen, nicht die Handelsnamen, verwendet werden.
- Die meisten Erkrankungen können gut mit Generika behandelt werden.
- Bei Arzneistoffen, die als Generika zur Verfügung stehen, kommt es wegen der Zentralisierung der Produktion leider immer häufiger zu Versorgungsengpässen.
- Viele traditionelle Arzneistoffgruppennamen sind missverständlich.
- Arzneistoffgruppen sollten nach dem Wirkmechanismus benannt werden.

Arzneistoffnamen, nur Fachchinesisch? Nein, es gibt „Geheim-Tricks" zur Einordnung

Es gibt in Deutschland mehr als 10.000 Arzneistoffe und mehr als 100.000 Arzneimittel auf dem Markt. Da ist es für den Arzt, den Apotheker und erst recht für den Patienten unmöglich, den Überblick zu behalten. Erschwerend kommt hinzu, dass viele Arzneistoff- und Arzneimittelnamen schwierig auszusprechen sind. Natürlich haben viele schon von Aspirin®, Marcumar®, Viagra® und Ritalin® gehört, aber wie sieht es aus mit solchen Zungenbrechern wie Ustekinumab, Aflibercept oder Pembrolizumab? Diese Arzneistoffnamen sind selbst für Ärzte und Apotheker schwer zu merken und auszusprechen.

Der Zweck dieses Abschnitts besteht darin, Ihnen an Hand von wichtigen Beispielen aufzuzeigen, dass in häufig verschriebenen Arzneistoffen Erkennungssilben enthalten sind, die etwas über die übergeordnete Arzneistoffgruppe und den Wirkmechanismus besagen. Wenn man die sogenannten internationalen Freinamen (*international non-proprietary names,* INN) von Arzneistoffen richtig entziffert, kann man wichtige Informationen über die Anwendungsgebiete (Indikationen) und ähnlich wirkende Arzneistoffe gewinnen.

Etliche Arzneistoffgruppen und damit deren Anwendungsgebiete erkennt man an charakteristischen Silben im internationalen Freinamen des jeweiligen Arzneistoffs. Tab. 1.1 zeigt in alphabetischer Reihenfolge einige häufig verschriebene Arzneistoffe (Spalte 1), die dem jeweiligen Arzneistoff

Tab. 1.1 Erkennung wichtiger Arzneistoffgruppen an charakteristischen Silben

Arzneistoff (Beispiel)	Arzneistoffgruppe (gängige Arzneistoff-gruppenbezeichnung in der Umgangssprache)	Erkennungssilbe im Arzneistoff
Alendronat	Bisphosphonate	_dronat
Amlodipin	Calciumkanal-Blocker (Calcium-Antagonisten)	_dipin
Amoxicillin	Penicilline	_cillin
Candesartan	Angiotensin-Rezeptor-Blocker (ARB, Sartane)	_sartan
Cefaclor	Cephalosporine	Cef_
Ciprofloxacin	Fluorchinolone	_floxacin
Clonidin	alpha-2-Rezeptor-Agonisten	_nidin
Clopidogrel	ADP-Rezeptor-Antagonisten	_grel
Clotrimazol	Azol-Antimykotika (Azole)	_azol
Diazepam	Langwirkende Benzodiazepine (Benzos)	_zepam
Empagliflozin	SGLT-2-Hemmer (Gliflozine)	_gliflozin
Formoterol	Beta-Rezeptor-Agonisten (Beta-Sympatho-mimetika) (aber Ausnahme Salbutamol; wird international auch als Albuterol bezeichnet)	_terol
Furosemid	Schleifendiuretika	_semid
Metoprolol	beta-Rezeptor-Antagonisten (Betablocker)	_olol
Midazolam	Kurzwirkende Benzodiazepine (Benzos)	_zolam
Montelukast	Leukotrien-Rezeptor-Antagonisten (LTRA, Lukaste)	_lukast
Ondansetron	Serotonin-3-Rezeptor-Antagonisten (Setrone)	_setron
Pantoprazol	Protonenpumpen-Hemmer (PPI)	_prazol
Ramipril	ACE-Hemmer (Prilate)	_pril
Rivaroxaban	Faktor-Xa-Hemmer (Xabane; DOAK, NOAK)	-xa-
Roflumilast	PDE4-Hemmer	_last
Sildenafil	PDE5-Hemmer	_afil
Simvastatin	Lipidsenker (Statine)	_statin
Sitagliptin	DPP4-Hemmer (Gliptine)	_gliptin
Sumatriptan	Serotonin-1-Rezeptor-Agonisten (Triptane)	_triptan
Xylometazolin	alpha-1-Rezeptor-Agonisten	_zolin

Im Buch werden in den Tabellen Erkennungssilben von Arzneistoffen für bestimmte Arzneistoffgruppen fett hervorgehoben. Im Falle der Faktor-Xa-Hemmer führt das Vorhandensein mehrerer umgangssprachlicher Bezeichnungen häufig zu Missverständnissen. Achtung: Bei vielen Arzneistoffen (insbesondere bei vor vielen Jahren eingeführten Arzneistoffen) gibt es leider KEINE Erkennungssilben. Hier hilft nur das Erkennen, Lernen oder Nachschlagen (in Büchern, im Internet) von Arzneistoffen. Beispiele sind Cetirizin, Clemastin, Clozapin, Diphenhydramin, Metamizol, Metformin, Paracetamol, Sertralin, Tramadol oder Valproinsäure. Bitte beachten Sie, dass man die Endungen _lukast und _last leicht miteinander verwechseln kann. Arzneistoffgruppen-Kurzbezeichnungen mit den Erkennungssilben werden nur dort gebildet, wo es sprachlich möglich, geschmeidig und sinnvoll ist. Es gibt also z. B. keine „Laste", „Grele" oder „Olole".

übergeordnete Arzneistoffgruppe (Spalte 2) und die Erkennungssilbe, die alle Arzneistoffe aus dieser Gruppe tragen (Spalte 3). In den allermeisten Fällen steht die Erkennungssilbe am Ende des jeweiligen Arzneistoffnamens, seltener am Anfang oder in der Mitte.

So haben alle Betablocker die Endung _olol (siehe Abschn. 5.1). Die wichtigsten Lipidsenker erkennt man an der Endung _statin, weshalb diese Gruppe im Alltag (Klinik- und Praxisjargon) auch als Statine bezeichnet wird. Die für die Behandlung von Herz/Kreislauf-Erkrankungen gebräuchlichen ACE-Hemmer besitzen die Endung _prilat (siehe Abschn. 5.1–5.3). Darum heißen diese Arzneistoffe auch Prilate. Die Angiotensin-Rezeptor-Blocker (Angiotensin-Rezeptor-Antagonisten) haben die Endung _sartan und werden deshalb umgangssprachlich als Sartane bezeichnet (siehe Abschn. 5.1–5.3). Die Serotonin-3-Rezeptor-Antagonisten enden mit _setron, worauf der Name Setrone zurückzuführen ist (siehe Abschn. 11.1). Schließlich gibt es die Triptane, eine Gruppe von Serotonin-1-Rezeptor-Agonisten, die die Endung _triptan haben (siehe Abschn. 2.1).

Der grundsätzliche Wirkmechanismus der Arzneistoffe mit einer gemeinsamen Endung ist ähnlich. Deshalb kann man auch oft innerhalb einer Arzneistoffgruppe mit einer gemeinsamen Wortendung den Arzneistoff austauschen, ohne dass sich die Behandlung wesentlich verändert.

Bei einigen Arzneistoffen wie den Benzodiazepinen, die leicht abhängig machen können (siehe Abschn. 8.2), muss man auf zwei unterschiedliche Endungen achten: _zolam für die kurzwirkenden und _zepam für die langwirkenden Arzneistoffe. Im Falle der antibiotisch wirkenden Cephalosporine steht die Erkennungssilbe Cef_ am Anfang des Arzneistoffnamens. Bei den Faktor-Xa-Hemmern steht die Erkennungssilbe _xa_ versteckt in der Mitte des Arzneistoffnamens. Diese Arzneistoffe werden im Jargon auch als Xabane bezeichnet.

Namen von *Biologicals*: Ein sprachliches Desaster

„Biologicals" sind Arzneistoffe (vor allem Proteine), die biotechnologisch hergestellt werden. Dazu gehören spezielle Antikörper (siehe Abschn. 4.1, 6.3, 10.2, 11.1 und 11.3). Bei ihnen lässt sich zwar an der Endung _ab ableiten, dass es sich um einen „*Antibody*" (Antikörper) handelt, aber über den Wirkmechanismus und die klinische Anwendung sagen diese Arzneistoffnamen leider wenig aus. Die Namen vieler „*Biologicals*" sind oft extrem schwierig auszusprechen. Das erschwert die Kommunikation zwischen Arzt, Apotheker und Patient im besonderen Maße. Da immer mehr *Biologicals* zugelassen werden, baut sich hier ein immenses Kommunikationsproblem auf.

Vielleicht sollen die komplizierten Arzneistoffnamen der *Biologicals* ja sogar ganz bewusst den Wirkmechanismus und damit die prinzipielle Austauschbarkeit des Arzneistoffs aus kommerziellen Gründen verschleiern. Somit ist es nämlich leichter, einen Arzt an ein bestimmtes *Biological* in der Verschreibung zu binden und einen Wechsel zu erschweren. Dies darf zumindest unterstellt werden, da die *Biologicals* für die pharmazeutische Industrie ein äußerst lukratives Geschäftsfeld geworden sind. Im modernen Medizinstudium wird dieser Entwicklung dadurch gegengesteuert, dass die Studierenden jetzt vor allem Wirkmechanismen der *Biologicals* lernen, aber nicht einzelne konkrete *Biologicals*.

Alte Arzneistoffe: Leider ohne Erkennungssilben

Dann gibt es noch eine ganze Reihe von alteingeführten und wertvollen Arzneistoffen, die entweder ein Alleinstellungsmerkmal haben oder bei deren Entwicklung man den Wirkmechanismus noch nicht kannte. Diese Arzneistoffe haben internationale Freinamen, aus denen man keine brauchbare Information über den Wirkmechanismus oder die Anwendungsgebiete ableiten kann. Die Arzneistoffnamen muss man sich „merken" bzw. bei Bedarf recherchieren, worum es sich handelt. Beispiele für solche Arzneistoffe sind die Schmerzmittel (Analgetika) Paracetamol und Metamizol (siehe Abschn. 2.1), das Antihistaminikum Clemastin (siehe Abschn. 4.1), das Antidiabetikum Metformin (siehe Abschn. 6.1) und das Antiepileptikum Valproinsäure (siehe Abschn. 8.2).

Vorsicht bei Handelsnamen! Suggestion und Werbung sind am Werk

Wenn eine pharmazeutische Firma ein Arzneimittel mit einem neuen Arzneistoff erstmalig auf den Markt bringt, so genießt dieses Arzneimittel für 10 Jahre Patentschutz. Die Firma bringt es unter einem geschützten Handelsnamen (*registered trade mark*, ®, Warenzeichen) als Handelspräparat (Arzneimittelspezialität) auf den Markt, hat dann in diesem Zeitraum ein Monopol für dieses Arzneimittel und kann entsprechende Preise verlangen. Die oft sehr hohen Preise werden von den Firmen damit begründet, dass die Entwicklungskosten refinanziert werden müssen. Es hat bedauerlicherweise Fälle gegeben, in denen das Profitstreben im Vordergrund stand.

Im Gegensatz zu den internationalen Freinamen von Arzneistoffen, die oft wichtige Hinweise auf den Wirkmechanismus und die Anwendungsgebiete geben, sind geschützte Handelsnamen meist reine Fantasienamen ohne Bezug auf den Wirkmechanismus des Arzneistoffs. Der fehlende Bezug auf den Wirkmechanismus in den Handelsnamen erhöht die Gefahr von unabsichtlichen Mehrfachverschreibungen von Arzneistoffen aus derselben Arzneistoffgruppe und der Nichterkennung von Arzneimittelwechselwirkungen.

Stattdessen haben Handelsnamen häufig suggestiven Charakter und sollen insbesondere auf die positiven Eigenschaften des Arzneimittels aufmerksam machen. Da viele Menschen für Suggestionen sehr empfänglich sind, wird dadurch die Wirksamkeit des Arzneimittels mit einem Handelsnamen betont, während UAW nur im Beipackzettel genannt werden.

Achten Sie bei Arzneimitteln mit einem Handelsnamen unbedingt auf den darin enthaltenen Arzneistoff. Sein internationaler Freiname ist meist nur sehr klein gedruckt auf der Packung zu sehen, ist aber für die Beurteilung des Wirkmechanismus, der Anwendungsgebiete und der UAW sehr viel wichtiger als der Handelsname.

Ein kleiner Einblick in die Suggestionskraft von Handelsnamen

Acomplia® verspricht eine komplikationslose und effektive (englisch *to accomplish*, etwas erreichen, vollbringen) Behandlung von Diabetes und Adipositas, aber wegen erhöhter Suizidraten und Depressionen wurde Acomplia® schon vor Jahren vom Markt genommen. Bonviva® verheißt ein gutes Leben, ohne darauf aufmerksam zu machen, dass die Anwendung von Bisphosphonaten bei Osteoporose schwere UAW wie Kieferschäden verursachen kann (siehe Abschn. 6.3). Champix® hält gleich mehrere Assoziationsmöglichkeiten bereit: Das Arzneimittel sei ein „Champion" beim Nikotinentzug, also besonders wirkungsvoll, und man fühle sich so gut wie nach einem Glas Champagner. Die Realität sieht anders aus. Weder ist der in Champix® enthaltene Arzneistoff Vareniclin sehr wirksam beim Nikotinentzug, noch fühlen sich die Patienten gut, im Gegenteil. Als letztes Beispiel sei Halcion® genannt, das Glück verspricht, ohne darauf aufmerksam zu machen, dass es zu Abhängigkeit und Entzugserscheinungen kommen kann (siehe Abschn. 8.2). Diese Aufzählung von suggestiven Handelsnamen könnte beliebig fortgeführt werden.

Was ist der Unterschied zwischen einem Handelspräparat und einem Generikum? Den internationalen Freinamen müssen Sie kennen

Wenn der Patentschutz für ein Arzneimittel mit einem Handelsnamen (Handelspräparat) abgelaufen ist, können andere Hersteller Arzneimittel mit dem vormals patentgeschützten Arzneistoff auf den Markt bringen. Das können sie jedoch nicht mit einem Handelsnamen, sondern „nur" als Generikum. Dies bedeutet, dass das Arzneimittel unter dem internationalen Freinamen des Arzneistoffs verkauft wird. Entsprechend groß (anstelle des Handelsnamens) ist der internationale Freiname des Arzneistoffs deshalb auch auf der Arzneimittelpackung gedruckt. In der Regel wird bei den Generika der internationale Freiname des Arzneistoffs noch durch den Namen der Firma ergänzt, die das Generikum herstellt. Sobald ein Generikum auf den Markt kommt, sinken wegen der Konkurrenz die Preise. Dadurch wird auch das unter einem Handelsnamen vertriebene Arzneimittel preiswerter. Generikahersteller unterbieten jedoch regelhaft die Preise der unter einem Handelsnamen vertriebenen Arzneimittel.

Wenn Ihr Arzt Sie von einem teuren Handelspräparat auf ein preiswertes Generikum umstellt, mutmaßen Sie vielleicht, dass Sie jetzt „schlechter" als vorher behandelt werden. Das ist jedoch nicht der Fall, denn der Generikahersteller muss vor der Zulassung seines Arzneimittels nachweisen, dass es sich in Bezug auf die pharmazeutische Qualität und Wirksamkeit nicht von dem Arzneimittel mit Handelsnamen unterscheidet. Die Umstellung von einem Arzneimittel mit Handelsnamen zu einem Generikum ist fast immer problemlos möglich und führt zu keiner Verschlechterung der Therapie.

Wenn Sie ein Generikum einnehmen, weiß jeder Arzt und Apotheker weltweit, um welchen Arzneistoff es sich handelt. Das ist in einer globalisierten Welt von großer Bedeutung und vereinfacht die Arzneitherapie auf Reisen. Handelsnamen sind dagegen oft länderspezifisch. Wenn Sie ein Arzneimittel mit Handelsnamen einnehmen, muss der Arzt oder Apotheker in vielen Fällen erst aufwändige Recherchen durchführen, und es wird immer eine Restunsicherheit bleiben. Insgesamt gibt es also zahlreiche Gründe, Generika zu verschreiben und einzunehmen, wenn dies möglich ist. Inzwischen verlieren auch immer mehr *Biologicals* ihren Patentschutz. Generische *Biologicals* werden als *Biosimilars* bezeichnet. Preiswerte *Biosimilars* haben eine vergleichbare Wirksamkeit wie die oftmals viel teureren *Biologicals*, auch wenn dies von den Herstellern der *Biologicals* natürlich oft hartnäckig bestritten wird. Durch den Einsatz von *Biosimilars* ergibt sich demnach eine weitere sehr wichtige Einsparmöglichkeit im Gesundheitswesen.

Welche Probleme gibt es mit Generika? Die Schattenseiten der Globalisierung und was man dagegen tun kann

Durch den breiten Einsatz von Generika für häufige Erkrankungen können im Gesundheitswesen sehr große Kosteneinsparungen bewirkt werden. Das ist im Interesse aller Versicherten, damit in einer alternden Gesellschaft kein finanzieller Kollaps des Gesundheitswesens eintritt. Die traurige Kehrseite ist jedoch, dass die Produktion von generischen Arzneistoffen, die nicht mehr unter Patentschutz stehen, extrem stark zentralisiert wird.

Früher galt Deutschland einmal als „Apotheke der Welt", aber die Globalisierung hat auch hier ihre Spuren hinterlassen. Oft gibt es nur noch einen einzigen Produktionsort weltweit, oft in Indien oder China. Wenn dort etwas schiefläuft (z. B. Ausfall der Fabrik durch eine Explosion, ein Erdbeben oder eine Überschwemmung) oder auf einmal wie in der COVID-19-Pandemie Lieferketten plötzlich unterbrochen werden, gibt es weltweite Versorgungsprobleme mit wichtigen Arzneistoffen. Solche Probleme hat es immer wieder gegeben, z. B. für Ibuprofen (siehe Abschn. 2.1), Opioid-Analgetika (siehe Abschn. 2.2), Acetylsalicylsäure (siehe Abschn. 5.2), Schilddrüsenhormone (siehe Abschn. 6.2) oder bestimmte Antibiotika (siehe Abschn. 11.3).

Ein weiteres Problem ist, dass durch den Kostendruck die Herstellung der Arzneistoffe immer mehr „optimiert" wurden. Das hat zu Verunreinigungen bestimmter Arzneistoffe mit krebserregenden Substanzen (siehe Abschn. 11.1) geführt. Aktuelle Beispiele hierfür sind der Angiotensin-Rezeptor-Blocker Valsartan (siehe Abschn. 5.1–5.3) und der Histamin H2-Rezeptor-Blocker Ranitidin (siehe Abschn. 3.1 und 3.2). Solche Verunreinigungen führen zum Rückruf von Arzneimitteln und zu großer Verunsicherung bei den Patienten.

In solchen immer häufiger werdenden Versorgungsengpässen müssen Ihr Arzt und Apotheker versuchen, Alternativ-Arzneistoffe für Sie herauszusuchen, was häufig eine große Herausforderung ist. All dies spricht dafür, dass in Zukunft die Produktion von „Standard"-Arzneimitteln wieder stärker in Deutschland erfolgen und eine Arzneimittelreserve verfügbar sein muss, um die Versorgungssicherheit der Bevölkerung zu gewährleisten. Wenn man bedenkt, dass man mit den ca. 100 in diesem Buch dargestellten Arzneistoffen einen Großteil der häufigsten Erkrankungen gut behandeln kann, ist das kein zu hoch gegriffenes Ziel. Selbstverständlich werden Arzneimittel dadurch teurer. Gesundheit hat eben auch ihren Preis.

Es knirscht gewaltig mit den traditionellen Arzneistoffgruppennamen: Die Namen passen einfach nicht mehr zur Anwendung

Zahlreiche der heute angewendeten Arzneistoffe wurden vor vielen Jahren oder sogar Jahrzehnten entwickelt. In etlichen Fällen wusste man nicht (und weiß es manchmal bis heute nicht), wie diese Arzneistoffe wirken. Man wusste nur, dass sie bei bestimmten Erkrankungen therapeutische

Wirkungen haben. Dementsprechend benannte man Arzneistoffgruppen früher entsprechend den Anwendungsgebieten. Generationen von Ärzten und Apothekern und damit auch Patienten haben das so gelernt. Aber inzwischen hat sich das Wissen über die Wirkmechanismen vieler Arzneistoffe so verbessert und haben sich die Anwendungsgebiete so verändert, dass die alten Arzneistoffgruppenbegriffe nicht immer zu den Anwendungsgebieten passen.

Langfristig werden die traditionellen Bezeichnungen durch moderne Begriffe ersetzt werden. Daraus ergibt sich ein gewichtiges praktisches Problem: Die jungen Ärzte und Apotheker lernen die neuen Begriffe während ihres Studiums, müssen aber auch die alten Bezeichnungen kennen, um mit älteren Kollegen und Patienten kommunizieren zu können. In diesem Buch werden aus Rücksicht auf die große Mehrzahl der Ärzte, Apotheker und Patienten die traditionellen Begriffe benutzt, aber die modernen Begriffe werden zusätzlich eingeführt. Langfristig wird eine moderne Bezeichnung von Arzneistoffgruppen die Arzneimittelsicherheit erhöhen und die Häufigkeit von UAW reduzieren. Das liegt vor allem in Ihrem Interesse als Patient. Ein Glossar am Ende des Buches dient Ihnen als Erklärungshilfe für Begriffe.

Obwohl die Umstellung im Gebrauch traditioneller Arzneistoffgruppen gegen moderne Bezeichnungen mühselig sein wird („Ach, jeder weiß doch, was gemeint ist; brauchen wir also nicht."), lohnt sich der Aufwand. Es wird einfacher zu verstehen, wie Arzneistoffe wirken und warum man für welche Erkrankung welche Arzneistoffe einnimmt. Mit der Lektüre dieses Buches können Sie also an einer Verbesserung der Arzneitherapie teilhaben und mitwirken.

An zwei Beispielen soll die Problematik traditioneller Arzneistoffgruppennamen aufgezeigt werden:

Beispiel 1: „Antidepressiva" können viel mehr als nur eine Depression zu behandeln

Besonders offensichtlich wird die Bedeutung einer Umstellung der Namen von Arzneistoffgruppen für psychische Erkrankungen (siehe Abschn. 9). Jeder Patient kennt die „Antidepressiva". Ursprünglich wurde diese sehr große Arzneistoffgruppe mit vielen Untergruppen zur Behandlung von Depressionen entwickelt, daher der Name „Antidepressiva". Inzwischen werden „Antidepressiva" aber für eine Vielzahl anderer Erkrankungen, die nichts mit einer Depression zu tun haben, mit Erfolg eingesetzt. Dazu gehören z. B. Tumorschmerzen (siehe Abschn. 11.1), Schmerzen bei Polyneuropathien (siehe Abschn. 2.1), Migräne sowie Angst- und Panikstörungen (siehe Abschn. 9.2). Deshalb ist es jedes Mal eine große Herausforderung für den behandelnden

Arzt, dem Patienten zu erklären, warum er jetzt ein „Antidepressivum" verschrieben bekommt, obwohl er gar nicht depressiv ist. Da die Depression nach wie vor eine stigmatisierte Erkrankung ist, könnte der Patient vermuten, dass er in Wirklichkeit doch eine Depression hat, die nur umbenannt („umetikettiert") wird. In der Folge sucht der Patient an sich selbst nach Depressionssymptomen und findet sie dann meist auch. Oder aber er nimmt sein „Antidepressivum" nicht ein, weil er ja nicht depressiv ist, was wiederum dazu führt, dass sich sein Zustand nicht verbessert. Deshalb werden „Antidepressiva" jetzt im modernen Medizinstudium neutral und korrekt nach ihrer Wirkungsweise als „Noradrenalin/Serotonin-Verstärker" bezeichnet. Dieser Begriff vermeidet die Stigmatisierung des Patienten als „depressiv" und erleichtert eine einfachere Anwendung dieser Arzneistoffe bei ganz unterschiedlichen Erkrankungen.

Beispiel 2: Der Begriff „nicht-steroidale Antirheumatika (NSAR)" fördert sorglosen Langzeitkonsum

Ein Beispiel für diese Problematik aus einem ganz anderen Anwendungsbereich sind die nicht-steroidalen Antirheumatika (NSAR). In den 1950er Jahren wurde entdeckt, dass man mit „Steroiden" oder „Cortison" (genauer gesagt mit Glucocorticoiden) sehr gut die rheumatoide Arthritis behandeln kann (siehe Abschn. 11.2). Daher wurden die Glucocorticoide auch als „steroidale Antirheumatika" bezeichnet. Es stellte sich jedoch sehr bald heraus, dass sie in der Langzeitanwendung schwere UAW hervorrufen können. Daher suchte man nach Alternativen und entwickelte die „nicht-steroidalen Antirheumatika (NSAR)". Der Begriff suggeriert eine ähnliche Wirksamkeit wie die steroidalen Antirheumatika bei deutlich verringerten oder sogar nicht vorhandenen UAW in der Langzeitanwendung. Obwohl sich bald zeigte, dass die NSAR bei Langzeitgebrauch Nierenfunktionsstörungen, Magen/Zwölffingerdarm-Geschwüre und Bluthochdruck (siehe Abschn. 3.2 und 5.1) hervorrufen können, hat sich der Begriff NSAR bzw. alternativ der aus dem Englischen abgeleitete Begriff NSAID (*non-steroidal anti-inflammatory drugs*) über Jahrzehnte sehr hartnäckig gehalten (siehe Abschn. 2.1). Da bestimmte NSAR in kleinen Packungsgrößen und niedrigen Dosierungen nur apotheken- und nicht verschreibungspflichtig sind, besteht nach wie vor die große Gefahr, dass Patienten nichtsahnend über lange Zeit wegen „rheumatischer Beschwerden" ohne ärztlichen Rat vermeintlich ungefährliche NSAR (z. B. Ibuprofen) einnehmen und daher der Entstehung schwerer UAW Vorschub leisten (siehe Abschn. 3.2 und 5.1). Benutzt man hingegen den neutralen Begriff „Cyclooxygenase-Hemmer", der den Wirkmechanismus der NSAR bezeichnet, kommt es nicht zu diesen Missverständnissen.

1.3   Wie kommen Arzneimittel auf den Markt?

Zusammenfassung

Die Entwicklung und Zulassung eines Arzneimittels ist ein langer Prozess. Man unterscheidet eine vorklinische von einer klinischen Prüfung, die in drei Phasen unterteilt wird. Erst wenn ein Arzneimittel alle Hürden genommen hat, erfolgt die Zulassung. Danach beginnt der eigentliche Härtetest für ein Arzneimittel unter „Real-World"-Bedingungen. Bei neu zugelassenen Arzneimitteln gibt es immer wieder unvorhergesehene UAW oder unzureichende therapeutische Wirksamkeit, die zur Rücknahme des Arzneimittels führen. Unter dem Aspekt der Arzneimittelsicherheit ist man als Patient gut beraten, wenn der Arzt zunächst altbewährte Arzneimittel verschreibt, deren Risiken schon sehr gut bekannt sind. Auch in der Selbstmedikation sollten Sie sich auf Altbewährtes verlassen. Aufpassen sollte man beim Kauf von Arzneimitteln im Internet oder im Ausland.

Merksätze

- Teilen Sie unerwünschte Arzneimittelwirkungen (UAW) Ihrem Arzt oder Apotheker mit.
- Nutzen Sie die Beratungskompetenz Ihres Apothekers.
- Kaufen Sie nie Arzneimittel aus obskuren Quellen.
- Neue Arzneimittel sind nicht notwendigerweise wirksamer als alte Arzneimittel.
- Neue Arzneimittel sind meist teuer.
- Bei vielen Erkrankungen kann man auf altbewährte Arzneimittel zurückgreifen.
- Gerade bei psychischen Erkrankungen muss man Arzneimittel häufig „ausprobieren".
- Lesen Sie keine Arzneimittelwerbung.
- Überprüfen Sie kritisch die Seriosität von Informationen über Arzneimittel im Internet.
- Eine wichtige aktuelle Entwicklung ist die Wiederverwendung bekannter Arzneistoffe für neue Anwendungsgebiete (*Repurposing*).

Wie lief die Arzneimittelentwicklung früher ab? Zufall, Probieren, Glück

Bis in die 1970er Jahre war die Arzneimittelentwicklung nicht standardisiert. In vielen Fällen wurden Arzneistoffe in verschiedenen klinischen Situationen, basierend auf den Ergebnissen von Tierversuchen, an Menschen „ausprobiert", oder man machte Zufallsbeobachtungen an Patienten, denen man bestimmte Arzneistoffe verabreichte. Auch Selbstversuche oder Versuche an Familienangehörigen (siehe Abschn. 9.1) waren üblich. Dieser ungeordnete Prozess der Arzneimittelentwicklung brachte aber durchaus etliche, sehr wertvolle Arzneimittel hervor wie die Antipsychotika zur Behandlung der Schizophrenie (siehe Abschn. 9.4), Lithium zur Behandlung der bipolaren Störung (siehe Abschn. 9.3) oder Methylphenidat zur Behandlung von ADHS (Aufmerksamkeitsdefizit-Hyperaktivitätssyndrom, siehe Abschn. 9.1).

Die Contergan®-Katastrophe Ende der 1950er/Anfang der 1960er Jahre stellte einen Wendepunkt in der Arzneimittelentwicklung dar. Contergan®, das den Wirkstoff Thalidomid enthielt, wurde als „sicheres" Arzneimittel zur Behandlung von Schlafstörungen bei Schwangeren angepriesen, verursachte aber bei den Embryonen schwere Fehlbildungen, z. B. stark verkürzte Gliedmaßen (Phokomelien). Diese unvorhergesehenen Schädigungen waren Anlass für spätere, weitgehende Änderungen im Arzneimittelrecht. Seit 1978 gibt es in Deutschland ein Arzneimittelgesetz, welches die Zulassung von Arzneimitteln und den Verkehr mit Arzneimitteln regelt.

Was ist das Arzneimittelgesetz? Ein kleiner Überblick

Insgesamt ist das Arzneimittelgesetz (AMG) ein gutes Gesetz, das einen wichtigen Beitrag für die Qualität, Wirksamkeit und Unbedenklichkeit der Arzneitherapie in Deutschland leistet. Verantwortlich für die praktische Umsetzung des Gesetzes ist das Bundesinstitut für Arzneimittel und Medizinprodukte (BfArM). Es sammelt unter anderem Berichte von Ärzten und Apothekern über UAW. Wenn es ausreichende Hinweise für unvertretbare UAW gibt, kann das BfArM die Zulassung der Arzneimittels zurückziehen.

Auch Sie als Patient können einen wichtigen Beitrag zur Arzneimittelsicherheit leisten, indem Sie Ihrem Arzt oder Apotheker UAW mitteilen. Beobachten Sie sich und Ihren Körper aufmerksam. Ihr Arzt oder Apotheker

meldet dann nach Analyse der Situation die UAW dem BfArM oder berufs-
ständischen Arzneimittelkommissionen. Wenn ausreichend Informationen
über UAW gesammelt wurden, reagiert das BfArM.

Eine wesentliche Aufgabe des BfArM besteht darin, dass vom Hersteller
umfassende und verständliche Informationen über Arzneimittel für
Ärzte und Apotheker (Fachinformationen) sowie Patienten (Patienteninformationen, Beipackzettel) bereitgestellt werden. Und hier gibt es einen
sehr großen Schwachpunkt:

Leider erfüllen Beipackzettel überhaupt nicht den ihnen zugedachten
Zweck. Sie sind viel zu kompliziert geschrieben und führen sehr oft zur
Verunsicherung von Patienten. Es ist schwierig für Sie zu beurteilen, was
wichtig ist und was nicht. Genau diese Problematik ist einer der wesentlichen Gründe dafür, weshalb dieses Buch entstanden ist. Es soll Ihnen
dabei helfen, einen Weg durch den Arzneimitteldschungel zu finden und
sich auf die für Sie wichtigsten Informationen zu konzentrieren. Wenn Sie
so möchten, soll dieses Buch die Beipackzettel für Sie entschärfen und ver-
ständlicher machen. Die Beipackzettel-Problematik ist so wichtig, dass sie in
einem eigenen Abschnitt (1.4) behandelt wird.

Das Arzneimittelgesetz regelt auch, dass in Deutschland alle Arzneimittel
ausschließlich über Apotheken vertrieben werden. Dies wird als sogenannte
Verkaufsabgrenzung bezeichnet.

Die Apothekenpflicht von Arzneimitteln erhöht die Arzneimittelsicherheit. Nutzen Sie die Kompetenz Ihres Apothekers. Er ist weit mehr als ein
Verkäufer und kann Sie sehr gut beraten, auch über Wechselwirkungen
mit anderen Arzneimitteln und Nahrungsmitteln. Der Vormarsch von
„bequemen" Online-Apotheken verringert die Arzneimittelsicherheit, weil
das persönliche direkte Gespräch zwischen Patient und Apotheker entfällt.

Vorsicht beim Arzneimitteleinkauf im Ausland

„Wenn einer eine Reise tut, dann kann er was erleben". Dieser Spruch gilt
auch für Arzneimittel. In vielen Ländern kann man bestimmte Arzneimittel
(z. B. Schmerzmittel (Analgetika)) in praktisch unbeschränkten Mengen
kaufen, oder man bekommt dort hochwirksame Arzneimittel nicht nur in
Apotheken, sondern auch in Drogerien oder „Gesundheitsläden".

Seien Sie vorsichtig bei vermeintlich „günstigen" Arzneimittel-
Großeinkäufen im Ausland. Viele der angebotenen Arzneimittel, z. B.
Schmerzmittel, können beim übermäßigen Gebrauch schwere UAW hervor-
rufen. Lassen Sie sich nicht durch Rabatte (*„Buy one, get one free"*) in die
Irre leiten. Rabatte suggerieren, dass die Arzneimittel auch in doppelter
Dosis unschädlich sind, aber das ist nicht der Fall. In vielen Ländern werden

auch Arzneimittel angeboten, die schlichtweg Fälschungen („*fake drugs*") sind. Das betrifft z. B. Antibiotika (siehe Abschn. 11.3) und insbesondere Arzneimittel zur Verbesserung der Peniserektion (siehe Abschn. 7.2). Auch bei Arzneimitteln, die Sie online über nicht klar definierte Quellen jenseits seriöser Online-Apotheken beziehen, müssen Sie immer mit Fälschungen rechnen. Wenn Sie Arzneimittel aus obskuren Quellen beziehen, verlieren Sie im besten Falle Ihr Geld und haben nicht die erwünschte Wirkung. Im schlimmsten Fall können schwerwiegende UAW durch giftige Beimischungen entstehen.

Wie läuft die Arzneimittelentwicklung ab? Vorklinische Phase; ohne Tierversuche geht es (noch) nicht

Abb. 1.2 zeigt den Ablauf der modernen Arzneistoffentwicklung in der pharmazeutischen Industrie. Für solche Zwecke besitzen die Firmen riesige Wirkstoffsammlungen. Die Arzneimittelentwicklung wird in eine vorklinische und drei klinische Phasen unterteilt. In der vorklinischen Phase werden die Wirkstoffe zunächst an Zellbestandteilen wie Proteinen und kultivierten Zellen untersucht. Auch Computermethoden spielen eine Rolle in der Arzneimittelentwicklung. Am Ende dieses Prozesses steht eine kleine optimierte Wirkstoffsammlung für den jeweiligen Angriffspunkt, den man bei einer Erkrankung beeinflussen möchte. Über die Angriffspunkte von Arzneistoffen gibt es einen eigenen Abschnitt (1.5).

In einem weiteren Optimierungsprozess kristallisiert sich dann ein Arzneistoffkandidat heraus, der nicht nur eine ausreichende therapeutische Wirkung hat, sondern voraussichtlich auch problemlos durch den Körper wandert (Abschn. 1.6). Diesen Kandidaten untersucht man dann in Tiermodellen für die jeweilige Erkrankung. Jeder Arzneiforscher (Pharmakologe) weiß, dass Tiermodelle nur einen bedingten Aussagewert für eine menschliche Erkrankung besitzen, aber man kann an gut geplanten Tierversuchen eine grundsätzliche Aussage darüber treffen, ob ein bestimmter Arzneistoff auch bei einer Erkrankung beim Menschen wirken könnte. In aller Regel werden Tierversuche nicht nur an einer Tierart und in einem Krankheitsmodell durchgeführt. Dadurch erhöht sich die Aussagekraft der Untersuchungen. Gut geplante Versuche an Säugetieren stellen einen wichtigen Bestandteil der Arzneimittelentwicklung dar. Insbesondere liefern sie auch

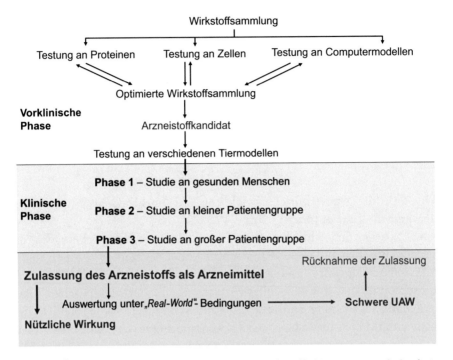

Abb. 1.2 Übersicht über die Entwicklung eines Wirkstoffs bis zum Arzneimittel. Aus einem Wirkstoff wird über einen Arzneistoffkandidaten und Arzneistoff schließlich ein zugelassenes Arzneimittel. Auf jeder Stufe der Entwicklung kann die Entwicklung abgebrochen werden. Bei schweren unerwünschten Arzneimittelwirkungen (UAW) kann die Zulassung eines Arzneimittels zurückgenommen werden. Durch die Beobachtung nützlicher Wirkungen und von UAW kann jeder Einzelne, der ein Arzneimittel einnimmt, einen kleinen Beitrag zur Arzneimittelsicherheit und dem Finden neuer Indikationen (*Repurposing*) leisten. Die Nutzbarmachung zufällig beobachteter Arzneimittelwirkungen ist eine wichtige und bislang unterschätzte Quelle für eine Verbesserung der Arzneitherapie.

Informationen darüber, welche Dosis eines Arzneistoffkandidaten gefahrlos in der klinischen Phase an menschlichen Probanden geprüft werden kann.

Arzneiforscher sind darum bemüht, vor dem Einsatz eines Arzneistoffs beim Menschen größtmögliche Information über Wirksamkeit und Sicherheit zu bekommen. Das ist in Ihrem allerbesten Interesse. Ergänzt werden Versuche an Säugetieren durch Untersuchungen an Fischen, bestimmten Würmern und Insekten sowie kultivierten Zellen. Alle diese Untersuchungen ergeben ein Gesamtbild.

Sie können versichert sein, dass Tierversuche immer mehr verfeinert und verbessert werden und dass die überwältigende Mehrheit der Arzneiforscher alles tut, um die Anzahl der Tierversuche zu verringern und Ersatzmodelle (z. B. kultivierte künstliche Organe, sogenannte Organoide) aufzubauen.

Wie läuft die Arzneimittelentwicklung ab? Klinische Prüfung in drei Phasen

Hat ein Arzneistoffkandidat alle Hürden der vorklinischen Entwicklung genommen, beginnt die klinische Prüfung. Sie erfolgt klassischerweise in drei Phasen. In der ersten Phase wird der Arzneistoffkandidat in der Regel jungen gesunden Probanden gegeben, um den Weg durch den Körper zu bestimmen (siehe Abschn. 1.6) und UAW festzustellen. Wenn ein Arzneistoffkandidat diese Hürde genommen hat, wird er in der zweiten Phase erstmalig an einer kleinere Gruppen von Patienten untersucht. Hier ist es besonders wichtig festzustellen, inwieweit der Arzneistoffkandidat bestimmte Messgrößen bei einer Erkrankung (z. B. Blutdruck bei Bluthochdruck (siehe Abschn. 5.1); Blutglucosekonzentration bei Diabetes (siehe Abschn. 6.1)) günstig beeinflusst.

Hat ein Arzneistoffkandidat auch diese Hürde geschafft, werden die sehr teuren und aufwändigen Phase-3-Studien durchgeführt. In ihnen werden große Patientenkollektive untersucht, häufig an vielen Orten (sogenannte multizentrische Studien). Hier geht es nicht mehr nur um die Analyse von Laborwerten, sondern um „harte" Endpunkte bei Erkrankungen wie Lebensverlängerung, Verbesserung der Lebensqualität und Vermeidung von Folgeerkrankungen. Um die Wirkung des Arzneistoffkandidatens beurteilen zu können, muss ein Teil der Patienten mit Placebo behandelt werden (siehe Abschn. 1.1). In den meisten Fällen ist es auch sehr wichtig, dass bei einem weiteren Teil des Patientenkollektivs ein bereits bekannter Arzneistoff („der Goldstandard") parallel untersucht wird. Mit solchen Vergleichen kann man feststellen, ob der neue Arzneistoff dem alten überlegen ist. Oft genug ist dies aber nicht der Fall. Die pharmazeutische Industrie spricht dann beschönigend von der „Nicht-Unterlegenheit" des neuen Arzneistoffkandidatens. Aber damit gibt es keine bessere Therapie für die Patienten; es entstehen jedoch steigende Kosten im Gesundheitswesen. Ziel klinischer Studien ist die Verbesserung einer bereits vorhandenen Behandlungsmöglichkeit, nicht nur eine Ebenbürtigkeit mit bereits bekannten Therapien.

Ein grundsätzliches Problem bei Phase-3-Studien besteht darin, dass sie meist von der pharmazeutischen Industrie finanziert werden, nicht von der öffentlichen Hand. Somit haben die Pharmafirmen natürlich ein großes Eigeninteresse, dass eine Studie möglichst „gut" ausfällt und die spätere Vermarktung des Arzneimittels erleichtert wird. Wichtige Kritikpunkte bei vielen klinischen Studien sind der fehlende Vergleich neuer mit bereits bekannten Arzneistoffen und die Zurückhaltung (Nicht-Veröffentlichung) ungünstiger Studienergebnisse.

Durch die fehlende Veröffentlichung negativer Studienergebnisse entsteht in der wissenschaftlichen Literatur ein Zerrbild („*Bias*") zu Gunsten positiver Studienresultate. Das wurde vor allem bei Studien zur Arzneitherapie der Depression aufgedeckt (siehe Abschn. 9.2).

Hat ein Arzneistoffkandidat auch die Phase 3 der klinischen Prüfung erfolgreich durchlaufen, wird der Arzneistoffkandidat zum „echten" Arzneistoff. Dann kann der pharmazeutische Hersteller die Zulassung eines neuen Arzneimittels mit dem darin enthaltenen neuen Arzneistoff beantragen. Das BfArM bzw. die europäische Zulassungsbehörde (EMA, *European Medicines Agency*) entscheiden über die Zulassung des Arzneimittels auf dem Arzneimittelmarkt. Neu zugelassene Arzneimittel mit einem neuen Arzneistoff haben fast immer einen sehr hohen Preis. Deshalb ist ihre Verschreibung stets sehr gut abzuwägen.

Nach der Zulassung: Der Praxistest beginnt und was Sie dazu beitragen können

Mit der Zulassung eines neuen Arzneimittels beginnt aber erst dessen eigentliche Bewährungsprobe. Um das zu verstehen, muss man sich vor Augen halten, dass klinische Studien unter extrem gut kontrollierten Bedingungen mit viel ärztlicher Zuwendung und oft auch komfortabler Unterbringung in hotelartigen Studienzentren durchgeführt werden. Außerdem werden in den Studien viele potenzielle Patienten von vornherein ausgeschlossen. Eine solche, sehr ausgewählte Probandengruppe hat aber mit der „echten" Patientenpopulation im wirklichen Leben (*real world*) nicht viel zu tun: Echte Patienten vergessen auch einmal ihre Tabletteneinnahme oder nehmen aus Versehen die doppelte Dosis, behandeln sich ohne ärztliche Konsultation zusätzlich mit nicht-verschreibungspflichtigen und pflanzlichen Arzneimitteln und haben möglicherweise einen unregelmäßigen Tagesrhythmus und verschiedene Begleiterkrankungen sowie erheblichen Alkohol- und Tabakkonsum. All diese Faktoren können die Wirksamkeit eines Arzneimittels nachhaltig beeinflussen, werden aber in klinischen Studien nicht erfasst.

Deshalb kommt es gar nicht so selten vor, dass ein neues Arzneimittel, das in klinischen Studien positive Ergebnisse gezeigt hat, unter *Real-World*-Bedingungen weniger überzeugend wirkt oder bisher nicht beobachtete UAW auftreten. Dies kann dazu führen, dass ein neues Arzneimittel kurz nach der Zulassung oder später wieder vom Arzneimittelmarkt verschwinden kann.

Beispielhaft für diese Situation sind die „neuen oralen Antikoagulanzien (NOAK)" (Faktor-Xa-Hemmer; Prototyp Rivaroxaban). Nach der Markteinführung wurden sie als Durchbruch in der Behandlung von Herzinfarkt und Schlaganfall gefeiert und aggressiv beworben. Aber inzwischen hat sich auch gezeigt, dass der Therapieerfolg ganz stark von der regelmäßigen Einnahme der Tabletten abhängig ist (siehe Abschn. 5.2). Vergisst der Patient einmal aus Versehen seine Tablette, ist auch die Wirkung des Arzneistoffs rasch abgeklungen, und es kann ein kardiovaskuläres Ereignis auftreten.

Sollte Ihnen Ihr Arzt ein neu zugelassenes Arzneimittel mit einem neuen Arzneistoff verschreiben, ist es besonders wichtig, dass Sie ihm etwaige UAW mitteilen. Sie können damit einen wichtigen Beitrag zur Arzneimittelsicherheit leisten. Bei neu zugelassenen Arzneimitteln mangelt es noch an Erfahrung über Wirksamkeit und UAW unter „Real-World-Bedingungen". Deshalb sollten neu zugelassene Arzneimittel nur dann eingesetzt werden, wenn es dafür eine sehr gute Begründung gibt. Die Beurteilung eines Arzneimittels unter „Real-World-Bedingungen" ist nicht einfach, denn es gibt viel mehr nicht kontrollierbare Variablen als in den klinischen Studien. Pharmafirmen versuchen den Praxisbezug durch sogenannte Anwendungsbeobachtungen herzustellen, aber in vielen Fällen gibt es finanzielle Interessenkonflikte mit den an diesen Beobachtungen teilnehmenden Ärzten.

Off-Label-Gebrauch von Arzneimitteln? Ausprobieren jenseits der Zulassung, warum nicht?

Arzneimittel werden vom BfArM für die in den klinischen Studien untersuchten Anwendungsgebiete zugelassen. Ihr Arzt kann Ihnen jedoch ein für eine bestimmte Erkrankung zugelassenes Arzneimittel auch für andere Anwendungsgebiete verschreiben und innerhalb der ärztlichen Therapiefreiheit einen individuellen Heilversuch beginnen. Darüber muss er Sie natürlich entsprechend aufklären. Der *Off-Label*-Gebrauch von Arzneimitteln, also ihre zulassungsüberschreitende Anwendung, stellt gleichzeitig Chance und Risiko dar.

Gerade bei psychischen Erkrankungen (und insbesondere in der Kinder- und Jugendpsychiatrie) ist es sehr üblich, Arzneimittel „auszuprobieren", bis man eine für den Patienten passende Behandlung gefunden hat. Die

Strategie des *Off-Label*-Gebrauches hat über die Jahre dazu geführt, dass sich die Anwendungsgebiete von „Antidepressiva", „Antiepileptika" und „Antipsychotika" so stark vergrößert und vermischt haben, dass die traditionellen Arzneistoffgruppenbezeichnungen nicht mehr passend sind (siehe Abschn. 1.2 sowie Kap. 8 und 9).

Was ist „*Repurposing*" von Arzneimitteln? Alter Wein in neuen Schläuchen

Der Vorteil von seit vielen Jahren zugelassenen Arzneimitteln ist, dass man neben der Wirkung bei einer Erkrankung auch die UAW und Wechselwirkungen sehr gut kennt. All dies erhöht die Arzneimittelsicherheit. Das Arzneimittel hat ja bereits alle Hürden der Arzneimittelzulassung überwunden und einen langjährigen „Praxistest" bestanden.

Man kann dieses breite Wissen über ein Arzneimittel nun dafür nutzen, es für ganz andere Anwendungsbereiche einzusetzen. Man spricht von „*Repurposing*", quasi „alter Wein in neuen Schläuchen". Ein solches *Repurposing* kann aus theoretischen Überlegungen folgen, und manchmal hilft auch der Zufall. So fand man zufällig, dass bei Patientinnen mit Typ-2-Diabetes durch das Antidiabetikum Metformin nicht nur die Diabetes-Symptome gebessert wurden, sondern auch die Symptome eines bei einigen Patientinnen gleichzeitig vorhandenen polyzystischen Ovar-Syndroms. Aktuell spielt das *Repurposing* von Arzneistoffen für die Behandlung der neuartigen Viruserkrankung COVID-19 eine große Rolle (siehe Abschn. 11.2 und 11.3).

Falls Sie eine unerwartete positive Wirkung eines Arzneimittels an sich feststellen sollten, so informieren Sie Ihren Arzt oder Apotheker. Vielleicht halten Sie ja den Schlüssel für eine neue Therapie in Ihren Händen, die vielen Patienten nützt.

Was ist von Arzneimittelwerbung zu halten? Nichts

Es gibt in Deutschland ein Heilmittelwerbegesetz, das die sachlichen Informationen über Arzneimittel für Arzt, Apotheker und Patient sicherstellen soll. Die Bestimmungen des Gesetzes sind jedoch sehr weich, und seine Einhaltung wird auch nur lax kontrolliert. Das hat zur Folge, dass der Informationsgehalt der Arzneimittelwerbung meist nur sehr gering ist. In Fachzeitschriften für Ärzte und Apotheker werden im Großdruck mit suggestiven Aussagen und vor allem Fotos die (oft nur vermeintlich) positiven Aspekte des Arzneimittels hervorgehoben. Im Gegensatz dazu sind Informationen über UAW und Kosten unten am Rand der Anzeige so klein gedruckt, dass man den Text ohne Sehhilfe kaum lesen kann und wegen der unattraktiven Gestaltung (weder Absätze noch Gliederung) auch gar nicht lesen möchte.

Ähnlich verhält es sich mit der Arzneimittelwerbung im Laienbereich. Häufig werden hanebüchene Versprechungen über positive Wirkungen gemacht, die nicht eingehalten werden können. In vielen Fällen werden noch nicht einmal die konkreten Arzneistoffe genannt, die in dem Arzneimittel enthalten sind. Hier wird bewusst das fehlende Fachwissen von Laien zur Profitmaximierung ausgenutzt. Nach wissenschaftlichen Belegen für die Wirksamkeit von Arzneimitteln, die im Laienbereich beworben werden, sucht man oft vergebens. Insgesamt ist der Informationsgehalt auf Laien zielender Arzneimittelwerbung als extrem gering bis nicht vorhanden einzustufen. Die Lektüre von Arzneimittelwerbung ist daher Zeitverschwendung.

Wie informiere ich mich weitergehend über Arzneimittel? Einige Tipps
Wer sich seriös über Arzneimittel informieren will, kommt nicht umhin, gute Sach- und Lehrbücher von anerkannten Experten zu lesen. Für weiterführende Informationen ist die Lektüre von wissenschaftlichen Übersichts- und Originalarbeiten, die gewissenhaft von Experten begutachtet wurden, unumgänglich. Im deutschsprachigen Raum ist der jährlich erscheinende „Arzneiverordnungsreport" eine sehr gute und von Interessenkonflikten freie Informationsquelle über aktuelle Entwicklungen auf dem Arzneimittelmarkt. Für aktuelle Informationen zu Arzneimitteln können auch das „arznei-telegramm" und der „Arzneimittelbrief" herangezogen werden. Beide monatlich erscheinenden Zeitschriften sind anzeigenfrei und berichten über aktuelle Entwicklungen auf dem deutschen Arzneimittelmarkt. Im Anhang dieses Buches finden Sie ein kurzes Verzeichnis weiterführender deutsch- und englischsprachiger Bücher zum Thema Arzneistoffe und Arzneimittel.

Heutzutage informieren sich viele Patienten zu Gesundheitsthemen und Arzneimitteln im Internet. Das Problem solcher Informationsquellen besteht darin, dass die Autoren der Texte häufig nicht persönlich identifizierbar sind. Damit wird es auch schwierig, Interessenkonflikte (z. B. Verkaufsinteressen für ein bestimmtes Handelspräparat) zu identifizieren und die Qualifikation der Autoren zu beurteilen. Ein weiteres wichtiges Problem stellt die Tatsache dar, dass man zwar zu einem Thema (Arzneimittel) unendlich viele Informationen bekommen kann, es aber an Gewichtungen, Übersichten und der Darstellung von Zusammenhängen fehlt. Gerade für Arzneimittel ist es jedoch sehr wichtig, Zusammenhänge aufzuzeigen, da häufig mehrere Organe beeinflusst werden. Im Internet zeigt sich der aktuelle Trend der Medizin: Alles wird sehr viel spezialisierter und detaillierter, aber die Zusammenhänge gehen verloren. Deshalb möchte Ihnen dieses Buch vor allem auch Zusammenhänge aufzeigen. Achten Sie deshalb bitte auf die Querverweise zwischen den einzelnen Abschnitten. In der Arzneitherapie hängen viele Dinge zusammen, ohne dass es auf den ersten Blick erkennbar ist.

Seien Sie gegenüber Informationen aus dem Internet stets kritisch eingestellt. Hinterfragen Sie stets, wer der Autor ist und ob es Interessenkonflikte geben könnte. Eine schicke Website ist keine Garantie für seriösen Inhalt. Nach Erfahrung des Autors sind Detailinformationen über Arzneistoffe in dem online-Lexikon Wikipedia recht verlässlich. Insbesondere in der englischsprachigen Ausgabe von Wikipedia findet man viele gute, weiterführende Literaturhinweise. Allerdings werden pharmakologische Begriffe nicht einheitlich verwendet, und Zusammenhänge werden nur sehr eingeschränkt dargestellt. Für Nicht-Mediziner ist die in Wikipedia dokumentierte Information oft schwer zu verstehen und zu umfangreich.

1.4   Wie lese ich Beipackzettel?

Zusammenfassung

Der Beipackzettel (Information für den Patienten) zu einer Arzneimittelpackung ist unverzichtbarer Bestandteil des Arzneimittels. Leider sind Beipackzettel hinsichtlich Aufmachung, Lesbarkeit und Informationsgehalt für den Patienten alles andere als hilfreich. Am wichtigsten für Sie ist die genaue Dosierung des Arzneimittels und die Art der Einnahme. Dann lesen Sie sich die sehr häufigen (mehr als 10 % aller Patienten betreffenden) und häufigen (1–10 % aller Patienten betreffenden) unerwünschten Arzneimittelwirkungen (UAW) durch. Es ist Aufgabe Ihres Arztes und Apothekers, Sie auf Wechselwirkungen aufmerksam zu machen. Dazu müssen Sie beiden aber auch ehrlich mitteilen, ob Sie zusätzlich andere nicht-verschreibungspflichtige Arzneimittel einnehmen. Nehmen Sie Warnhinweise zu Wechselwirkungen von Arzneistoffen mit Alkohol und zur Beeinflussung der Verkehrssicherheit ernst.

Merksätze

- Beipackzettel sind leider meist nicht patientengerecht gestaltet.
- Achten Sie auf die Dosierungsangaben unter Punkt 3 des Beipackzettels.
- Achten Sie insbesondere auf die sehr häufigen und häufigen unerwünschten Arzneimittelwirkungen (UAW) unter Punkt 4 des Beipackzettels.
- Lassen Sie sich durch die häufig abschreckend gestalteten Beipackzettel nicht verunsichern.
- Leider verabsäumen es Beipackzettel, Sie objektiv über die positiven Wirkungen des Arzneistoffs zu informieren.
- Achten Sie insbesondere auf den klein gedruckten Arzneistoffnamen, nicht den fett gedruckten Handelsnamen.
- Informieren Sie Ihren Arzt und Apotheker über alle anderen Arzneimittel, die Sie einnehmen und über besondere Ernährungsgewohnheiten.
- Achten Sie insbesondere auch auf mögliche Wechselwirkungen mit Alkohol!
- Bei älteren Menschen muss die Arzneistoffdosis häufig verringert werden.
- Schwangerschaft und Stillzeit sind keinesfalls ein Grund dafür, auf eine notwendige Arzneitherapie zu verzichten.

Der Beipackzettel: Eine schwer verständliche, verunsichernde und schwer lesbare Betriebsanleitung für Ihr Arzneimittel

Sie haben es sicher schon erlebt: Nach zwei Stunden Wartezeit im überfüllten, lauten und stickigen Wartezimmer kommen Sie völlig ermattet ins Sprechzimmer Ihres Arztes. Kurzes Gespräch, kurze Diagnose, dann der Griff zum Rezeptblock und Verschreibung eines Arzneimittels. Eventuell hat Ihr Arzt noch kurz Zeit, die Verschreibung zu erläutern, und dann sind Sie auch schon wieder draußen. Und Sie sind froh, dass es vorbei ist. Dann holen Sie sich (vielleicht mit Zuzahlung oder als Selbstzahler) Ihr Arzneimittel aus der Apotheke ab, und auch hier fällt die Beratung häufig eher kurz aus.

Zu Hause öffnen Sie dann die Arzneimittelpackung und entfalten den langen und schmalen, stark knisternden Beipackzettel, der an eine Papyrusrolle erinnert und mit besonders kleiner Schrift beidseitig bedruckt ist. Die Schrift der Rückseite des Beipackzettels drückt auf die Vorderseite durch und erschwert nochmals das Lesen. Sie schalten eine Lampe an und setzen vielleicht eine Lesebrille auf. Sie fangen an zu lesen und stolpern schon nach wenigen Zeilen über medizinische Begriffe, die Sie noch nie gehört haben, obwohl doch „Gebrauchsinformation für den Patienten" auf dem Zettel steht. Also geben Sie an solchen Stellen auf und überlesen vielleicht für Sie wichtige Informationen. Dann suchen Sie die Einnahmeanweisung, aber die finden Sie nicht gleich vorn, sondern ohne Hervorhebung auf der zweiten Seite.

Als nächstes lesen Sie die lange Liste der UAW, von denen Ihnen weder Arzt noch Apotheker etwas erzählt haben, und Sie fühlen sich schlecht beraten und unsicher. Überall lauern Gefahren... Warum hat mir niemand davon etwas gesagt? Entnervt wollen Sie dann den Beipackzettel wieder in die Arzneimittelpackung legen, aber er lässt sich nicht mehr zusammenfalten und nimmt viel mehr Platz als vorher ein. Wutentbrannt und frustriert werfen Sie ihn ins Altpapier und beschließen, das Arzneimittel gar nicht zu nehmen. Ist ja mehr schädlich als nützlich.... So oder so ähnlich geht es täglich Millionen von Patienten in Deutschland.

Beipackzettel in ihrer derzeitigen Form sind nicht dazu geeignet, die Arzneimittelsicherheit zu erhöhen, sondern verringern das Vertrauen des Patienten darauf, dass sein Arzt ihn „richtig" behandelt. Das Problem der fehlenden Patientenfreundlichkeit der Beipackzettel ist allen im Gesundheitssystem beteiligten Parteien bekannt, aber geändert hat sich nichts. Vielmehr haben Beipackzettel den Charakter von juristischen Abwehrdokumenten, in denen die pharmazeutischen Firmen alle nur denkbaren UAW und Wechselwirkungen aufzählen, um Regressforderungen entgegentreten zu können. Damit ist aber dem Patienten nicht gedient.

Was ist für Sie die wichtigste Information auf dem Beipackzettel?
Tab. 1.2 gibt Ihnen einen Überblick über den allgemeinen Aufbau einer Packungsbeilage. Die wichtigste Information für Sie ist die Dosierung des Arzneimittels und die Art der Einnahme. Leider sind die Angaben zur Dosierung auf den Beipackzetteln nicht gleich am Anfang, sondern mittendrin angegeben (unter Punkt 3).

Suchen Sie als Erstes nach den häufig versteckten Dosierungsangaben für das Arzneimittel unter Punkt 3. Es ist sehr wichtig zu wissen, wie häufig und in welcher Dosierung ein Arzneimittel anzuwenden ist. Sie müssen außerdem wissen, ob Sie es auf nüchternen Magen nehmen sollen oder mit bzw. nach dem Essen und ob Unverträglichkeiten mit der Einnahme von anderen Arzneimitteln oder Nahrungsmitteln gibt. Wichtige Beispiele hierfür werden in verschiedenen Abschnitten des Buches (Abschn. 3.1, 6.2, 6.3 und 11.3) besprochen.

Die meist sehr lange Liste aller möglichen UAW (Punkt 4) verringert Ihr Vertrauen zu dem Arzneimittel. Also denken Sie sicher, dass es eine gute Idee ist, die Dosis zu reduzieren und das Dosisintervall zu verlängern.

Tab. 1.2 Aufbau der Packungsbeilage (Gebrauchsinformation für Patienten) von Arzneimittelpackungen

Abschnitt	Inhalt
Kopfteil	Großgedruckt, aber weniger wichtig: Handelsname (falls kein Generikum) des Arzneimittels. Kleingedruckt, aber viel wichtiger: Internationaler Freiname (INN) des Arzneistoffs.
Allgemeiner Teil	Hinweise zum Umgang mit der Packungsbeilage sowie Inhaltsverzeichnis.
Spezieller Teil	Beschreibung des Arzneimittels.
Punkt 1: Anwendungsgebiet	Anwendungsgebiet (Indikationen), sehr kurz. Leider werden die positiven Wirkungen des Arzneimittels nur sehr kurz beschrieben und die Wirkweise des Arzneistoffs wird selten gut erklärt.
Punkt 2: Vorsichtsmaßnahmen	Gegenanzeigen (Kontraindikationen), Vorsichtsmaßnahmen, Warnhinweise, Wechselwirkungen mit anderen Arzneimitteln, Wechselwirkungen mit Alkohol und Nahrungsmitteln, Anwendung in der Schwangerschaft und Stillzeit, Hinweise zur Verkehrstüchtigkeit. Sehr ausführlicher Teil; nicht übersichtlich gegliedert.
Punkt 3: Anwendung	Praktische Anwendung (Dosierung, Häufigkeit der Einnahme), Hinweise zum Wirkungseintritt und zur Wirkdauer, Anwendung bei Kindern und älteren Menschen, Hinweise zur Anwendung bei Nieren- und Leberschäden, Hinweise zu Symptomen bei Überdosierung. Sehr ausführlicher Teil; nicht übersichtlich gegliedert.
Punkt 4: unerwünschte Arzneimittelwirkungen (UAW, Nebenwirkungen)	Allgemeine Hinweise, dann Darstellung der UAW entsprechend der Häufigkeit: Sehr häufig (>10 %), häufig (1–10 %), gelegentlich (0,1–1 %), selten (0,01–0,1 %), sehr selten (< 0,01 %), Meldung von UAW (Nebenwirkungen). Sehr ausführlicher Teil; nicht sehr übersichtlich gegliedert. Die wichtigsten UAW werden nicht klar hervorgehoben. Das Zustandekommen von UAW wird nicht erklärt, nur katalogartig beschrieben.
Punkt 5: Aufbewahrung	Hinweise zur Aufbewahrung, Haltbarkeit und Entsorgung, Warnhinweis für Nicht-Zugänglichkeit für Kinder. Eigentlich sollte es eine Selbstverständlichkeit sein, dass Arzneimittel im Haushalt nicht offen herumliegen sollten und dass abgelaufene Arzneimittel in der Apotheke abgegeben werden und nicht in die Toilette oder den Müll wandern. Über die beiden letzteren Entsorgungswege kann es zu einer erheblichen Belastung der Umwelt mit Arzneistoffen kommen.

(Fortsetzung)

Tab. 1.2 (Fortsetzung)

Abschnitt	Inhalt
Punkt 6: Packungsinhalt und Sonstiges	Beschreibung der Zusammensetzung und des Aussehens der Tabletten sowie der Dosis pro Tablette und Anzahl der Tabletten in einer Packung. Adresse, Telefon und Fax (keine E-Mail, keine Internet-Adresse) des Herstellers, Datum der letzten Aktualisierung der Packungsbeilage. Fehlende E-Mail-Kontaktadressen sind nicht mehr zeitgemäß und erschweren eine zeitnahe Kommunikation. Achtung: Ein aktuelles Bearbeitungsdatum ist keine Garantie für einen aktuellen Inhalt. Oft fehlen Hinweise über Wechselwirkungen mit neueren Arzneistoffen.

Achtung: Sie werden feststellen, dass die Qualität der Angaben auf verschiedenen Beipackzetteln sehr unterschiedlich ist.

Durch eine solche Vorgehensweise wird aber die Wirksamkeit der Arzneitherapie verringert. Ein sehr häufiger Fehler ist es, aus Angst vor UAW und „Arzneistoffbelastung" die im Beipackzettel angegebene Arzneimitteldosis zu verringern und das Einnahmeintervall zu verlängern. Einige Arzneistoffe wie Ibuprofen, Paracetamol. Metamizol (siehe Abschn. 2.1) und Amoxicillin müssen in hohen Tagesdosen gegeben werden, um zu wirken. Dies bedeutet aber nicht, dass hohe Arzneistoffdosen grundsätzlich schädlicher oder „belastender" für den Körper sind als niedrige Arzneistoffdosen. Das hängt sehr vom jeweiligen Arzneistoff und der jeweiligen Erkrankung ab. Schilddrüsenhormone zur Behandlung einer Schilddrüsenunterfunktion werden im 100-μg-Bereich dosiert (siehe Abschn. 6.2), also Tagesdosen, die 40.000 (vierzigtausend) mal niedriger sind als z. B. bei dem Schmerzmittel (Analgetikum) Metamizol (siehe Abschn. 2.1). Und schon bei sehr geringer Überdosierung von Schilddrüsenhormon (10 μg/Tag; 10 %) können gefährliche UAW auftreten (siehe Abschn. 6.2). Wenn Sie hingegen 10 % mehr Metamizol pro Tag einnehmen (400 mg), merken Sie das kaum, obwohl es sich um eine viel größere Arzneistoffdosis handelt.

Mit welchen UAW eines Arzneimittels muss ich rechnen?
Nachdem Sie nach einigem Suchen die Dosierungsangaben für Ihr Arzneimittel gefunden haben, wollen Sie sich sicherlich über die UAW

informieren. In den Packungsbeilagen wird der etwas beschönigende Begriff „Nebenwirkungen" verwendet. Genauer ist es, wie in diesem Buch, von „unerwünschten Arzneimittelwirkungen (UAW)" zu sprechen. Informationen dazu finden Sie leider auch nicht gleich am Beginn der Packungsbeilage, sondern erst unter Punkt 4. Und hier kommt der Schock: Weder Ihr Arzt noch Ihr Apotheker haben ein Horrorszenario von UAW verbreitet, aber der Beipackzettel enthält ein solches. In aller Ausführlichkeit und Vollständigkeit werden alle nur denkbaren UAW aufgelistet. Diese Aufzählung kann schon einmal eine halbe Seite lang oder noch länger sein. Sie fühlen schon regelrecht die UAW, bevor Sie Ihr Arzneimittel überhaupt eingenommen haben.

Im Beipackzettel werden alle bekannten UAW genannt. Diese Vollständigkeit hat vor allem die Funktion, etwaige Regressforderungen abzuwehren. Sie sind ja informiert worden... Dass ein Horrorszenario von UAW zu einer verschlechterten Einnahmetreue (Adhärenz oder *Compliance*) führen kann, scheinen die Autoren der Beipackzettel nicht bedacht zu haben.

Wenn Sie die meist lange Liste der UAW sehen, dann sollten Sie wissen, dass die UAW entsprechend ihrer Häufigkeit angeordnet sind. Das geht aus den Beipackzetteln nicht deutlich genug hervor.

Zuerst kommen die sehr häufigen UAW, von denen mehr als 10 % der Patienten betroffen sind. Häufige UAW betreffen 1–10 % aller Patienten. Gelegentliche UAW kommen bei 0,1–1 % aller Patienten vor. Noch weniger Patienten sind von seltenen und sehr seltenen UAW betroffen.

Manche Arzneimittel sind sehr gut verträglich und haben keine häufigen oder sehr häufigen UAW. Aber dies ist als Positiveigenschaft des Arzneimittels leider nicht in der Packungsbeilage beschrieben. Das ist sehr schade, denn eine klare Information zum Fehlen häufiger UAW wäre eine wichtige vertrauensbildende Maßnahme, die die Einnahmetreue verbessern würde. Der pharmazeutische Hersteller könnte einfach schreiben: Häufige UAW: Keine. Woher soll der Patient wissen, dass UAW nach der Häufigkeit geordnet werden, und wie wahrscheinlich es ist, dass er davon betroffen werden kann?

Leider sind in den Beipackzetteln die sehr häufigen und häufigen UAW nicht besonders hervorgehoben, sondern werden im Text in gleicher Größe dargestellt wie die weniger häufigen. Das ist für Sie als Patienten irritierend. Leicht überliest man die unterschiedlichen Häufigkeiten von UAW.

Lassen Sie sich von den langen Listen von UAW in den Beipackzetteln nicht verunsichern. Lesen Sie zunächst nur die sehr häufigen (>10 %) und häufigen UAW (1–10 %), auch wenn diese nicht besonders hervorgehoben sind. Mit dieser Vorgehensweise bekommen Sie einen guten Eindruck dafür, wie wahrscheinlich es ist, dass Sie eine UAW bekommen. Wenn Sie alle nur denkbaren UAW in Betracht ziehen, kann das dazu führen, dass Sie das Vertrauen in Ihren Arzt und das Arzneimittel verlieren. Und das wäre schlecht, weil sowohl das Vertrauen in die Therapie als auch die Einnahmetreue zur erfolgreichen Behebung Ihres Gesundheitsproblems beitragen.

Der grundsätzliche Aufbau aller Beipackzettel ist identisch, aber sie sehen für verschiedene Arzneimittel trotzdem sehr unterschiedlich aus. Jede Firma hat ihr spezielles Beipackzettel-Design. Die unterschiedliche Aufmachung der Beipackzettel erschwert Ihnen leider die Orientierung, besonders dann, wenn Sie mehrere Arzneimittel von verschiedenen Pharmafirmen einnehmen. Da hilft Ihnen auch die stets gleiche Gliederung der Packungsbeilage nicht wirklich weiter.

Falls Sie unter einer Behandlung Beschwerden bekommen sollten, können Sie, Ihr Arzt oder Apotheker im Beipackzettel nachlesen, ob die betreffenden Symptome wirklich auf das Arzneimittel zurückzuführen sein können oder vielleicht eine andere Ursache haben. Ihr Arzt und Apotheker haben auch Zugang zu sogenannten „Fachinformationen", die aber leider auch nicht besser aufgemacht sind als die „Patienteninformationen".

Welchen Arzneistoff bekomme ich denn überhaupt?
In Abschn. 1.1 und 1.2 hatten wir schon darüber gesprochen, dass es Arzneimittel mit Handelsnamen (Handelspräparate) und Generika gibt. Zur Erinnerung: Arzneimittel mit Handelsnamen sind Arzneimittel, die unter einem geschützten Warenzeichen auf den Markt gebracht werden. Generika hingegen werden unter dem internationalen Freinamen (*international non-proprietary name*, INN) in den Handel gebracht. Die INN gelten weltweit. Das ist in Zeiten der Globalisierung extrem wichtig. Die INN werden im Medizin- und Pharmaziestudium gelehrt, aber sobald man mit dem Studium fertig ist, werden die INN im Klinik-, Praxis- und Apothekenalltag zu häufig von den Handelsnamen ersetzt und irgendwann „vergessen". Dann ist man „gefangen" und kann nur noch Handelspräparate verschreiben.

Bei Arzneimitteln mit Handelsnamen steht der Handelsname in fetter großer Schrift ganz oben auf dem Beipackzettel. Entscheidend für die Wirkung ist jedoch der darin enthaltene Arzneistoff. Der Arzneistoffname steht allerdings nur in sehr viel kleinerer Schrift unter dem Handelsnamen.

Verfallen Sie also nicht dem Trugschluss, dass die wichtigste Information auf dem Beipackzettel auch am deutlichsten sichtbar ist. Das ist nicht der Fall. Durch die Hervorhebung des Handelsnamens im Kopf des Beipackzettels und seine häufige Wiederholung im Fließtext (anstelle des internationalen Freinamens) wird subtil Werbung gemacht. Dies gilt auch für die Umverpackung eines Arzneimittels. Auch hier wird der Handelsname sehr viel größer dargestellt als der internationale Freiname des Arzneistoffs.

Das Resultat der subtilen Werbung ist, dass Sie sich als Patient bei Arzneimitteln mit Handelsnamen nur den Handelsnamen merken, aber nicht den internationalen Freinamen des Arzneistoffs. Das ist insofern problematisch, als Sie vielleicht jetzt denken, dass Sie schlechter behandelt werden, wenn Ihr Arzt Sie auf ein preiswerteres Generikum umstellt. Das ist aber nicht der Fall. Außerdem kennen Ärzte zwar die wichtigsten internationalen Freinamen, aber nicht alle Handelsnamen.

Bei Generika tritt das Problem der erschwerten Erkennung des Arzneistoffnamens und der Schleichwerbung nicht auf, weil hier immer der internationale Freiname des Arzneistoffs verwendet wird. Wenn Sie verreisen, nehmen Sie unbedingt die Beipackzettel von Arzneimitteln mit Handelsnamen mit. Falls Sie eine Verschreibung im Ausland benötigen, kann der ausländische Arzt durch den internationalen Freinamen erkennen, welchen Arzneistoff Sie bekommen. Handelsnamen hingegen können länderspezifisch sehr unterschiedlich sein.

Warum bekomme ich das Arzneimittel überhaupt?

Den Grund für die Verschreibung und Einnahme des Arzneimittels (Anwendung oder Indikation) finden Sie gleich nach dem für alle Beipackzettel inhaltlich identischen Einleitungsteil (Punkt 1). Aber denken Sie daran: Die Aufmachung sieht auch hier von Arzneimittel zu Arzneimittel sehr unterschiedlich aus.

Erstaunlicherweise ist der Anwendungsteil der Beipackzettel der kürzeste Abschnitt, obwohl doch dieser Teil Sie davon überzeugen soll, das Arzneimittel einzunehmen. Man könnte auch sagen, dass hier in den meisten Fällen eine Chance vergeben wird, positive Nachrichten über ein Arzneimittel zu verbreiten. Vergeblich sucht man nach Informationen zu Studienergebnissen, die die Anwendung des Arzneimittels bei einer bestimmten Erkrankung belegen.

Leider nutzen die Beipackzettel nicht ausreichend die Möglichkeit, Sie sachlich über die positiven Wirkungen des Arzneimittels zu informieren.

Im Zusammenhang mit den umso ausführlicheren Darstellungen von UAW und Wechselwirkungen entsteht so ein eher negatives Gesamtbild des Arzneimittels. Das beeinträchtigt die Einnahmetreue.

Mit welchen Wechselwirkungen muss ich rechnen?

Das ist ein sehr wichtiges Thema, wenn Sie mehrere Arzneimittel einnehmen. Aber leider finden Sie in den Beipackzetteln Informationen über Wechselwirkungen auch nicht leicht. Sie sind unter Punkt 2 versteckt, den Sie vor der Einnahme des Arzneimittels beachten müssen. Es ist die Aufgabe Ihres Arztes und Apothekers, Sie auf mögliche Wechselwirkungen aufmerksam zu machen.

Damit Ihr Arzt und Apotheker Sie richtig beraten können, müssen beide jedoch vollständig Bescheid wissen über alle Arzneimittel, die Sie einnehmen, auch pflanzliche und nicht verschreibungspflichtige Arzneimittel. Außerdem sollten Sie Ihren Arzt und Apotheker über Ihre Ernährungsgewohnheiten informieren, weil auch bestimmte Lebensmittel mit Arzneimitteln wechselwirken können. Es ist Ihre Verantwortung als Patient, Ihren Arzt und Apotheker vollständig und wahrheitsgemäß über alle Arzneimittel zu informieren, die Sie einnehmen. Bringen Sie im Zweifelsfall alle Arzneimittel mit, die Sie einnehmen. Diese Aufforderung gilt auch für pflanzliche Arzneimittel wie Johanniskraut oder Abführmittel.

Wie ist es mit dem Konsum von Alkohol, wenn ich Arzneimittel einnehme?

Grundsätzlich ist es eine gute Angewohnheit, den Konsum alkoholischer Getränke zu beschränken und auf hochprozentige Alkoholika (z. B. Whisky, Wodka) zu verzichten. Alkohol kann mit der Aufnahme von Arzneistoffen im Körper und ihrer Ausscheidung (Abbau in der Leber) auf vielfältige Art wechselwirken. Jeder Arzneistoff, der die Gehirnfunktion beeinflusst (siehe Abschn. 8.1, 8.2 sowie 9.1–9.4), kann mit Alkohol Wechselwirkungen zeigen. Aus diesen Gründen wird im Beipackzettel für fast jedes Arzneimittel davor gewarnt, gleichzeitig alkoholische Getränke zu konsumieren. Besonders bei älteren Menschen ist die Kombination von Alkohol mit Arzneimitteln, die im Gehirn wirken, sehr gefährlich. Es besteht die Gefahr schwerer Stürze mit Knochenbrüchen, die nur schlecht heilen.

Wenn Sie Antidepressiva, Lithium oder Antipsychotika einnehmen (siehe Abschn. 9.2, 9.3 und 9.4), müssen Sie mit dem Konsum von Alkohol extrem vorsichtig sein. Wenn Sie Opioid-Analgetika wie Buprenorphin, Fentanyl oder Morphin einnehmen (siehe Abschn. 2.2), dürfen Sie keinen Alkohol konsumieren. Es kann zu schweren Bewusstseinsstörungen bis hin zum Atemstillstand kommen. Auch wenn Sie Antiepileptika einnehmen (siehe Abschn. 8.2), dürfen Sie keinen Alkohol trinken! Es kann zu Krampfanfällen oder schweren Bewusstseinsstörungen kommen. Vermeiden Sie unbedingt die gleichzeitige Einnahme von Alkohol mit Benzodiazepinen (z. B. Diazepam) oder Z-Substanzen (z. B. Zolpidem). Es kann zu gefährlichen Bewusstseinsstörungen (Schlafwandeln) kommen (siehe Abschn. 8.2).

Eine häufig stark unterschätzte Gefahr für den Straßenverkehr besteht, wenn Sie gleichzeitig Alkohol und Antihistaminika der 1. Generation (z. B. Clemastin, Diphenhydramin) zur Behandlung allergischer Erkrankungen einnehmen (siehe Abschn. 4.1). Teilweise sind diese Antihistaminika sogar rezeptfrei erhältlich. Das Beispiel macht deutlich, dass auch rezeptfreie Arzneimittel gefährlich sein können. Bei Konsum von Alkohol und gleichzeitiger Einnahme von (häufig rezeptfreien) Antihistaminika besteht die Gefahr des Einschlafens am Steuer (Sekundenschlaf)!

Kleiner Exkurs zum Thema Cannabis und Alkohol: Vorsicht vor verstärkten Wirkungen

Aktuell findet man in den Medien viele Berichte über den Einsatz von Cannabisprodukten für medizinische Zwecke. Insbesondere werden sie zur Behandlung von Tumorschmerzen und Muskelkrämpfen bei multipler Sklerose unkritisch beworben. Eine wichtige UAW von Cannabisprodukten ist aber Müdigkeit. Alkohol verstärkt die durch Cannabisprodukte verursachte Müdigkeit. Besonders zu warnen ist vor dem gleichzeitigen Konsum von illegalen Cannabisprodukten (Straßendrogen) mit unbestimmten Wirkstoffgehalt sowie Alkohol. Der gleichzeitige Konsum von Cannabisprodukten, seien sie legal oder illegal, und Alkohol ist strikt zu vermeiden. Es kann zu gefährlichen Verkehrsunfällen kommen. Das kann für Sie unangenehme juristische Folgen haben.

Man kann die Konzentrationen von Alkohol und praktisch allen Arzneistoffen und Drogen im Körper sehr genau bestimmen. Die sehr ausgereiften und genauen Messmethoden für Alkohol, Arzneistoffe und Drogen erschweren es Ihnen sehr, im Falle von Strafverfahren mit „unschuldig" zu argumentieren.

Welche Arzneimittel kann ich einnehmen, wenn ich schwanger bin oder mein Kind stille?

Als generelle Regel kann man festhalten, dass in den Beipackzetteln grundsätzlich vor der Einnahme von Arzneimitteln in der Schwangerschaft und Stillzeit gewarnt wird (Punkt 2). Diese Einschätzung beruht darauf, dass die Datenlage zur Wirkung von Arzneistoffen auf das ungeborene und gestillte Kind in vielen Fällen unsicher ist. Dementsprechend verunsichert sind Ärzte, Apotheker und Patientinnen bei Arzneimitteln ohne spezielle Hinweise auf konkrete UAW in der Schwangerschaft und Stillzeit. Es gibt eine Reihe von Arzneistoffgruppen, die in der Schwangerschaft und Stillzeit in jedem Falle zu vermeiden sind. Dazu gehören Blutgerinnungshemmer aus der Gruppe der Vitamin-K-Antagonisten (siehe Abschn. 5.2), Blutdruckmittel aus der Gruppe A (Prilate und Sartane, siehe Abschn. 5.1) und Antibiotika aus der Gruppe der Tetrazykline (siehe Abschn. 11.3).

Wenn Sie schwanger werden möchten, sollten Sie in Abstimmung mit Ihrem Arzt nur unbedingt erforderliche Arzneimittel einnehmen. Wenn Sie Arzneimittel einnehmen und durch einen Schwangerschaftstest erfahren haben, dass Sie schwanger sind, sprechen Sie sofort mit Ihrem Arzt und Apotheker, ob Sie die Arzneimittel weiter einnehmen können.

Kleiner Exkurs: Erkrankungen in der Schwangerschaft müssen vernünftig behandelt werden

Aus den oben besprochenen Vorsichtsmaßnahmen dürfen Sie aber nicht ableiten, dass Sie in der Schwangerschaft und Stillzeit keinerlei Arzneimittel einnehmen sollten, wenn es dafür einen Grund (Indikation) gibt. Im Gegenteil: Bei bestimmten Erkrankungen ist es sogar lebenswichtig, dass die werdende Mutter behandelt wird: So muss z. B. bei Bluthochdruck (siehe Abschn. 5.1), Asthma (siehe Abschn. 4.1), Diabetes (siehe Abschn. 6.1), Gefäßverschlüssen (siehe Abschn. 5.2), Epilepsie (siehe Abschn. 8.2), Depression (siehe Abschn. 9.2), bipolarer Störung (siehe Abschn. 9.3), Schizophrenie (siehe Abschn. 9.4), Autoimmunerkrankungen (siehe Abschn. 11.2) sowie Infektionserkrankungen (siehe Abschn. 11.3) während der Schwangerschaft und Stillzeit eine Arzneitherapie durchgeführt werden, ebenso bei Krebserkrankungen (siehe Abschn. 11.1).

In aller Regel lässt sich für Sie in der Schwangerschaft und Stillzeit eine wirksame und sichere Arzneitherapie finden, wenn Sie an einer schweren Erkrankung leiden. Keine Arzneitherapie ist keine Option. Die für Sie passende Arzneitherapie besprechen Ihr Hausarzt, Frauenarzt und Apotheker mit Ihnen gemeinsam. Es gibt spezielle Informationsquellen, bei denen sich Ärzte und Apotheker über den sicheren Arzneigebrauch während des Schwangerschaft und Stillzeit beraten lassen können.

Es besteht auch kein Anlass dafür, in der Schwangerschaft Schmerzen nicht zu behandeln. Es gibt vielfältige und sichere Möglichkeiten der Schmerztherapie. Wenn Sie die Tageshöchstdosis von 4 g nicht überschreiten, können Sie in der gesamten Schwangerschaft Paracetamol auch in der Selbstmedikation anwenden. Seien Sie zurückhaltend mit dem Gebrauch von nichtsteroidalen Antirheumatika (NSAR) wie Ibuprofen und Diclofenac im letzten Schwangerschaftsdrittel. Diese Arzneistoffe können die Geburt verzögern.

Schwangerschaftserbrechen kann mit Antihistaminika der 1. Generation behandelt werden (siehe Abschn. 4.1). Wenn ein Schwangerschaftserbrechen nicht behandelt wird, drohen Flüssigkeits- und Mineralverluste, die für Mutter und Kind gefährlich sind.

Vermeiden Sie in der Schwangerschaft bei Schlafstörungen den Gebrauch von Benzodiazepinen (z. B. Triazolam) und Z-Substanzen (z. B. Zolpidem; siehe Abschn. 8.2). Diese Arzneistoffe können Sie und Ihr Kind abhängig machen und Entzugserscheinungen auslösen. Bei Schlafstörungen sollten zunächst nichtmedikamentösen Schlafhygienemaßnahmen ergriffen werden. Am ehesten kommen als Arzneimittel die auch beim Schwangerschaftserbrechen einsetzbaren Antihistaminika der 1. Generation in Frage (siehe Abschn. 4.1).

Wie aktuell sind Beipackzettel?

Ganz am Ende des Beipackzettels (Punkt 6) finden Sie das letzte Überarbeitungsdatum. In aller Regel sind die Überarbeitungsdaten recht aktuell. Sie könnten nun den Schluss daraus ziehen, dass auch die im Beipackzettel gedruckte Information aktuell ist, aber das ist leider ein Irrtum. In vielen Fällen fehlen in Beipackzetteln Informationen zu Wechselwirkungen mit anderen neu eingeführten Arzneistoffen. Dafür findet man häufig ausführliche Informationen zu Arzneimitteln, die veraltet oder schon lange nicht mehr auf dem Markt sind.

Dies zeigt, dass die Kontrollmechanismen (Begutachtung) für die Aktualität von Beipackzetteln nicht ausreichend streng sind. Umso wichtiger ist es, dass Ihr Arzt und Apotheker Sie über Wechselwirkungen aufklären. Die beiden Berufsgruppen haben Zugang zu aktuellen elektronischen Datenbanken, die auch neueste Informationen über Wechselwirkungen bereithalten.

Wie könnten Beipackzettel patientenfreundlicher werden? Ein paar Anregungen

Es ist immer einfach „zu meckern", aber wie könnte man Beipackzettel verbessern? Dazu gibt es durchaus Ansätze, wenn man ins Ausland schaut. In den USA werden in der Apotheke Aufkleber mit den wichtigsten Informationen zu einem Arzneimittel auf die häufig orange-farbigen Arzneimittelgefäße geklebt.

Es ist durchaus möglich, auf einer einzigen DIN-A4-Seite in leserlicher Schriftgröße die wichtigsten Informationen zu jedem Arzneimittel für den Patienten strukturiert zusammenzufassen. Besonders wichtige Informationen

(Dosis, die häufigsten UAW und Interaktionen) müssen fett hervorgehoben werden. Dazu müsste der Charakter des Beipackzettels als „vollständiges juristisches Abwehrdokument vor Regressansprüchen" in eine patientenfreundliche Anwendungshilfe geändert werden. Der Vorteil einer solchen Vorgehensweise wäre, dass der Patient sich viel leichter orientieren kann und die wirklich wichtigen Informationen nicht übersieht. Außerdem müssten die benutzten Begriffe der Arzneitherapie modernisiert und traditionelle missverständliche Begriffe weggelassen werden. Für weitergehende Informationen könnte der pharmazeutische Hersteller noch einen erweiterten (vollständigen) Beipackzettel auf seiner Website bereitstellen. In jedem Falle muss auf politischer Ebene eine Reform des Aufbaus von Beipackzetteln in Angriff genommen werden, wenn man langfristig die Arzneimittelsicherheit erhöhen möchte.

1.5   Wie wirken Arzneistoffe in meinem Körper?

Zusammenfassung

Arzneistoffe verändern die Funktion der Körperzellen. Bei vielen Erkrankungen ist es das Ziel, durch eine Arzneitherapie ein gestörtes Gleichgewicht von Körperfunktionen wiederherzustellen. Das kann man sich gut an Hand einer Waage oder Wippe vorstellen, und in diesem Buch finden Sie dazu auch verschiedene Beispiele. Die wichtigsten Angriffspunkte von Arzneistoffen sind 1) Rezeptoren, 2) Enzyme, 3) Pumpen, 4) Kanäle und 5) der Zellkern. Manche Arzneistoffe haben mehrere Angriffspunkte. Das kann je nach Krankheit vorteilhaft oder nachteilig sein. In vielen Fällen lassen sich die unerwünschten Arzneimittelwirkungen (UAW) vom Wirkmechanismus ableiten. Sie sehen also, dass es sich lohnt zu erfahren, wie Arzneistoffe in unserem Körper wirken.

Merksätze

- Bei vielen Erkrankungen ist das Gleichgewicht von Körperfunktionen gestört.
- Mit Arzneistoffen soll das Gleichgewicht wiederhergestellt werden.
- Rezeptoren, Enzyme, Pumpen, Kanäle und der Zellkern sind wichtige Angriffspunkte für Arzneistoffe.
- Rezeptoren werden durch Agonisten (Synonym: Mimetika) aktiviert; Antagonisten (Synonym: Blocker, Anti_, _lytika) verhindern die Aktivierung von Rezeptoren.
- Die beim Migräneanfall eingesetzten Setrone sind ein Beispiel dafür, dass es „gut" ist, wenn ein Arzneistoff nur einen Angriffspunkt besitzt.

- Die beim allergischen Schock eingesetzten Antihistaminika sind ein Beispiel dafür, dass es „schlecht" sein kann, wenn ein Arzneistoff nur einen Angriffspunkte hat.
- Die bei der Schizophrenie eingesetzten Antipsychotika sind ein Beispiel dafür, dass es „gut" ist, wenn ein Arzneistoff zahlreiche Angriffspunkte hat.
- Die früher in der Behandlung von Herz/Kreislauf-Erkrankungen eingesetzten nicht-selektiven Betablocker sind ein Beispiel dafür, dass es „schlecht" ist, wenn ein Arzneistoff mehrere Angriffspunkte hat.
- Leider wird in der Praxis das Zustandekommen unerwünschter Arzneimittelwirkungen (UAW) zu selten erklärt.
- In vielen Fällen kann man unerwünschte Arzneimittelwirkungen mit dem Wirkmechanismus eines Arzneistoffs erklären.

Was ist die Grundlage von Arzneistoffwirkungen?

Unser Körper besteht aus Organsystemen (z. B. Herz/Kreislauf-System, zentrales Nervensystem, Verdauungssystem) mit unterschiedlichen Funktionen. Jedes Organ setzt sich aus Zellverbänden (Geweben) zusammen, bestehend aus Zellen bestimmten Typs (z. B. Nervenzellen, Muskelzellen). Arzneistoffe beeinflussen die Funktion von Zellen, indem sie an bestimmte Angriffspunkte binden. Dabei müssen der Arzneistoff und sein Angriffspunkt wie Schloss und Schlüssel zueinander passen.

Bei Erkrankungen ist die Funktion von Organen und damit von Zellen aus dem Gleichgewicht. Ziel der Arzneitherapie ist es, das Körpergleichgewicht (Homöostase) so gut wie möglich wiederherzustellen. Das gestörte Gleichgewicht bei Krankheiten ist in einigen Kapiteln des Buches deshalb auch in Form einer Waage oder Wippe dargestellt (siehe Abb. 3.2, 3.3, 6.3, 8.1, 8.2, 10.1 und 11.3).

Die Arzneitherapie erfolgt durch eine Beeinflussung von Zellfunktionen. Prinzipiell ist jede Zelle gleich aufgebaut. Abb. 1.3 zeigt einen Überblick über eine Körperzelle und die Möglichkeiten der Beeinflussung durch Arzneistoffe. Jede Zelle besitzt eine Membran, die sie von außen abgrenzt und schützt. Zellen tragen Rezeptoren (Fühler, 1. Angriffspunkt), die durch Botenstoffe (Hormone, Neurotransmitter (Botenstoffe im Nervensystem) und Entzündungsmoleküle) aktiviert werden und so Signale, die auf Veränderungen im Körper und in unserer Umwelt beruhen, in die Zelle weiterleiten. Botenstoffe sind Agonisten an Rezeptoren und aktivieren sie. Die Rezeptoren vermitteln dann eine Aktivierung von Enzymen (2. Angriffspunkt), die den Stoffwechsel und die Weiterleitung der Signale regulieren.

Zellen haben außerdem Pumpen (3. Angriffspunkt), die unterschiedliche Substanzen (z. B. Nährstoffe, Neurotransmitter) in die Zellen aufnehmen. Weiterhin besitzen Zellen, insbesondere Nervenzellen und Muskelzellen, Kanäle (4. Angriffspunkt) in der Membran. Durch den Einstrom von Ionen (vor allem Natrium und Calcium) werden diese Zellen erregt. Schließlich haben Zellen einen Zellkern (5. Angriffspunkt), dessen Aufgabe es ist, unser Erbmaterial, die Desoxyribonukleinsäure (DNA), zu verdoppeln und die Zellteilung (Zellvermehrung) anzustoßen. Je nachdem, welche Spezialisierung eine Zelle hat, erfüllt sie unterschiedliche Funktionen: Nervenzellen vermitteln z. B. die Schmerzwahrnehmung, Leberzellen sichern die Energieversorgung im Körper und Herzmuskelzellen vermitteln die Herzpumpfunktion.

Erster Angriffspunkt Rezeptoren: Agonisten und Antagonisten

In Abb. 1.3 ist ein Rezeptor als Angriffspunkt 1 für Arzneistoffe gekennzeichnet. In unserem Körper gibt es weit über 1.000 verschiedene Rezeptoren, die durch ganz verschiedene Botenstoffe aktiviert werden und die zudem ganz unterschiedlich im Körper verteilt sind. Rezeptoren sind wichtige Angriffspunkte für Arzneistoffe. Wir unterscheiden zwei Klassen von an Rezeptoren angreifenden Arzneistoffen:

a) Agonisten: Sie aktivieren ebenso wie die körpereigenen Botenstoffe Rezeptoren. Traditionell werden bestimmte Rezeptor-Agonisten auch als „_mimetika" (z. B. beta-Sympathomimetika, siehe Abschn. 4.1 und 4.2) bezeichnet.

b) Antagonisten: Sie konkurrieren als „Gegenspieler" mit dem Agonisten („Spieler") um die Bindung an den Rezeptor. Antagonisten binden an den Rezeptor, ohne ihn zu aktivieren. Damit verhindern Antagonisten die Aktivierung von Rezeptoren durch körpereigene Botenstoffe (Agonisten) und hemmen Zellfunktionen. Landläufig wird für Antagonisten auch häufig der Begriff „Blocker" (z. B. Angiotensin-Rezeptor-Blocker und Betablocker, siehe Abschn. 5.1) verwendet, ebenso die Silbe „Anti_" (z. B. Antihistaminika, siehe Abschn. 4.1; Antipsychotika, siehe Abschn. 9.4) bzw. „_lytika" (z. B. Parasympatholytika, siehe Abschn. 3.1, 3.3, 4.1, 4.2, 8.1, 9.2, 9.4 und 10.1). Man muss also aufpassen, dass sich hinter vielen verschieden geschriebenen Begriffen in Wirklichkeit ein gemeinsamer Wirkmechanismus verbirgt.

Wegen der besseren Allgemeinverständlichkeit werden in diesem Buch die traditionellen Arzneistoffgruppen-Bezeichnungen für Agonisten und Antagonisten verwendet. Im Glossar werden auch „die richtigen" Begriffe genannt.

Zweiter Angriffspunkt Enzyme: Hemmer

In Abb. 1.3 ist ein Enzym als Angriffspunkt 2 für Arzneistoffe gekennzeichnet. Es gibt fast 3.000 Enzyme im menschlichen Körper, die für alle Stoffwechselvorgänge und außerdem für die Signalübertragung innerhalb der Zellen verantwortlich sind. Es gibt zahlreiche Arzneistoffe, die Enzyme hemmen. Diese Arzneistoffe bezeichnet man als „Inhibitoren" oder allgemeinverständlicher als „Hemmer". Das allen Lesern auch aus eigener Erfahrung wohl bekannteste Beispiel eines Enzym-Hemmers sind die nicht-steroidalen Antirheumatika (NSAR). Sie hemmen das Enzym „Cylooxygenase" (COX) und damit die Bildung von Prostaglandinen im Körper. Wenn weniger Prostaglandine vorhanden sind, kommt es zu einer Linderung von Schmerzen, Entzündung und Fieber (siehe Abschn. 2.1). Deswegen werden NSAR so häufig verwendet. Aber durch NSAR werden auch Blutdruck und Magensaftbildung erhöht. Dadurch kommt bei längerfristiger Einnahme von NSAR zu Bluthochdruck und Magen/Zwölffingerdarm-Geschwüren (siehe Abschn. 3.2).

Auch die Wirkung bestimmter Zytostatika (Chemotherapeutika), Antibiotika und Virustatika beruht auf Enzymhemmung. Angriffspunkt in der Krebsbekämpfung sind Enzyme, die bei Zellwachstum und -teilung eine Rolle spielen (siehe Abschn. 11.1). Die Hemmung bakterieller oder viraler Enzyme wird für die Behandlung entsprechender Infektionen genutzt (siehe Abschn. 11.3).

Dritter Angriffspunkt Pumpen: Hemmer

In Abb. 1.3 ist eine Pumpe als Angriffspunkt 3 für Arzneistoffe gekennzeichnet. Es gibt Hunderte von Pumpen im menschlichen Körper. Sie sind für den Transport von Nährstoffen, Neurotransmittern und Arzneistoffen zuständig. Es gibt etliche wichtige Arzneistoffe, die Pumpen hemmen. Am wichtigsten sind die Hemmer (Inhibitoren) der Pumpen, die die Neurotransmitter Serotonin und Noradrenalin in die Nervenzellen wiederaufnehmen. Durch die Pumpen-Hemmer wird die Menge an Serotonin und Noradrenalin, die außerhalb der Nervenzellen zu deren Aktivierung bereitsteht, erhöht. Das ist ein sehr wichtiger Ansatz in der Arzneitherapie

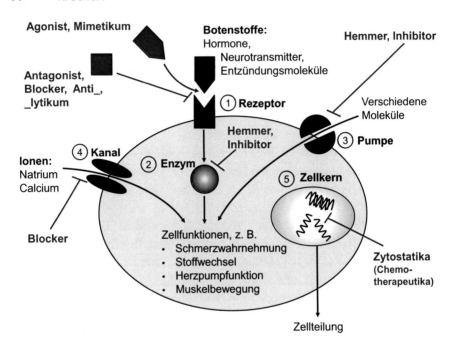

Abb. 1.3 **Übersicht über den Aufbau einer Zelle und Angriffspunkte von Arznei-stoffen.** Die wichtigsten Angriffspunkte für Arzneistoffe sind mit den eingekreisten Ziffern 1–5 gekennzeichnet. Bitte beachten Sie, dass für einige Arzneistoffgruppen mit einem klar definierten Mechanismus (Beispiel Rezeptor-Antagonisten) aus historischen Gründen ganz unterschiedliche Begriffe verwendet werden, die auf den ersten Blick nichts miteinander zu tun haben. Das kann leicht zu Verwirrung führen. Um eine möglichst breite Allgemeinverständlichkeit zu gewährleisten, werden in diesem Buch trotz aller damit verbundenen Probleme die traditionellen Begriffe verwendet. In den Tabellen und im Glossar (siehe Anhang) werden auch die neuen Begriffe genannt, die logisch, aber noch nicht allgemein bekannt sind.

von Depressionen, Angst- und Zwangsstörungen (obsessiv-kompulsiven Störungen), die u. a. von einem Mangel an diesen Neurotransmittern verursacht werden (siehe Abschn. 9.2). Viele Krebszellen besitzen Pumpen, die Zytostatika (Chemotherapeutika) aus den Zellen herauspumpen. Damit wird die Krebszelle unempfindlich gegenüber dem Arzneistoff, und der Krebs wächst ungehemmt weiter. Dies stellt in der Krebstherapie ein großes Problem dar (siehe Abschn. 11.1).

Vierter Angriffspunkt Kanäle: Blocker
In Abb. 1.3 ist ein Kanal als Angriffspunkt 4 für Arzneistoffe gekennzeichnet. Es gibt Hunderte von Kanälen im menschlichen Körper. Sie vermitteln den Einstrom von Ionen in die Zelle. Für die Arzneitherapie am

wichtigsten sind Natrium- und Calciumkanäle. Sie vermitteln die Erregung von Nervenzellen und Muskelzellen. Es gibt etliche Arzneistoffe, die Ionenkanäle hemmen. Besonders wichtig sind Calciumkanal-Blocker. Dadurch werden der Calciumeinstrom und damit die Zellerregung gehemmt. Calciumkanal-Blocker werden in der Behandlung des Bluthochdrucks und vieler Nervenerkrankungen und psychischer Erkrankungen eingesetzt (siehe Abschn. 5.1 und Kap. 8 und 9). Auch Natriumkanal-Blocker spielen in der Behandlung von Nervenerkrankungen und psychischen Erkrankungen eine große Rolle (siehe Kap. 8 und 9). Die Hemmung von Ionenkanälen durch Arzneistoffe vermindert die Erregung von Nerven- und Muskelzellen.

Fünfter Angriffspunkt Zellkern: Zytostatika

In Abb. 1.3 ist der Zellkern als Angriffspunkt 5 für Arzneistoffe gekennzeichnet. Im Zellkern wird die DNA vermehrt und damit die Zellteilung und Zellvermehrung eingeleitet. Die Zellteilung ist im menschlichen Körper besonders wichtig für Blutzellen, Immunzellen und Epithelzellen (Haare, Haut, Schleimhäute). Wenn die Zellteilung unkontrolliert verläuft, entsteht eine bösartige Tumorerkrankung (Krebs). Daher stellen Arzneistoffe, die die Zellteilung hemmen (Zytostatika), das Rückgrat der Krebstherapie dar (siehe Abschn. 11.1). Sie greifen meist im Zellkern an. Zytostatika hemmen aber auch die Vermehrung normaler Zellen und verursachen dadurch Haarausfall, Verdauungsstörungen und Immunschwäche. Zytostatika werden in niedriger Dosierung auch zur Behandlung von Autoimmunerkrankungen eingesetzt (siehe Abschn. 11.2).

Ist es gut oder schlecht, wenn ein Arzneistoff nur einen Angriffspunkt hat?

Diese Frage kann man nicht pauschal beantworten. Entscheidend ist die spezielle Situation bei der jeweiligen Erkrankung. Am besten lässt sich dies an Hand von Beispielen erläutern.

Die Triptane sind Serotonin-1-Rezeptoren-Agonisten und verhindern die Freisetzung eines Entzündungsmoleküls in den Gefäßen der Gehirnhäute. Sie beeinflussen keine weiteren Rezeptoren oder sonstige Angriffspunkte. Hier ist es „gut", dass der Arzneistoff nur einen einzigen Rezeptor beeinflusst, denn wir bekommen so die Kombination einer überzeugenden therapeutischen Wirkung beim akuten Migräneanfall (siehe Abschn. 2.1) mit wenig UAW.

Ein Beispiel dafür, dass es „schlecht" ist, wenn ein Arzneistoff nur einen Angriffspunkt hat, sind Behandlung des allergischen Schocks mit

Antihistaminika. Früher war diese Behandlung gang und gäbe. Allerdings spielen beim anaphylaktischen Schock außer dem allgemein bekannten Histamin noch viele andere Entzündungsmoleküle eine Rolle (siehe Abschn. 4.1). Daher brachte es dem Patienten nur sehr wenig Linderung, wenn ihm bei einer schweren allergischen Reaktion ausschließlich Antihistaminika gegeben wurden. Die Wirkungen der anderen Entzündungsmoleküle werden ja nicht gehemmt. Allerdings hat es sehr viele Jahre gedauert, ehe sich diese lange bekannte Erkenntnis in der klinischen Praxis durchgesetzt hat. Inzwischen wird der allergische Schock (auch in der Selbsttherapie durch den Patienten) mit Adrenalin behandelt, welches die Wirkungen von Histamin und vielen anderen Entzündungsmolekülen aufhebt und deshalb hocheffektiv ist.

Ist es gut oder schlecht, wenn ein Arzneistoff mehrere Angriffspunkte hat?
Auch diese Frage kann man nicht pauschal beantworten. Wieder hängt es von der jeweiligen Krankheit ab. Das Problem wird wiederum am besten an Hand von Beispielen erläutert: Bei der Schizophrenie ist die Funktion verschiedener Neurotransmitter-Rezeptoren aus dem Gleichgewicht. Demzufolge wirken Arzneistoffe, die Antagonisten an vielen Neurotransmitter-Rezeptoren sind, sehr gut antipsychotisch (siehe Abschn. 9.4). Das ist ein wichtiges Beispiel dafür, dass es klinisch gut sein kann, wenn ein Arzneistoff mehrere Angriffspunkte hat.

Adrenalin, das als ein Agonist ebenfalls zahlreiche Rezeptoren beeinflusst, ist ein weiteres Beispiel dafür, dass es „gut" ist, wenn ein Arzneistoff viele Angriffspunkte hat (allergischer Schock, siehe Abschn. 4.1).

Es gibt auch die gegenteilige Situation: Früher behandelte man Herz/Kreislauf-Erkrankungen mit dem „nicht-selektiven Betablocker" Propranolol. Es wirkt an allen beta-Rezeptoren antagonistisch, aber für die Behandlung von Herz/Kreislauf-Erkrankungen möchte man nur den beta-1-Rezeptor blockieren (antagonisieren). Über die Blockade des beta-2-Rezeptors kommen zahlreiche UAW wie Gefahr von Asthmaanfällen, kalten Fingern und unerkannte Unterzuckerung (Hypoglykämie) bei Patienten mit Diabetes zustande. Wegen dieser „schlechten" Situation wurden deshalb die „selektiven beta-1-Blocker" entwickelt, die in therapeutischer Dosierung die unangenehmen Wirkungen der „nicht-selektiven Betablocker" nicht mehr besitzen.

Wie kommen UAW zustande? Meist gut erklärbar mit dem Wirkmechanismus

In sehr vielen Fällen lassen sich die UAW eines Arzneistoffs sehr gut vom Wirkmechanismus ableiten und damit erklären. Die folgenden Beispiele sollen das erläutern:

Methylphenidat wird zur Behandlung des ADHS (Aufmerksamkeits-defizit-Hyperaktivitätssyndroms) eingesetzt (siehe Abschn. 9.1). Bekannte UAW sind z. B. Blutdruckanstieg und Appetitlosigkeit. Außerdem lässt die Wirkung von Methylphenidat deutlich nach, wenn man es in hoher Dosis und ohne Pause einnimmt. Wie kommen diese so unterschiedlich erscheinenden UAW zustande? Methylphenidat führt zu einer vermehrten Ausschüttung von Neurotransmittern, die die Aufmerksamkeit erhöhen (erwünscht), aber auch den Blutdruck erhöhen und den Appetit hemmen (beides unerwünscht). Wenn die Neurotransmitterspeicher entleert sind („leerer Smartphone-Akku") müssen diese erst wieder langsam aufgefüllt werden, ehe eine erneute Wirkung eintreten kann. Daher rührt auch die Notwendigkeit von Medikationspausen („*drug holiday*") unter Methylphenidat-Therapie.

Ein anderes Beispiel sind Antidepressiva aus der Gruppe der selektiven Serotonin-Wiederaufnahme-Hemmer (SSRI). Durch diese Arzneistoffe wird die Menge an verfügbarem Serotonin im Gehirn erhöht, und die depressive Stimmung bessert sich (siehe Abschn. 9.2). Aber Serotonin spielt auch in der Regulation des Kreislaufs und Magen/Darm-Traktes eine Rolle. Das vermehrt vorhandene Serotonin führt in diesen Systemen dann als UAW zu Bluthochdruck bzw. Übelkeit und Erbrechen.

Es lohnt sich demnach zu verstehen, wie ein Arzneistoff wirkt, denn dadurch lassen sich auch viele UAW gut erklären. Die Kenntnis der Ursachen der UAW trägt dazu bei, die Nachteile einer notwendigen Behandlung zu akzeptieren, Befürchtungen abzubauen und die Therapie gemeinsam mit dem Arzt z. B. durch Dosisanpassungen zu optimieren.

In vielen Fällen wird es leider unmöglich sein, eine perfekte Arzneitherapie durchzuführen. Häufig wird es darum gehen, den für Sie besten Kompromiss zwischen erwünschten und Wirkungen und UAW zu finden. Seien Sie also realistisch mit Ihren Erwartungen an die Arzneitherapie. Das gilt insbesondere für die Behandlung psychischer Erkrankungen. Beobachten Sie Ihren Körper, denn mit einer Veränderung Ihrer Erkrankung ändern sich möglicherweise auch die therapeutischen Wirkungen und UAW des Arzneistoffs.

Eine für Sie optimale Arzneitherapie muss regelmäßig angepasst werden und richtet sich vor allem auch nach der Schwere der UAW. Das Ausmaß der UAW, die Sie in Kauf nehmen müssen, hängt vom Schweregrad der Erkrankung ab. Das kann man am besten am Beispiel von Krebserkrankungen erläutern. Bei Krebs geht es um Leben oder Tod. Leider können die Zytostatika (Angriffspunkt 5 in Abb. 1.3) nicht zwischen gesunden Zellen und Krebszellen unterscheiden. Sie zerstören beide Zellarten (siehe Abschn. 11.1). Deshalb verursachen Zytostatika so viele und schwere UAW.

Für die Behandlung einer leichten Befindlichkeitsstörung wie Spannungskopfschmerzen darf der eingesetzte Arzneistoff hingegen keine schweren UAW auslösen (siehe Abschn. 2.1).

Leider wird dem Patienten im hektischen medizinischen Routinebetrieb das Zustandekommen von UAW zu selten erklärt. Häufig fehlt vermeintlich die Zeit, obwohl es gut investierte Zeit wäre, die die Therapietreue (Adhärenz) steigert. Auch die Packungsbeilagen listen UAW nur katalogartig auf (siehe Abschn. 1.4), ohne zu erklären, wie sie entstehen. Das ist sehr schade, weil damit eine Chance verpasst wird. Wenn Sie Bescheid wissen, wieso welche Wirkung zustande kommt, fällt es Ihnen auch leichter, ein Arzneimittel mit erheblichen UAW regelmäßig einzunehmen.

Es gibt auch UAW, die man nicht mit dem Wirkmechanismus des Arzneistoffs erklären kann. Dazu gehören vor allem allergische Reaktionen (siehe Abschn. 4.1).

1.6   Wie wandern Arzneistoffe durch meinen Körper?

Zusammenfassung

Arzneistoffe machen eine lange Reise durch den Köper: Wenn immer möglich, werden sie über den Mund gegeben. Die Arzneistoffaufnahme erfolgt im Dünndarm und ist von der Nahrungszufuhr abhängig. Nach der Aufnahme über den Dünndarm verteilen sich die Arzneistoffe in den Organen und lösen durch Bindung an ihre Angriffspunkte therapeutische Wirkungen und unerwünschte Arzneimittelwirkungen (UAW) aus. Arzneistoffe zur Behandlung von Nervenerkrankungen und psychischen Erkrankungen müssen gut fettlöslich sein, damit sie ins Gehirn gelangen. Die meisten Arzneistoffe werden in der Leber abgebaut. Dadurch kann es zwischen verschiedenen Arzneistoffen und Nahrungsbestandteilen zu Wechselwirkungen kommen. Die Ausscheidung der meisten Arzneistoffe erfolgt vor allem über die Niere. Bei eingeschränkter Nierenfunktion müssen viele Arzneistoffe besonders vorsichtig dosiert werden.

Merksätze

- Achten Sie genau auf die Angaben im Beipackzettel, ob ein Arzneimittel auf nüchternem Magen oder mit Nahrung aufgenommen werden muss.
- Bei Arzneistoffen mit vielen UAW werden Spiegelbestimmungen im Blut (therapeutisches *Drug Monitoring*, TDM) durchgeführt.
- Um Wechselwirkungen zu vermeiden, sollten Sie so wenig Arzneimittel wie möglich einnehmen. Das betrifft auch Arzneimittel, die Sie in der Apotheke rezeptfrei kaufen können.
- Auch pflanzliche Arzneimittel können schwere Wechselwirkungen verursachen.
- Besondere Ernährungsgewohnheiten können die Wirkungen von Arzneistoffen beeinflussen.
- Bei Säuglingen und Kleinkindern ist besondere Vorsicht mit Arzneistoffen geboten, weil sie in das noch unreife Gehirn gelangen können.
- Bei chronischem Nierenversagen ist die Gefahr von UAW besonders groß.
- Je weniger Arzneimittel Sie einnehmen, umso geringer ist die Gefahr unerwünschter Arzneimittelwirkungen (UAW) und von Wechselwirkungen.
- Auch Arzneimittel aus ganz unterschiedlichen Anwendungsbereichen können miteinander wechselwirken.

Der Weg eines Arzneistoffs durch den Körper: Eine Reise mit vielen Stationen

Abb. 1.4 zeigt den Weg eines Arzneistoffs durch den Körper. In aller Regel wird versucht, eine Arzneitherapie über den Mund (oral) durchzuführen. Bei Säuglingen und Kindern werden gerne gesüßte Säfte angewendet (z. B. Paracetamolsaft zur Behandlung von Fieber, siehe Abschn. 2.1), um den bitteren Geschmack vieler Arzneistoffe zu überdecken. Bei älteren Menschen mit Schluckstörungen sind Tropfen besonders geeignet (z. B. Metamizol- oder Tramadol-Tropfen zur Behandlung von Schmerzen, siehe Abschn. 2.1 und 2.2). Nach der Passage der Speiseröhre und des Magens werden die meisten Arzneistoffe im Dünndarm in den Körper aufgenommen (resorbiert).

Für die Behandlung von Nervenerkrankungen und psychischen Erkrankungen muss der entsprechende Arzneistoff in das Gehirn gelangen. Dazu muss er die sogenannte Blut-Hirn-Schranke überwinden. Das kann er nur, wenn er sehr gut fettlöslich, klein und ungeladen ist. Ein Paradebeispiel für einen Wirkstoff mit solchen Eigenschaften, welchen jeder kennt, ist Ethanol in alkoholischen Getränken.

Die Dauer der Wirkung von Arzneistoffen hängt von ihrer Halbwertszeit ab. Die Halbwertzeit definiert (ähnlich wie beim radioaktiven Zerfall) die Zeit, in der die Hälfte eines aufgenommenen Arzneistoffs abgebaut bzw. ausgeschieden ist. Dabei gibt es enorme Unterschiede – Halbwertszeiten von

Arzneistoffen liegen zwischen wenigen Minuten (z. B. Glyzeroltrinitrat) und mehreren Jahren (z. B. Bisphosphonate bei Osteoporose, siehe Abschn. 6.3). Für akute Situationen bevorzugt man Arzneistoffe mit kurzer, für die Dauertherapie solche mit langer Wirkdauer. In jedem Falle möchte man vermeiden, dass sich ein Arzneistoff im Körper anreichert und damit über lange Zeit Probleme machen kann. Ein sehr gutes Beispiel für einen solchen Problemarzneistoff ist Amiodaron, welcher bei Herzrasen (Vorhofflimmern, Herzkammerrasen) eingesetzt werden kann (siehe Abschn. 5.2). Amiodaron wird aber erst nach Monaten vollständig aus dem Körper ausgeschieden, sodass man noch lange nach Beendigung einer Behandlung UAW haben kann.

Nach der Verteilung im Körper bindet ein Arzneistoff an seine Angriffspunkte und löst darüber erwünschte (und unerwünschte) Wirkungen aus (siehe Abschn. 1.5). Danach gelangt er erneut in die Leber (zweite Leberpassage) und wird über verschiedene Schritte durch Enzyme abgebaut

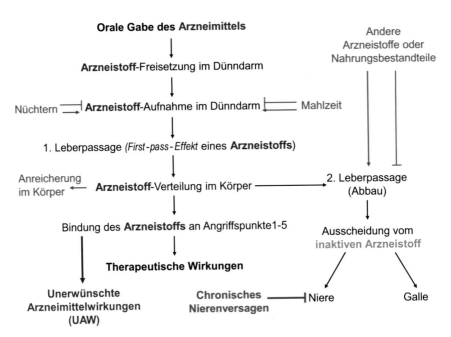

Abb. 1.4 Der Weg eines Arzneistoffs durch den Körper. Grün dargestellt sind Faktoren, die den Weg eines Arzneistoffs durch den Körper stören können. Beispiele dafür sind in diesem Abschnitt erläutert. Besonders wichtig ist das chronische Nierenversagen. Dabei müssen viele Arzneimittel niedriger dosiert werden! Der Unterschied zwischen Arzneistoff und Arzneimittel wird ausführlich in Abb. 1.1 und 1.2 erläutert. Der Begriff „UAW" wird in Abb. 1.1 und 1.2 sowie Tab. 1.2 erläutert. Der Begriff „Angriffspunkte" wird in Abb. 1.3 erläutert.

(inaktiviert). Solange die Leber nur mit einem Arzneistoff beschäftigt ist, kommt es hier meist zu keinen Problemen. Aber sobald Sie mehrere Arzneimittel einnehmen, kann es zu Konkurrenzsituationen für den Abbau kommen. Dann müssen sich zwei Arzneistoffe einen Platz für den Abbau teilen, der deshalb langsamer verläuft. Als Resultat bemerken Sie eine Wirkungsverlängerung und/oder verstärkte UAW beider Arzneistoffe. Der größte Fehler, den Sie oder Ihr Arzt in einer solchen Situation machen können, besteht darin, diese UAW mit einem weiteren Arzneistoff behandeln zu wollen! Dann gerät Ihr Körper noch mehr aus dem Gleichgewicht.

Manche Arzneistoffe hemmen den Abbau eines anderen Arzneistoffs. Dadurch werden dessen Wirkungen verlängert. Andere Arzneistoffe beschleunigen den Abbau von Arzneistoffen, indem sie die Leber aktivieren. Das führt dann zu einer Wirkungsverkürzung. Es kann also schon bei der Einnahme von nur zwei Arzneistoffen sehr schnell unübersichtlich werden. Und es wird immer unübersichtlicher, je mehr Arzneistoffe man einnimmt. Beispiele hierfür werden in einem Abschnitt weiter unten besprochen.

Die in der Leber abgebauten Arzneistoffe werden dann über die Galle und vor allem über die Niere ausgeschieden. Mit zunehmendem Alter nimmt die Funktion der Niere ab und damit ihr Vermögen, Arzneistoffe auszuscheiden. Die Nierenfunktion wird auch durch einen unzureichend behandelten Bluthochdruck (siehe Abschn. 5.1) und besonders durch einen Diabetes (siehe Abschn. 6.1) verschlechtert.

Wenn die Ausscheidungsfähigkeit der Niere für Arzneistoffe abnimmt, wirken sie länger im Körper und verursachen eher UAW, insbesondere wenn gleichzeitig mehrere Arzneistoffe gegeben werden. Bei älteren Menschen, die häufig viele Erkrankungen haben und mehrere Arzneistoffe einnehmen, ist es deshalb sehr wichtig, sehr vorsichtig zu dosieren und gut zu überlegen, welcher Arzneistoff gegebenenfalls abgesetzt werden kann, um Probleme zu vermeiden. Es gilt die Grundregel: Weniger ist mehr! Zur Dosisanpassung wird deshalb bei älteren Patienten häufig die Nierenfunktion bestimmt (orientierend der Kreatinin-Spiegel im Blut oder genauer die Kreatinin-Ausscheidung aus dem Körper über 24 h). Für diese Messung muss man einen 24-h-Urin sammeln.

Warum gibt es nicht nur Tabletten? Damit eine optimale Wirkung für Sie erzielt wird
In einigen Fällen, z. B. Glyzeroltrinitrat (GTN, „Nitro") bei Angina pectoris, Scopolamin bei Reisekrankheit und Estrogen bei der Hormonersatztherapie (siehe Abschn. 7.1), wird der Arzneistoff bereits bei dieser

ersten Leberpassage nach der oralen Gabe abgebaut. Man spricht von einem „*First-pass*-Effekt" eines Arzneistoffs. In solchen Fällen kommen deshalb alternative Anwendungswege (z. B. Spray für den Mund, Hautpflaster mit Arzneistoffdepot) zur Anwendung.

Einige wichtige Arzneistoffe wie Adrenalin (siehe Abschn. 4.1), Insulin (siehe Abschn. 6.1), bestimmte Antibiotika (siehe Abschn. 11.3) sowie Arzneistoffe zur Behandlung von Krebserkrankungen und Autoimmunerkrankungen (siehe Abschn. 11.1 und 11.2) sind so stark wasserlöslich oder magensäureempfindlich, dass sie bei oraler Gabe nicht ausreichend in den Körper aufgenommen werden. Sie werden deshalb unter Umgehung des Darmes (parenteral) angewendet. In Frage kommen eine Gabe des Arzneistoffs in die Venen (intravenös, i.v.), unter die Haut (subkutan, s.c.), in die Muskulatur (intramuskulär, i.m.) oder in den Augapfel (intraokulär, i.o.). Der Wirkungseintritt ist bei intravenöser Gabe am schnellsten, da sich der Arzneistoff innerhalb von wenigen Sekunden über den Kreislauf im gesamten Körper verteilt. Das wird z. B. in der Notfallbehandlung des allergischen Schocks genutzt (siehe Abschn. 4.1). In manchen Fällen (z. B. Schmerztherapie mit Fentanyl) kann auch durch Gabe des Arzneistoffs in die Nase (intranasal, i.n.) oder in Form von Lutschbonbons über Zunge und Wange (lingual und bukkal) ein rascher Wirkungseintritt erzielt werden.

Wann werden Blutspiegelbestimmungen von Arzneistoffen durchgeführt?

Manche Erkrankungen erfordern den Einsatz von Arzneistoffen, die zwar gut wirksam sind, aber auch schwere UAW haben. Das Ziel der Arzneitherapie ist ein möglichst guter therapeutischer Effekt, ohne dass die UAW zu stark werden (siehe Abschn. 1.5). Im Laufe der Zeit hat man in vielen Bereichen der Medizin Erfahrungswerte dafür gewonnen, bei welchen Blutspiegeln von Arzneistoffen die besten therapeutischen Wirkungen erzielt werden. Man nimmt dem Patienten dafür Blut ab und bestimmt mithilfe moderner chemischer Methoden die Konzentration (den Spiegel) des jeweiligen Arzneistoffs im Blut. Man spricht deshalb auch von einem therapeutischen *Drug Monitoring* (TDM). Liegt der gemessene Blutspiegel im therapeutischen Bereich, muss man keine Dosisänderung durchführen. Ist er zu niedrig oder zu hoch, muss die Dosis erhöht bzw. erniedrigt werden. Der Arzt hat also mit den Blutspiegelbestimmungen ein sehr gutes Werkzeug in den Händen, die Arzneimittelsicherheit zu erhöhen. Das therapeutische *Drug Monitoring* kann auch zur Überprüfung benutzt werden, ob Sie Ihre Arzneimittel regelmäßig einnehmen. Wenn die Spiegel unrealistisch niedrig sind, ist das ein Hinweis für fehlende Therapietreue (*Compliance*, Adhärenz). Sie sollten Ihrem Arzt dann ehrlich sagen, warum Sie Ihr Arzneimittel nicht einnehmen. Sind es UAW? Ist es eine zu schwache Wirkung? In vielen Fällen ist es möglich, für Sie eine besser verträgliche Alternative zu finden.

Besonders häufig wird ein TDM durchgeführt bei Epilepsien (siehe Abschn. 8.1), bipolarer Störung (siehe Abschn. 9.3), Schizophrenie (siehe Abschn. 9.4), Autoimmunerkrankungen (siehe Abschn. 11.2), nach Organtransplantation (siehe Abschn. 11.2) sowie bei einigen schweren Infektionserkrankungen (siehe Abschn. 11.3). Auch bei bestimmten Arzneistoffen zur Behandlung von Herz/Kreislauf-Erkrankungen (Digoxin, siehe Abschn. 5.3) und bei Schilddrüsenunterfunktion (Levothyroxin, siehe Abschn. 6.2) wird in regelmäßigen Abständen ein TDM durchgeführt.

Im Falle des Vitamin-K-Antagonisten Phenprocoumon zur Verhinderung von Schlaganfall und Herzinfarkt wird kein direktes, sondern ein indirektes TDM vorgenommen. Man bestimmt die Wirkung des Arzneistoffs durch die Gerinnungsfähigkeit des Blutes (INR-Wert) (siehe Abschn. 5.2). Auch bei Diabetes wird ein indirektes TDM durchgeführt, indem man die Wirkung der Arzneistoffe auf die Blutglucosekonzentration (Blutzucker) untersucht (siehe Abschn. 6.1). Im Falle von Atemwegserkrankungen misst man die Wirkung der Arzneistoffe ebenso indirekt über Lungenfunktionsparameter (z. B. *peak flow*) (siehe Abschn. 4.1 und 4.2). In allen genannten Fällen kann der Patient aktiv am indirekten TDM mitwirken. Das stärkt die Eigenverantwortung und erhöht die Therapietreue.

Welche Gefahren bestehen, wenn ich mehrere Arzneistoffe einnehme?

Es gibt bestimmte Situationen, in denen es sinnvoll ist, mehrere Arzneistoffe zu nehmen. Gute Beispiele hierfür sind die Behandlung des Bluthochdrucks (siehe Abschn. 5.1), die Verhinderung von Herzinfarkt und Schlaganfall (siehe Abschn. 5.2) sowie die Behandlung von bösartigen Tumorerkrankungen (siehe Abschn. 11.1) und Autoimmunerkrankungen (siehe Abschn. 11.2).

Probleme entstehen häufig dann, wenn ein Patient etliche Erkrankungen hat und Arzneistoffe von verschiedenen Fachärzten bekommt, ohne dass letztere den Überblick über die gesamte Medikation haben. Dieses Phänomen wird als Versäulung der Medizin bezeichnet und ist ein Nebeneffekt der

Spezialisierung. Deshalb ist es sehr wichtig, dass Sie stets eine aktuelle Liste all Ihrer Arzneimittel bei sich tragen. Das umfasst auch solche, die Sie ohne ärztliche Verschreibung in der Apotheke erworben haben. Am besten ist es, wenn Ihr Hausarzt den Überblick über Ihre Medikation behält. Es gibt umfassende Datenbanken, in denen Ihr Arzt oder Apotheker Wechselwirkungen nachschlagen kann. Ihre Verantwortung ist es, beide vollständig über Ihre Medikation zu informieren. Es gibt viel zu viele mögliche Fälle für Wechselwirkungen, um diese im Rahmen dieses Buches umfassend darzustellen. Drei gefährliche Beispiele sollen Sie für die Problematik sensibilisieren:

Beispiel 1: Pflanzliche Arzneimittel, nicht so harmlos wie gedacht

Nehmen wir an, dass Sie wegen einer Schuppenflechte (Psoriasis, eine Autoimmunerkrankung) das Immunsuppressivum Ciclosporin (siehe Abschn. 11.2) einnehmen müssen. Die ganze Krankheitssituation belastet Sie sehr (die Haut juckt, schuppt und ist stark gerötet), und auch privat und beruflich läuft nicht alles rund. Sie fühlen sich depressiv, wollen aber keinesfalls zum Psychiater gehen. Im Internet haben Sie gelesen, dass Johanniskrautextrakte sehr gut bei Depression wirken sollen, und Sie besorgen sich deshalb über einen Onlineversand Johanniskrautkapseln. Ihrer Meinung nach sind solche natürlichen und pflanzlichen Arzneimittel sowieso sehr viel besser als „Chemie" (interessanterweise ist auch Ciclosporin ein natürlicher Arzneistoff aus Pilzen, siehe Abschn. 11.2). Sie nehmen die Johanniskrautkapseln dann drei Wochen ein und stellen enttäuscht fest, dass Ihre Depression nicht besser geworden ist. Zu alledem hat sich Ihre Schuppenflechte deutlich verschlechtert. Was ist passiert? Johanniskrautextrakte enthalten einen Wirkstoff (Hyperforin), der die Leber aktiviert und dazu führt, dass Ciclosporin schneller abgebaut und aus dem Körper entfernt wird. Deshalb hat sich die Schuppenflechte verschlimmert. Außerdem gibt es keinen überzeugenden Wirkungsnachweis für Johanniskrautextrakte bei Depression. Sie sollten daher Ihre depressive Verstimmung vertrauensvoll mit Ihrem Hausarzt besprechen. Er kann Ihnen ggf. ein wirksames Antidepressivum ohne Wechselwirkungen mit Ciclosporin verschreiben (siehe Abschn. 9.2).

Beispiel 2: UAW halten sich nicht an Facharztgrenzen

Sie hatten vor drei Jahren einen Schlaganfall und werden seitdem von Ihrem Neurologen mit Phenprocoumon, einem Vitamin-K-Antagonisten (siehe Abschn. 5.2), behandelt. Der Arzt kontrolliert regelmäßig den INR-Wert, und alles ist bestens. Plötzlich bekommen Sie in der Grippe-Saison Fieber und Husten mit eitrigem Auswurf. Sie vermuten, dass Sie sich eine Bronchitis zugezogen haben. Da Sie privat krankenversichert sind, vereinbaren Sie gleich einen Termin beim Lungenfacharzt. Er hört die Lungen ab, fertigt ein Röntgenbild an und bestätigt die Verdachtsdiagnose Bronchitis. Da Sie demnächst in den Urlaub fahren und bis dahin unbedingt wieder fit sein wollen, drängen

Sie den Arzt dazu, Ihnen ein Antibiotikum zu verschreiben, ein häufiger Patientenfehler (siehe Abschn. 11.3). Dass Sie Phenprocoumon nehmen, erwähnen Sie nicht, denn dafür ist ja der Neurologe zuständig. Der Lungenfacharzt verschreibt Ihnen für fünf Tage das Antibiotikum Clarithromycin, das bei Bronchitis grundsätzlich gut geeignet ist. Sie vertragen das Antibiotikum gut und ohne Durchfall (darauf sind Sie vom Arzt und Apotheker aufmerksam gemacht worden), bekommen jedoch plötzlich am vierten Tag der Behandlung ein so schweres Nasenbluten, dass Sie in die Notaufnahme eines Krankenhauses gefahren werden. Die Blutung wird gestillt, aber Sie müssen stationär behandelt werden und verpassen nun auch noch Ihren Urlaub. Was ist passiert? Clarithromycin hemmt den Abbau von Phenprocoumon in der Leber. Dadurch wurde die Gerinnungsfähigkeit des Blutes so stark verringert, dass es zu spontanem Nasenbluten kam. Sie hatten dabei Glück im Unglück. Es hätte auch eine lebensbedrohliche Gehirnblutung auftreten können. Das Ganze wäre nicht passiert, wenn Sie dem Lungenfacharzt gesagt hätten, dass Sie Phenprocoumon einnehmen. Dann hätte er ein Antibiotikum herausgesucht (z. B. Amoxicillin), welches nicht mit dem Abbau von Phenprocoumon wechselwirkt. Dieses Beispiel weist auch eindringlich auf Ihre Verantwortung als Patient hin, die von Ihnen konsultierten Ärzte umfassend über alle von Ihnen eingenommenen Arzneimittel zu informieren.

Beispiel 3: Keine gute Idee – Dauertherapie mit „Ibu"

Wegen einer mittelschweren Herzschwäche werden Sie seit einem Jahr mit einem ACE-Hemmer (Ramipril) und einem harntreibenden Mittel (Torasemid) behandelt (siehe Abschn. 5.3). Mit dieser Therapie sind Sie gut eingestellt und können alle Alltagstätigkeiten bewältigen. Ihr Hausarzt hat Ihnen auch gesagt, dass Sie Ihr Herz so gut es geht trainieren und regelmäßig spazieren gehen sollen. Im Frühjahr meldet sich dann bei Ihnen das rechte Knie. Sie wissen, dass Sie dort Verschleißerscheinungen (Arthrose) haben. In einer Werbung Ihrer Tageszeitung haben Sie gelesen, dass Ibuprofen bei solchen Gelenkbeschwerden gut helfen soll, und dass es die 400 mg-Tabletten sogar rezeptfrei in der Apotheke gibt (siehe Abschn. 2.1). Sie besorgen sich dort das Ibuprofen und fragen nicht nach der richtigen Dosierung. Sie halten auch keine Rücksprache mit Ihrem Arzt, weil es sich ja um ein rezeptfreies Arzneimittel handelt. Sie merken, dass Ihnen 3 × 400 mg Ibuprofen täglich etwas helfen, aber mit 3 × 600 mg (jeweils eine ganze und eine halbe, an der Bruchrille geteilte 400-mg-Tablette) geht es Ihrem Knie sehr viel besser, und Sie können längere Strecken laufen. Alles scheint in Ordnung zu sein, und Sie haben das Gefühl, mit Ibuprofen Ihrem Knie und indirekt auch Ihrem Herzen etwas Gutes zu tun. Im Verlauf des Sommers werden Sie jedoch zunehmend schläfrig, Ihre Leistungsfähigkeit lässt nach, und Sie müssen auch weniger auf die Toilette gehen. Bald sind Sie so schlapp, dass Sie nicht mehr aufstehen können und Ihre Tochter den Notarztwagen holen muss. Im Krankenhaus wird ein akutes Nierenversagen diagnostiziert. Was ist passiert? Die Ibuprofen-Dauerbehandlung von Patienten mit Herz/Kreislauf-Erkrankungen ist gefährlich (siehe Abschn. 2.1, 5.1 und 5.3). Ibuprofen hat die Durchblutung der Niere so stark reduziert, dass sie ihre Funktion aufgegeben hat. Das Risiko eines Nierenversagens durch Ibuprofen (und andere nicht-steroidale Antirheumatika, NSAR) ist besonders groß, wenn gleichzeitig

ACE-Hemmer und harntreibende Mittel gegeben werden. Dieses Beispiel zeigt, wie gefährlich es ist, eigenmächtig rezeptfreie und damit vermeintlich unschädliche Schmerzmittel längerfristig einzunehmen. Durch Absetzen von Ibuprofen ist das Nierenversagen meist rückgängig zu machen. Hätten Sie mit Ihrem Arzt oder Apotheker über Ihre Gelenkschmerzen gesprochen, hätte man für Sie ein anderes Schmerzmittel finden können (z. B. Paracetamol oder Metamizol), das nicht nierenschädigend ist (siehe Abschn. 2.1).

Welchen Einfluss haben Nahrungsmittel auf die Wirkung von Arzneistoffen?

Hier gibt es zahlreiche Wechselwirkungen, von denen nur einige exemplarisch genannt werden können: Ein Beispiel ist Ethanol aus alkoholischen Getränken. Sie alle kennen aus Erfahrung, dass Sie nach einem Glas Sekt oder Wein auf nüchternen Magen innerhalb von 5–10 min eine deutliche Wirkung des Ethanols verspüren. Trinken Sie hingegen den Alkohol im Rahmen einer handfesten Mahlzeit, dauert es wesentlich länger, bis Ethanol beginnt zu wirken, und die maximale Wirkung ist auch viel geringer. Dafür hält die schwächere Wirkung länger an. Dieses Beispiel zeigt, dass Nahrungsaufnahme in vielen Fällen die Aufnahme von Arzneistoffen verzögern kann. Für etliche Erkrankungen, die mit einer Dauermedikation behandelt werden, stellt das meist kein Problem dar. Aber es gibt einige Besonderheiten, auf die man unbedingt achten sollte: Schilddrüsenhormone bei Schilddrüsenunterfunktion (siehe Abschn. 6.2), Bisphosphonate bei Osteoporose (siehe Abschn. 6.3) und Protonenpumpen-Hemmer bei Sodbrennen (siehe Abschn. 3.1) müssen auf nüchternem Magen eingenommen werden, um therapeutische Effekte ohne UAW zu garantieren.

Sehr populär in breiten Kreisen der Bevölkerung sind Calciumpräparate zur Verhinderung der Osteoporose (siehe Abschn. 6.3). Es gibt auch calciumhaltige Nahrungsergänzungsmittel, die im Supermarkt gekauft werden können. Calcium hemmt aber beispielsweise die Aufnahme von bestimmten Antibiotika (Tetrazykline, Fluorchinolone) (siehe Abschn. 11.3) in den Körper, und zwar dadurch, dass Calcium mit den Arzneistoffen unlösliche Niederschläge (Komplexe) bildet. Ähnliche Probleme ergeben sich, wenn calciumhaltige Nahrungsmittel wie Milch und Milchprodukte (z. B. Joghurt, Käse) und bestimmte Antibiotika kombiniert werden. Deshalb muss man unbedingt für jeden Arzneistoff im Beipackzettel (siehe Abschn. 1.4) nachsehen, ob es Unverträglichkeiten mit Calcium gibt. Die praktische Lösung des Problems ist einfach. Man muss einen mindestens zweistündigen Abstand zwischen der Einnahme des Arzneistoffs und der von Calcium einhalten. Dann werden beide in den Körper aufgenommen.

Andere Probleme im Zusammenspiel zwischen Ernährung und Arzneistoffen können sich ergeben, wenn Sie einer speziellen Diätrichtung oder

Vorlieben anhängen und deshalb von einem bestimmten Nahrungsmittel besonders große Mengen zu sich nehmen. Auch hier gibt es viele Möglichkeiten für Wechselwirkungen. Das sei wieder an drei Beispielen erläutert:

Beispiel 1: Zu viel Grapefruitsaft kann aufs Herz gehen

Grapefruitsaft enthält den Bitterstoff Naringin, der in der Leber den Abbau verschiedener Arzneistoffe hemmt. Dadurch werden die Wirkungen dieser Arzneistoffe verlängert oder ihre höheren Konzentrationen (Blutspiegel) im Körper verursachen plötzlich UAW. So können lebensbedrohliche Formen des Herzrasens (Spitzenumkehrtachykardie) bei starkem Konsum von Grapefruitsaft und gleichzeitiger Behandlung mit bestimmten Psychopharmaka (siehe Abschn. 9.2 und 9.4) oder Antibiotika (siehe Abschn. 11.3) auftreten.

Beispiel 2: Wollen Sie an *Superfood* verbluten?

Sehr populär sind derzeit Goji-Beeren, die als *Superfood* mystifiziert werden. Der Begriff *Superfood* suggeriert eine gesundheits- und leistungsfördernde Wirkung auf den Körper und motiviert den Konsumenten so zur Einnahme großer Mengen des Nahrungsmittels. Isst man nun große Mengen Goji-Beeren, können verschiedene in ihnen enthaltene Wirkstoffe z. B. den Abbau des Blutgerinnungshemmers Phenprocoumon hemmen und dadurch schwere Blutungen hervorrufen (siehe Wechselwirkungsbeispiel 2 weiter oben). Essen Sie Goji-Beeren also nur sehr sparsam. Weitere Beispiele für Wechselwirkungen durch Hemmung des Arzneistoffabbaus sind in Abschn. 1.6 beschrieben.

Beispiel 3: Aufgepasst, wenn Sie sich vegan ernähren und Blutgerinnungshemmer nehmen

Als besonders gesund gelten besonders bei Veganern und Vegetariern z. B. Grünkohl, Weißkohl und Brokkoli sowie Spitzkohl als Delikatesse. Deren hohe Popularität liegt auch daran, dass sie große Mengen von Vitamin K enthalten. Dieses Vitamin ist für die Bildung bestimmter Blutgerinnungsfaktoren wichtig, unterstützt die Blutstillung und trägt so zum natürlichen Schutz vor zu starken Blutungen bei Verletzungen bei. Wird aber ein Patient zur Verhinderung eines Herzinfarktes oder Schlaganfalls mit dem schon im vorhergehenden Beispiel erwähnten Blutgerinnungshemmer Phenprocoumon, einem Vitamin-K-Antagonisten, behandelt (siehe Abschn. 5.2), so konkurriert das „gute" Vitamin K jetzt mit dem Arzneistoff und führt zu einer vermehrten Bildung von Gerinnungsfaktoren. Das Resultat können dann schwere Herzinfarkte oder Schlaganfälle sein. So wird aus dem guten Vitamin K ganz schnell ein Killer (siehe Beispiel 2).

Diese wenigen Beispiele zeigen, dass der übermäßige Konsum einiger modischer oder vermeintlich gesunder Nahrungsmittel im Zusammenspiel mit bestimmten Arzneistoffen ganz erhebliche Probleme verursachen kann. Deshalb ist es sehr wichtig, sich für jeden Arzneistoff im Beipackzettel über etwaige Unverträglichkeiten und Wechselwirkungen mit Nahrungsmitteln zu informieren (siehe Abschn. 1.4). Die geringsten Gefahren für unerwartete Wechselwirkungen zwischen Nahrungsbestandteilen und Arzneistoffen ergeben sich, wenn Sie Einseitigkeit in Ihrer Nahrungsauswahl vermeiden.

Worauf muss ich achten, wenn meine Niere nicht mehr so gut arbeitet?
Die Niere ist für die Ausscheidung sehr vieler Arzneistoffe verantwortlich. Entsprechend muss Ihr Arzt bei einer Nierenschädigung die Dosis solcher Arzneistoffe verringern. Außerdem sollte die Gesamtzahl der verabreichten Medikamente verringert werden, damit sie nicht um die Ausscheidung in der schon geschwächten Niere konkurrieren. Zu den Arzneistoffen, die in ihrer Dosis reduziert werden müssen, gehören das Virustatikum Aciclovir gegen Herpes zoster (Gürtelrose) (siehe Abschn. 11.3), das beim Typ-2-Diabetes eingesetzte Metformin (siehe Abschn. 6.1), das bei der bipolaren Störung verwendete Lithium (siehe Abschn. 9.3) und das bei vielen Autoimmunerkrankungen gegebene Methotrexat (MTX) (siehe Abschn. 11.2).

Wenn Sie eine eingeschränkte Nierenfunktion haben und einen dieser Arzneistoffe einnehmen, so sollten Sie jeden Ihrer Ärzte darüber informieren, damit es bei der Verschreibung eines weiteren Arzneistoffs nicht zu Wirkungsverstärkungen kommt. Aciclovir wird von Hautärzten und Neurologen eingesetzt, Metformin von Internisten, Lithium von Psychiatern und Methotrexat von Rheumatologen. Oft ist Ärzten gar nicht bewusst, welche Risiken bei Verschreibung eines dieser Arzneistoffe entstehen können, wenn ein anderer Arzt einen weiteren über die Niere ausgeschiedenen Arzneistoff verschreibt. Dieser Hinweis ist für Sie deshalb so wichtig, weil es gerade bei Methotrexat in letzter Zeit eine Reihe von vermeidbaren Todesfällen durch versehentliche Überdosierung bzw. zusätzliche Einnahme anderer über die Niere ausgeschiedener Arzneistoffe gegeben hat (siehe Abschn. 11.2).

Der wichtigste Beitrag, den Sie selber zur Arzneimittelsicherheit bei eingeschränkter Nierenfunktion leisten können, ist der Verzicht auf die Einnahme von NSAR wie Ibuprofen. Das oben dargestellte Wechselwirkungsbeispiel 3 zeigt sehr eindrücklich, wie gefährlich der Dauerkonsum dieser Arzneistoffe sein kann (siehe Abschn. 2.1). Bei Patienten mit eingeschränkter Nierenfunktion dürfen NSAR nicht verschrieben werden. Bei Schmerzen und Entzündung gibt es andere therapeutische Möglichkeiten, die nicht nierenschädigend sind (siehe Abschn. 2.1, 2.2 und Abschn. 11.2).

Worauf muss man achten, wenn man Säuglinge und Kleinkinder mit Arzneistoffen behandelt?

Säuglinge und Kleinkinder sind keine kleinen Erwachsenen. Es ist wichtig, dass Sie für jeden Arzneistoff und jede Altersgruppe die richtige Dosierung aus dem Beipackzettel entnehmen. Man kann bei Säuglingen und Kleinkindern keinesfalls einfach eine dem Körpergewicht eines Erwachsenen entsprechende prozentuale Dosierung nehmen. Bei Kindern ist die Dosierung von Arzneistoffen bezogen auf das Körpergewicht in etlichen Fällen sogar höher als bei Erwachsenen (Paradebeispiel Fiebersenkung mit Paracetamol-Zäpfchen, siehe Abschn. 2.1).

Darüber hinaus sind bei Säuglingen und Kleinkindern das Gehirn und die Blut-Hirn-Schranke unreif. Bestimmte Arzneistoffe (insbesondere Benzodiazepine und Z-Substanzen), die bei Erwachsenen beruhigend wirken, können bei Säuglingen und Kleinkindern schwere Erregungszustände auslösen und sollten daher unbedingt gemieden werden (siehe Abschn. 8.2).

Normalerweise verhindert die Blut-Hirn-Schranke sehr wirksam den Durchtritt solcher Arzneistoffe in das Gehirn, die nur außerhalb eine Wirkung entfalten sollen. Beispiele hierfür sind abschwellende Nasentropfen (prototypischer Arzneistoff ist Xylometazolin) oder das Erbrechen lindernde Arzneistoffe (prototypisch Metoclopramid, siehe Abschn. 3.1 und Abschn. 3.3). Bei Säuglingen und Kleinkindern können diese Arzneistoffe leichter als bei Schulkindern, Jugendlichen und Erwachsenen ins Gehirn gelangen und dadurch schwere UAW auslösen: Abschwellende Nasentropfen können bei Säuglingen und Kleinkindern Bluthochdruck verursachen, und Metoclopramid kann Gesichtszuckungen und Grimassieren (ähnlich wie beim Tourette-Syndrom) hervorrufen. Diese Symptome sind zwar meist harmlos und vorübergehend, aber sozial sehr störend und irritierend. Gesichtszuckungen nach Einnahme von Metoclopramid sind ein häufiger Grund dafür, dass Eltern mit ihren Kindern die Notaufnahme eines Krankenhauses aufsuchen, obwohl dies eigentlich nicht notwendig wäre.

Deshalb gilt die Grundregel, dass abschwellende Nasentropfen für Erwachsene niemals Säuglingen und Kleinkindern gegeben werden sollten. Ihr Blutdruck könnte durch die darin enthaltene zu hohe Arzneistoffdosis stark ansteigen. Es gibt deshalb für Säuglinge und Kleinkinder spezielle abschwellende Nasentropfen mit geringerer Arzneistoffdosis als für Erwachsene. Um sicherzugehen, dass Sie die Tropfen bei Ihrem Kind anwenden können, müssen Sie deshalb unbedingt auf das Gefäß und/oder den Beipackzettel sehen (siehe Abschn. 1.4),

Hinsichtlich Metoclopramid gilt wegen der UAW, dass dieser Arzneistoff bei Säuglingen und Kindern überhaupt nicht angewendet werden darf. Im Vordergrund der Behandlung von Übelkeit und Erbrechen (häufig gekoppelt mit Durchfall (siehe Abschn. 3.3)) steht die Gabe von Elektrolytlösungen (für Kinder mit verschiedenen Geschmacksrichtungen erhältlich) und der langsame Nahrungsaufbau.

2

Schmerzmittel (Analgetika)

Schmerz ist eine sehr unangenehme Empfindung, die immer behandelt werden muss. Das Kapitel gibt Ihnen einen Überblick darüber, wie Schmerz im Körper entsteht und verarbeitet wird und welche Behandlungsmöglichkeiten wir haben. Für die Behandlung von Schmerzen gibt es viel mehr Möglichkeiten als die klassischen Opioid- und Nichtopioid-Analgetika. Für die meisten Schmerzformen lässt sich je nach Ursache und Schweregrad eine gute Behandlung finden. Ein Schwerpunkt des Kapitels ist die vergleichende Besprechung der drei wichtigsten Nichtopioid-Analgetika Ibuprofen, Paracetamol und Metamizol. Jeder dieser drei Arzneistoffe hat jeweils besondere Vor- und Nachteile. Man darf diese Arzneistoffe keinesfalls in einen Topf werfen. Für stärkere Schmerzen werden häufig Opioidanalgetika verschrieben. Hierbei unterscheiden wir zwischen Analgetika mit geringer Wirkstärke (Tramadol), mittlerer Wirkstärke (Buprenorphin) sowie hoher Wirkstärke (Fentanyl und Morphin). Opioidanalgetika verursachen regelhaft Verstopfung, die unbedingt behandelt werden muss. In hoher Dosierung können Opioidanalgetika Atemstillstand verursachen. Bei sachgemäßer Anwendung haben die Opioidanalgetika entgegen weitverbreiteter Meinung kein großes Abhängigkeitsrisiko.

© Springer-Verlag GmbH Deutschland, ein Teil von Springer Nature 2021
R. Seifert, *Medikamente leicht erklärt*, https://doi.org/10.1007/978-3-662-62330-5_2

2.1   Wo greifen Schmerzmittel an und wie wirken Nichtopioid-Analgetika?

Zusammenfassung

Schmerzen sind unangenehme Empfindungen, die immer behandelt werden müssen. Schmerzempfindungen werden von der Quelle im Körper über Nervenbahnen in das Rückenmark und von dort aus ins Gehirn geleitet. Dort entsteht die eigentliche Schmerzempfindung. Je nach Art und Ursache der Schmerzen werden ganz unterschiedliche Arzneistoffgruppen zur Behandlung eingesetzt. Nach einer allgemeinen Einführung in die Schmerzbehandlung fokussiert sich dieser Abschnitt besonders auf die Besprechung der sehr häufig eingesetzten Nichtopioid-Analgetika Ibuprofen, Paracetamol und Metamizol. Diese drei Arzneistoffe haben ganz unterschiedliche Wirkprofile und UAW.

Merksätze

- Schmerzen werden je nach Ursache mit unterschiedlichen Arzneistoffgruppen behandelt.
- Schmerzmittel werden in Nichtopioid-Analgetika und Opioid-Analgetika unterteilt.
- Die wichtigsten Nichtopioid-Analgetika sind Ibuprofen, Paracetamol und Metamizol.
- Ibuprofen wirkt schmerzlindernd, entzündungshemmend, fiebersenkend, kann Magen/Zwölffingerdarm-Geschwüre auslösen und den Blutdruck erhöhen.
- Paracetamol wirkt schmerzlindernd, fiebersenkend und kann bei Überdosierung Leberschäden verursachen
- Metamizol wirkt schmerzlindernd, insbesondere auch bei Kolikschmerzen, und fiebersenkend. Es kann sehr selten eine Verarmung an weißen Blutkörperchen und allergischen Schock verursachen.
- Die Coxibe sind keine gute Alternative zu Ibuprofen, weil sie das Risiko für Herzinfarkt und Schlaganfall erhöhen.

Wie entstehen Schmerzen und wie werden sie bewertet: Ein kleiner Überblick

Schmerz ist eine unangenehme Empfindung. Es gibt vielfältige Schmerzursachen. Je nach Ursache und Art werden ganz unterschiedliche Arzneistoffgruppen zur Schmerzbehandlung eingesetzt. Abb. 2.1 zeigt eine Übersicht über Schmerzentstehung und -leitung sowie die vielfältigen Angriffspunkte von Arzneistoffgruppen.

Meist entsteht Schmerz durch eine Gewebeschädigung. Aber auch Krämpfe der inneren Organe (Koliken), Gefäßerweiterung (Migräne) und

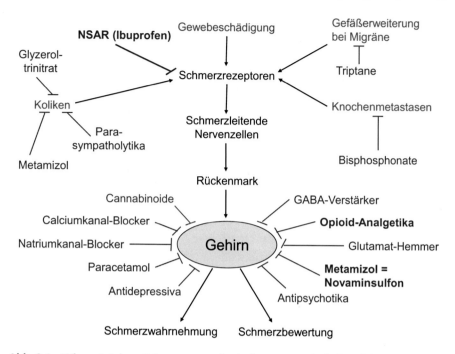

Abb. 2.1 Wie entstehen Schmerzen und wie kann man sie behandeln? Traditionell werden die Schmerzmittel (Analgetika) in zwei Klassen eingeteilt: Opioid-Analgetika und Nichtopioid-Analgetika. Zu letzter Gruppe gehören Ibuprofen, Paracetamol und Metamizol (siehe Abb. 2.2). Bitte beachten Sie, dass Metamizol und Novaminsulfon unterschiedliche Namen für ein und denselben Arzneistoff sind. Ibuprofen ist der prototypische Vertreter der nicht-steroidalen Antirheumatika (NSAR, Cyclooxygenase-Hemmer). Wegen der guten Wirksamkeit und Verschreibungshäufigkeit sind Ibuprofen, Metamizol und die Opioid-Analgetika hervorgehoben. Bitte beachten Sie, dass viele andere Arzneistoffgruppen bei unterschiedlichen Schmerzformen ebenfalls sehr gut wirksam sein können (siehe z. B. Abschn. 3.3, 6.3, 8.2, 9.2, 9.4 und 11.1). Die Cannabinoide werden zwar momentan in den Medien stark beworben, aber in ihrer Wirksamkeit als Analgetika regelmäßig überschätzt. Dafür werden die Gefahren eines Cannabis-Konsums unterschätzt (siehe Abschn. 9.3 und 9.4). Die Coxibe (Cyclooxygenase-2-Hemmer) sind wegen ihrer schweren UAW auf das Herz/Kreislaufsystem hier nicht dargestellt.

Knochenmetastasen bei bösartigen Tumoren können Schmerz auslösen. Es kommt zur Erregung von Schmerzrezeptoren, die den Schmerz über schmerzleitende Nervenzellen zunächst ins Rückenmark und dann ins Gehirn senden. Auch eine Schädigung oder Fehlfunktion von Nervenzellen kann von sich aus Schmerzen auslösen. Dann spricht man von einer Neuropathie.

Im Gehirn erfolgt die eigentliche Wahrnehmung und die subjektive Bewertung des Schmerzes. Da man diesen nicht objektiv messen kann, ist man auf die individuell sehr unterschiedliche Bewertung seiner Stärke durch den

Patienten angewiesen. Sehr hilfreich hierfür ist die Schmerzskala mit Zahlenwerten von 0 (keine Schmerzen) bis 10 (stärkste vorstellbare Schmerzen).

Schmerzmittel: Viel mehr Möglichkeiten als gedacht

Traditionell werden Schmerzmittel (Analgetika) in die Nichtopioid- und die Opioid-Analgetika unterteilt. Der Begriff Opioid-Analgetika leitet sich davon ab, dass die ersten Arzneistoffe dieser Arzneistoffgruppe im Opium (getrockneter Saft des Schlafmohns) gefunden wurden. Die Opioid-Analgetika werden in Abschn. 2.2 besprochen. Die Nichtopioid-Analgetika fassen hinsichtlich der Wirkmechanismen, der Wirkungen und UAW sehr unterschiedliche Arzneistoffe zusammen und sind nur „negativ" definiert, d. h. sie sind eben NICHT aus Opium gewonnen. In der Gruppe der Nichtopioid-Analgetika sind in Deutschland Ibuprofen, Paracetamol und Metamizol die wichtigsten Arzneistoffe, weshalb sie in diesem Abschnitt auch ausführlicher diskutiert werden. Abb. 2.2 vergleicht die Eigenschaften dieser drei Arzneistoffe, und Tab. 2.1 enthält eine Zusammenfassung.

In weiten Teilen der Bevölkerung herrscht die Angst vor, dass Analgetika abhängig machen. Wenn diese Arzneistoffe mit einer klaren Indikation und möglichst kurzfristig (Ausnahme Schmerzen bei Krebserkrankungen) eingesetzt werden, ist das jedoch nicht der Fall. Nicht zu empfehlen sind analgetische Mischpräparate mit Coffein. Dessen stimulierende Wirkung kann einen Dauerkonsum von analgetischen Mischpräparaten auslösen und dadurch UAW der Schmerzmittel auslösen. Wenn Nichtopioid-Analgetika entgegen den Regeln für lange Zeit bei (häufig diffusen) Kopfschmerzen eingenommen werden, kann sich die Schmerzschwelle erniedrigen. Dann entstehen Schmerzmittel-induzierte Kopfschmerzen. In diesem Falle hilft nur das Absetzen.

Es gibt zahlreiche weitere Arzneistoffgruppen mit schmerzlindernder Wirkung: Parasympatholytika (Prototyp Butylscopolamin) wirken ebenso wie Glyzeroltrinitrat gegen Kolikschmerzen. Bisphosphonate hemmen den Knochenabbau (siehe Abschn. 6.3) und lindern dadurch die durch Knochenmetastasen verursachten Schmerzen (siehe Abschn. 11.1). Eine Erweiterung von Gefäßen unterhalb der Schädeldecke verursacht Migräne-Kopfschmerzen. Durch Engstellung der Gefäße mit „Triptanen" kann der Kopfschmerz gelindert werden.

Viele unter dem Oberbegriff „Antiepileptika" (siehe Abschn. 8.2) zusammengefassten Arzneistoffe wie Natrium- und Calciumkanal-Blocker wirken bei bestimmten Schmerzformen lindernd. Auch die den „Antidepressiva" zugerechneten Serotonin/Noradrenalin-Verstärker (siehe Abschn. 9.2) und die bei der Schizophrenie eingesetzten Antipsychotika

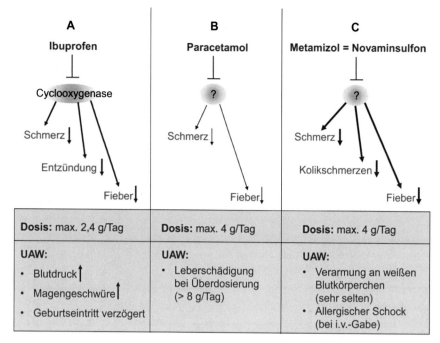

Abb. 2.2 Vergleich der unterschiedlichen Eigenschaften prototypischer Nicht-opioid-Analgetika. Ibuprofen (**A**), Paracetamol (**B**) und Metamizol (Novaminsulfon) (**C**). Die unterschiedliche Dicke der Pfeile bei den drei Arzneistoffen soll in etwa die verschiedene maximale Wirkung auf die einzelnen Symptome darstellen. UAW, unerwünschte Arzneimittelwirkungen. Die Tagesmaximaldosen beziehen sich auf gesunde erwachsene Menschen ohne Nieren- oder Leberfunktionsstörung. Ibuprofen ist in einer Dosierung von 400 mg/Tablette nicht verschreibungspflichtig. Paracetamol ist in Mengen bis zu 10 g nicht verschreibungspflichtig. Diese Menge Paracetamol reicht aber bereits für eine Leberschädigung aus! Metamizol ist in Deutschland ver-schreibungspflichtig. Bitte beachten Sie, dass sich Ibuprofen, Paracetamol und Meta-mizol in ihren Wirkungen und UAW sehr voneinander unterscheiden, obwohl sie alle als Nichtopioid-Analgetika bezeichnet werden. Der Begriff suggeriert große Gemeinsamkeiten; dabei sind die Unterschiede viel größer. Im Unterschied zu Ibuprofen besitzen Paracetamol und Metamizol keine entzündungshemmende Wirkung. Dafür besitzt Metamizol eine gute Wirkung auf Kolikschmerzen. Meta-mizol und Novaminsulfon stellen zwei internationale Freinamen (INN, *international non-proprietary name*) für ein und denselben Arzneistoff dar. Dies führt immer wieder zu Verwirrung. Ibuprofen wird umgangssprachlich als NSAR (nicht-steroidales Antirheumatikum) klassifiziert. In dieser Gruppe gibt es zahlreiche weitere Arznei-stoffe (z. B. Diclofenac, Naproxen). Entgegen vieler anderer Darstellungen gehören Paracetamol und Metamizol NICHT in die Arzneistoffklasse der NSAR (siehe auch Abb. 2.1).

(siehe Abschn. 9.4) können schmerzlindernd wirken. Alle diese Arznei-stoffgruppen wirken vor allem bei Nervenschmerzen (neuropathischen

Tab. 2.1 Übersicht über die wichtigsten Nichtopioid-Analgetika

Arzneistoffgruppe	Prototypischer Arzneistoff	Wirkungsweise	Anwendungsgebiet	Wichtige UAW und Wechselwirkungen
Cyclooxygenase-Hemmer (nicht-steroidale Antirheumatika, NSAR, NSAID)	Ibuprofen	Hemmung der Bildung von Prostaglandinen im Körper. Dadurch werden die erwünschten Wirkungen und UAW von Ibuprofen vermittelt. Wirkt schmerzlindernd, entzündungshemmend und fiebersenkend.	Leichte bis mittelstarke Schmerzen mit entzündlicher Komponente: z. B. Zahnschmerzen, Sportverletzungen, postoperative Schmerzen, akute Verschlechterungen bei chronischen Gelenkerkrankungen, akute Gichtarthritis, Migräneanfall, Rückenschmerzen. Anwendung sollte NIE 2 Wochen übersteigen.	Magen/Zwölffingerdarm-Geschwür, verminderte Wasser- und Salzausscheidung in der Niere, Blutdruckanstieg, Wehenhemmung, Abschwächung der Wirkung von Blutdrucksenkenden Arzneistoffen, Analgetika-Asthma.
Pyrazolone (Arzneistoffgruppenbezeichnung wird in Klinik und Praxis selten verwendet)	Metamizol (auch als Novaminsulfon bezeichnet) (einziger Vertreter der Arzneistoffgruppe mit praktischer Bedeutung)	Letztlich unbekannt; deshalb wird die Arzneistoffgruppe nach der chemischen Struktur und nicht dem Wirkmechanismus bezeichnet: wirkt stärker schmerzlindernd und fiebersenkend als Paracetamol, keine entzündungshemmende Wirkung; dafür aber entspannende Wirkung auf Muskulatur von Hohlorganen.	Starke Schmerzen nach Operationen, hohes Fieber, Kolikschmerzen, Schmerzen, die nicht auf Paracetamol ansprechen, Tumorschmerzen. Wegen des unterschiedlichen Wirkmechanismus im Vergleich zu den NSAR ist eine Kombination von Metamizol mit dieser Arzneistoffgruppe möglich. In Deutschland ist Metamizol verschreibungspflichtig. In manchen Ländern ist Metamizol nur apothekenpflichtig, in anderen Ländern überhaupt nicht erhältlich.	Keine der typischen UAW der NSAR, kein Risiko für Magen/Zwölffingerdarm-Geschwüre und Bluthochdruck, keine Leberschädigung (im Unterschied zu Paracetamol), bei der selten durchgeführten intravenösen Gabe Risiko eines allergischen Schocks in weniger als 0,1 % aller Fälle. Sehr selten (1: 100.000 bis 1: 1 Million) Risiko der Verarmung an weißen Blutkörperchen (Agranulozytose). Daher regelmäßig Blutbildkontrollen.

(Fortsetzung)

Tab. 2.1 (Fortsetzung)

Arzneistoffgruppe	Prototypischer Arzneistoff	Wirkungsweise	Anwendungsgebiet	Wichtige UAW und Wechselwirkungen
p-Aminophenole (Arzneistoffgruppenbezeichnung wird in Klinik und Praxis selten verwendet)	Paracetamol (einziger Vertreter der Arzneistoffgruppe mit praktischer Bedeutung)	Letztlich unbekannt; deshalb wird die Arzneistoffgruppe nach der chemischen Struktur und nicht dem Wirkmechanismus bezeichnet: wirkt schwächer schmerzlindernd und fiebersenkend als Metamizol, keine entzündungshemmende und keine entspannende Wirkung auf Muskulatur von Hohlorganen.	Leichte bis mittelstarke Schmerzen, vor allem bei Fehlen einer Entzündung. Spannungskopfschmerzen, Migräne, Menstruationsschmerzen, wegen des unterschiedlichen Wirkmechanismus im Vergleich zu den NSAR ist eine Kombination von Paracetamol mit dieser Arzneistoffgruppe möglich.	Keine der typischen UAW der NSAR, kein Risiko von Agranulozytose und anaphylaktischem Schock; dafür Risiko der Leberschädigung, wenn bei Erwachsenen eine Tagesdosis von 8 g überschritten wird. Paracetamol wird bis maximal 4 g/Tag gegeben.

Bitte beachten Sie, dass die hier aufgeführten drei Arzneistoffgruppen und Arzneistoffe sehr unterschiedliche Eigenschaften haben und NICHT in einen Topf geworfen werden dürfen, obwohl der Sammelbegriff „Nichtopioid-Analgetika" dies fälschlich nahelegt. Der häufigste Fehler in der Schmerzbehandlung ist die Unterdosierung der Analgetika aus Angst vor UAW. Der zweithäufigste Fehler ist die unkritische Anwendung von NSAR für zu lange Zeit.

Schmerzen), die einer Behandlung mit Nichtopioid- und Opioid-Analgetika nur schwer zugänglich sind. Die genannten Arzneistoffgruppen können auch sehr gut bei Tumorschmerzen eingesetzt werden (siehe Abschn. 11.1).

Glutamat ist ein wichtiger erregender Botenstoff im Gehirn, der für die Schmerzweiterleitung wichtig ist. Deshalb können Glutamat-Hemmer (Prototyp Ketamin) in der Schmerztherapie eingesetzt werden. Ketamin wird vor allem in der Notfallmedizin, in der Anästhesie und in der Behandlung von Tumorschmerzen eingesetzt (siehe Abschn. 11.1). Außerdem besitzt Ketamin antidepressive Wirkungen (siehe Abschn. 9.2).

In jüngster Vergangenheit haben auch Cannabisinhaltsstoffe (Cannabinoide, Prototyp Dronabinol) sehr große mediale Aufmerksamkeit erhalten. Sie ahmen die Wirkungen von im Körper gebildeten Endocannabinoiden nach und wirken darüber analgetisch. Es gibt hier gewisse Parallelen zum Endorphin/Opioid-Rezeptorsystem (siehe Abschn. 2.2). Allerdings ist die maximale schmerzlindernde Wirkung der Cannabinoide deutlich geringer als die der Opioid-Analgetika. Sie rechtfertigt in keiner Weise den aktuellen Hype in den Medien, weshalb diese Arzneistoffgruppe hier auch nicht weiter besprochen wird.

Ibuprofen und Co: Klassiker mit Risiken für Magen, Blutdruck und Niere

Ibuprofen gehört zu den in Deutschland am häufigsten eingesetzten Schmerzmitteln. Es gibt u. a. Tabletten, Säfte und Zäpfchen, sodass es leicht ist, für jeden Patienten eine passende Darreichungsform zu finden. Bei Erwachsenen kann Ibuprofen bis zu einer Tagesgesamtdosis von 2.400 mg (2,4 g) gegeben werden, also Einzeldosen von 600 mg alle 6 h oder von 800 mg alle 8 h. Aus Angst vor UAW wird Ibuprofen jedoch meist zu niedrig dosiert (oft nur 200 mg pro Einnahme, „eine halbe kleine Ibu"), sodass keine Schmerzlinderung erreicht wird. Allerdings können in dieser niedrigen Dosierung bereits UAW auftreten. In Tablettengrößen von bis zu 400 mg ist Ibuprofen nicht verschreibungs-, sondern nur apothekenpflichtig.

Ibuprofen gehört zu den sogenannten nicht-steroidalen Antirheumatika (NSAR). Dieser traditionelle und breit verwendete Begriff ist jedoch irreführend, weil er suggeriert, dass NSAR bei chronischen rheumatischen Erkrankungen problemlos als Dauerbehandlung eingesetzt werden können (siehe Abschn. 11.2). „Steroide" (Glucocorticoide) gelten als gefährlich, also sollten NICHT-Steroide doch ungefährlich sein! Das ist jedoch nicht der Fall. Gerade der Langzeitkonsum von Ibuprofen führt zu schweren UAW. Deshalb sollte die Arzneistoffgruppe besser neutral als Cyclooxygenase-Hemmer bezeichnet werden.

Die kurze Wirkdauer (ca. 4–6 h) macht Ibuprofen sehr gut geeignet für die Behandlung akuter Schmerzen. Ibuprofen verhindert durch Hemmung des Enzyms Cyclooxygenase die Bildung von Prostaglandinen im Körper. Diese regulieren als Botenstoffe viele Körperfunktionen. Prostaglandine vermitteln u. a. Schmerz, Entzündungssymptome (außer Schmerz Schwellung, Rötung sowie Funktionseinschränkung) und Fieber. Die geringere Prostaglandinbildung infolge der Ibuprofenwirkung führt daher zu Schmerzlinderung, Entzündungshemmung und Fiebersenkung. Alle drei Wirkungen werden klinisch genutzt. Ibuprofen eignet sich besonders gut zur kurzfristigen Behandlung von Zahnschmerzen, Prellungen, Verstauchungen, Rücken-, Sehnen-, Gelenk- und Knochenschmerzen sowie postoperativen Schmerzen, also solchen Schmerzen, bei denen auch eine entzündliche Komponente vorliegt. Ibuprofen ist auch bei Menstruationsbeschwerden, Spannungskopfschmerzen und der einseitig auftretenden Migräne gut wirksam. Bei Nervenschmerzen (z. B. bei Diabetes) und Kolikschmerzen des Darmes wirkt Ibuprofen hingegen nicht.

Bei den meisten Patienten ist die Kurzzeitanwendung von Ibuprofen unproblematisch. Da Prostaglandine auch für die Bildung des magenschützenden Schleims verantwortlich sind, kann sich das Risiko für Magen/Zwölffingerdarm-Geschwüre erhöhen. Das rechtfertigt jedoch nicht den routinemäßigen Einsatz von Protonenpumpen-Hemmern bei JEDER Behandlung mit Ibuprofen (siehe Abschn. 3.2).

Bei ca. 15 % aller Patienten mit einer Allergie kann es unter Behandlung mit Ibuprofen zu einer Verstärkung der allergischen Symptome, dem sogenannten Analgetika-Asthma, kommen (siehe Abschn. 4.1). Aber dieser Begriff ist irreführend, denn das Risiko der Allergieverschlechterung betrifft nur Ibuprofen und ähnliche wirkende Arzneistoffe wie Diclofenac, nicht jedoch Paracetamol, Metamizol oder gar die Opioid-Analgetika.

Die meisten UAW mit Ibuprofen treten in der Daueranwendung auf, die daher möglichst unterbleiben sollte. Große Probleme stellen die unkritische Daueranwendung von Ibuprofen bei Verschleißerscheinungen der Gelenke (Arthrose) sowie bei Leistungs- und Freizeitsportlern dar. Die Anwendung von Ibuprofen sollte nicht länger als zwei Wochen erfolgen. Die UAW von Ibuprofen in der Langzeitbehandlung von Schmerzen lassen sich mit der reduzierten Prostaglandinbildung erklären: Am Magen/Zwölffingerdarm entstehen ohne die schützende Wirkung der Prostaglandine Geschwüre (siehe Abschn. 3.2). An der Niere fällt der stimulierende Effekt der Prostaglandine auf die Durchblutung weg, und es kommt zu einer verminderten Wasser- und Salzausscheidung, die sich in Gewichtszunahme und erhöhtem Blutdruck äußert (siehe Abschn. 5.1). Deshalb sollte Ibuprofen niemals langfristig bei Patienten mit bekanntem Magen/Zwölffingerdarm-Geschwür, Bluthochdruck, koronarer Herzerkrankung oder Herzschwäche angewendet werden.

Ein wichtiges Thema ist auch die Anwendung von Ibuprofen in der Schwangerschaft. In den ersten zwei Dritteln kann Ibuprofen bei entsprechendem Grund problemlos für kurze Zeit angewendet werden. Kritisch wird es kurz vor der Geburt: Prostaglandine sind wichtig für die Einleitung der Wehen. Wird eine Frau gegen Ende der Schwangerschaft dauerhaft und mit hohen Dosierungen von Ibuprofen behandelt, kann der Geburtseintritt mit negativen Folgen für das Kind verzögert werden. Die gelegentliche Einnahme von Ibuprofen in niedriger Dosierung ist jedoch wegen seiner kurzen Wirkdauer unkritisch. Aus Sicherheitsgründen wird trotzdem empfohlen, auf Ibuprofen im dritten Schwangerschaftsdrittel zu verzichten und stattdessen Paracetamol einzusetzen. Hinsichtlich des Einsetzens der Wehen ist Paracetamol unproblematisch.

Es hat einige Aufregung und Verwirrung darüber gegeben, dass Ibuprofen bei COVID-19-Patienten nicht eingesetzt werden sollte. Es spricht aber nichts dagegen, eine notwendige Behandlung mit Ibuprofen bei COVID-19-Patienten fortzuführen.

Diclofenac gehört zu einer Vielzahl weiterer Cyclooxygenase-Hemmer auf dem Markt, der insgesamt ähnlich zu beurteilen ist wie Ibuprofen. In Deutschland sehr populär sind Gele und Salben, die Diclofenac enthalten und vor allem bei oberflächlichen Gelenkschmerzen empfohlen werden. Grundsätzlich ist die lokale Anwendung von Diclofenac eine gute Strategie zur Vermeidung von UAW, aber bei zu großflächiger Auftragung (z. B. Kniegelenk) und langfristigem Einsatz kann Diclofenac auch UAW am Magen/Zwölffingerdarm und an der Niere verursachen.

Coxibe: Niemals bei Herz/Kreislauferkrankungen

Wegen der UAW der NSAR auf den Magen/Zwölffingerdarm wurde die Arzneistoffgruppe der Cyclooxygenase-2-Hemmer (sogenannte „Coxibe") entwickelt. Im Unterschied zu Ibuprofen oder Diclofenac hemmen diese Arzneistoffe (Prototyp Etoricoxib) nicht die Cyclooxygenase-1, die für den Magenschutz verantwortlich ist (siehe Abschn. 3.2). Daher treten unter Therapie mit Cyclooxygenase-2-Hemmern keine Magenblutungen und -geschwüre auf, aber dafür ist das Risiko von Schlaganfällen und Herzinfarkten so groß (siehe Abschn. 5.2), dass diese Arzneistoffgruppe keine echte Alternative zu den traditionellen Cyclooxygenase-Hemmern darstellt. In einigen Ländern (z. B. USA) sind die Coxibe nicht zugelassen, in Deutschland aber schon.

Acetylsalicylsäure (ASS): Sehr bekannt und oft genommen, aber veraltet

Sehr populär war früher der Einsatz von Acetylsalicylsäure (ASS) zur Schmerzlinderung und Entzündungshemmung. Gegen Schmerzen wird ASS in einer Einzeldosierung von 500–1.000 mg (0,5–1,0 g) eingesetzt. ASS führt im Unterschied zu Ibuprofen zu einer sehr lang anhaltenden Hemmung der Blutplättchen-Verklumpung. Daher erhöht jede Einnahme von ASS auch das Blutungsrisiko, insbesondere im Magen/Darm-Trakt. Um eine gute entzündungshemmende Wirkung zu erzielen, muss ASS in Tagesdosen von ca. 5 g (5 × 1 g) eingesetzt werden. In diesen Dosierungen verursacht ASS jedoch schwere UAW wie Übelkeit, Erbrechen, Unruhe und Ohrensausen. Noch höhere Dosen können zu Nierenversagen und Krampfanfällen führen. Bei Kindern kann ASS eine lebensbedrohliche Schädigung von Leber und Gehirn verursachen (Reye-Syndrom). Deshalb darf ASS niemals bei Säuglingen, Kleinkindern und Schulkindern angewendet werden. Wegen der im Vergleich zu Ibuprofen deutlich schlechteren Verträglichkeit von ASS sollte dieser Arzneistoff für Schmerzlinderung und Entzündungshemmung nicht mehr eingesetzt werden. In sehr niedriger Dosierung (ca. 100 mg pro Tag) wird ASS mit großem Erfolg zur Sekundärverhütung von Herzinfarkten und Schlaganfällen verwendet (siehe Abschn. 5.2). In dieser niedrigen Dosierung wirkt ASS aber weder schmerzlindernd noch entzündungshemmend.

Paracetamol: Geringe Wirkung bei unterschätzter Gefahr für die Leber

Obwohl Paracetamol den Nichtopioid-Analgetika zugerechnet wird, gibt es sehr große Unterschiede zwischen diesem Arzneistoff und Ibuprofen bzw. Metamizol (Abb. 2.1). Die Gemeinsamkeiten zwischen Ibuprofen und Paracetamol sind schnell zusammengefasst: Beide Arzneistoffe wirken schmerzlindernd und fiebersenkend. Paracetamol wirkt jedoch im Gegensatz zu Ibuprofen NICHT entzündungshemmend und ist deshalb bei allen Schmerzen mit einer entzündlichen Komponente (z. B. Zahnschmerzen, Prellungen, Verstauchungen, Sehnenentzündungen) nicht so effektiv wie Ibuprofen. Daher ist seine schmerzlindernde Wirkung in vielen Fällen auch geringer als die von Ibuprofen. Aus diesem Grund wird Paracetamol vor allem bei leichten Schmerzen eingesetzt und als Alternative zu Ibuprofen, wenn dieses wegen seiner UAW nicht in Frage kommt. Wegen seiner fehlenden Wirkung auf die Gebärmutter wird Paracetamol auch als Schmerzmittel der Wahl in der Schwangerschaft angesehen.

Der genaue Wirkmechanismus von Paracetamol ist nicht bekannt. Es wird vermutet, dass es nicht nur einen, sondern verschiedene Mechanismen gibt. Im Gehirn wird die Funktion verschiedener Botenstoffe (Neurotransmitter) verändert.

Paracetamol liegt in Form von Tabletten, Säften, Tropfen, Zäpfchen und Injektionslösungen vor, sodass für jeden Patienten und jede Altersstufe eine passende Darreichungsform gefunden werden kann. Bei Erwachsenen kann Paracetamol in Dosierungen von 0,5–1,0 g (500–1.000 mg) bis zu 4 × täglich gegeben werden. Die Tagesgesamtdosis darf 4 g NICHT überschreiten. In der täglichen Praxis ist jedoch die Unterdosierung (und damit Wirkungslosigkeit) von Paracetamol sehr viel häufiger als die Überdosierung.

Insgesamt ist Paracetamol sehr gut verträglich. Im Unterschied zu Ibuprofen verschlechtert Paracetamol nicht Magen/Zwölffingerdarm-Geschwüre und erhöht auch nicht den Blutdruck. Damit stellt Paracetamol eine gute Alternative zu Ibuprofen bei Patienten mit diesen Erkrankungen dar. Auch bei „Analgetika-Asthma" kann Paracetamol eingesetzt werden. Wegen des unterschiedlichen Wirkmechanismus von Ibuprofen und Paracetamol ist eine Kombination der beiden Arzneistoffe möglich, wie auch in Abb. 2.2 ersichtlich.

Die Hauptgefahr von Paracetamol ist eine Leberschädigung. Beim Erwachsenen kann die einmalige Einnahme von mehr als 8 g (also lediglich der doppelten Tagesdosis für die Schmerzlinderung) ausreichen, um ein akutes Leberversagen auszulösen. Es beruht darauf, dass die Entgiftungsfähigkeit der Leber bei der Anflutung großer Mengen von Paracetamol nicht ausreicht, sodass ein giftiges Abbauprodukt des Arzneistoffs die Leber zerstört.

Die Leberschädigung durch Paracetamol ist auch der Grund dafür, dass es nur in Mengen von bis zu 10 g (20 Tabletten mit jeweils 500 mg) rezeptfrei in der Apotheke erhältlich sind. Größere Packungen und Dosierungen sind verschreibungspflichtig. Allerdings macht diese Beschränkung nicht viel Sinn, denn die Einnahme einer Packung „rezeptfreien Paracetamols" reicht für eine Leberschädigung bereits aus. Sinnvoll wäre es, die Rezeptfreiheit von Paracetamol auf eine Menge von 5 g zu beschränken. Es ist deshalb umso wichtiger, suizidalen Patienten (z. B. Patienten mit Depression, siehe Abschn. 9.2) niemals den Zugang zu größeren Mengen Paracetamol zu ermöglichen. Dies wird häufig vergessen.

Man kann also keineswegs behaupten, dass Paracetamol ungefährlicher als Ibuprofen sei. Beide Arzneistoffe tragen sehr unterschiedliche Risiken. Bei Säuglingen und Kleinkindern muss man bei Paracetamol besonders vorsichtig sein und die exakte Dosierung nach dem Körpergewicht beachten. Diese Information ist in den Beipackzetteln (siehe Abschn. 1.4) enthalten. Aufpassen muss man auch bei Patienten, die eine vorgeschädigte Leber haben (z. B. bei Hepatitis C oder Alkoholsucht). Diese Patienten können bereits bei „normalen" Paracetamol-Dosen eine Lebervergiftung erleiden.

Das Tückische an einer Lebervergiftung ist, dass sie häufig erst dann erkannt wird, wenn die Leber bereits geschädigt ist. Es besteht eine ca. 24-stündige Latenzzeit zwischen der Einnahme einer Paracetamol-Überdosis und dem Auftreten von Symptomen. Zwar gibt es mit Acetylcystein ein Gegenmittel für eine Paracetamolvergiftung, welches jedoch bei zu spätem Einsatz nicht mehr hilft. Als letzte Rettung bleibt dann nur noch eine Lebertransplantation, aber es gibt viel zu wenig Spenderorgane.

Trotz der Abgabebeschränkung in Apotheken ist Paracetamol leicht zu erhalten und breit verbreitet. Deshalb ist es nach wie vor eine häufige Ursache für versehentliche oder suizidale Vergiftungen. Die Giftigkeit von Paracetamol wird insgesamt unterschätzt. Es ist keinesfalls eine harmlose oder sichere Alternative zu Ibuprofen, sondern ein Arzneistoff mit einem ganz eigenen Risikoprofil.

Metamizol: Gut wirksam und immer beliebter, aber auf das Blutbild achten

Metamizol (oft auch als Novaminsulfon bezeichnet – eine Ursache für häufige Verwirrung) besitzt ebenfalls ein ganz eigenes Wirkprofil (Abb. 2.2): Es wirkt stärker schmerzlindernd und fiebersenkend als Ibuprofen und Paracetamol und außerdem entspannend auf glatte Muskelzellen. Deshalb eignet sich Metamizol generell gut für die Behandlung stärkerer Schmerzen und speziell von Kolikschmerzen, also von Schmerzen die durch die Verkrampfung von Hohlorganen (Darm, Gallengänge, Harnleiter) hervorgerufen werden. Da Metamizol keine entzündungshemmende Wirkung hat, könnte man annehmen, dass es entzündlich bedingte Schmerzen wie Zahnschmerzen nicht so gut beeinflusst. Das trifft jedoch nicht unbedingt zu, da seine im Vergleich zu Ibuprofen insgesamt stärkere schmerzlindernde Wirkung diesen Mangel recht gut kompensiert.

Metamizol hat einen anderen Wirkmechanismus als Ibuprofen (Abb. 2.2), weshalb die beiden Arzneistoffe bei starken Schmerzen auch miteinander kombiniert werden können. Wie bei Paracetamol ist der genaue Wirkmechanismus nicht bekannt. Metamizol wirkt ebenso wie Paracetamol vor allem im Gehirn. Anders als Paracetamol und Ibuprofen ist Metamizol in Deutschland nur auf Rezept zu erhalten. Dies liegt an bestimmten Risiken, die weiter unten besprochen werden.

Metamizol gehört in Deutschland zu den am häufigsten verschriebenen Arzneistoffen überhaupt. Die Gründe dafür sind, dass es sehr stark schmerzlindernd wirkt und von den allermeisten Patienten auch sehr gut vertragen wird. Metamizol verursacht keine Magen/Zwölffingerdarm-Geschwüre, kein Analgetika-Asthma und keine Blutdruckerhöhung (Abb. 2.2). Im Unterschied zu Paracetamol ist es auch nicht leberschädigend. All diese positiven Eigenschaften tragen mit dazu bei, dass Metamizol als schmerzstillender Arzneistoff in Deutschland so populär ist. Wegen seiner insgesamt so hohen Wirksamkeit und Verträglichkeit wird Metamizol auch in der Behandlung von Schmerzen bei Krebspatienten sehr gern eingesetzt.

Metamizol kann in Form von Tabletten, Tropfen, Zäpfchen und Injektionslösungen angewendet werden. Somit lässt sich für jeden Patienten eine geeignete Darreichungsform finden. Bei Erwachsenen wird Metamizol in Dosierungen von maximal 4 g/Tag (4 × 1 g in 6-h-Intervallen) verabreicht. Die Schmerztherapie mit Metamizol ist gut steuerbar. Bei Behandlung mit Metamizol kann sich der Urin dunkel färben, weil in der Leber ein rötlich gefärbtes Abbauprodukt entsteht, das aber im Unterschied zu dem Abbauprodukt von Paracetamol harmlos ist.

Die wichtigste UAW von Metamizol ist die Verarmung an weißen Blutkörperchen (Agranulozytose). Die Zahlen über die Häufigkeit schwanken je nach Land und Erhebung. In Deutschland ist diese UAW relativ selten (ca. in einer von 1 Mio. Anwendungen). Da aber Metamizol so häufig verschrieben wird, kann man sie nicht vernachlässigen.

Wie kann man eine Verarmung an weißen Blutkörperchen erkennen? Sie sind vor allem wichtig für die Abwehr von bakteriellen Infektionen. Daher kommt es bei einer Verarmung an weißen Blutkörperchen leichter zu Infektionen z. B. der oberen Atemwege oder der Haut (siehe Abschn. 11.3). Diese müssen dann mit entsprechenden Antibiotika behandelt werden. Auch Pilzinfektionen (z. B. Kandidose im Mund oder im Intimbereich) können auftreten. In diesem Falle werden Pilzmittel zur Behandlung eingesetzt. Fieber ist kein sicheres Warnzeichen, da Metamizol ja fiebersenkend wirkt. Um auf Nummer Sicher zu gehen, wird der Arzt auch regelmäßig ein Blutbild anfertigen und die Anzahl der weißen Blutkörperchen verfolgen. Bei rechtzeitiger Erkennung hat die Agranulozytose eine gute Prognose. Metamizol wird dann abgesetzt. Das führt zu einem Wiederanstieg der weißen Blutkörperchen. In schweren Fällen können dem Patienten Wachstumsfaktoren gegeben werden, die die Vermehrung der weißen Blutkörperchen anregen. Grundsätzlich ist es wichtig, Metamizol bei allen Patienten zu vermeiden, die schon einmal eine Agranulozytose hatten, unabhängig von der Ursache.

Eine weitere seltene UAW von Metamizol ist der allergische Schock, wenn der Arzneistoff intravenös verabreicht wird. Diese Anwendung wird jedoch nur in sehr seltenen Fällen bei sehr starken Schmerzen durchgeführt. Eine langsame und kontrollierte Injektion von Metamizol verringert das Risiko dieser UAW. Im Falle eines allergischen Schocks muss dann sofort Adrenalin verabreicht werden (siehe Abschn. 4.1).

2.2 Opioid-Analgetika

Zusammenfassung

Wenn Schmerzen zu stark werden, werden Opioid-Analgetika eingesetzt. Mit Ausnahme von Tramadol unterliegen alle Opioid-Analgetika dem Betäubungsmittelgesetz. In der Bevölkerung ist die Angst weitverbreitet, dass Opioid-Analgetika abhängig machen. Dies trifft jedoch nicht zu, wenn sie in der Schmerztherapie richtig eingesetzt werden. Bei sehr starken Schmerzen können Opioid-Analgetika mit Nichtopioid-Analgetika kombiniert werden. Die Opioid-Analgetika unterscheiden sich in ihrer Wirkstärke. Tramadol hat eine geringe Wirkstärke, Buprenorphin eine mittlere, und Morphin und Fentanyl besitzen eine große Wirkstärke. Die wichtigsten UAW der Opioid-Analgetika sind Verstopfung und die Verminderung des Atemantriebes. Die Verstopfung muss mit einem Abführmittel, bevorzugt Macrogol, behandelt werden. Die Verminderung des Atemantriebs kann zum Tod führen.

Merksätze

- Opioid-Analgetika vermitteln im Körper vielfältige Wirkungen, nicht nur die namensgebende schmerzlindernde Wirkung.
- Die wichtigsten Opioid-Analgetika sind Tramadol, Buprenorphin, Morphin und Fentanyl.
- Diese Analgetika unterschieden sich in ihrer Wirkstärke: Tramadol hat die geringste Wirkstärke; Buprenorphin eine mittlere und Morphin und Fentanyl eine hohe Wirkstärke.
- Die häufigste UAW der Opioid-Analgetika ist Verstopfung.
- Die Verstopfung wird mit Macrogol behandelt.
- Die gefährlichste UAW der Opioid-Analgetika ist die Hemmung des Atemantriebs.
- Besonders in Kombination mit Benzodiazepinen können Opioid-Analgetika schwere Stürze und Atemstillstand verursachen.
- Naloxon ist ein Gegenmittel bei Überdosierung von Opioid-Analgetika.
- Bei sachgerechtem Einsatz haben Opioid-Analgetika kein großes Abhängigkeitspotenzial.
- Opioid-Analgetika-Abhängigkeit entsteht vor allem dann, wenn Opioid-Analgetika ohne Grund verschrieben werden.

Wie wirken Opioid-Analgetika? Opium ahmt natürliche Körpervorgänge im Rückenmark und Gehirn nach

Die Opioid-Analgetika (der Prototyp ist Morphin aus dem Opium) nutzen ein natürliches Prinzip des menschlichen Organismus aus: Im Körper werden bestimmte Botenstoffe gebildet, die als Endorphine bezeichnet werden. Diese Botenstoffe aktivieren als Agonisten Opioid-Rezeptoren (siehe Abschn. 1.5). Opioid-Rezeptoren findet man überall im Körper, insbesondere im Rückenmark und Gehirn. Eine der wichtigsten Wirkungen der Opioid-Rezeptoren ist die Hemmung der Schmerzleitung im Rückenmark und die Hemmung der Schmerzwahrnehmung im Gehirn, woraus eine Schmerzlinderung resultiert. Endorphine werden bei schweren und schwersten Verletzungen freigesetzt und bewirken eine gewisse Schmerzlinderung aus dem Körper selber heraus. Die Endorphine werden im Körper sehr rasch abgebaut, sodass man sie nicht als Arzneistoffe einsetzen kann. Opioid-Analgetika sind Arzneistoffe, die wie Endorphine wirken, aber besser ins Gehirn gelangen und nicht so schnell abgebaut werden. Dadurch kann man mit Opioid-Analgetika sehr viel stärkere und länger anhaltende Wirkungen als mit Endorphinen erzielen.

Obwohl die Schmerzlinderung für die Arzneibehandlung besonders wichtig ist, vermitteln Opioid-Rezeptoren viele andere Wirkungen im Körper, die je nach Situation erwünscht oder unerwünscht sein können. Abb. 2.3 gibt einen Überblick über die wichtigsten Wirkungen, die über Opioid-Rezeptoren vermittelt werden und zeigt, in welchem Ausmaß die wichtigsten Opioid-Analgetika diese Wirkungen auslösen. Tab. 2.2 gibt eine Übersicht über die wichtigsten Wirkungen der Opioid-Analgetika.

Anwendung der Opioid-Analgetika: Vor allem bei starken Schmerzen

Abb. 2.3 zeigt wichtige in Deutschland gebräuchliche Opioid-Analgetika. Der wesentliche Unterschied zwischen den einzelnen Arzneistoffen besteht in ihrer maximalen schmerzlindernden Wirkstärke. Tramadol besitzt nur eine geringe schmerzlindernde Wirkstärke, Buprenorphin eine mittlere Wirkstärke, und Morphin und Fentanyl besitzen eine hohe Wirkstärke.

In der Praxis und Klinik wird meistens so vorgegangen, dass Schmerzen zunächst mit einem Nichtopioid-Analgetikum behandelt werden (siehe Abschn. 2.1). Wenn man mit Nichtopioid-Analgetika nicht auskommt, kommen Opioid-Analgetika als Alternative oder zusätzlich ins Spiel. In der Regel beginnt man mit Tramadol und steigert sich dann zu Buprenorphin

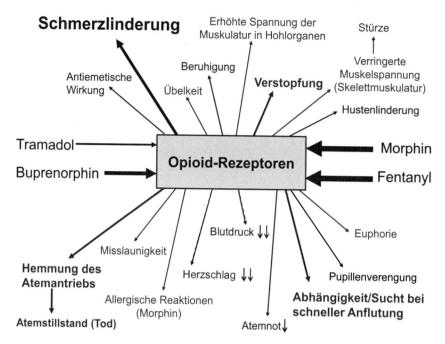

Abb. 2.3 Die vielfältigen Wirkungen der Opioid-Analgetika. Die Dicke der Pfeile bei Tramadol, Buprenorphin, Morphin und Fentanyl bezieht sich auf die maximale schmerzlindernde (analgetische) Wirkung. Die maximale analgetische Wirkung ist also: Tramadol geringer als Buprenorphin, und Buprenorphin geringer als Morphin und Fentanyl. Bitte beachten Sie, dass die Opioid-Analgetika zahlreiche weitere Wirkungen besitzen, die je nach Situation erwünscht oder unerwünscht sind. Die Suchtgefahr von Opioid-Analgetika ist bei entsprechender Indikation (starke Schmerzen) und korrekter Anwendung viel kleiner als allgemein angenommen wird. Hingegen ist die Suchtgefahr der Opioid-Analgetika bei fehlenden Schmerzen und bei schneller Anflutung im Gehirn sehr groß. Wegen der schnellen Anflutung im Gehirn und der entsprechend großen Suchtgefahr ist Heroin (Diacetylmorphin, Diamorphin) in Deutschland zur Behandlung von Schmerzen nicht zugelassen. Die häufigste Todesursache bei einer Behandlung mit Opioid-Analgetika (Überdosierung) und beim Missbrauch von Opioid-Analgetika ist der Atemstillstand. Eine Verstopfung setzt regelhaft kurz nach Behandlungsbeginn mit Opioid-Analgetika ein und kann sehr gut mit Macrogol (siehe Abschn. 3.3) behandelt werden (Tab. 2.2).

und letztlich Morphin und Fentanyl. Schmerztherapie wird also in Stufen durchgeführt und richtet sich nach der Schmerzintensität. Dies ist insbesondere in der Behandlung von Schmerzen bei Krebspatienten sehr wichtig (siehe Abschn. 11.1).

Tab. 2.2 Übersicht über die wichtigsten Opioid-Analgetika

Arzneistoffgruppe	Prototypischer Arzneistoff	Wirkungsweise	Anwendungsgebiet	Wichtige UAW und Wechselwirkungen
Schwach wirksame Opioid-Analgetika	Tramadol	Von allen Opioid-Analgetika die geringste schmerzlindernde Wirkung; hat außer Opioid-ähnlicher Wirkung zusätzliche Wirkmechanismen; unterliegt wegen geringer Wirkstärke auch nicht dem Betäubungsmittelgesetz.	Schwache bis mäßige Schmerzen, oft als Alternative zu Ibuprofen, Paracetamol oder Metamizol; Kombinationen sind möglich.	Gefahr des Serotoninsyndroms, Halluzinationen, Krampfanfälle, Müdigkeit, Verstopfung, Atemnot, Schluckstörungen; wird in der Leber abgebaut. Möglichkeit der Wirkungsverstärkung anderer in der Leber abgebauter Arzneistoffe.
Mittelstark wirksame Opioid-Analgetika	Buprenorphin	Wirkmechanismus wie Morphin, aber insgesamt geringere Wirkstärke als Morphin. Untersteht dem Betäubungsmittelgesetz.	Starke Schmerzen, die durch Tramadol nicht ausreichend beherrscht werden, aber noch nicht den Einsatz von Morphin oder Fentanyl erfordern.	Prinzipiell ähnlich wie bei Morphin und Fentanyl, aber insgesamt geringer. Insbesondere bei Hautpflastern geringere Verstopfung und Atemantriebsunterdrückung.
Stark wirksame Opioid-Analgetika	Morphin	Goldstandard dieser Arzneistoffgruppe: Wirkt über Opioid-Rezeptoren stark schmerzlindernd, beruhigend (sedierend), hustenreizlindernd und atemantriebshemmend. Untersteht dem Betäubungsmittelgesetz.	Starke und stärkste Schmerzen, z. B. Tumorschmerzen und Vernichtungsschmerz bei Herzinfarkt, Luftnot bei Lungenödem; wird eingesetzt, wenn Buprenorphin nicht mehr ausreichend wirkt.	Zunächst Erbrechen, später hemmende Wirkung auf Erbrechen, Stimmungsschwankungen (meist Verstimmung, nur selten Euphorie), Hemmung des Atemantriebs, Pupillenverkleinerung, Verstopfung (muss mit Macrogol behandelt werden!), bei feuchtem Husten wegen Unterdrückung des Hustenreizes Schleimansammlung in der Lunge und erhöhte Infektionsgefahr; Blutdruckabfall.

(Fortsetzung)

Tab. 2.2 (Fortsetzung)

Arzneistoffgruppe	Prototypischer Arzneistoff	Wirkungsweise	Anwendungsgebiet	Wichtige UAW und Wechsel-wirkungen
Stark wirksame Opioid-Analgetika	Fentanyl	Wirkmechanismus wie Morphin mit ähnlicher Wirkstärke; unterschiedliche Darreichungsformen für unterschiedliche Schmerzformen. Untersteht dem Betäubungsmittelgesetz.	Starke und stärkste Schmerzen, häufig in Kombination mit anderen Arzneistoffgruppen bei Tumorschmerzen; Hautpflaster zur Dauerbehandlung von Schmerzen; Lutschbonbons und Nasenspray zur Behandlung von akuten Schmerzen und Durchbruchsschmerzen.	Prinzipiell wie bei Morphin, aber weniger Übelkeit als bei Morphin. Dafür aber stärkere Hemmung des Atemantriebs, Gefahr des Missbrauchs.

Entscheidend ist die Einteilung der Opioid-Analgetika nach der maximalen Wirkstärke wie hier gezeigt, NICHT aber entsprechend der Potenz. Buprenorphin ist potenter als Morphin, besitzt aber eine geringere maximale Wirkstärke. Die weitverbreitete Einteilung der Opioid-Analgetika entsprechend ihrer „Potenz" kann dazu führen, dass dem Patienten eine wirksame Schmerztherapie vorenthalten wird. Dies ist ein häufiger Fehler in Klinik und Praxis.

Um Missbrauch zu verhindern, unterliegen Buprenorphin, Morphin und Fentanyl dem Betäubungsmittelgesetz. Dieser Gesetzesbegriff ist nicht nur veraltet, sondern auch irreführend. Ein Name wie „Gesetz zum Umgang mit Arzneistoffen mit Suchtgefahr" wäre treffender. Buprenorphin, Morphin und Fentanyl müssen auf speziellen mehrteiligen sogenannten Betäubungsmittelrezepten verschrieben werden, was für Arzt und Apotheker einen Mehraufwand an Verwaltung bedeutet. Im Gegensatz dazu kann Tramadol auf normalen Rezepten verschrieben werden. Die einfache Verschreibungsmöglichkeit von Tramadol erklärt auch, warum Tramadol in Deutschland ein so beliebter schmerzlindernder Arzneistoff ist.

Die Opioid-Analgetika sind Opioid-Rezeptor-Agonisten (siehe Abschn. 1.5). Eine Daueraktivierung dieser Rezeptoren in der Langzeitbehandlung kann zu einem Wirkungsverlust des entsprechenden Arzneistoffs führen. Dies bedeutet, dass man während einer Dauertherapie mit Opioid-Analgetika unter Umständen die Dosis erhöhen muss, um langfristig dieselbe schmerzlindernde Wirkung zu erzielen. Das Betäubungsmittelgesetz erlaubt einen großen Spielraum zur Dosiserhöhung von Opioid-Analgetika, falls dies erforderlich sein sollte. Kein Schmerzpatient muss unnötig an Schmerzen leiden, wenn er eine höhere Dosis eines Opioid-Analgetikums benötigt.

Die verschiedenen Wirkungen der Opioid-Analgetika: Sehr viel mehr als Schmerzlinderung

Der Begriff Opioid-Analgetika betont die schmerzlindernde Wirkung dieser Arzneistoffgruppe. Zweifelsohne ist die schmerzlindernde Wirkung der Opioid-Analgetika therapeutisch besonders wichtig, aber diese Arzneistoffe besitzen noch andere Wirkungen, die je nach Situation entweder erwünscht oder unerwünscht sein können (Abb. 2.3). Die beruhigende Wirkung der Opioid-Analgetika kann vor allem in der Behandlung von starken Schmerzen bei Krebspatienten genutzt werden und erleichtert den Schlaf. Allerdings bedeutet dies im Umkehrschluss auch, dass die intellektuelle Leistungsfähigkeit der Patienten eingeschränkt ist, ebenso die Verkehrstüchtigkeit und die Fähigkeit Maschinen zu bedienen.

Die hustenlindernde Wirkung der Arzneistoffe kann sehr gut bei trockenem Reizhusten genutzt werden, insbesondere bei Infekten der oberen Atemwege. Hierzu wird häufig Codein eingesetzt. Bei feuchtem Husten sollten Opioid-Analgetika nicht eingesetzt werden, weil es zum Rückstau des Sekretes in der Lunge und damit leichter zu einer Lungenentzündung kommen kann.

Am bekanntesten ist sicherlich, dass Opioid-Analgetika Abhängigkeit auslösen können. Das Risiko für die Auslösung einer Abhängigkeit ist jedoch sehr gering, wenn diese Arzneistoffe bei Schmerzpatienten eingesetzt werden. Liegt hingegen kein Schmerz vor und flutet das Opioid-Analgetikum sehr rasch im Gehirn an (z. B. bei intravenöser Injektion von Heroin), dann ist das Abhängigkeitsrisiko sehr groß. Deshalb versucht man bei der Schmerztherapie mit Opioid-Analgetika solche „Spitzen" zu vermeiden und gibt die Arzneistoffe regelmäßig (*by clock*), oral (*by mouth*) und stufenweise (*by ladder*).

Bei Schmerzpatienten lösen Opioid-Analgetika häufig Misslaunigkeit und depressive Verstimmungen hervor. Obwohl dies auf den ersten Blick negativ zu bewertende Wirkungen der Opioid-Analgetika zu sein scheinen, so sind sie doch letztlich positiv zu beurteilen, weil dadurch (im Gegensatz zur Euphorie) dem Missbrauch dieser Arzneistoffe entgegengewirkt wird.

Zu Beginn einer Behandlung mit Opioid-Analgetika tritt häufig Übelkeit auf. Diese Übelkeit kann gut mit Metoclopramid (siehe Abschn. 3.1) behandelt werden. Im späteren Verlauf der Behandlung schlägt die Übelkeit dann eher in einen antiemetischen (brechreizlindernden) Effekt um.

Am häufigsten und in der Praxis und Klinik am wichtigsten ist die durch Opioid-Analgetika hervorgerufene Verstopfung (siehe Abschn. 3.3). Es gibt keinen Arzneistoff aus dieser Gruppe, der diese UAW nicht hätte, und die Verstopfung tritt unmittelbar nach Beginn der Behandlung mit Opioid-Analgetika auf. Deshalb muss man der Verstopfung auch sofort begegnen, zumal gerade bei Krebspatienten häufig eine lebenslängliche Behandlung mit Opioid-Analgetika unumgänglich ist. Mit dem wasserbindenden Abführmittel Macrogol lässt sich die durch Opioid-Analgetika hervorgerufene Verstopfung jedoch sehr gut und sicher kontrollieren (siehe Abschn. 3.3).

Opioid-Analgetika können die glatten Muskelzellen in Hohlorganen wie Gallengängen und Harnleitern aktivieren. Dadurch ziehen sich die Muskelzellen zusammen, und es können Kolikschmerzen ausgelöst werden. Dementsprechend dürfen Opioid-Analgetika nicht bei bekannten Gallen- oder Nierensteinerkrankungen angewendet werden. Bei Kolikschmerzen bietet sich die Anwendung von Metamizol oder Glyzeroltrinitrat (siehe Abschn. 2.1) an. Diese Arzneistoffe entspannen die glatten Muskelzellen in den Gallengängen und Harnleitern.

Besonders bei Morphin, deutlich seltener jedoch bei anderen Opioid-Analgetika, kann es zu Reaktionen kommen, die wie allergische Reaktionen aussehen, aber in Wirklichkeit keine echten allergischen Reaktionen darstellen (siehe Abschn. 4.1). Dies liegt daran, dass Morphin Mastzellen ohne Beteiligung von Antigenen und Antikörpern direkt aktivieren kann. Diese Reaktionen sind jedoch nur sehr selten so stark ausgeprägt, dass eine Notfallbehandlung mit Adrenalin erforderlich ist. Falls eine Mastzellreaktion nach Gabe von Morphin auftritt, kann man leicht auf ein anderes Opioid-Analgetikum wechseln, welches nicht diese Mastzell-Reaktionen hervorruft.

Von erheblicher praktischer Bedeutung ist, dass Opioid-Analgetika die Spannung der Skelettmuskulatur verringern. Dies kann dann dazu führen, dass insbesondere ältere Patienten schlechter das Gleichgewicht halten und damit stürzen können. Das Sturzrisiko ist besonders groß, wenn ältere Patienten parallel zu Opioid-Analgetika Benzodiazepine erhalten, die ebenfalls den Muskeltonus herabsetzen (siehe Abschn. 8.2). Diese Arzneistoffkombination sollte daher unbedingt vermieden werden, wenn der Patient nicht dauerhaft einen Angehörigen oder einen Pfleger um sich hat, der Stürze vermeiden kann.

Opioid-Analgetika können in Notfallsituationen wie bei einem Herzinfarkt (siehe Abschn. 5.2) oder bei der Lungenembolie die Luftnot verringern, was von den Patienten als sehr angenehm empfunden wird. Die Kehrseite dieser Medaille ist jedoch, dass Opioid-Analgetika auch den Atemantrieb hemmen. Dies bedeutet, dass ein Patient aufhören zu atmen und ersticken kann, ohne dass er Luftnot hat. Diese gefährliche UAW ist einer der häufigsten Todesursachen bei der Therapie mit Opioid-Analgetika, insbesondere wenn diese in höherer Dosis und für längere Zeit eingenommen werden. Deshalb muss die korrekte Einnahme der richtigen Dosis immer sehr genau überprüft werden, damit es nicht zu versehentlichen Überdosierungen mit nachfolgendem Atemstillstand kommt. Dieses Risiko wird noch größer, wenn Tumorpatienten parallel zu Opioid-Analgetika Benzodiazepine einnehmen.

Opioid-Analgetika können auch eine Pupillenverengung auslösen. Eine enge Pupille kann im Zusammenspiel mit Bewusstlosigkeit und Hemmung des Atemantriebs auf eine Opioid-Analgetika-Vergiftung hindeuten.

Opioid-Analgetika senken auch die Herzfrequenz und erniedrigen den Blutdruck. Bei erhöhter Herzfrequenz und Bluthochdruck ist diese Wirkung erwünscht. Wenn die Herzfrequenz und der Blutdruck niedrig sind, handelt es sich eher um eine UAW.

Abhängigkeit von Opioid-Analgetika („Heroinabhängigkeit"): Kein Problem, wenn man richtige Schmerzen hat

Euphorie und die damit verbundenen Glücksgefühle sind die häufigste Ursache für den Missbrauch der Opioid-Analgetika. Diese Wirkungen treten jedoch meist nur dann auf, wenn die Arzneistoffe sehr rasch anfluten und das Gehirn wie ein Tsunami überrollen. Eine rasche Anflutung der Opioid-Analgetika wird meist durch intravenöse Injektion erreicht. Hierzu wird meist das in Deutschland nicht zugelassene Heroin verwendet, eine Vorstufe von Morphin, die extrem rasch ins Gehirn gelangt. Deshalb besitzt Heroin auch ein viel größeres Abhängigkeitspotenzial als die in der Arzneitherapie üblicherweise eingesetzten Opioid-Analgetika. Inzwischen gewinnt aber immer mehr das in der Schmerzbehandlung eingesetzte Fentanyl Bedeutung als Suchtstoff, weil es wegen seiner Fettlöslichkeit schnell im Gehirn anflutet (siehe Abschn. 1.6). Um eine Abhängigkeit zu vermeiden, werden bis auf wenige Ausnahmen (z. B. Vernichtungsschmerz bei Herzinfarkt und extreme Luftnot bei Lungenödem) Opioid-Analgetika nicht intravenös in der Schmerztherapie angewendet.

Es hat sich außerdem gezeigt, dass das Risiko einer Opioid-Analgetika-Abhängigkeit ganz stark davon abhängt, in welcher Ausgangssituation sich der Körper befindet. Hat ein Mensch keine Schmerzen, ist das Risiko für Euphorie und Abhängigkeit sehr viel größer, als wenn ein Patient chronische Schmerzen bei einer Krebserkrankung hat.

Erfahrungen aus den USA haben außerdem gezeigt, dass die Verschreibung von Opioid-Analgetika bei banalen Kopfschmerzen, Verschleißerscheinungen an den Gelenken, Befindlichkeitsstörungen, unklaren psychischen Problemen oder Demenz das Risiko einer Abhängigkeit drastisch erhöht. Dies hat in den USA zur sogenannten *opioid crisis* geführt, in der Millionen von Patienten von Opioid-Analgetika abhängig geworden sind. Da Ärzte in Deutschland Opioid-Analgetika jedoch sehr viel sorgsamer verschreiben, besteht das Risiko einer *opioid crisis* hierzulande nicht.

Wie wird eine Abhängigkeit von Opioid-Analgetika behandelt? Verschiedene Möglichkeiten, aber keine Heilung

Eine Abhängigkeit von Opioid-Analgetika liegt vor, wenn sich praktisch der gesamte Lebensinhalt nur noch darum dreht, Opioid-Analgetika zu beschaffen und einzunehmen. Sobald der Spiegel der Opioid-Analgetika im Körper absinkt, kommt es zu psychischen Entzugserscheinungen wie Angst, Alpträumen, Depression und Aggressivität und physischen Entzugserscheinungen wie Zittern *(cold turkey)*, Unruhe und Herzklopfen. Außerdem muss sich der Abhängige immer größere Mengen von Opioid-Analgetika zuführen, um einen halbwegs stabilen Körperzustand zu gewähr-leisten. Eine solche dramatische Situation gibt es praktisch nie in der Schmerztherapie, sondern nur dann, wenn von vornherein ein Missbrauch von Opioid-Analgetika vorlag.

Eine akut lebensbedrohliche Gefahr der Abhängigkeit von Opioid-Analgetika ist der Atemstillstand durch Zufuhr hoher Arzneistoffdosen. Bei einem durch Opioid-Analgetika verursachten Atemstillstand muss der Notarzt das Gegenmittel Naloxon spritzen. Naloxon verdrängt als Antagonist die Opioid-Analgetika von ihrem Rezeptor (siehe Abschn. 1.5), und die Atmung setzt wieder ein. Gleichzeitig treten aber auch Entzugs-erscheinungen auf. Naloxon besitzt einen raschen Wirkeintritt, aber auch eine nur kurze Wirkdauer. Deshalb eignet es sich gut für die Behandlung von Notfallsituationen, aber nicht für eine Dauerbehandlung (siehe unten).

Eine Abhängigkeit von Opioid-Analgetika kann auf zweierlei Art und Weise behandelt werden. Die beste Möglichkeit ist die, dass der Patient durch den harten Entzug geht, mit all den sehr unangenehmen Begleit-erscheinungen. In gewisser Weise könnte man die Entzugserscheinungen als ein „*Bio-Feedback*" betrachten, welches dem Patienten klarmacht, welchen Schaden er sich zugefügt hat. Es besteht aber auch die Möglich-keit, die Entzugserscheinungen mit Clonidin zu mildern. Nach dem durch-laufenen Entzug muss sich der Patient konsequent von Opioid-Analgetika fernhalten. Andersfalls rutscht er sofort wieder in eine Abhängigkeit. Um dies zu vermeiden, kann der Patient eine Dauerbehandlung mit Naltrexon durchführen. Naltrexon besetzt als Antagonist die Opioid-Rezeptoren und verhindert damit, dass Opioid-Analgetika bei einer etwaigen Einnahme Wirkungen zeigen (siehe Abschn. 1.5). Im Gegensatz zu Naloxon besitzt Naltrexon eine lange Wirkdauer.

Die zweite Möglichkeit der Behandlung der Opioid-Analgetika-Abhängigkeit besteht darin, den Patienten mit langwirkenden Opioid-Analgetika zu substituieren. Diese Substitution wird meist mit Methadon durchgeführt. Methadon wird an offiziellen Stellen ausgegeben und muss von den Abhängigen vor Ort eingenommen werden, um zu verhindern, dass das Methadon weiterverkauft wird. Durch die orale Zufuhr von Methadon werden Entzugssymptome vermieden, aber es entstehen durch die langsame Anflutung im Gehirn auch keine Euphorie und keine Glücksgefühle. Durch diese Substitutionsprogramme können viele Opioid-Analgetika-abhängige

Menschen gut in die Gesellschaft integriert werden, und die mit Opioid-Analgetika-Abhängigkeit häufig gekoppelte Beschaffungskriminalität und Prostitution werden vermieden.

Tramadol: Sehr beliebt, aber stark überschätzt

Tramadol ist in Deutschland sehr populär. Dies hat sicher damit zu tun, dass der Arzneistoff einerseits als Opioid-Analgetikum gilt, aber andererseits nicht dem verwaltungstechnisch aufwändigen Betäubungsmittelrecht untersteht. Der Arzt hat also das Gefühl, dem Patienten ohne großen Aufwand ein „stark wirksames Schmerzmittel" verschrieben zu haben. Allerdings wird die schmerzlindernde Wirkung von Tramadol regelmäßig überschätzt. Sie beträgt lediglich 10 % der maximalen Wirkung von Morphin und führt in der Realität eher dazu, dass Patienten mit starken Schmerzen unterversorgt sind.

Außerdem gibt es Zweifel daran, ob Tramadol tatsächlich nur über Opioid-Rezeptoren wirkt. Es gibt Hinweise dafür, dass bei Tramadol auch andere Wirkmechanismen eine Rolle spielen, wie die Hemmung der Serotonin-Wiederaufnahme in die Nerven (siehe Abschn. 9.2). Diese Annahme wird dadurch unterstützt, dass Tramadol ebenso wie Serotonin-Wiederaufnahme-Hemmer ein Serotonin-Syndrom (Übelkeit, Erbrechen, Bluthochdruck, Kopfschmerzen, Krampfanfälle, Zittern, Halluzinationen) verursachen kann.

Tramadol kann leichte-mittlere Schmerzen lindern. Durch seine kurze Wirkdauer (1–3 h) und damit gute Steuerbarkeit ist es vor allem für akute Schmerzen geeignet und kann als Alternative zu den Nichtopioid-Analgetika Ibuprofen, Paracetamol und Metamizol eingesetzt werden, wenn diese unzureichend wirksam sind oder wegen UAW nicht in Frage kommen (siehe Abschn. 2.1).

Buprenorphin: Weniger wirksam als Morphin; oft verkannt

Wenn Tramadol nicht ausreichend schmerzlindernd wirkt, kommt in der nächsten Stufe der Schmerzbehandlung Buprenorphin in Frage. Buprenorphin kann als Zerbeißkapsel unter die Zunge gegeben oder als Pflaster auf die Haut aufgetragen werden. Der Grund für diese Anwendung ist, dass Buprenorphin bei oraler Gabe nicht gut in den Körper aufgenommen wird. Buprenorphin besitzt eine lange Wirkdauer, sodass es sich gut für die Dauertherapie von starken Schmerzen eignet. Man muss jedoch im Blick behalten, dass die maximale Wirkstärke von Buprenorphin deutlich geringer ist als von Morphin und Fentanyl. Dies trifft sowohl auf die erwünschten Wirkungen als auch die UAW zu.

Morphin: Der Goldstandard

Morphin ist der Goldstandard der Opioid-Analgetika, d. h. alle Neueinführungen werden mit Morphin verglichen. Morphin besitzt eine deutlich größere Wirkstärke als Buprenorphin, sowohl die erwünschten Wirkungen als auch die UAW betreffend.

Bei intravenöser Gabe kann Morphin eine Mastzellaktivierung auslösen und sollte daher speziellen Notfallsituationen vorbehalten bleiben. Diese Mastzellaktivierung spielt keine Rolle, wenn Morphin oral gegeben wird. Für die Dauertherapie hat Morphin eine zu kurze Wirkdauer (ca. 4 h). Deshalb wurden spezielle Retardformen von Morphin und Morphin-Abkömmlingen (Prototyp Hydromorphon) entwickelt, die eine deutlich längere Wirkdauer (8–12 h) besitzen. Diese Darreichungsformen sind für die Dauertherapie von Schmerzen sehr gut geeignet, denn das Ziel ist es, Schmerzen erst gar nicht auftreten zu lassen.

Ein häufiger Fehler in der Praxis und Klinik ist es, stark wirksame Opioid-Analgetika wie Morphin mit Buprenorphin zu kombinieren. Statt der erhofften Wirkungsverstärkung kommt es im Gegenteil zu einer Abschwächung der Wirkung der stark wirksamen Opioid-Analgetika auf das Niveau der mittelstark wirksamen Opioid-Analgetika. Im Falle einer unzureichenden Wirkung von Morphin ist es viel sinnvoller, die Morphindosis zu erhöhen, um den Wirkungsverlust durch Gewöhnung auszugleichen. Daran wird viel zu selten gedacht, obwohl das Betäubungsmittelrecht diese Möglichkeit ausdrücklich vorsieht.

Fentanyl: Vielseitig einsetzbar, aber mit Risiken

Fentanyl besitzt eine vergleichbare maximale Wirkstärke wie Morphin. Im Vergleich zu Morphin besitzt Fentanyl aber eine sehr viel höhere Fettlöslichkeit. Dies bedeutet, dass Fentanyl sehr viel rascher als Morphin im Gehirn anflutet und schmerzlindernd wirkt. Diese Eigenschaft von Fentanyl kann man nutzen, um in akuten Schmerzsituationen eine rasche Linderung zu erzielen. Fentanyl kann in Form von Lutschtabletten oder Nasenspray bei akuten Schmerzen angewendet werden. Es ist aber unbedingt darauf zu achten, dass abschwellende Nasentropfen zur Anwendung beim Schnupfen mit den Arzneistoffen Xylometazolin oder Naphazolin keinesfalls mit Fentanyl-Nasenspray verwechselt werden. Dies kann zu Fehlanwendungen mit schweren UAW bis hin zum Tod führen.

Fentanyl eignet sich jedoch nicht nur für die Behandlung akuter Schmerzen, sondern auch für die Dauerbehandlung von Schmerzen. Dazu wird ein Fentanyl-Depot in Form eines Pflasters auf die Haut geklebt. Aus diesem Depot wird Fentanyl langsam in den Körper aufgenommen.

Fentanylpflaster werden leider auch missbräuchlich angewendet. Es gibt immer mehr Fälle, bei denen den Schmerzpatienten Fentanylpflaster von Opioid-Analgetika-abhängigen Personen von der Haut abgezogen werden. Die Opioid-Analgetika-abhängigen Personen schneiden dann die Pflaster auf und schlürfen den Inhalt des Pflasters durch den Mund ein. Fentanyl wird wegen seiner guten Fettlöslichkeit rasch in den Körper und damit in das Gehirn aufgenommen und führt dann bei abhängigen Personen zu dem gewünschten Euphoriegefühl. Um dem Missbrauch von Fentanylpflastern und der Unterbrechung einer notwendigen Schmerztherapie bei Patienten entgegenzuwirken, sollten Fentanylpflaster nur an von Kleidung bedeckten Körperstellen (also keinesfalls am Hals oder Unterarm) aufgeklebt werden (Abb. 2.3).

3

Magen/Darm-Erkrankungen

Sodbrennen entsteht durch den Rückfluss von Magensäure in die Speiseröhre. Entscheidend in der Behandlung des Sodbrennens ist das Erkennen
und Ausschalten der Ursachen. Dazu gehören auch zahlreiche Arzneistoffe.
Sodbrennen kann wirksam mit den Protonenpumpen-Hemmern (PPI)
behandelt werden. Allerdings sollte man mit deren Langzeitanwendung sehr
zurückhaltend sein. Die wichtigste Ursache für das Magen/Zwölffinger-
darm-Geschwür ist eine Infektion mit einen auf den Magen spezialisierten
Bakterium. Dieses Bakterium (*Helicobacter pylori*) kann wirksam mit
bestimmten Antibiotika und PPI behandelt werden. Der Langzeitkonsum
von nicht-steroidalen Antirheumatika (NSAR) ist eine weitere Ursache für
das Magen/Zwölffingerdarm-Geschwür. Verstopfung ist meist Folge einer
ballaststoffarmen Ernährung, Bewegungsarmut und des Langzeitkonsums
von Abführmitteln. Außerdem können bestimmte Arzneistoffe Verstopfung
auslösen. Entscheidend in der Behandlung ist die Beseitigung von Ursachen.
Abführmittel sollten nur kurzfristig eingesetzt werden. Durchfall ist meist
durch Viren verursacht. Entscheidend in der Behandlung von Durchfall ist die ausreichende Zufuhr von Wasser und Salzen. Kurzfristig kann
Loperamid eingesetzt werden. Es verringert die Stuhlhäufigkeit.

© Springer-Verlag GmbH Deutschland, ein Teil von Springer Nature 2021
R. Seifert, *Medikamente leicht erklärt*, https://doi.org/10.1007/978-3-662-62330-5_3

3.1 Sodbrennen

Zusammenfassung

Sodbrennen (gastro-ösophageale Refluxerkrankung, GERD) ist sehr häufig. In Deutschland leiden 10–20 % der Bevölkerung unter regelmäßigem Sodbrennen. Sodbrennen muss behandelt werden, weil sich sonst Speiseröhrengeschwüre bilden können, die zu Blutungen oder Speiseröhrenkrebs führen können. Im Vordergrund der Behandlung steht das Erkennen und Ausschalten ursächlicher Faktoren. Die Selbstbehandlung mit rezeptfrei erhältlichen Säureblockern wie Antazida und H2-Rezeptor-Blockern ist nicht empfehlenswert, weil ihre Wirkung unzureichend ist und es zu einer Verzögerung der richtigen Diagnose kommen kann. Sodbrennen wird am wirksamsten mit Protonenpumpen-Hemmern (*proton pump inhibitors*, PPI) behandelt. Allerdings ist vor einer unkritischen Langzeittherapie mit PPI zu warnen, da es zu UAW wie Vitamin-B12- und Calciummangel kommen kann.

Merksätze

- Durch einfache Maßnahmen in der Lebensführung lässt sich in vielen Fällen Sodbrennen verhindern.
- Vermeiden Sie spätes und fettes Essen in Kombination mit Alkohol.
- Sodbrennen muss behandelt werden, weil es sonst zu gefährlichen Folgeerkrankungen kommen kann.
- Zahlreiche Arzneistoffgruppen, darunter Bisphosphonate, parasympatholytisch wirkende Arzneistoffe und orale Kontrazeptiva können Sodbrennen verschlimmern.
- Antazida und H2-Rezeptor-Blocker sind bei Sodbrennen nur unzureichend wirksam.
- Die Protonenpumpen-Hemmer (*proton pump inhibitors*, PPI) sind die wichtigste und wirksamste Arzneistoffgruppe zur Behandlung von Sodbrennen.
- Vor einer unkritischen Daueranwendung von PPI ist eindrücklich zu warnen.
- Unter einer Behandlung mit PPI kann es zu gefährlichen Mangelzuständen von Vitamin B12, Calcium und Eisen kommen.
- Metoclopramid normalisiert die gestörte Motorik des Magen/Darm-Traktes bei Sodbrennen, Übelkeit und Erbrechen.
- Bei Säuglingen und Kleinkindern kann Metoclopramid Muskelzuckungen auslösen.

Wie entsteht Sodbrennen? Säurerückfluss aus dem Magen mit bösen Folgen

Sodbrennen ist einer der häufigsten Anlässe für Konsultationen beim Arzt und Apotheker überhaupt. Ca. 10–20 % aller in Deutschland lebenden Menschen leiden unter regelmäßig auftretendem Sodbrennen.

Sodbrennen ist das Leitsymptom einer gastro-ösophagealen Refluxkrankheit (*gastro-esophageal reflux disease*, GERD). Dabei findet ein Rückfluss (Reflux) von saurem Mageninhalt in die Speiseröhre statt. Diese hat die Aufgabe, Nahrung und Getränke vom Mund in den Magen zu transportieren. Dafür muss sie sich geordnet zusammenziehen (kontrahieren) und erschlaffen (relaxieren). Im Magen wird dann die im Mund durch Speichelenzyme begonnene Verdauung fortgesetzt, wobei die Magensäure eine wesentliche Rolle spielt. Die Säure ist jedoch ein zweischneidiges Schwert: Zum einen ist sie wichtig für die weitere Verdauung, zum anderen kann sie durch Rückfluss über den Mageneingang die Speiseröhre verätzen.

Abb. 3.1 zeigt schematisch die Entstehung von Sodbrennen. Dabei spielt der Mageneingang eine Schlüsselrolle. Alle Einflüsse, die zur Erschlaffung des Mageneingangs führen, fördern die Entstehung von Sodbrennen. Daher ist es in der Behandlung des Sodbrennens besonders wichtig, alle Einflüsse auszuschalten, die den Mageneingang erschlaffen. Sie können selbst am besten herausfinden, welche Einflüsse für Sie am schädlichsten sind, und sie vermeiden.

Als Folge des Rückflusses von Magensäure in die Speiseröhre kommt es zu brennenden Schmerzen hinter dem Brustbein (Sodbrennen). Schluckstörungen können ebenfalls auftreten. Ein einfacher Tipp zur Vermeidung von Sodbrennen während der Nacht: Schlafen Sie auf dem Rücken liegend mit erhöhtem Kopf. Vermeiden Sie flaches Liegen auf dem Rücken oder Bauch.

Wenn Sie Sodbrennen als Befindlichkeitsstörung einordnen und nicht weiter beachten, kann dies weitere Probleme für Sie nach sich ziehen: Es kann zu Husten, Heiserkeit, Bronchitis, zu Entzündungen des Kehlkopfs, der Nasennebenhöhlen oder der Lungen, zu Karies und Schlafstörungen kommen. Sie sehen also, dass Sodbrennen alles andere als banal ist, sondern viele unangenehme und gefährliche Folgeerkrankungen nach sich ziehen kann. Und es kommt noch dicker: Als Folge von Sodbrennen über viele Monate und Jahre kann sich eine Speiseröhrenentzündung entwickeln.

Als Folge einer nicht erkannten und behandelten Speiseröhrenentzündung können sich Verengungen (Strikturen), Blutungen und im schlimmsten Fall sogar Speiseröhrenkrebs entwickeln. Nehmen Sie also Sodbrennen ernst und versuchen Sie es nicht zu lange mit einer meist ungenügenden Selbst-

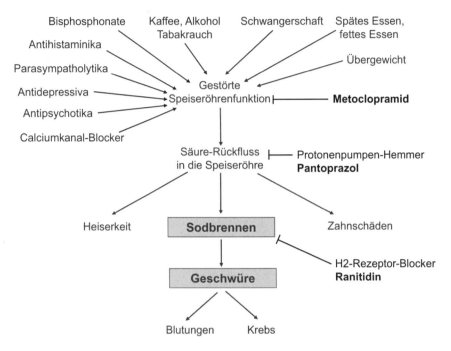

Abb. 3.1 Wie entsteht Sodbrennen und wie behandelt man es? Bitte beachten Sie, dass zahlreiche Arzneistoffgruppen Sodbrennen (gastro-ösophageale Reflux-erkrankung, GERD) begünstigen können. Häufig wird vergessen, dass GERD auch Zahnschäden und Heiserkeit verursachen kann. Ein großes Problem stellt die unkritische Dauer-Einnahme von Protonenpumpen-Hemmern (PPI) dar. Es können schwere UAW (siehe Text) auftreten, wenn PPI über Jahre eingenommen werden. Von besonderer Bedeutung in der Behandlung des Sodbrennens ist auch die Vermeidung der verschiedenen auslösenden Faktoren. Die Selbsttherapie mit H2-Rezeptor-Blockern ist problematisch, weil sie einerseits unzureichend ist und andererseits eine ärztliche Diagnosestellung verzögert.

therapie. Sie verlieren unnötig Zeit. Wie es in Ihrer Speiseröhre aussieht, kann man am besten mit einer Speiseröhrenspiegelung feststellen. Diese kann ambulant unter medikamentöser Beruhigung, z. B. mit dem Benzo-diazepin Midazolam (siehe Abschn. 8.2), durchgeführt werden.

Die Protonenpumpe im Magen als wichtigster Angriffspunkt bei Sod-brennen

Ohne Säure entsteht kein Sodbrennen. Daher ist es auch wichtig zu ver-stehen, wie die Magensäurebildung funktioniert. Magensäure ist eine sehr starke Säure, nämlich Salzsäure. Bestimmte Zellen (Belegzellen) im Magen besitzen an ihrer dem Mageninhalt zugewandten Seite Pumpen, die die Salzsäure aus den Zellen in den Mageninhalt schaufeln. Diese Protonenpumpen stellen den wichtigsten Angriffspunkt für Arzneistoffe gegen Sodbrennen dar, den Protonenpumpen-Hemmern (*proton pump inhibitors*, PPI).

Protonenpumpen werden über verschiedene Botenstoffe aktiviert. Ein wichtiger, aber nicht der alleinige Botenstoff, ist Histamin, das auch bei Allergien eine wichtige Rolle spielt. Die Wirkungen von Histamin bei der Allergie werden über den Histamin-H1-Rezeptor vermittelt (siehe Abschn. 4.1), die Wirkungen auf die Magensäurebildung über den Histamin-H2-Rezeptor. Daher können H2-Rezeptor-Antagonisten (umgangssprachlich als H2-Rezeptor-Blocker bezeichnet) die Säurebildung hemmen, allerdings nur teilweise.

Was sind die Ursachen von Sodbrennen? An fettes Essen, Parasympatholytika und Bisphosphonate denken
Abb. 3.1 zeigt einige Ursachen für Sodbrennen. Die Erkennung und Ausschaltung von Ursachen ist der Schlüssel für eine erfolgreiche Behandlung. Häufige Ursachen für Sodbrennen sind Übergewicht oder eine Schwangerschaft. Beim Übergewicht drückt das Bauchfett und bei der Schwangerschaft das ungeborene Kind auf den Mageneingang. Demzufolge ist Gewichtsreduktion der Schlüssel zur Vermeidung von Sodbrennen bei Übergewicht. Schwangerschaftsbedingtes Sodbrennen hört mit der Geburt des Kindes auf. Ernährungsgewohnheiten sowie Genussmittel spielen bei der Auslösung von Sodbrennen eine wichtige Rolle. Fettes Essen (z. B. Schweinshaxe, Pinkel, Weihnachtsgans) sowie spätes Essen fördern die Entstehung von Sodbrennen, ebenso der Konsum von starkem Kaffee, Alkohol (z. B. Sekt) und Tabakprodukten.

Außerdem muss man daran denken, dass etliche Arzneistoffe den Mageneingang erschlaffen können und Sodbrennen begünstigen, indem sie den Rückfluss von Säure in die Speiseröhre erleichtern. Dazu gehören Parasympatholytika (Muskarin-Rezeptor-Antagonisten wie Biperiden (s. Abschn. 8.1), Arzneistoffe zur Behandlung von Krämpfen im Magen/Darm-Trakt und in der Gebärmutter wie Butylscopolamin (s. Abschn. 3.3), Glyzeroltrinitrat zur Behandlung von Angina pectoris, Theophyllin in der Therapie der COPD (siehe Abschn. 4.2), Calciumkanal-Blocker zur Behandlung des Bluthochdrucks (siehe Abschn. 5.1), PDE5-Hemmer gegen Erektionsschwäche (siehe Abschn. 7.2) sowie Estrogen-Abkömmlinge als orale Kontrazeptiva oder zur Hormonersatztherapie in den Wechseljahren (siehe Abschn. 7.1). Weitere Arzneistoffe, die Sodbrennen verursachen können, sind bestimmte Antipsychotika wie Promethazin (siehe Abschn. 9.4), hochdosierte Antihistaminika wie Clemastin (siehe Abschn. 4.1) und bestimmte Antidepressiva wie Amitriptylin (siehe Abschn. 9.2). Deshalb ist es sehr wichtig, Ihren Arzt oder Apotheker darüber zu informieren, welche Arzneistoffe Sie einnehmen, wenn Sie Sodbrennen haben.

Eine besondere Ursache für eine Speiseröhrenschädigung sind die Bisphosphonate. Diese Arzneistoffgruppe wird zur Behandlung der Osteoporose eingesetzt (siehe Abschn. 6.3). Wichtig ist es, dass Sie die Bisphosphonate morgens auf nüchternem Magen mit einem Glas Wasser einnehmen und Sie sich danach nicht wieder hinlegen. Ansonsten können schwere Speiseröhrenverätzungen mit den entsprechenden Beschwerden entstehen. Denken Sie daran, dass Bisphosphonate, die Sie wegen Osteoporose einnehmen, auch Speiseröhrenprobleme verursachen können.

Welche Möglichkeiten der Selbsttherapie habe ich? Ursachen beseitigen, nicht Antazida schlucken

Wie bereits weiter oben ausgeführt, ist der Schlüssel zur Therapie von Sodbrennen das Erkennen und Ausschalten von Ursachen. Wenn diese Maßnahmen nicht ausreichend sind, muss eine Arzneitherapie durchgeführt werden. Etliche Arzneimittel zur Behandlung von Sodbrennen sind ohne Rezept in der Apotheke erhältlich. Dazu gehören Säureblocker vom Typ der Antazida, H2-Rezeptor-Blocker sowie Kleinpackungen von PPI. Tab. 3.1 fasst wichtige Arzneistoffgruppen zur Behandlung von Sodbrennen zusammen. Eine Selbsttherapie von Sodbrennen sollte nur sehr kurzfristig durchgeführt werden, da sie häufig nicht ausreichend ist und den Schweregrad der Erkrankung verschleiert.

Früher wurden Antazida am häufigsten eingesetzt. Sie werden in Form eines Granulats aus Beuteln oder als Tabletten eingenommen und puffern die Magensäure kurzfristig ab. Magnesiumhaltige Antazida können Durchfall mit nachfolgenden Wasser- und Mineralverlusten verursachen. Aluminiumhaltige Antazida können Verstopfung verursachen.

Es gibt auch Antazida, die sowohl Magnesium als auch Aluminium enthalten. Diese Antazida beeinflussen kaum den Stuhlgang und sind am verträglichsten. Achten Sie also unbedingt auf die Zusammensetzung von Antazida. Magnesium und Aluminium verhalten sich sehr unterschiedlich. Es wird immer wieder diskutiert, dass der Langzeitkonsum von aluminiumhaltigen Antazida die Entwicklung von Demenz fördern soll, aber gesichert ist das nicht. Das Hauptproblem beim Gebrauch von Antazida beim Sodbrennen ist ihre unzureichende Wirksamkeit.

Tab. 3.1 Übersicht über die wichtigsten Arzneistoffgruppen zur Behandlung des Sodbrennens

Arzneistoffgruppe	Prototypischer Arzneistoff	Wirkungsweise	Anwendungsgebiet	Wichtige UAW und Wechsel-wirkungen
Antazida	Aluminium-hydroxid	Kurzfristige Bindung von Magensäure.	Kurzfristige Selbstbehandlung von Sodbrennen; unzureichende Wirksamkeit für Langzeit-behandlung.	Verstopfung; Gefahr der ver-zögerten Diagnostizierung von gastro-ösophagealer Reflux-erkrankung (GERD).
Antazida	Magnesium-hydroxid	Kurzfristige Bindung von Magensäure.	Kurzfristige Selbstbehandlung von Sodbrennen; unzureichende Wirksamkeit für Langzeit-behandlung.	Durchfall; Gefahr der verzögerten Diagnostizierung von GERD.
H2-Rezeptor-Blocker	**Ranitidin**	Kurzfristige Hemmung der über Histamin stimulierten Magen-säurebildung.	Kurzfristige Selbstbehandlung von Sodbrennen; unzureichende Wirksamkeit in der Langzeit-behandlung. Weit verbreitete Anwendung zur „Stressulkus-Prophylaxe" im Krankenhaus; Wirksamkeit ist nicht nach-gewiesen.	Gefahr der verzögerten Diagnostizierung von GERD.
Prokinetika	Metoclopramid (MCP)	Normalisierung der Bewegungen im Magen/Darm-Trakt von „unten nach oben" in Richtung „von oben nach unten".	Übelkeit und Völlegefühl im Zusammenhang mit Sodbrennen und Durchfall; kurzfristige Anwendung bei Jugendlichen und Erwachsenen (NICHT bei Säuglingen und Kleinkindern).	Unwillkürliche (ungefährliche, aber sozial störende) Muskel-zuckungen im Gesichts- und Halsbereich (akute Dystonien), für die es ggf. ein Gegenmittel (Biperiden) gibt.

(Fortsetzung)

Tab. 3.1 (Fortsetzung)

Arzneistoffgruppe	Prototypischer Arzneistoff	Wirkungsweise	Anwendungsgebiet	Wichtige UAW und Wechselwirkungen
Protonenpumpen-Hemmer (PPI)	Pant**oprazol**	Langfristige und vollständige Hemmung der Magensäurebildung durch Hemmung der Protonenpumpe.	Kurzfristige Selbsttherapie von Sodbrennen; ärztliche Kurzzeit- und Langzeitbehandlung von GERD.	Verminderte Aufnahme von Eisen, Magnesium, Calcium und Vitamin B12 in den Körper, wodurch entsprechende Mangelzustände entstehen können; Übersäuerung des Magens bei plötzlichem Absetzen nach Langzeitbehandlung; Wechselwirkungen mit verschiedenen Arzneistoffen; Übelkeit, Erbrechen, Verstopfung, Durchfall; verschiedene Langzeitrisiken (z. B. Demenz, Nierenschäden, Infektionen) werden diskutiert.

Erkennungssilben in Arzneistoffen sind fett hervorgehoben. Durch die häufige Fokussierung auf nicht informative Handelsnamen kommt es immer wieder zur unbeabsichtigten Doppelverschreibung von PPI. Achten Sie auf die INN-Endung _prazol bei den PPI, um Doppelverschreibungen zu vermeiden.

H2-Rezeptor-Blocker: Fast schon Geschichte der Arzneitherapie

Als eine Alternative zu den nur unzureichend wirksamen Antazida werden sehr häufig die H2-Rezeptor-Blocker eingesetzt. Sie waren die erste überzeugend wirksame Arzneistoffgruppe zur Behandlung von Sodbrennen und Magen/Zwölffingerdarm-Geschwüren. Das Beispiel der H2-Rezeptor-Blocker weist aber auch darauf hin, wie schnell medizinische Fortschritte veralten können: Die H2-Rezeptor-Blocker sind weitgehend von den wirksameren PPI verdrängt worden. Das liegt vor allem daran, dass Histamin lediglich einer von verschiedenen Aktivatoren der Säurebildung ist. Die H2-Rezeptor-Blocker hemmen dementsprechend nur einen von etlichen Signalwegen und demzufolge nur einen Teil der Säurebildung. Im Gegensatz dazu stellt die Protonenpumpe den gemeinsamen Endpunkt aller Wege dar, die zur Säurebildung führen. Die PPI sind sehr viel wirksamer beim Sodbrennen als die H2-Rezeptor-Blocker und haben diese deshalb weitgehend in der Praxis abgelöst.

Die H2-Rezeptor-Blocker werden eigentlich nur noch deshalb angewendet, weil alle derzeit tätigen Ärzte und Apotheker mit diesem Wirkprinzip aufgewachsen sind und es sehr gut kennen. Man könnte auch von der Macht der Gewohnheit sprechen. Ein Vorteil der H2-Rezeptor-Blocker ist sicherlich, dass sie insgesamt kaum UAW verursachen. Außerdem werden H2-Rezeptor-Blocker in vielen Krankenhäusern routinemäßig zur „Stressulkus-Prophylaxe" eingesetzt. Diese Anwendung ist in ihrer Notwendigkeit und Wirksamkeit umstritten. Ranitidin ist in Deutschland der am häufigsten verschriebene H2-Rezeptor-Blocker. Man erkennt alle Arzneistoffe aus dieser Gruppe an der typischen Arzneistoffgruppennamenendung _tidin.

PPI als Selbstbehandlung: Nur kurz nehmen, nicht zur Gewohnheit werden lassen

Eine effektive Langzeitbehandlung von Sodbrennen mit den H2-Rezeptor-Blockern ist nicht möglich, weil ihre Wirkstärke zu gering ist. Sie sind auch in der Selbstbehandlung weitgehend von den PPI abgelöst worden. Inzwischen können Sie PPI in der Apotheke auch rezeptfrei kaufen. In Deutschland enthalten die frei verkäuflichen PPI-Packungen nur wenige Tabletten, d. h. sie sind vor allem für die Kurzzeittherapie von Sodbrennen bestimmt. Großpackungen von PPI sind nach wie vor verschreibungspflichtig, können aber in anderen Ländern rezeptfrei gekauft werden. Es ist jedoch nicht empfehlenswert, PPI-Großpackungen als Jahresvorrat aus dem Urlaub mitzubringen, weil es in der unkontrollierten Dauerbehandlung zu etlichen UAW kommen kann.

Eine Kurzzeittherapie von Sodbrennen mit PPI (maximal 3–5 Tage) in Eigenregie ist vertretbar. Wenn jedoch die Beschwerden danach nicht verschwunden sind, sollten Sie Ihren Arzt konsultieren. Eine besondere Eigenschaft der PPI ist, dass sie die Protonenpumpe dauerhaft hemmen. Das heißt, der Körper muss nach der Behandlung mit dem Arzneistoff erst wieder neue Protonenpumpen nachbilden. Deshalb ist die Wirkung der PPI nach einmaliger (morgendlicher) Einnahme erst nach zwei Tagen vollständig aufgehoben.

Wie behandelt mein Arzt Sodbrennen? Mit PPI, aber nicht zu lange

Die Langzeitbehandlung von Sodbrennen gehört in die Hand Ihres Arztes, denn dafür ist eine umfassende Diagnostik erforderlich. In der Regel wird Ihr Arzt GERD mit einem PPI behandeln. Es gibt viele PPI auf dem deutschen Arzneimittelmarkt. Sie sind ein großes Geschäftsfeld. In Deutschland und weltweit gehören sie zu den am häufigsten verschriebenen Arzneistoffen überhaupt. Man erkennt einen PPI an der typischen Arzneistoffnamenendung _prazol. Das ist sehr wichtig, weil die Handelsnamen von PPI diese typische Endung nicht haben, sondern Fantasienamen sind. Dadurch kann es sehr leicht zu Doppelverschreibungen von PPI durch verschiedene Ärzte kommen, denn Behandlung und Prophylaxe von „Stress" sowie „Magenschutz" (siehe Abschn. 5.3) spielt in vielen Arztpraxen unterschiedlicher Fachrichtungen eine wichtige psychologische Rolle: Mit einer Pille PPI jedem Morgen tut man sich etwas „Gutes" und schützt sich vor den Unbilden des Lebens.

Vermeiden Sie die versehentliche Doppelverschreibung von PPI, indem Sie auf der Arzneimittelpackung beim internationalen Freinamen auf die charakteristische Wortendung _prazol achten. Es ist prinzipiell wichtig, dass Ihr Arzt Ihnen bei GERD überhaupt einen PPI verschreibt. Die Unterschiede zwischen den einzelnen Arzneistoffen sind gering.

In aller Regel verschreibt Ihr Arzt Ihnen einen PPI in Standarddosis (z. B. 40 mg Pantoprazol) für 4–8 Wochen. Der PPI wird ca. 30 min vor dem Frühstück eingenommen. Meist kommt es innerhalb einer Woche zur Besserung der Beschwerden. Die Abheilung von Speiseröhrenveränderungen (Entzündung, Blutungen) sollte mit einer Speiseröhrenspiegelung überprüft werden.

Ohne die Beseitigung verursachender Faktoren ist die Rückfallrate bei GERD hoch. Die „bequeme" Behandlung von GERD mit PPI verleitet nur dazu, die Beseitigung von Ursachen zu vernachlässigen. Als Resultat dieser Bequemlichkeit und der chronischen Natur von GERD werden PPI häufig über Jahre oder inzwischen auch schon Jahrzehnte verschrieben, ohne über die Folgen nachzudenken (siehe unten).

Exkurs zum Thema „Magenschutz" mit PPI

Eine Ursache für den häufig jahrzehntelangen Konsum von PPI ist der vermeintliche „Magenschutz" bei einer Behandlung mit Arzneistoffen zur Vorbeugung der koronaren Herzerkrankung oder Schlaganfall. Dazu gehören Clopidogrel und niedrig dosierte Acetylsalicylsäure (ASS) (siehe Abschn. 5.2). Zwar können diese Arzneistoffe tatsächlich Blutungen im Magen/Darm-Trakt verursachen, aber dies rechtfertigt keinesfalls die routinemäßige Verschreibung eines PPI an jeden Patienten.

Wenn ein Patient wegen einer koronaren Herzerkrankung oder eines Schlaganfalls zur Vorbeugung eines weiteren Ereignisses Clopidogrel oder ASS einnehmen muss, sollte man erst einmal für einige Wochen versuchen, ohne „Magenschutz" in Form einer PPI-Dauerverschreibung auszukommen. In den meisten Fällen ist das möglich. Auch im Rahmen von Krankenhausaufenthalten werden häufig unkritisch PPI als Magenschutz und „Stressulkus-Prophylaxe" gegeben. Eine Wirkung dieser vorsorglichen PPI-Behandlung ist nicht nachgewiesen. Vielmehr stellt diese Anwendung viel zu oft den Einstieg in eine unnötige Verschreibung von PPI nach dem Klinikaufenthalt dar.

Es lohnt sich auch nach vielen Jahren zu versuchen, PPI abzusetzen. Das muss aber ausschleichend über einige Wochen unter Beobachtung etwaiger Beschwerden erfolgen. In etlichen Fällen werden Sie und Ihr Arzt feststellen, dass der PPI nicht notwendig ist und es Ihnen auf einmal sogar besser geht, weil die UAW des PPI verschwunden sind.

Falls eine jahrelange Dauertherapie mit PPI tatsächlich angezeigt ist, sollte man versuchen, die Arzneistoffdosis zu halbieren. Entweder nimmt der Patient täglich die halbe Standarddosis (z. B. 20 mg Pantoprazol) oder jeden zweiten Tag die volle Dosis (40 mg). Beide Ansätze sind möglich, weil die PPI die Protonenpumpe langfristig hemmen. Vermeiden Sie unbedingt das plötzliche Absetzen eines PPI nach Langzeitanwendung. Es kann zu Magenübersäuerung und starkem Sodbrennen kommen.

Welche Gefahren bestehen, wenn ich über viele Jahre oder gar Jahrzehnte einen PPI einnehme? An Eisen, Calcium und Vitamin B12 denken

Wenn Sie einen PPI über sehr lange Zeit einnehmen, verringern Sie einerseits das Risiko von Sodbrennen und Speiseröhrenerkrankungen, aber andererseits verändern Sie auch das Gleichgewicht im Magen. Der Mageninhalt ist nicht mehr sauer, sondern eher basisch. Naturgemäß ist es sehr schwierig, Langzeitfolgen einer Arzneitherapie genau abschätzen zu können, wenn sie unter ganz unterschiedlichen und nicht genau kontrollierten Bedingungen erfolgt. In jedem Fall muss Ihr Arzt regelmäßig Ihr Blutbild sowie die Konzentrationen von Vitamin B12, Eisen und Calcium kontrollieren. PPI können die Aufnahme von Vitamin B12, Eisen und Calcium in den Körper verringern und darüber Blutarmut (Anämie), Nervenschädigungen und Osteoporose (siehe Abschn. 6.3) hervorrufen. Deshalb müssen auch regelmäßige Kontrolluntersuchungen beim Neurologen sowie Knochendichtemessungen beim Orthopäden durchgeführt werden. Zur Vermeidung der UAW von PPI ist zu empfehlen, dass Sie eine Eisen-, Calcium- und Vitamin-B12-reiche Kost zu sich nehmen.

Falls ein echter Vitamin-B12-Mangel festgestellt wird, muss Ihnen Ihr Arzt das Vitamin intravenös injizieren. Es wird kontrovers darüber diskutiert, inwiefern PPI auch die Häufigkeit von Mageninfektionen mit bestimmten Bakterien, Lungenentzündungen, Demenz, chronischen Nierenerkrankungen und Magenkarzinomen erhöhen. Die Unsicherheiten in der Beurteilung dieser potenziellen Risiken spricht ebenfalls dafür, eine Behandlung mit PPI möglichst auf 4–8 Wochen zu begrenzen.

Außerdem muss man daran denken, dass PPI UAW wie Kopfschmerzen, Schwindel, Übelkeit, Erbrechen, Durchfall und Verstopfung verursachen können. Sollten Sie eine der genannten Beschwerden haben, so müssen Sie auch PPI als Ursache dafür in Betracht ziehen, und zwar sowohl verschreibungspflichtige als auch solche in der Selbstmedikation.

Die Veränderung des Gleichgewichts im Magen durch die PPI kann auch dazu führen, dass die Aufnahme von bestimmten Arzneimitteln wie Pilzmitteln (Antimykotika) und HIV-Arzneistoffen verzögert ist. Schließlich hemmen einige PPI den Arzneistoffwechsel in der Leber, was zu Wechselwirkungen führen kann. PPI sind Arzneimittel und keine „Nahrungsergänzungsmittel". Das wird leider häufig vergessen. Deshalb sollte jede Anwendung von PPI kritisch überprüft werden, um Fehlanwendungen und damit verbundene UAW zu vermeiden.

Wann wird Metoclopramid eingesetzt? Bei Übelkeit, Völlegefühl und Erbrechen

Bei einigen Patienten mit Sodbrennen ist die Ursache für die Beschwerden nicht nur eine Erschlaffung des Mageneingangs, sondern auch eine gestörte Bewegung der Speiseröhre und des Magens: Die normalen Bewegungen „von oben nach unten" sind umgekehrt „von unten nach oben". Das manifestiert sich dann zusätzlich als Übelkeit, Völlegefühl und Erbrechen. Dieses Symptome treten auch im Zusammenhang mit gastrointestinalen Infekten auf, deren Leitsymptom der Durchfall ist (siehe Abschn. 3.3).

Bei Völlegefühl, Übelkeit und Erbrechen können Prokinetika wie Metoclopramid eingesetzt werden. Sie kehren die gestörten Bewegungen im Magen/Darm-Trakt wieder in Richtung „von oben nach unten" um und beseitigen damit die Symptome.

Metoclopramid sollte nur kurzfristig bei akut vorliegenden Beschwerden eingesetzt werden und nicht zur Dauertherapie. Bei Überdosierung (insbesondere bei Kindern) können diese Arzneistoffe unwillkürliche Bewegungen der Muskulatur im Gesicht und am Hals verursachen. Diese Bewegungsstörungen (mit dem Fachbegriff akute Dystonien bezeichnet) sind zwar nur vorübergehend und prinzipiell harmlos, aber für den betroffenen Patienten und sein soziales Umfeld sehr irritierend. Akute Dystonien sind kein Grund zur Panik und zum Gang in die Notaufnahme eines Krankenhauses. Falls eine Behandlung der Dyskinesie notwendig werden sollte, steht Ihrem Arzt der Muskarin-Rezeptor-Antagonist (auch als Anticholinergikum oder Parasympatholytikum bezeichnet) Biperiden zur Verfügung (siehe Abschn. 8.1). Diese Anwendung ist aber nur in Ausnahmefällen notwendig. (Tab. 3.1).

3.2 Magen/Zwölffingerdarm-Geschwür

Zusammenfassung

Das Magen/Zwölffingerdarm-Geschwür (peptische Ulkuserkrankung, *peptic ulcer disease,* PUD) entsteht durch ein Ungleichgewicht schützender und schädigender Faktoren. Der wichtigste schädigende Faktor ist eine Infektion mit dem Bakterium *Helicobacter pylori*. Dementsprechend spielen Antibiotika in der Behandlung eine wichtige Rolle. Eine erhöhte Konzentration von Magensäure wirkt ebenfalls schädigend. Deshalb werden auch Protonenpumpen-Hemmer (PPI) eingesetzt. Außerdem fördert eine Langzeitbehandlung mit Glucocorticoiden und nicht-steroidalen Antirheumatika (NSAR) die Entstehung von Magen/Zwölffingerdarm-Geschwüren. Das erfordert die sorgfältige Abwägung von alternativen Behandlungsmöglichkeiten. Bei der Langzeitbehandlung der koronaren Herzerkrankung mit niedrig dosierter Acetylsalicylsäure oder Clopidogrel muss keinesfalls routinemäßig eine Begleitbehandlung mit PPI durchgeführt werden.

Merksätze

- Die wichtigste Ursache von Magen/Zwölffingerdarm-Geschwüren ist eine Infektion mit dem Bakterium *Helicobacter pylori*.

- Bakteriell verursachte Magen/Zwölffingerdarm-Geschwüre können mit einer Zweifachkombination von Antibiotika sowie einem Protonenpumpen-Hemmer (PPI) geheilt werden.
- Im Vergleich zu früher können Magen/Zwölffingerdarm-Geschwüre sehr viel besser behandelt werden.
- Eine Langzeittherapie mit nicht-steroidalen Antirheumatika (NSAR) ist wegen des hohen Risikos für Magen/Zwölffingerdarm-Geschwüre sehr gefährlich und sollte unterbleiben.
- Ein „Magenschutz" mit Prostaglandinen ist wegen erheblicher UAW nicht geeignet.
- Auch eine Langzeittherapie mit Glucocorticoiden kann Magen/Zwölffingerdarm-Geschwüre begünstigen.
- Ein „Magenschutz" mit PPI bei einer Langzeittherapie mit niedrig dosierter Acetylsalicylsäure muss wegen der UAW der PPI gut begründet werden.

Wie entstehen Magen/Zwölffingerdarm-Geschwüre? Säureliebende Bakterien als Übeltäter

Magen/Zwölffingerdarm-Geschwüre werden auch als peptische Ulkus-erkrankung (*peptic ulcer disease,* PUD) bezeichnet und sind eine tiefergehende Schädigung der Schleimhaut. Die Hauptgefahren liegen darin, dass es zu Blutungen kommen und das Geschwür zu Krebs entarten kann. Deshalb müssen Magen/Zwölffingerdarm-Geschwüre behandelt werden.

Die Beschwerden bei Magen/Zwölffingerdarm-Geschwüren unterscheiden sich deutlich von denen des Sodbrennens (siehe Abschn. 3.1). Im Vordergrund stehen Oberbauchschmerzen, die ca. 1–3 h nach dem Essen auftreten und durch Nahrungsaufnahme gebessert werden.

Schon seit vielen Jahrzehnten nahm man an, dass Magen/Zwölffingerdarm-Geschwüre durch ein Ungleichgewicht zwischen schützenden und schädigenden Faktoren entstehen. Abb. 3.2 zeigt die Entwicklung der Erkrankung und die arzneitherapeutischen Möglichkeiten. Zu den schützenden Faktoren gehören die Vermeidung von privatem und beruflichem Stress, eine gute Magendurchblutung und ausreichende Schleimbildung. Dementsprechend fördern Stress, ein schlecht durchbluteter Magen und zu wenig Schleim ein Geschwür. Ein schädigender Faktor ist die verstärkte Bildung von Magensäure. Erst Ende der 1980er Jahre erkannte man, dass eine Infektion mit dem speziell an die Lebensbedingungen im Magen angepassten Bakterium *Helicobacter pylori* eine sehr häufige Ursache für Magen/Zwölffingerdarm-Geschwüre darstellt. Das Bakterium löst eine chronische Entzündung aus, die zu einem Geschwür und letztlich auch zu Krebs führen kann.

In aller Regel wird beim Magen/Zwölffingerdarm-Geschwür ähnlich wie beim Sodbrennen eine endoskopische Spiegelung des Magens und Zwölf-

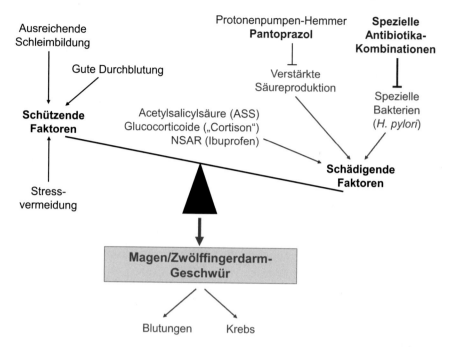

Abb. 3.2 Wie entsteht ein Magen/Zwölffingerdarm-Geschwür und wie behandelt man es? Diese Erkrankung ist ein Paradebeispiel für eine Störung des Gleichgewichtes (Homöostase) zwischen schützenden und schädigenden Faktoren. Ziel ist es immer, die schützenden Faktoren zu stärken und die schädigenden Faktoren zu schwächen bzw. zu beseitigen. Weitere Beispiele für Erkrankungen mit gestörter Homöostase sind in Form einer Waage (oder Wippe) in Abb. 3.3, 6.3, 8.1, 8.2, 10.1 und 11.3 dargestellt. Von besonderer Bedeutung für das Magen/Zwölffingerdarm-Geschwür ist die Vermeidung auslösender Arzneistoffe und die Behandlung mit speziellen Antibiotika-Kombinationen.

fingerdarms durchgeführt. Dabei wird Gewebe entnommen. Mit diesem Material kann eine Diagnostik auf die Anwesenheit von *Helicobacter pylori* durchgeführt werden. Dafür gibt es mikroskopische, molekularbiologische und biochemische Verfahren. Das Bakterium wird in mehr als 70 % aller Magen- bzw. in mehr als 90 % aller Zwölffingerdarm-Geschwüre nachgewiesen.

Wie entstehen Magen/Zwölffingerdarm-Geschwüre? NSAR und ASS als Übeltäter

Für die Diagnose eines Magen/Zwölffingerdarm-Geschwürs ist die Arzneimittelanamnese sehr wichtig. Seit langem weiß man, dass bestimmte Arzneistoffe die Erkrankung begünstigen können. Dazu gehört insbesondere der Langzeitkonsum der sogenannten nicht-steroidalen Antirheumatika (NSAR, Prototypen Ibuprofen und Diclofenac, siehe Abschn. 2.1). Diese Arzneistoffe werden bei den unterschiedlichsten entzündlichen und degenerativen Erkrankungen zur Schmerz- und Entzündungshemmung eingesetzt. Auch die Langzeittherapie mit niedrig dosierter Acetylsalicylsäure (ASS) zur Verhinderung von Herzinfarkt und Schlaganfall kann durch eine verstärkte Blutungsneigung Magen/Zwölffingerdarm-Geschwüre begünstigen.

Wie wird ein Magen/Zwölffingerdarm-Geschwür behandelt? Ein geschichtlicher Rückblick: Von verstümmelnden Operationen zur wirksamen Tablette
Letztlich geht es bei der Behandlung dieser Erkrankung darum, das gestörte Gleichgewicht zwischen schützenden und schädigenden Faktoren wiederherzustellen. Bevor die moderne Arzneitherapie besprochen wird, lohnt sich ein kleiner Blick in die Geschichte: Früher versuchte man, die Magensäurebildung durch teilweise oder vollständige Entfernung des Magens zu behandeln. Diese verstümmelnden Operationen wurden später durch mehr oder weniger vollständige Unterbrechungen der Nervenversorgung (Vagusnerv) des Magens ersetzt. Bei solchen Eingriffen wurde in vielen Fällen auch die Nervenversorgung weiterer innerer Organe zerstört, und die Patienten litten an schwerer Verstopfung.

Magenrollkuren und Magenschonkost waren zwar „sanfte" Behandlungen, brachten aber bestenfalls kurzfristige Linderung und keine Heilung. Auch die weitverbreiteten und früher sehr populären Säurebinder (Antazida) wirkten lediglich kurzfristig schmerzlindernd. Die H2-Rezeptor-Blocker (Prototyp Ranitidin) brachten zwar eine stärke Symptombesserung, aber auch bei diesen Arzneistoffen war der Heilungserfolg nur sehr mäßig. Gleiches traf für verschiedene Magenschutzpräparate wie Sucralfat zu. „Magenschützende" Prostaglandine (Prototyp Misoprostol) erwiesen sich als wenig wirksam und schlecht verträglich. Versuche, die Magensäurebildung mit Parasympatholytika (Muskarin-Rezeptor-Antagonisten, Prototyp Pirenzepin) zu unterdrücken, waren auch wenig erfolgreich wegen zu geringer therapeutischer Wirkung bei gleichzeitig erheblichen UAW.

Erst die Einführung der Protonenpumpen-Hemmer (PPI), die die Säurebildung sehr wirksam und langfristig hemmen, führte zu einer deutlichen Verbesserung der Behandlungsergebnisse von Magen/Zwölffingerdarm-Geschwüren. Die PPI sind ausführlich in Abschn. 3.1 dargestellt worden. Allerdings führte bei vielen Patienten mit Magen/Zwölffingerdarm-Geschwür auch die Behandlung mit PPI überraschenderwiese zu keiner Heilung, obwohl sie eine viel größere Wirkung als H2-Rezeptor-Blocker, Antazida, Parasympatholytika, Prostaglandine und Sucralfat besitzen.

Diese erst einmal enttäuschenden Ergebnisse sprachen dafür, dass es einen weiteren schädigenden Faktor bei der Entstehung des Magen/Zwölffingerdarm-Geschwürs geben muss.

Das Magen/Zwölffingerdarm-Geschwür als Infektionskrankheit: Behandlung mit Antibiotika im französischen oder italienischen Stil

Es dauerte sehr lange Zeit, ehe in der Medizin allgemein anerkannt wurde, dass bei vielen Patienten eine Infektion mit dem Bakterium *Helicobacter pylori* ursächlich für ihre Magen/Zwölffingerdarm-Geschwüre ist. Sobald das Bakterium nachgewiesen ist, gilt das Prinzip: Einmal und erfolgreich behandeln (*treat once successfully*). Tab. 3.2 fasst die Eigenschaften der wichtigsten Arzneistoffe zur Behandlung des Magen/Zwölffingerdarm-Geschwüres zusammen. Grundsätzlich gibt es dafür zwei Strategien:

Bei der sogenannten französischen (in Frankreich entwickelten) Tripeltherapie wird ein PPI (Prototyp Pantoprazol) mit den beiden Antibiotika Amoxicillin (einem Aminopenicillin) und Clarithromycin (einem Makrolid-Antibiotikum) kombiniert. Die Arzneistoffe werden oral über einen Zeitraum von 7–14 Tagen eingenommen. Die beiden Antibiotika sind in der Regel gut verträglich. Bei Amoxicillin sind eine Allergie und Durchfall als Ausdruck der Störung des Gleichgewichtes der Darmflora die häufigsten UAW (siehe Abschn. 11.3). Deshalb muss vor der Gabe von Amoxicillin der Arzt den Patienten unbedingt danach fragen, ob eine bekannte Penicillinallergie vorliegt. Bei Clarithromycin muss man beachten, dass es den Abbau bestimmter anderer Arzneistoffe hemmt und es deshalb zu unbeabsichtigten Wirkungsverstärkungen z. B. des Lipidsenkers Simvastatin (siehe Abschn. 5.2) und des Blutgerinnungshemmers Phenprocoumon (siehe Abschn. 5.2) kommen kann. Deshalb muss vor der Durchführung einer Therapie mit Clarithromycin unbedingt die weitere Medikation überprüft und eventuell die Dosis der anderen Arzneistoffe reduziert werden.

Im Falle einer bekannten Penicillinallergie darf Amoxicillin selbstverständlich nicht verschrieben werden. Stattdessen wird dann das Antibiotikum Metronidazol (Gruppe der Nitroimidazole) eingesetzt.

Die Kombination eines PPI mit Clarithromycin und Metronidazol wird als italienische Tripeltherapie bezeichnet, weil sie in Italien entwickelt wurde. Metronidazol verursacht vor allem Geschmacksstörungen sowie Zungen- und Mundbrennen, kann aber auch Alkoholunverträglichkeit, Kopfschmerzen, Gleichgewichtsstörungen und Nervenkribbeln (Polyneuropathie) hervorrufen. Metronidazol wirkt schädigend auf das Erbgut (DNA) der Bakterien und tötet sie dadurch ab. Theoretisch könnte es auch das Erbgut des Menschen schädigen, obwohl dafür bislang keine Hinweise vorliegen. Deshalb sollte

Tab. 3.2 Übersicht über die wichtigsten Antibiotika zur Behandlung des Magen/Zwölffingerdarmgeschwürs

Arzneistoff-gruppe	Prototypischer Arzneistoff	Wirkungsweise	Anwendungsgebiet	Wichtige UAW und Wechselwirkungen
Aminopenicilline	Amoxicillin	Hemmung der Zellwandbildung in *Helicobacter pylori*; dadurch Abtötung der Bakterien.	Magen/Zwölffingerdarmgeschwür mit nachgewiesenem Befall durch *Helicobacter pylori*.	Allergien (in 1–10 % aller Patienten Quaddeln; in einem von 100.000 Patienten allergischer Schock); Durchfall; in seltenen Fällen Überwuchern der Darmflora mit gefährlichen Bakterien (pseudomembranöse Enterokolitis).
Makrolid-Antibiotika	Clarithromycin	Hemmung der Proteinbildung in *Helicobacter pylori*; dadurch Verlangsamung des Bakterienwachstums.	Magen/Zwölffingerdarmgeschwür mit nachgewiesenem Befall durch *Helicobacter pylori*.	Übelkeit, Erbrechen, Durchfall, Hemmung von Leberenzymen. Dadurch verstärkte (unerwünschte) Wirkungen verschiedener Arzneistoffe wie Ciclosporin (Immunsuppressivum), Valproinsäure (Antiepileptikum), Phenprocoumon (Blutgerinnungshemmer), Simvastatin (Lipidsenker).
Nitroimidazole	Metronidazol	Bindung an die Erbsubstanz (DNA) von *Helicobacter pylori* und dadurch Zerstörung der Bakterien.	Magen/Zwölffingerdarmgeschwür mit nachgewiesenem Befall durch *Helicobacter pylori*. Alternative zu Amoxicillin bei Penicillinallergie.	Metallischer Geschmack, Mund- und Zungenentzündung, Alkoholunverträglichkeit, Kopfschmerzen, Nervenkribbeln, Gleichgewichtsstörungen.

Erkennungssilben in Arzneistoffen sind fett hervorgehoben. Die Protonenpumpen-Hemmer (PPI) sind in Abschn. 3.1 dargestellt. Die hier dargestellten Antibiotika sind verschreibungspflichtig und dürfen von Ihnen niemals ohne ärztliche Konsultation eingenommen werden. Die Hauptgefahr ist die Entwicklung von Resistenzen gegen Antibiotika, und dies kann weitreichende Folgen haben (siehe Abschn. 11.3).

Metronidazol vorsichtshalber nicht bei Schwangeren und stillenden Müttern angewendet werden. Eine weitere wichtige Sicherheitsmaßnahme besteht darin, die Behandlung mit Metronidazol nicht länger als zwei Wochen durchzuführen. Der Behandlungserfolg wird durch eine Endoskopie überprüft.

In einigen Fällen ist *Helicobacter pylori* gegen die oben besprochenen Antibiotika resistent. Das Geschwür besteht dann trotz Behandlung weiter. In diesen Fällen gibt es weitere spezielle Antibiotika, die eingesetzt werden können.

Wie wird das durch NSAR verursachte Magen/Zwölffingerdarm-Geschwür behandelt? Bitte kein Misoprostol; Coxibe keine gute Alternative
Um zu verstehen, wie Arzneistoffe ein Magen/Zwölffingerdarm-Geschwür verursachen, muss man sich noch einmal die Balance zwischen schützenden und schädigenden Faktoren vor Augen halten. Zwei wichtige Schutzfaktoren für den Magen sind eine gute Durchblutung und eine ausreichende Schleimbildung. Diese beiden Faktoren werden durch das Gewebshormon Prostaglandin E verstärkt. Dieses ist jedoch ein zweischneidiges Schwert, denn es löst auch Fieber, Schmerzen und Entzündungssymptome aus (siehe Abschn. 2.1 und 11.2).

Die NSAR hemmen die Bildung von Prostaglandin E und werden deshalb auch so häufig in der Behandlung von Schmerzen, Entzündungen und Fieber eingesetzt (siehe Abschn. 2.1). In den meisten Fällen ist die kurzfristige Anwendung von NSAR für die Magenfunktion unproblematisch. Allerdings sollte eine Behandlung mit NSAR nicht über einen Zeitraum von länger als zwei Wochen durchgeführt werden, weil dann das Risiko für Magen/Zwölffingerdarm-Geschwüre steigt. Falls doch länger behandelt werden muss, kommen vor allem drei Optionen in Frage:

1. Dosiserniedrigung des NSAR.
2. Zusatz eines PPI zum NSAR. Hier sind die UAW einer Langzeitbehandlung mit PPI zu beachten (siehe Abschn. 3.1).
3. Umstellung auf andere analgetisch wirkende Arzneistoffe wie Metamizol, Paracetamol oder Tramadol (siehe Abschn. 2.1 und 2.2). Diese Arzneistoffe besitzen kein Risiko für Magen/Zwölffingerdarm-Geschwüre.

Zwei andere Alternativen sind NICHT zu empfehlen:

1. In einigen Präparaten werden NSAR mit einem Prostglandin-E2-Abkömmling (Prototyp Misoprostol) als „Magenschutz" kombiniert. Allerdings ist Misoprostol nicht sehr wirksam und zudem schlecht ver-

träglich. Es kann zu Kopfschmerzen, Übelkeit, Erbrechen, Durchfall und Darmkrämpfen kommen. Bei Frauen können Gebärmutterkrämpfe ausgelöst werden, und bei Schwangeren besteht die Gefahr der Embryo- bzw. Fetusabstoßung. In einigen Ländern ohne legale Möglichkeit zur Schwangerschaftsunterbrechung wird Misoprostol wegen dieser Wirkung sogar zum Schwangerschaftsabbruch eingesetzt.

2. Es gibt bestimmte Arzneistoffe (als Coxibe bezeichnet), die wie Ibuprofen und Diclofenac entzündungshemmend und schmerzlindernd wirken, aber ein nur geringes Risiko für Magen/Zwölffingerdarm-Geschwüre besitzen. Allerdings bergen die Coxibe (Prototyp Etoricoxib) ein sehr hohes Risiko für die Entstehung von Herz/Kreislauf-Erkrankungen wie Schlagan- fall und Herzinfarkt (siehe Abschn. 5.2), weshalb sie nur kurzfristig und nur bei Menschen mit gesundem Herz und Kreislauf angewendet werden dürfen. In einigen Ländern sind Coxibe wegen dieser Risiken auch gar nicht zugelassen.

Wie geht man vor, wenn man Cortison, ASS und Clopidogrel einnimmt? Erst gut überlegen und beobachten, dann PPI

Glucocorticoide („Cortison", genauer Cortison-Abkömmlinge, Prototyp Prednisolon) wirken vor allem entzündungshemmend und werden des- halb bei vielen Autoimmunerkrankungen (siehe Abschn. 11.2) eingesetzt. Glucocorticoide haben vielfältige Wirkungen auf Entzündungsprozesse. Eine ihrer Wirkungen ist wie bei den NSAR die Hemmung der Prosta- glandin-Bildung, weshalb sie Magen/Zwölffingerdarm-Geschwüre auslösen können. Man kann versuchen, speziellere entzündungshemmende Arznei- stoffe einzusetzen oder die Dosis des Glucocorticoids zu reduzieren. Auch die Zusatzgabe von PPI ist möglich.

Eine besondere Situation liegt vor, wenn ein Patient über einen langen Zeitraum mit niedrig dosierter Acetylsalicylsäure (ASS) oder Clopidogrel behandelt wird, um einen Herzinfarkt oder Schlaganfall zu verhindern. Beide Arzneistoffe hemmen die Blutplättchen-Verklumpung im Blut (siehe Abschn. 5.2). Über diesen Mechanismus werden Herzinfarkt und Schlag- anfall verhindert, aber auch die Entstehung von Magen/Zwölffingerdarm- Geschwüren begünstigt. Die Dauertherapie mit ASS oder Clopidogrel ist jedoch unbedingt notwendig, um lebensbedrohliche Komplikationen zu verhindern. Deshalb ist das Absetzen der Arzneistoffe keine Alternative. Es empfiehlt sich daher, bei diesen Patienten regelmäßig mit entsprechenden Labortests nach Blut im Stuhl zu suchen bzw. den Blut-Hämoglobin-Gehalt zu bestimmen, um etwaige (auch kleinere) Blutungen festzustellen. Falls sich dafür aus diesen Untersuchungen Hinweise ergeben sollten, sollte eine Endoskopie durchgeführt werden, um ggf. ein Geschwür nachzuweisen. Nur bei Vorhandensein eines Geschwürs ist eine Begleitbehandlung mit PPI angebracht. Die sehr häufig praktizierte routinemäßige Verschreibung von PPI bei Behandlung mit ASS oder Clopidogrel ist problematisch, da PPI bei Langzeitanwendung gefährliche UAW verursachen können (siehe Abschn. 3.1).

3.3 Verstopfung und Durchfall

Zusammenfassung

Die häufigsten Ursachen für Verstopfung sind eine ballaststoffarme Ernährung, Bewegungsmangel, unzureichende Flüssigkeitszufuhr, Kaliummangel und der Dauergebrauch von Abführmitteln. Diabetes, Schilddrüsenunterfunktion, multiple Sklerose und Depressionen können Verstopfung fördern, ebenso bestimmte Arzneimittel. Entscheidend ist die Beseitigung der entsprechenden Ursachen und die Behandlung der Grunderkrankungen. Bei einer durch Opioid-Analgetika bedingten Verstopfung kommt vor allem die Gabe von Macrogol in Frage, das den Darminhalt vergrößert und erweicht. Die häufigste Ursache eines Durchfalls sind virale Infektionen. Auch bestimmte Arzneimittel können Durchfall verursachen. Das betrifft vor allem Antibiotika, die die Darmflora schädigen können. Im Vordergrund der Behandlung steht die Beseitigung der Ursachen und der Flüssigkeitsersatz. Zur symptomatischen Behandlung kann kurzfristig Loperamid eingesetzt werden.

Merksätze

- Einer Verstopfung wird mit ballaststoff- und kaliumreicher Kost sowie ausreichender Flüssigkeitszufuhr und Bewegung vorgebeugt.
- Der Dauergebrauch von Abführmitteln fördert Verstopfung.
- Vor dem Dauergebrauch pflanzlicher Abführmittel sei gewarnt.
- Ohne ausreichende Flüssigkeitszufuhr können Weizenkleie und Leinsamen den Darm mit einem sehr festen Stuhl „verkleistern".
- Diuretika, parasympatholytisch wirkende Arzneimittel, aluminiumhaltige Säurebinder (Antazida) und Opioid-Analgetika können Verstopfung hervorrufen.
- Abführmittel sollten außer bei Behandlung mit Opioid-Analgetika nur kurzfristig eingesetzt werden.
- Bei den sehr häufigen durch Viren verursachten Durchfällen steht die symptomatische Behandlung im Vordergrund.
- Loperamid senkt die Stuhlhäufigkeit, Metoclopramid hilft bei Übelkeit und Erbrechen und Butylscopolamin lindert Darmkrämpfe.
- Etliche Arzneimittel, darunter Antibiotika und magnesiumhaltige Säurebinder (Antazida), können Durchfall verursachen.

Wie entsteht Verstopfung? Ursachen erkennen und beseitigen ist entscheidend

Abb. 3.3 zeigt, wie Verstopfung und Durchfall entstehen und wie man sie behandelt. Tab. 3.3 fasst die wichtigsten Arzneistoffe zur Behandlung von Verstopfung und Durchfall zusammen. Es ist ein weitverbreiteter Irrtum, dass ein gesunder Mensch täglich Stuhlgang haben muss. Von Verstopfung spricht man erst bei seltenerem Stuhlgang als dreimal pro Woche. Ca. 20 % der Menschen in Deutschland leiden zumindest zeitweise unter Verstopfung. Zu 75 % sind Frauen betroffen. Mit zunehmendem Lebensalter und wachsender Einschränkung der Beweglichkeit wird Verstopfung häufiger.

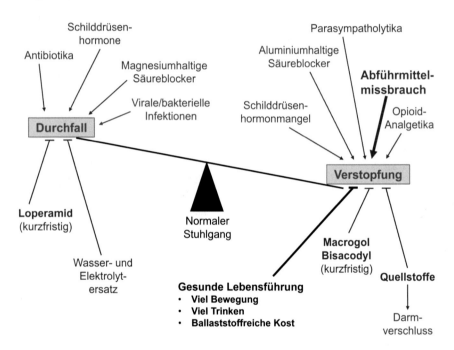

Abb. 3.3   Wie entstehen Verstopfung und Durchfall und wie behandelt man sie? Durchfall und Verstopfung kann man als eine Auslenkung aus dem Gleichgewicht (Homöostase) der Darmfunktion auffassen. Bitte beachten Sie, dass beim Durchfall häufig auch Übelkeit und Erbrechen vorliegen. Zur Behandlung dieser Symptome kann Metoclopramid (siehe Abschn. 3.1) eingesetzt werden. Für die Behandlung von Darmkrämpfen eignen sich Parasympatholytika (Prototyp Butylscopolamin). Aus Übersichtlichkeitsgründen sind diese Behandlungsaspekte in der Abbildung nicht dargestellt. Außer bei einer Schmerzbehandlung mit Opioid-Analgetika (siehe Abschn. 2.2 und 11.1) sollte niemals eine Dauerbehandlung mit Abführmitteln durchgeführt werden. Der oft jahrelange Missbrauch von Abführmitteln ist die wichtigste Ursache der chronischen Verstopfung. Entscheidend in der Behandlung der Verstopfung ist eine gesunde Lebensführung.

Tab. 3.3 Übersicht über die wichtigsten Arzneistoffgruppen zur Behandlung von Verstopfung und Durchfallerkrankungen

Arzneistoffgruppe	Prototypischer Arzneistoff	Wirkungsweise	Anwendungsgebiet	Wichtige UAW und Wechselwirkungen
Darmreizende Abführmittel	Bisacodyl	Aufnahme von Wasser und Salzen im Darm wird gehemmt; gleichzeitig wird die Ausscheidung von Wasser und Salzen gefördert.	Kurzfristige Anwendung bei schwerer Verstopfung (z. B. vor Operationen und bei Hämorrhoiden).	Waser- und Salzverluste; vor allem bei langfristiger Einnahme (Missbrauch); dieser kann in einem Teufelskreis die Verstopfung verschlechtern; außerdem Darmkrämpfe.
Parasympatholytika	Butylscopolamin	Muskarin-Rezeptor-Antagonist, Entspannung der Darmmuskulatur, Hemmung der Darmtätigkeit.	Schmerzlindernde Wirkung bei Darmkrämpfen (Muskelentspannende Wirkung kann auch bei Krämpfen der Gebärmutter z. B. während der Menstruation genutzt werden).	Verstopfung und Harnverhalt bei übermäßiger Anwendung (antimuskarinerges Syndrom).
Opioid-Rezeptor-Agonist	Loperamid	Nur im Darm (nicht aber im Gehirn) wirkender Opioid-Rezeptor-Agonist; Verlangsamung der Darmtätigkeit; dadurch geringerer Stuhldrang und weniger Stuhlgänge. Loperamid wirkt NICHT analgetisch.	Kurzfristige Behandlung von Durchfall (viral bedingt) bei sehr häufigem Stuhldrang; außerdem Einsatz, wenn Ursachenbeseitigung und Wasser-und Salzersatz nicht ausreichen.	Zur Vermeidung einer Verstopfung nur Einnahme bis zum ersten normal geformten Stuhl. Bei Säuglingen und Kleinkindern verboten, weil es zum Atemstillstand kommen kann. Bei blutigem Durchfall und Fieber verboten, weil es zu verzögerter Erregerausscheidung kommen kann.

(Fortsetzung)

Tab. 3.3 (Fortsetzung)

Arzneistoffgruppe	Prototypischer Arzneistoff	Wirkungsweise	Anwendungsgebiet	Wichtige UAW und Wechsel- wirkungen
Wasserbindende Abführmittel	Macrogol	Bindung von Wasser; durch Vergrößerung des Darminhaltes verbesserte Darmtätigkeit; durch Erweichung des Darminhaltes erleichterter Stuhlgang.	Kurzfristige Behandlung bei chronischer Verstopfung, bis Maßnahmen zur Veränderung der Lebensführung greifen; Vermeidung von Verstopfung bei Schmerzbehandlung mit Opioid-Analgetika.	Wasser- und Salzverluste bei langfristiger Einnahme; dadurch Verschlimmerung der Verstopfung. Insgesamt gut verträglich; keine Blähungen und Darmkrämpfe (im Unterschied zu Lactulose).
Wasser- und Salz- ersatz	WHO- Rehydratationslösung mit Wasser, Glucose und verschiedenen Salzen.	Ersatz von Wasser- und Salzverlusten im Körper.	Schwerer Durchfall mit deutlichen Austrocknungserscheinungen und Gefahr von Thrombosen (Bluteindickung).	Bei sachgemäßer Anwendung sehr gut verträglich. Gefahr von Wassereinlagerungen im Körper bei übermäßiger Anwendung.

Metoclopramid zur Behandlung von Übelkeit und Erbrechen ist in Abschn. 3.1 und Tab. 3.1 dargestellt.

Mangelnde Flüssigkeitszufuhr, zu geringe körperliche Bewegung und eine ballaststoffarme Ernährung sind häufige und durch Lebensumstellung einfach zu behandelnde Ursachen von Verstopfung.

Chronische Erkrankungen wie Diabetes (siehe Abschn. 6.1), Parkinson-Erkrankung (siehe Abschn. 8.1), Schilddrüsenunterfunktion (siehe Abschn. 6.2) und Depression (siehe Abschn. 9.2) können mit Verstopfung einhergehen. Auch Darmkrankheiten wie Dickdarmkrebs oder Hämorrhoiden können Verstopfung verursachen. Bei fachgerechter Behandlung der Grunderkrankungen bessert sich auch die Verstopfung.

Warum Sie dauerhaft keine Abführmittel einnehmen dürfen: Teufelskreis um Kaliummangel

Leidet man unter Verstopfung, so scheint der Griff zu einem der zahlreichen Abführmittel eine einfache Lösung des Problems zu sein. Viele Abführmittel sind pflanzlicher Natur und damit vermeintlich „natürlich", „biologisch" und „unschädlich". Die rezeptfreie Verfügbarkeit dieser Arzneimittel in der Apotheke oder im Internet suggeriert dem Anwender dann auch noch Unbedenklichkeit oder Harmlosigkeit. Diese Annahme wird durch geschickte Werbung unterstützt, denn viele Abführmittel werden mit einem nicht näher definierten Wellness-, Entschlackungs- oder Entgiftungsversprechen dekoriert. Wenn Sie einmalig ein Abführmittel nehmen, dann werden Sie selbstverständlich keine langfristigen Folgen verspüren, es geht um den Dauerkonsum.

Die Gefahr aller Abführmittel liegt darin, dass sie bei Dauergebrauch eine Art Gewöhnung im Körper hervorrufen. Sie führen zu Wasser- und Kaliumverlusten, die ein unvermeidbarer Bestandteil ihrer Wirkung sind. Das Problem dabei ist aber, dass Kaliummangel die Darmtätigkeit verringert und damit eine Verstopfung verschlimmern kann. Als Folge kann sich beim Dauergebrauch von Abführmitteln, egal welcher Art, ein Teufelskreis zwischen Verstopfung, Abführmittelkonsum, stärkerer Verstopfung und verstärktem Abführmittelgebrauch entwickeln. Deshalb empfiehlt es sich, bei Verstopfung vom Hausarzt immer auch die Serumkaliumkonzentration („Kaliumspiegel") bestimmen zu lassen.

Ist eine solche Situation infolge des Missbrauchs von Abführmitteln erst einmal entstanden, ist es sehr schwierig, daraus allein wieder herauszukommen. Mit einer Ernährungsumstellung gelingt das dann meistens aber doch. Der Schlüssel zum Erfolg ist eine ballaststoffreiche Ernährung (z. B. Getreide, Obst, Gemüse, Hülsenfrüchte), eine ausreichende Kaliumzufuhr (z. B. Orangensaft, Pistazien, Soja, Aprikosen, Weizenkleie) sowie genügende Flüssigkeitszufuhr (z. B. 1,5–2 Liter Mineralwasser pro Tag). Hinzu muss eine angemessene, die Darmtätigkeit anregende Bewegung kommen. Zu empfehlen sind Walking, Jogging und Gymnastik. Eigentlich lässt sich für jeden Menschen das passende Rezept aus Ernährung und Bewegung finden.

Welche Arzneimittel können Verstopfung verursachen? An Opioid-Analgetika und Parasympatholytika denken

Neben den Abführmitteln können aber auch viele Arzneistoffe Verstopfung verursachen, die für ganz unterschiedliche Erkrankungen eingesetzt werden. Am wichtigsten ist die Verstopfung, die durch Opioid-Analgetika hervorgerufen wird. Da sie häufig bei sehr schweren und lebensbedrohlichen Erkrankungen wie Krebs zum Einsatz kommen (siehe Abschn. 2.2 und 11.1), muss man die durch Opioid-Analgetika verursachte Verstopfung von Beginn an behandeln. Dafür kommt am ehesten Macrogol in Frage (siehe weiter unten).

Calciumkanal-Blocker zur Behandlung des Bluthochdrucks (siehe Abschn. 5.1), Eisenpräparate zur Therapie von Blutarmut sowie Protonenpumpen-Hemmer und aluminiumhaltige Säurebinder (Antazida) zur Selbstbehandlung von Sodbrennen (siehe Abschn. 3.1) sind ebenfalls häufige Ursachen für Verstopfung. Viele Arzneistoffe zur Behandlung ganz unterschiedlicher Erkrankungen sind sogenannte Parasympatholytika. Das heißt, diese Arzneistoffe blockieren die Aktivität des auch für die normale Verdauungstätigkeit zuständigen Teils unseres vegetativen Nervensystems, des Parasympathikus. Das Resultat ist eine Hemmung der Darmtätigkeit und damit eine Verstopfung. Zu den Arzneistoffen, die parasympatholytisch wirken, gehören das bei der Reisekrankheit eingesetzte Scopolamin, die bei Allergien verwendeten Antihistaminika der 1. Generation (siehe Abschn. 4.1), antidepressiv wirkende NSMRI (siehe Abschn. 9.2), viele Antipsychotika (siehe Abschn. 9.4) und das in der Behandlung der Parkinson-Erkrankung eingesetzte Biperiden (siehe Abschn. 8.1).

Im vorhergehenden Abschnitt wurde bereits besprochen, dass ein Kaliummangel Verstopfung fördert. Außer Abführmitteln können auch Diuretika (Entwässerungstabletten, harntreibende Mittel) insbesondere beim Langzeitgebrauch einen Kaliummangel hervorrufen. Dazu gehören Hydrochlorothiazid (schwächer entwässernd wirksam) sowie Furosemid und Torasemid (stärker entwässernd wirksam). Diese Arzneistoffe werden häufig auch bei Bluthochdruck und Herzversagen eingesetzt (siehe Abschn. 5.1 und 5.3). Man kombiniert sie deshalb auch häufig mit kaliumsparenden Arzneistoffen wie ACE-Hemmern oder Angiotensin-Rezeptor-Blockern (siehe Abschn. 5.1–5.3), um Auswirkungen auf den Kaliumhaushalt und damit auch die Verdauungstätigkeit zu verringern.

Welche Abführmittel kommen in Frage? Macrogol ist erste Wahl

Tab. 3.3. fasst wichtige Arzneistoffe zur Behandlung von Verstopfung und Durchfall zusammen. Außer bei einer Schmerzbehandlung mit Opioid-Analgetika sollten Abführmittel nur für kurze Zeit und aus triftigem Grund eingesetzt werden. Macrogol ist am günstigsten, weil es langsam und mild wirkt sowie gut verträglich ist. Es saugt wie ein Schwamm Wasser aus dem Darm auf. Dadurch wird der Darminhalt weicher, was das Absetzen des Stuhls erleichtert, und voluminöser, wodurch die Darmperistaltik stimuliert wird. Bei Anwendung von Macrogol ist unbedingt auf eine ausreichende Flüssigkeitszufuhr zu achten. Macrogol sollte immer bei einer gleichzeitigen Opioid-Analgetika-Behandlung eingenommen werden. Ansonsten sollte sich der stets nur kurzfristige Einsatz von Abführmitteln auf Situationen mit Bettlägerigkeit (z. B. nach Operationen, chronische Erkrankungen) beschränken. Durch mäßige Bewegung (Gehen) wird die Darmtätigkeit angeregt.

Lactulose macht viel Wind

Traditionell wird auch Lactulose sehr häufig angewendet. Es handelt sich dabei um einen durch menschliche Enzyme im Dünndarm nicht abbaubaren Zucker. Lactulose wird erst im Dickdarm durch die dort lebenden Bakterien zu kurzkettigen Fettsäuren abgebaut, die die Darmtätigkeit stimulieren. In der Regel ist Lactulose nicht so gut verträglich wie Macrogol. Durch die Abbau in den Darmbakterien kann es zu Gasbildung, Blähungen, Windabgang, Darmkrämpfen und Übelkeit kommen. Diese UAW treten bei Macrogol nicht auf.

Ballaststoffe heißt auch viel trinken, sonst verklebt der Darm

Sehr populär sind zudem klassische Ballaststoffe wie Weizenkleie und Leinsamen, die nicht nur in der Apotheke, sondern auch in Reformhäusern und Drogerien erhältlich sind. Werden diese Ballaststoffe eingenommen, muss man sehr viel Flüssigkeit trinken, weil sonst der Darminhalt sehr fest und zäh wird (Verkleisterung) und im schlimmsten Fall sogar zum Darmverschluss führen kann. Der Konsum von Weizenkleine und Leinsamen ist entbehrlich, wenn Sie ausreichend Ballaststoffe mit der Nahrung zu sich nehmen. Ein erster Schritt ist es, Vollkornbrot zu essen.

Die Darmschleimhaut reizen nur im Ausnahmefall

Es gibt zahlreiche Abführmittel, die die Darmschleimhaut reizen. Wasser und Salze werden durch diese Mittel vermehrt in den Darm ausgeschieden und weniger von dort in den Körper aufgenommen. Insgesamt wirken sie weniger sanft als Macrogol. Sie können zu erheblichen Wasser- und Salzverlusten sowie zu Darmkrämpfen führen. Bisacodyl ist der Prototyp eines solchen Arzneistoffs. Bei oraler Gabe tritt die Wirkung nach 6–8 h ein, bei Gabe als Zäpfchen innerhalb von 1–3 h.

Rizinusöl wirkt über eine starke Reizung der Darmschleimhaut sehr drastisch. Glaubersalz wirkt ebenfalls sehr stark und kann zu erheblichen Störungen des Wasser- und Salzhaushaltes führen. Beide Arzneistoffe sollten daher nicht mehr angewendet werden.

Wie entsteht Durchfall? Viele Ursachen, doch meist sind es Viren

Von Durchfall (Diarrhoe) spricht man, wenn man mehr als dreimal täglich Stuhlgang hat, der Stuhl ungeformt (flüssig) ist und ein Gewicht von ca. 200 g pro Abgang überschreitet. Oftmals besteht starker plötzlicher Stuhldrang, der mit starken Darmkrämpfen verbunden ist. Die Stühle sind oft stark spritzend und haben einen fauligen Geruch, der Ausdruck einer Störung der bakteriellen Standortflora im Darm ist (siehe Abschn. 11.3). Übelkeit und Erbrechen sind ebenfalls häufige Begleitsymptome einer Durchfallerkrankung.

Ca. 75 % aller Durchfälle sind durch Viren verursacht. Viral bedingte Durchfälle sind insbesondere in der Sommerzeit sehr häufig. Diese „Sommergrippe" kann nicht ursächlich behandelt werden, sondern nur nach den jeweilig vorherrschenden Symptomen.

In selteneren Fällen verursachen Bakterien Durchfallerkrankungen. Meist sind die Symptome schwerer als bei viral verursachten Durchfällen. Fieber, blutiger Stuhl und eine schwere Störung des Allgemeinbefindens sind deutliche Warnsymptome. In diesen Fällen muss unbedingt ein Arzt konsultiert werden.

Eine weitere häufige Ursache für Durchfall ist die Schilddrüsenüberfunktion bzw. die Einnahme von Schilddrüsenhormonen, die mit entsprechenden Hemmstoffen der Schilddrüsenfunktion (siehe Abschn. 6.2) behandelt wird. Wenn ein Patient wegen einer Schilddrüsenunterfunktion Schilddrüsenhormone (T4) oral anwenden muss, so ist es entscheidend, dass das T4 mindestens eine halbe Stunde vor dem Frühstück mit Wasser eingenommen wird. Wird dieser zeitliche Abstand nicht eingehalten, kann Durchfall auftreten (siehe Abschn. 6.2). Da T4 täglich zugeführt werden muss, ist täglicher Durchfall möglich.

Andere Ursachen für Durchfall sind Autoimmunerkrankungen wie Colitis ulcerosa und Morbus Crohn. Bei diesen Erkrankungen steht die Behandlung mit Arzneistoffen im Vordergrund, die die überschießende

Aktivität des Immunsystems unterdrücken. Dadurch bessert sich dann auch der Durchfall (siehe Abschn. 11.2).

Antibiotika und zu viel Abführmittel verursachen auch Durchfall

Eine sehr häufige Ursache für Durchfall ist eine Behandlung mit Antibiotika (siehe Abschn. 11.3). Diese werden bei bakteriell verursachten Erkrankungen (z. B. Infekte der oberen Atemwege, Lungenentzündung, Harnwegsinfektion) eingesetzt. Antibiotika schädigen nicht nur die krankheitsverursachenden Bakterien, sondern stören auch das Gleichgewicht der bakteriellen Darmflora und führen damit oftmals zu Durchfall. Grundsätzlich kann jedes Antibiotikum Durchfall verursachen. Es muss dann im Gespräch zwischen Arzt und Patient abgeklärt werden, ob das bisherige Arzneimittel weitergenommen werden kann oder ob ein Wechsel auf ein anderes Antibiotikum erfolgen muss.

Der kurzfristige hochdosierte Einsatz von Abführmitteln, insbesondere von den Darm reizenden Arzneimitteln, kann ebenfalls zu Durchfall führen. Abführmittel werden häufig von Models oder von in Gewichtsklassen startenden Sportlern zur Verminderung des Körpergewichts eingesetzt. Dieser Missbrauch ist gefährlich und kann zu Wasser- und Salzverlusten führen, die die körperliche Leistungsfähigkeit verringern. Außerdem können magnesiumhaltige Säurebinder (Antazida) zu Durchfall führen. Diese Arzneistoffe werden häufig zur Eigenbehandlung des Sodbrennens eingesetzt (siehe Abschn. 3.1). Das sollte man wegen ihrer unzulänglichen Wirkung und der UAW vermeiden.

Wie wird ein Durchfall behandelt? Zuerst an den Wasser- und Mineralhaushalt denken

Entscheidend ist es, soweit möglich, die Ursache des Durchfalls zu finden und ggf. zu beseitigen. Ansonsten erfolgt die Behandlung symptomorientiert. Am wichtigsten ist die Verhinderung starker Wasser- und Salzverluste. Diese Verluste können zur Schwächung des Körpers und zur Eindickung des Blutes mit Thrombosegefahr führen. Dementsprechend müssen dem Körper Wasser UND Salze zugeführt werden. Die alleinige Zufuhr von Wasser ist NICHT ausreichend.

Ein altes und wirksames Hausrezept bei schwächerem Durchfall ist der Konsum von Cola-Getränken mit Salzstangen. Diese „Behandlung" beruht darauf, dass Glucose (Zuckerbestandteil in Cola), Salze in den Salzstangen und Wasser über einen gemeinsamen Weg (Pumpe, siehe Abschn. 1.5) im Darm aufgenommen werden. Es besteht auch die Möglichkeit, sich eine Trinklösung aus in Beuteln abgepackten Salz- und Zuckermischungen herzustellen. Diese Beutel gibt es in der Apotheke in den unterschiedlichsten Geschmacksrichtungen. Die fertige Trinklösung wird auch als WHO(Weltgesundheitsorganisation)-Trinklösung bezeichnet. Man muss dabei im Auge behalten, dass bei schweren Durchfällen bis zu 3 Liter Flüssigkeit pro Tag aufgenommen werden müssen. Falls ein Patient sehr geschwächt ist, erfolgt der Flüssigkeits- und Salzersatz über eine intravenöse Infusion.

Zur Verringerung der Stuhlhäufigkeit: Kurzfristig Loperamid, aber nicht bei Säuglingen und Kleinkindern
Wie oben bereits dargestellt wurde, wirken Opioid-Analgetika verstopfend. Das kann man sich bei der Therapie des Durchfalls zunutze machen. Beim Durchfall wird sehr häufig Loperamid eingesetzt. Es wirkt über die gleichen Rezeptoren wie die Opioid-Analgetika (es ist also ein Opioid-Rezeptor-Agonist). Loperamid hat aber im Gegensatz zu den Opioid-Analgetika (siehe Abschn. 2.2) keine Wirkung im Gehirn. Loperamid wirkt also nicht schmerzlindernd, macht nicht müde und unterdrückt nicht die Atemtätigkeit. Es hemmt die Darmtätigkeit und verringert dadurch den Stuhldrang und die Stuhlhäufigkeit. Dadurch sitzt der Patient seltener auf der Toilette und kann sich mehr den normalen Lebenstätigkeiten widmen. Loperamid kann bei leichteren Durchfällen (insbesondere viraler Ursache) kurzfristig eingesetzt werden.

Bei schweren Durchfällen mit Fieber und Blut im Stuhl darf Loperamid nicht verwendet werden. Es könnte sich um einen durch Bakterien verursachten Durchfall handeln, dessen Unterdrückung die Ausscheidung der Krankheitserreger verzögert und damit den Krankheitsverlauf verlängert. Auch bei Säuglingen und Kleinkindern darf Loperamid nicht eingesetzt werden. In dieser Altersgruppe kann der Arzneistoff anders als bei Erwachsenen leicht ins Gehirn gelangen und sogar einen Atemstillstand verursachen (siehe Abschn. 1.6). Bei Schulkindern wird Loperamid entsprechend dem Körpergewicht dosiert. Generell darf Loperamid nur kurzfristig eingesetzt werden. Sein Missbrauch führt zu Verstopfung.

Was Sie bei 1. Darmkrämpfen und 2. Übelkeit sowie Erbrechen einnehmen können: 1. Butylscopolamin und 2. Metoclopramid
Häufig werden vor allem viral bedingte Durchfälle von starken Darmkrämpfen begleitet. Zur deren Beseitigung eignet sich Butylscopolamin. Es

handelt sich um ein sogenanntes Parasympatholytikum (Muskarin-Rezeptor-Antagonist), welches auch bei Gebärmutterkrämpfen (z. B. im Rahmen der Menstruationsblutung) gut wirksam ist. Bei Übelkeit und Erbrechen im Rahmen von viral bedingtem Durchfall kann Metoclopramid (MCP) eingesetzt werden. Diese Arzneistoffe sind bereits in Abschn. 3.1 besprochen worden. Wie Loperamid und Butylscopolamin sollte auch Metoclopramid nur kurzfristig verwendet werden. Das sollte fast immer möglich sein, da (viral bedingte) Durchfälle nahezu immer selbstlimitierende Erkrankungen sind. Bei Säuglingen und Kleinkindern ist Metoclopramid nicht erlaubt, weil es ins Gehirn gelangen und dort harmlose, aber sehr irritierend aussehende Bewegungsstörungen (Dyskinesien) verursachen kann (siehe Abschn. 1.6 und 3.1).

4

Atemwegserkrankungen

Allergien kommen durch eine Fehlsteuerung des Immunsystems zustande. Entscheidend in der Behandlung von Allergien ist, wenn möglich, die Vermeidung des auslösenden Allergens. Quaddeln und Heuschnupfen können gut mit Antihistaminika behandelt werden. Zur Behandlung des Asthmas stehen vor allem kurz- und langwirkende Beta-Sympathomimetika, inhalative Corticosteroide und Leukotrien-Rezeptor-Antagonisten zur Verfügung. Der anaphylaktische Schock ist eine lebensbedrohliche Form der Allergie. Die wichtigste Maßnahme beim anaphylaktischen Schocks ist die sofortige Injektion von Adrenalin. Die Selbsttherapie mit Adrenalin kann lebensrettend sein. Bei der chronisch-obstruktiven Lungenerkrankung (COPD) kommt es zu einer unumkehrbaren Erweiterung der Lungenbläschen, die meist Folge jahrzehntelangen Tabakkonsums ist. Demensprechend ist der Verzicht auf Tabakprodukte die wirksamste Form der COPD-Behandlung. Die COPD kann nicht geheilt, sondern nur symptomatisch behandelt werden. Am wichtigsten bei COPD sind die langwirkenden Beta-Sympathomimetika und langwirkenden Antimuskarinergika. Inhalative Corticosteroide sind bei COPD gefährlich, weil sie die Gefahr einer Lungenentzündung erhöhen.

4.1   Allergien und Asthma

Zusammenfassung

Allergien liegt eine Fehlsteuerung des Immunsystems zugrunde. Harmlose Bestandteile unserer Umwelt führen zu einer verstärkten Bildung des Immunglobulins IgE. Es aktiviert Mastzellen, die Entzündungsmoleküle freisetzen. Dazu gehören unter anderem Histamin und Leukotriene, die ihrerseits allergische Symptome hervorrufen. Das Spektrum reicht vom Heuschnupfen, Bindehautentzündung und Quaddeln bis zum Asthma-Anfall und zum potenziell tödlichen anaphylaktischen (allergischen) Schock. Die wichtigste Maßnahme ist, wenn möglich, die Vermeidung von Allergenen. Quaddeln, Heuschnupfen und Bindehautentzündungen können gut mit Antihistaminika behandelt werden. Asthma wird mit kurz- und langwirkenden beta-Sympathomimetika therapiert. Zusätzlich werden inhalative Glucocorticoide und Leukotrien-Rezeptor-Antagonisten eingesetzt. In der Therapie des anaphylaktischen Schocks ist Adrenalin lebensrettend.

Merksätze

- Heuschnupfen, Bindehautentzündungen und Quaddeln können mit Antihistaminika behandelt werden.
- Antihistaminika der 1. Generation gelangen in das Gehirn und verursachen Müdigkeit.
- Antihistaminika der 2. Generation haben ein geringeres Risiko für Müdigkeit.
- Antihistaminika wirken nicht bei Asthma und nur sehr unzureichend beim anaphylaktischen Schock.
- Asthma wird entsprechend dem Schweregrad behandelt.
- Bei Asthma kommen zunächst kurzwirkende beta-Sympathomimetika (SABA), dann inhalative Corticosteroide (ICS) zum Einsatz, die häufig in Kombination mit langwirkenden beta-Sympathomimetika (LABA) gegeben werden.
- Bei schwerem Asthma werden Leukotrien-Rezeptor-Antagonisten (LTRA) hinzugefügt.
- Bei richtiger Anwendung sind die modernen Arzneistoffe zur Behandlung des Asthmas sehr gut verträglich.
- Adrenalin ist der entscheidende Arzneistoff beim anaphylaktischen Schock, sowohl in der Therapie durch den Arzt als auch in der Selbsttherapie durch den Patienten.

Wie entstehen Allergien und Asthma? Fehlsteuerung unserer Mastzellen
Allergien werden in vier Klassen eingeteilt (Typ I–Typ IV). In diesem Abschnitt wird nur die Typ-I-Allergie besprochen. Sie ist die häufigste Form der Allergie und kann auch am besten behandelt werden.

Letztendlich weiß man noch nicht, warum einige Menschen Allergien entwickeln, andere aber nicht. Es gibt genetische Faktoren und Umweltfaktoren. Derzeit am besten untermauert ist die Hygiene-Hypothese. Sie besagt, dass eine frühzeitige Exposition von Säuglingen oder Kleinkindern gegenüber den verschiedensten Allergenen die Entwicklung allergischer Reaktionen verhindern soll. Demzufolge wäre ein Leben auf dem Bauernhof mit vielen Tieren „gesund", während das Leben in einer Stadtwohnung „ungesund" wäre.

Als Allergene werden Substanzen bezeichnet, die allergische Reaktionen auslösen können. Abb. 4.1 zeigt die Entstehung von Typ-I-Allergien und die Möglichkeiten der Arzneitherapie. Als Allergene können z. B. Blütenpollen, Nahrungsmittelbestandteile und Milbenkot wirken. Auch bestimmte Arzneistoffe können Allergien auslösen. Besonders gefährlich, aber häufig unterschätzt, ist die Anwendung von Sulfonamiden (in Kombination mit Trimethoprim = Cotrimoxazol) bei Harnwegsinfekten (siehe Abschn. 11.3).

Durch eine Fehlsteuerung im Immunsystem (man spricht von einer TH2-Reaktion) werden im Körper gegen die Allergene vermehrt Antikörper (Ig, Immunglobuline) aus der Klasse der IgE gebildet. Der Nachweis einer erhöhten IgE-Konzentration im Blut ist ein deutlicher Hinweis auf eine Neigung zu allergischen Reaktionen (Prädisposition).

Wenn die IgE-Antikörper ihr Allergen (Antigen) binden, kommt es zu einer Aktivierung von Mastzellen. Diese Zellen haben ihren Namen daher, dass sie wie gemästet aussehen. Sie sind mit kleinen Bläschen (Vesikeln) gefüllt, die eine Vielzahl von Entzündungsmolekülen enthalten, darunter Histamin und Leukotriene. Mastzellen befinden sich praktisch überall im Körper, hauptsächlich aber an den äußeren (Haut, Augen) und inneren (Atemwege, Magen/Darm-Trakt) Oberflächen. Ihre Aufgabe besteht darin, den Organismus gegenüber Krebszellen, Bakterien und Parasiten zu überwachen (siehe Abschn. 11.1 und 11.3). Mastzellen haben also eine nützliche Funktion. Im Rahmen von allergischen Reaktionen werden sie jedoch „in die Irre" geleitet und unangemessen stark aktiviert.

Vom Heuschnupfen bis zum Schock; von etwas störend bis lebensbedrohlich

Je nachdem, in welcher Körperregion die Mastzellen durch Allergene aktiviert werden, gibt es auch unterschiedliche Symptome. Sind die Bindehäute der Augen betroffen, entsteht eine Bindehautentzündung (allergische Konjunktivitis). Ist die Nasenschleimhaut betroffen, entsteht ein Heuschnupfen (allergische Rhinitis). Sind die Mastzellen in der Haut aktiviert,

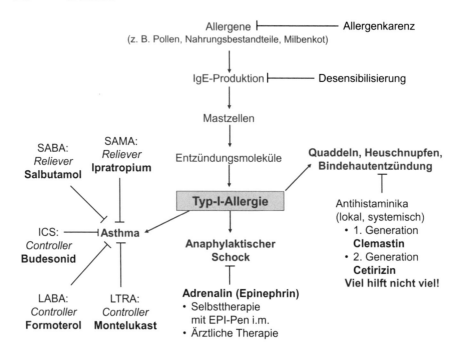

Abb. 4.1 Wie entstehen Allergien und Asthma und wie behandelt man sie? Bitte beachten Sie, dass die Behandlung eines Asthma auf der einen Seite und Quaddeln, Heuschnupfen und Bindehautentzündung auf der anderen Seite grundsätzlich unterschiedlich ist, weil hier ganz unterschiedliche Entzündungsmoleküle (siehe Abschn. 1.5) eine Rolle spielen. Antihistaminika sind bei Asthma völlig wirkungslos. Dies wird immer wieder vergessen. Antihistaminika wirken außerdem nicht ausreichend beim anaphylaktischen (allergischen) Schock. Hierbei ist die Behandlung mit Adrenalin lebensrettend. Diese Therapie können Sie oder ein Angehöriger im Fall des Falles auch selber durchführen. Sie werden von Ihrem Arzt entsprechend geschult und bekommen einen oder zwei EPI-Pen(s). Sie können so Ihr eigenes Leben retten, bis der Notarzt die weitere Behandlung übernimmt. Der Stellenwert von Glucocorticoiden („Cortison") in der Notfallbehandlung des anaphylaktischen Schocks wird regelmäßig überschätzt. Sie wirken im Gegensatz zu Adrenalin nicht innerhalb von Sekunden, sondern erst mit einer Verzögerung von mehreren Stunden. Es kommt aber auf Sekunden an. Ein weiterer häufiger Fehler ist die Überdosierung von Antihistaminika. Viel hilft nicht viel, sondern führt nur zum antimuskarinergen Syndrom.

bilden sich Quaddeln (Urtikaria). Diese Allergieformen sind durch Rötung und Juckreiz gekennzeichnet.

Werden die Mastzellen in den Atemwegen, insbesondere den kleinen Bronchien (Bronchiolen) aktiviert, ziehen sich die Bronchien zusammen (Kontraktion). Als Folge kommt es zu Luftnot, vor allem bei der Ausatmung (Asthma). Werden Mastzellen im ganzen Körper aktiviert, kommt es zusätzlich zu einer allgemeinen Gefäßerweiterung und zum Abfall des Blutdrucks mit Minderdurchblutung der Organe. Dieser lebensbedrohliche Zustand wird als anaphylaktischer (allergischer) Schock bezeichnet.

Typ-I-Allergien können sich also sehr unterschiedlich präsentieren, von gering störend bis lebensbedrohlich. Grundsätzlich kann sich auch eine lokal begrenzte allergische Reaktion ausbreiten und lebensbedrohlich werden. Der Verlauf ist nicht immer vorhersehbar.

Nicht-medikamentöse Therapie der Allergie: Leider nicht so einfach

Eine grundsätzliche Therapiestrategie bei Typ-I-Allergien besteht darin, das auslösende Allergen zu vermeiden. Das ist häufig einfacher gesagt als getan, denn nicht immer gelingt es in Provokationstests, den Auslöser zu finden oder ihn im täglichen Leben zu vermeiden.

Eine sehr populäre Strategie zur Behandlung von Allergien besteht darin, den Körper zu desensibilisieren. Nachdem der Arzt (meist Hausarzt, Dermatologe oder HNO-Arzt) das Allergen (oder die Allergene) gefunden hat, werden dem Patienten in die Haut (intradermal) in regelmäßigen Abständen und über einen längeren Zeitraum ansteigende Dosierungen des Allergens verabreicht. Die Grundidee hinter dieser Therapie ist, dass der Körper nun vermehrt „gute" Antikörper der Klasse IgG bildet, die das Allergen abfangen und damit die Mastzellaktivierung über das „schlechte" IgE verhindern.

Die Desensibilisierungstherapie ist jedoch nicht unproblematisch, denn nach jeder Allergengabe muss der Patient für mindestens 30–45 min in der Praxis bleiben, um sicherzustellen, dass es nicht zu einem anaphylaktischen Schock kommt. Wegen des Aufwands der Desensibilisierung ist die Therapietreue gering, und die Erfolgsaussichten sind zudem unsicher.

Deswegen spielt die Behandlung von Allergien mit Arzneistoffen eine große praktische Rolle. Obwohl die verschiedenen Formen der Typ-I-Allergie einen gemeinsamen Mechanismus haben, unterscheidet sich die Therapie der einzelnen Manifestationsformen deutlich voneinander. Deshalb wird die Arzneitherapie nicht nach einzelnen Arzneistoffgruppen besprochen, sondern nach Erkrankungsmanifestationen. Tab. 4.1 fasst wichtige Arzneistoffe zur Behandlung der Typ-I-Allergie zusammen.

Arzneitherapie von Heuschnupfen, allergischer Bindehautentzündung und Quaddeln: Antihistaminika

Grundsätzlich handelt es sich bei Heuschnupfen, Bindehautentzündung und Quaddeln um unangenehme, aber nicht lebensbedrohliche Manifestationen der Typ-I-Allergie. Bei diesen Manifestationen stört in erster Linie der Juckreiz. Dieser wird stärker, wenn man sich kratzt oder die Augen reibt. Deshalb

Tab. 4.1 Übersicht über die wichtigsten Arzneistoffgruppen zur Behandlung von Typ-I-Allergien

Arzneistoffgruppe	Prototypischer Arzneistoff	Wirkungsweise	Anwendungsgebiet	Wichtige UAW und Wechselwirkungen
Antihistaminika der 1. Generation	Clemastin	Blockiert die Wirkungen des aus Mastzellen freigesetzten Histamins; H1-Rezeptor-Antagonist, blockiert außerdem die Wirkungen von Histamin im Gehirn, rascher Wirkungseintritt.	Oral oder intravenös bei schweren allergischen Reaktionen, die sich als Quaddeln, Heuschnupfen oder Bindehautentzündung äußern, starker Juckreiz. Lokalanwendung auf der Haut bei kleinflächigen Quaddeln und Juckreiz, Reisekrankheit, Einschlafstörungen. Keine Wirkung bei Asthma.	Müdigkeit. Verkehrssicherheit und Fähigkeit zum Bedienen von Maschinen wird beeinträchtigt. Verstärkte Müdigkeit bei Konsum von Alkohol und anderen Arzneistoffen mit Wirkung auf das Gehirn, insbesondere Benzodiazepinen, Z-Substanzen und Antiepileptika. Bei Langzeitanwendung Gewichtszunahme durch Appetitsteigerung.
Antihistaminika der 2. Generation	Cetirizin	Blockiert die Wirkungen des aus Mastzellen freigesetzten Histamins; H1-Rezeptor-Antagonist, hat nur geringe Wirkung im Gehirn; rascher Wirkungseintritt.	Oral bei allergischen Reaktionen, die sich als Quaddeln, Heuschnupfen oder Bindehautentzündung äußern, starker Juckreiz. Lokale Anwendung auch auf den Bindehäuten und in der Nase. Nur geringe Wirkung auf das Gehirn; daher keine Anwendung bei Einschlafstörungen oder Reiseerkrankung. Keine Wirkung bei Asthma.	Insgesamt gute Verträglichkeit, vorübergehender bitterer Geschmack oder Brennen bei lokaler Anwendung. Müdigkeit kann bei empfindlichen Personen auftreten; insbesondere bei höheren Dosierungen.

(Fortsetzung)

Tab. 4.1 (Fortsetzung)

Arzneistoffgruppe	Prototypischer Arzneistoff	Wirkungsweise	Anwendungsgebiet	Wichtige UAW und Wechselwirkungen
Antimuskarinergika, kurzwirkend (SAMA)	Ipra**tropium**	Blockiert die Wirkungen von Acetylcholin an den Bronchien, Muskarin-Rezeptor-Antagonist (Parasympatholytikum). Erweiterung der Atemwege. *Reliever.*	Inhalativ bei schwerem Asthmaanfall.	Insgesamt gute Verträglichkeit; vor allem Mundtrockenheit bei fehlerhafter Inhalationstechnik.
beta-Sympathomimetika, kurzwirkend (SABA)	Salbutamol (alternativer INN: Al**buterol**)	Ahmt die Wirkungen von Adrenalin an den Bronchien nach, beta-2-Rezeptor-Agonist, Erweiterung der Atemwege, rascher Wirkungseintritt, aber nur kurze Wirkdauer. *Reliever.*	Inhalativ bei akutem Asthmaanfall; Bedarfsmedikation.	Bei korrekter Anwendung gute Verträglichkeit, bitterer Geschmack bei inkorrekter Inhalationstechnik, Herzklopfen bei Überdosierung; Gefahr von Angina-pectoris-Anfällen bei Patienten mit KHK. Wirkungsverlust bei zu häufiger und unkritischer Anwendung.
beta-Sympathomimetika, langwirkend (LABA)	Formo**terol**	Ahmt die Wirkungen von Adrenalin an den Bronchien nach, beta-2-Rezeptor-Agonist, Erweiterung der Atemwege, langsamer Wirkungseintritt, aber lange Wirkdauer. *Controller.*		Zittern, Kopfschmerzen, Unruhe, Herzklopfen, Blutzuckererhöhung; vor allem bei hochdosierter und unkritischer Anwendung. Zur Vermeidung von UAW immer in Kombination mit ICS.

(Fortsetzung)

Tab. 4.1 (Fortsetzung)

Arzneistoffgruppe	Prototypischer Arzneistoff	Wirkungsweise	Anwendungsgebiet	Wichtige UAW und Wechselwirkungen
Corticosteroide (Glucocorticoide), inhalative Corticosteroide (ICS)	Budesonid	Hemmt über vielfältige Mechanismen die Entzündungsreaktion bei Asthma, verstärkt die Wirkung von SABA und LABA; entgegen weitverbreiteter Meinung keine akute Wirkung, sondern nur prophylaktische Wirkung. *Controller.*	Basistherapie bei Asthma. Durch die Anwendung als Inhalationsspray sind kaum Wirkungen des „Cortison" im Körper zu erwarten. Es gibt auch lokal anwendbare Corticosteroide für die Bindehäute und Nase.	Insgesamt gute Verträglichkeit bei korrekter Anwendung. KEINE Gefahr von „Cushing-Syndrom", da Budesonid in der Leber rasch abgebaut wird. Bei inkorrekter Anwendung Heiserkeit und Pilzbefall im Mund (Kandidose). Daher nach jeder Anwendung Mund ausspülen.
Katecholamine	Adrenalin (Epinephrin, EPI)	Erweiterung der Atemwege, Steigerung der Herzleistung und Organdurchblutung, Verringerung von Schwellungen im Gesicht- und Halsbereich, Abschwellung von Quaddeln; sehr rascher Wirkungseintritt.	Anaphylaktischer Schock. Intravenöse Anwendung durch den Notarzt. Selbstanwendung von EPI-Pens (intramuskulär) durch den Patienten, der eine bekannte Allergie hat.	Bei korrekter Anwendung und Dosierung sehr gute Verträglichkeit, da die Wirkung auch zeitlich begrenzt ist. Bei Patienten mit Bluthochdruck Gefahr einer weiteren Blutdrucksteigerung; bei Patienten mit koronarer Herzerkrankung Gefahr von Angina pectoris und Herzinfarkt. Diese UAW können aber durch den Notarzt kontrolliert werden und stehen gegenüber der lebensbedrohlichen Situation im Hintergrund.

(Fortsetzung)

Tab. 4.1 (Fortsetzung)

Arzneistoffgruppe	Prototypischer Arzneistoff	Wirkungsweise	Anwendungsgebiet	Wichtige UAW und Wechsel- wirkungen
Leukotrien-Rezeptor-Antagonisten (LTRA, Lukaste)	**Montelukast**	Hemmt die Wirkungen von Leukotrienen an den Bronchien; dadurch Erweiterung der Atemwege und Verringerung der Entzündung. Wirkung tritt aber erst verzögert ein; daher nur prophylaktische Wirkung. *Controller.*	Dauertherapie von Asthma bei unzureichender Wirkung von SABA, LABA und ICS.	Magen/Darm-Beschwerden, Kopfschmerzen; selten paradoxe Entzündungsreaktionen.

Erkennungssilben in Arzneistoffen sind fett hervorgehoben. Wenn Sie jemals einen anaphylaktischen Schock hatten, lassen Sie sich von Ihrem Arzt mindestens zwei EPI-Pens verschreiben (falls ein Pen nicht funktionieren sollte) und führen Sie diese immer mit sich. Ein EPI-Pen, der zu Hause liegt, wenn Sie unterwegs sind, nützt Ihnen nicht. Instruieren Sie Ihre Familienangehörigen und Freunde, wie der Pen im Zweifelsfall anzuwenden ist. Diese einfachen Maßnahmen können Ihnen das Leben retten. Verschwenden Sie beim anaphylaktischen Schock keine Zeit mit der Einnahme von Antihistaminika. Sie wirken auch NICHT bei Asthma. Theophyllin ist in Abschn. 4.2 dargestellt.

sollte man dies vermeiden. Quaddeln am gesamten Körper (generalisierte Quaddeln) sind ein Alarmzeichen. Diese können ein Hinweis dafür sein, dass sich die allergische Reaktion überall im Körper ausbreitet.

Bei den oben genannten Manifestationsformen der Allergie ist Histamin das wichtigste Entzündungsmolekül. Es bindet an bestimmte Rezeptoren (H1-Rezeptoren), über die Gefäße erweitert und Juckreiz ausgelöst werden. Dementsprechend besteht die wichtigste und erfolgreichste Therapie darin, die Wirkungen von Histamin an diesen Rezeptoren zu antagonisieren (blockieren). Die Antihistaminika binden an die H1-Rezeptoren in Konkurrenz mit Histamin, das nun nicht mehr wirken kann (siehe Abschn. 1.5).

Je nachdem, ob die Symptome lokalisiert oder generalisiert sind, kommt entweder eine Lokaltherapie mit Augentropfen, Nasensprays oder Hautgelen oder eine Allgemeintherapie mit Tabletten in Frage. Unabhängig davon, für welche Strategie man sich entscheidet, ist ein großer Vorteil der Antihistaminika, dass sie schnell wirken. Es ist daher möglich, beim Einsetzen von Allergiesymptomen den Arzneistoff für kurze Zeit *(on-demand)* anzuwenden, bis die Symptome wieder aufhören. In den meisten Fällen dürfte diese Strategie ausreichen. Wenn eine saisonale Allergie besteht (z. B. gegenüber bestimmten Pflanzenpollen), kann in der entsprechenden Jahreszeit auch eine „Dauertherapie" mit Antihistaminika durchgeführt werden, um das das Auftreten von Allergiesymptomen zu verhindern.

Unbedingt darauf achten: Alte Antihistaminika machen müde, neue weniger müde

Es gibt auf dem Arzneimittelmarkt eine Vielzahl von Antihistaminika. Einige Antihistaminika sind nicht rezept-, sondern nur apothekenpflichtig. Das bedeutet, dass sie nach Beratung in der Apotheke vom Patienten direkt gekauft werden können. Grundsätzlich unterscheidet man Antihistaminika der 1. und 2. Generation. Diese Unterscheidung ist sehr wichtig, denn die Arzneistoffe der 1. Generation („alt") (Prototypen sind Clemastin und Diphenhydramin) hemmen nicht nur die Wirkungen von Histamin auf die allergische Reaktion, sondern auch die im Gehirn. Dort hat Histamin viele wichtige Funktionen. Es fördert die Aufmerksamkeit, hemmt den Appetit und löst eine Reisekrankheit aus. Dementsprechend kommt es als Folge der Blockade der Wirkungen von Histamin im Gehirn zu Müdigkeit und Appetitsteigerung sowie zu einer Unterdrückung von Symptomen einer Reisekrankheit. Antihistaminika der 2. Generation („neu") gelangen deutlich schlechter ins Gehirn als die der 1. Generation und sind daher bei Allergien besser verträglich.

Nimmt ein Patient wegen einer allergischen Reaktion oral ein Antihistaminikum der 1. Generation ein, so werden zwar die Symptome des Heuschupfens, der Bindehautentzündung und der Quaddeln verringert, aber der Patient wird auch müde. Diese schlaffördernde Wirkung der Antihistaminika der 1. Generation kann man bei Schlafstörungen durchaus nutzen, aber die Verkehrstüchtigkeit wird dann deutlich beeinträchtigt. Der zusätzliche Konsum alkoholischer Getränke oder die Einnahme von Benzodiazepinen oder Z-Substanzen verschärft die Problematik (siehe Abschn. 8.2). Deshalb müssen Verkehrsteilnehmer, Berufskraftfahrer, Zugführer und Piloten im Dienst unbedingt die orale Einnahme von Antihistaminika der 1. Generation vermeiden.

Das Risiko der Müdigkeit und Beeinträchtigung der Verkehrstüchtigkeit ist bei den Antihistaminika der 2. Generation geringer (Prototypen sind Cetirizin und Fexofenadin), aber durchaus noch vorhanden. Es gibt Menschen, die auch nach Einnahme von Antihistaminika der 2. Generation müde werden. Dann empfiehlt sich der Umstieg auf ein anderes Antihistaminikum der 2. Generation oder das Ausprobieren einer niedrigeren Dosis.

Eine Warnung: Zu hohe Dosen Antihistaminika machen nur Probleme
Es ist ein sehr häufiger Fehler, dass Antihistaminika zu hoch dosiert werden, um die Symptome der Allergie ganz zu beseitigen. Das gelingt praktisch nie, weil außer Histamin auch andere Entzündungsmoleküle eine Rolle spielen. Zudem blockieren Antihistaminika in höherer Dosierung auch noch die Muskarin-Rezeptoren, d. h. sie wirken als Parasympatholytika. Dadurch kann es zu UAW wie Mundtrockenheit, Wärmestau (heiße trockene Haut), Herzklopfen, Verstopfung, Harnverhalt und Verschwommensehen kommen. Diese Symptome werden unter dem Begriff „antimuskarinerges (oder anticholinerges) Syndrom" zusammengefasst.

Es gilt also bei den Antihistaminika: „Viel hilft nicht viel". Bei den Antihistaminika der 2. Generation gibt es eine große Auswahl von Präparaten zur Anwendung am Auge, an der Nase und zur oralen Einnahme. Die für Sie jeweils beste Anwendungsform sollten Sie mit Ihrem Arzt und Apotheker besprechen. Bei einer kleinflächigen lokalen Anwendung von Antihistaminika treten kaum systemische UAW auf. Diese sind nur bei der oralen Therapie zu erwarten. Werden diese Grundregeln der Anwendung von Antihistaminika beachtet, handelt es sich um sichere und wirksame Arzneistoffe.

Arzneitherapie des Asthma bronchiale: Kontrollieren Sie Ihren PEF
Während Histamin bei Heuschnupfen, Bindehautentzündung und Quaddeln eine zentrale Rolle in der Krankheitsentstehung spielt, ist es bei der Entstehung von Asthma nicht beteiligt. Dementsprechend sind Antihistaminika beim Asthma wirkungslos.

Das Leitsymptom von Asthma ist Luftnot, insbesondere bei der Ausatmung. Beim Asthma kommt es als Folge der Mastzellaktivierung zu einer Verengung der Luftwege und zu einer Entzündung, die zu einer Verdickung der Bronchialschleimhaut führt. Prinzipiell ist Asthma umkehrbar, d. h. es kommt anders als bei der chronischen obstruktiven Lungenerkrankung (COPD) nicht zu einer dauerhaften Schädigung der Lunge (siehe Abschn. 4.2). Die Arzneitherapie des Asthmas richtet sich nach dem Schweregrad.

Als Patient haben Sie mit dem *Peak-Flow*-Meter eine einfache Möglichkeit, selber den Schweregrad des Asthmas zu kontrollieren. Das Gerät misst, wie viele Liter Luft Sie maximal pro Sekunde ausatmen können. Die *Peak-Expiratory-Flow*(PEF)-Werte sind alters- und geschlechtsabhängig und können aus Normtabellen entnommen werden. Beim intermittierenden Asthma ist PEF um bis zu 20 % verringert, und es kommt zu maximal einem Asthmaanfall pro Woche. Beim leichten Asthma erhöht sich die Anfallsfrequenz auf bis zu einem Anfall pro Tag. Mittelgradiges Asthma mit um 20–40 % verringerten PEF-Werten ist von täglichen Anfällen begleitet. Beim schweren Asthma ist der PEF-Wert um mehr als 40 % reduziert, und es treten mehrmals täglich Asthmaanfälle auf. Die schwerste lebensbedrohliche Form des Asthmas ist der Status asthmaticus. Er muss stationär behandelt werden.

Ziele der Asthmabehandlung sind Anfallsfreiheit, eine normale Lungenfunktion und gute Lebensqualität. Mit einer stufengerechten Arzneitherapie können diese Ziele erreicht werden.

Asthma-Therapie: *Reliever* für den Notfall und *Controller* für die Dauertherapie
Man unterscheidet *Reliever,* die eine akute Asthma-Symptomatik verbessern können, von *Controllern,* die langfristig die Anfallshäufigkeit reduzieren und die Entzündung in den Bronchien verringern. Die kurzwirkenden beta-Sympathomimetika (*short-acting beta receptor agonists*, SABA) und Antimuskarinergika (*short-acting muscarinic receptor antagonists*, SAMA) sind die wichtigsten *Reliever*. Die inhalativen Corticosteroide (Glucocorticoide) (ICS), langwirkenden beta-Sympathomimetika (*long-acting beta receptor*

agonists, LABA) und Leukotrien-Rezeptor-Antagonisten (LTRA) stellen die wichtigsten *Controller* dar.

Asthma-Therapie: SABA und LABA

Zunächst werden bei leichtem Asthma SABA (Prototypen Salbutamol (alternativer INN Albuterol) und Fenoterol) bedarfsorientiert eingesetzt. Entscheidend in ihrer Anwendung ist die korrekte, mit der Einatmung koordinierte Inhalation des Arzneistoffs. Ihr Arzt und Apotheker muss Ihnen die richtige Inhalationstechnik zeigen. Ein Hinweis auf inkorrekte Inhalation ist ein bitterer Geschmack nach der Inhalation, der auf den Verbleib von Arzneistoff im Mund zurückzuführen ist.

Ein häufiges Problem bei der Anwendung von SABA ist die (durchaus nachvollziehbare) Ungeduld der Patienten. Der Patient hat Luftnot und möchte rasch Linderung verspüren. Ehe der Arzneistoff jedoch in die Bronchien und durch die Schleimhaut an den eigentlichen Wirkungsort (die glatten Muskelzellen) gelangt, vergehen ca. 3–4 min. Dieses Intervall kann nicht verkürzt werden. Ein Fehler wäre es jedoch, wenn Sie wegen der anfangs fehlenden Wirkung des SABA gleich noch einen Hub aus dem Inhalationsspray nehmen. Sie würden dann wahrscheinlich, wenn Sie wieder besser Luft bekommen, auch verstärktes Herzklopfen verspüren. Das liegt daran, dass die SABA in höherer Dosis auch die entsprechenden Rezeptoren für Adrenalin im Herzen aktivieren. Bei herzgesunden Patienten ist das Herzklopfen nur unangenehm, aber die auch ausgelöste kurzfristige Blutdrucksteigerung ist bei Patienten mit erhöhtem Blutdruck ungünstig (siehe Abschn. 5.1). In Fällen von KHK kann es zu einem Angina-pectoris-Anfall kommen (siehe Abschn. 5.2). Das sollte unbedingt vermieden werden.

Eine weitere Gefahr entsteht, wenn ein Patient häufiger als zweimal täglich SABA inhalieren muss, um beschwerdefrei zu sein. Das kann neben den UAW auf das Herz dazu führen, dass die erweiternde Wirkung des Arzneistoffs auf die Bronchien nachlässt und er mit der Zeit wirkungslos wird. Ursache dafür ist ein Schutzmechanismus des Köpers vor Überaktivierung: Die entsprechenden Rezeptoren auf den Bronchien verschwinden bei übermäßiger Stimulation. Die einzige Möglichkeit zur Wiederherstellung der Empfindlichkeit für SABA besteht darin, den Arzneistoff abzusetzen. In der Übergangszeit geht es dem Patienten dann natürlich erst einmal schlechter.

Die LABA besitzen eine deutlich längere Wirkung als die SABA. Bei alleiniger Behandlung mit LABA ergibt sich jedoch bezüglich des Wirkungsverlustes die gleiche Problematik wie mit den SABA. Deshalb werden LABA beim Asthma immer in Kombination mit ICS eingesetzt.

Asthma-Therapie: Keine Angst vor Cortison
Wegen der Nachteile der Einfachbehandlung mit SABA oder LABA sollten Asthmapatienten schon sehr frühzeitig ICS (Prototyp Budesonid) inhalieren. Reflexartig assoziieren viele Patienten mit „Steroiden" oder „Cortison" für den Körper gefährliche Wirkungen und befürchten schwere UAW (siehe Abschn. 11.2). Diese Angst führt dann häufig zu einer Untertherapie und Verschlechterung des Asthmas.

Die modernen ICS sind aber sehr effektive entzündungshemmende Arzneistoffe, die die erweiternde Wirkung der SABA und LABA auf die Bronchien in idealer Weise verstärken. Dadurch, dass die ICS inhalativ angewendet und zudem im Körper rasch abgebaut werden, sind auch die Effekte der ICS auf die Bronchien beschränkt, und es kommt zu keinen allgemeinen Auswirkungen auf den Körper.

Es wird häufig angenommen, dass das Hauptproblem bei Asthma eine Verengung der Bronchien sei. Mindestens genauso problematisch ist jedoch die Entzündung, die durch die ICS gelindert wird. Außerdem erhöhen die ICS die Anzahl der Rezeptoren für SABA und LABA auf den glatten Muskelzellen der Bronchien und verstärken dadurch die Wirkungen der beta-Sympathomimetika.

Asthma-Therapie mit Cortison: Auf die Technik kommt es an
Ebenso wie bei den SABA und LABA ist die richtige Inhalationstechnik bei den ICS von großer Bedeutung. Da sie das Immunsystem beeinflussen, kann die Anfälligkeit für bestimmte Infektionen erhöht werden. Besonders wichtig ist hier die orale Kandidose (siehe Abschn. 11.3). Ihr Erreger ist ein Hefepilz *(Candida albicans),* der zur normalen Standortflora im Mund gehört. Wenn ICS in höherer Konzentration vorliegen, kommt es zu einem Ungleichgewicht im Immunsystem, und der Hefepilz kann die Standortflora dominieren. Eine Kandidose erkennt man an weißlichen Belägen auf der geröteten Schleimhaut, die zudem leicht blutet. Die Infektion lässt sich durch eine richtige Inhalationstechnik vermeiden. Außerdem wird empfohlen, nach jeder Inhalation des ICS den Mund auszuspülen, um dort zurückgebliebenen Arzneistoff zu entfernen. Eine weitere UAW der ICS ist Heiserkeit, die eine Dosiserniedrigung erforderlich machen kann.

Systemische UAW im Körper durch ICS sind nicht zu erwarten, d. h. es handelt sich insgesamt um sehr sichere und wirksame Arzneistoffe.

Asthma-Therapie: Es gibt noch weitere Möglichkeiten
Falls das Asthma durch SABA + LABA + ICS nicht ausreichend kontrolliert werden sollte, können zusätzlich Leukotrien-Rezeptor-Antagonisten (LTRA) gegeben werden. Diese Arzneistoffe verhindern die durch bestimmte Entzündungsmoleküle (Leukotriene) verursachte Entzündung und Verengung der Bronchien.

Bei Asthma kann als ein weiterer *Reliever* das SAMA Ipratropium angewendet werden. Für sehr schwere Fälle steht dann noch der *Reliever* Theophyllin zur Verfügung. Es wirkt jedoch nicht nur in den Bronchien, sondern praktisch überall im Körper, wodurch schwere UAW wie Übelkeit, Erbrechen, Durchfall, Herzklopfen, Zittern und Erregungszustände auftreten können (siehe Abschn. 4.2).

In den allermeisten Fällen wird Asthma durch eine geschickte Kombination von SABA + LABA + ICS + LTRA gut zu kontrollieren sein. Es gibt aber einen kleinen Prozentsatz Patienten, die auf diese Standardtherapie nicht ausreichend ansprechen. Für sie gibt es spezielle (und sehr teure) Spezialarzneistoffe: Omalizumab ist ein Antikörper, der IgE abfängt und somit die Aktivierung von Mastzellen verhindert. Der Antikörper Mepolizumab verringert die Entzündung durch Wegfangen des Entzündungsmoleküls Interleukin-5. Beide Antikörper werden aber aus Kostengründen nur in sehr schweren Krankheitsfällen eingesetzt.

Analgetika-Asthma: Gibt es so überhaupt nicht
An dieser Stelle muss auch das sogenannte „Analgetika-Asthma" erwähnt werden. Ca. 15 % aller Asthma-Patienten haben eine Überempfindlichkeit gegenüber Arzneistoffen aus der Gruppe der nicht-steroidalen Antirheumatika (NSAR). Diese Arzneistoffe hemmen die Bildung von Entzündungsmolekülen aus der Gruppe der Prostaglandine und verringern dadurch entzündlich bedingte Schmerzen (siehe Abschn. 2.1). Im Gegenzug entstehen aber nun im Körper verstärkt Leukotriene, die die Bronchien verengen und Asthma verschlimmern.

Allerdings ist der Begriff „Analgetika-Asthma" missverständlich. Man sollte von „Cyclooxygenase-Hemmer-Asthma" sprechen. Der Grund dafür ist darin zu sehen, dass Analgetika (Schmerzmittel) mit einem anderen Wirkmechanismus wie zum Beispiel Opioid-Analgetika, Paracetamol und Metamizol nicht das Risiko für Asthmaanfälle erhöhen (siehe Abschn. 2.1).

Diese schmerzlindernden Arzneistoffe können daher bei Patienten mit Asthma sehr wohl eingesetzt werden.

Anaphylaktischer Schock: Lebensbedrohlich

Der anaphylaktische (allergische) Schock ist die schwerste, lebensbedrohliche Form der Typ-I-Allergie. Er kann sich prinzipiell aus jeder scheinbar harmlosen allergischen Reaktion entwickeln. Warnsymptome für die Entstehung eines anaphylaktischen Schocks sind Quaddeln, die sich rasch über den ganzen Körper ausbreiten und stark jucken, Schwellungen im Gesichts- und Halsbereich sowie zunehmende Luftnot. In der Folge kommt es zu einer Sauerstoffunterversorgung der Organe. Ferner können Magen/Darm-Symptome wie Übelkeit, Erbrechen und Durchfall auftreten. Im weiteren Verlauf entwickelt sich ein Herz/Kreislauf-Versagen. Es kommt zu einer massiven Erweiterung der Blutgefäße mit einem daraus resultierenden Blutdruckabfall und zur Minderversorgung lebenswichtiger Organe mit Sauerstoff und Nährstoffen. Zunächst versucht das Herz, die Minderdurchblutung durch vermehrte Leistung (erkennbar am Herzklopfen) zu verbessern, aber letztlich hilft auch das nicht mehr (das Herz leidet ja selber unter Nährstoff- und Sauerstoffmangel), und es kommt zum Tod.

Therapie des anaphylaktischen Schocks: Zuerst Adrenalin und nichts anderes

In dieser Situation ist eine Therapie so schnell wie möglich nötig. Es ist keine Zeit zu verlieren, der Patient muss sofort den Notarzt rufen bzw. sich auf die Notaufnahme bringen lassen. Die wichtigste und lebensrettende medikamentöse Maßnahme beim anaphylaktischen Schock ist die intravenöse Gabe von Adrenalin (Epinephrin, EPI). Der Arzt kann es sehr genau auf die Wirkung bezogen dosieren, und Adrenalin wirkt im Körper innerhalb von Sekunden. Diese beiden Eigenschaften gewährleisten sehr gute Steuerbarkeit der Wirkung beim anaphylaktischen Schock.

Adrenalin wird oft als schädliches „Stresshormon" bezeichnet. Dieser schlechte Ruf führte auch dazu, dass Adrenalin früher von Ärzten beim anaphylaktischen Schock viel zu selten eingesetzt wurde und es deshalb zu vermeidbaren Todesfällen kam. Dabei ist Adrenalin gerade beim anaphylaktischen Schock das Gegenteil eines „Stresshormons", es ist ein Lebensretter. Adrenalin bewirkt eine Abschwellung im Kopf- und Halsbereich und erweitert die Bronchien. All dies erleichtert die Atmung und damit die Sauerstoffversorgung des Körpers. Schließlich fördert Adrenalin auch die Herzfunktion und erleichtert damit die Verteilung des Sauerstoffs im Körper. Adrenalin vereint also drei lebensrettende Wirkungen in einem Arzneistoff. Das ist für den Notarzt eine perfekte Ausgangssituation für die Therapie, denn so kann er sich auf einen einzigen Arzneistoff konzentrieren.

Helfen Sie sich selbst beim anaphylaktischen Schock mit einem EPI-Pen
Inzwischen hat sich innerhalb der Ärzteschaft und der Öffentlichkeit die Einstellung gegenüber Adrenalin so verändert, dass es jetzt sogar zur Selbstanwendung bei Allergiepatienten in Form von EPI-Pens verschrieben wird. Jeder Patient, der einmal einen anaphylaktischen Schock hatte, bekommt inzwischen einen EPI-Pen (oder besser sogar zwei EPI-Pens, falls einer versagen oder fehlangewendet werden sollte), um sich bei ersten Anzeichen für eine beginnende Anaphylaxie selbst das lebensrettende Adrenalin spritzen zu können.

Die Selbstanwendung der EPI-Pens muss vom Arzt oder Apotheker gut erklärt werden. Das Prinzip besteht darin, dass Adrenalin mit einer Spritze über einen Selbstauslösemechanismus in die Oberschenkelmuskulatur injiziert wird, eventuell sogar durch die Hose. Naturgemäß ist eine intramuskuläre Injektion nicht so rasch und stark wirksam wie eine intravenöse Injektion und kann nicht nach klinischer Einschätzung individuell dosiert werden, aber der EPI-Pen hilft, wertvolle Zeit bis zum Eintreffen des Notarztes oder Erreichen der Notaufnahme zu überbrücken. Unbedingt muss trotz EPI-Pen-Gabe der Notarzt gerufen werden bzw. die nächste Notaufnahme angesteuert werden.

Bei Kindern, die einen anaphylaktischen Schock hatten, müssen entsprechend die Eltern und Lehrer instruiert werden, den EPI-Pen richtig anzuwenden. Inzwischen liegen auch ausreichend Erfahrungen mit Fehlanwendungen der EPI-Pens vor. Die versehentliche Injektion des Pen-Inhaltes in den Finger des Anwenders führt zu keinen langfristigen negativen Folgen. Dafür ist die Adrenalindosis in den EPI-Pens zu gering.

Was früher als erstes beim anaphylaktischen Schock gemacht wurde: Weniger wirksam als Adrenalin
Historisch gesehen stand in der Ärzteausbildung die Anwendung von (hochdosierten) Antihistaminika und hochdosiertem „Cortison" beim anaphylaktischen Schock im Vordergrund, getrieben durch die Angst, dass die Anwendung von Adrenalin für den Patienten „Stress" sei. Diese Praxis hat dazu geführt, dass unnötigerweise Patienten am anaphylaktischen Schock gestorben sind, obwohl ihre Rettung möglich gewesen wäre.

Es muss an dieser Stelle noch einmal ausdrücklich betont werden, dass die Antihistaminika NICHT gegen die Bronchienverengung, NICHT gegen die Gesichts- und Halsschwellung und NICHT gegen die Herz/Kreislauf-Symptome wirken, sondern nur gegen die Quaddeln und den Juckreiz. Eine höhere Dosierung bringt entgegen landläufiger Meinung keine bessere therapeutische Wirkung, sondern verursacht nur ein antimuskarinerges Syndrom. Auch die häufig geübte Praxis, zusätzlich H2-Rezeptor-Blocker zur „Stressulkus-Prophylaxe" zu geben, ist nicht zielführend.

Die Anwendung hochdosierter Glucocorticoide erfolgte unter der Vorstellung, dass dadurch Gefäße abgedichtet werden und das Wiederauftreten von Anaphylaxie-Symptomen verhindert werden kann. Diese Vorstellung mag richtig sein, aber der Hauptnachteil der Glucocorticoide ist, dass der Wirkungseintritt erst innerhalb von Stunden erfolgt, obwohl eine sofortige Wirkung erforderlich ist. Daher muss in einer akuten Notfallsituation der Fokus des Patienten und des Arztes auf die entscheidende Maßnahme gelegt werden: Die intravenöse bzw. intramuskuläre Gabe von Adrenalin.

4.2 Chronisch-obstruktive Lungenerkrankung

Zusammenfassung

Bei der chronisch-obstruktiven Lungenerkrankung (COPD) entsteht meist als Folge von Tabakkonsum eine unumkehrbare Erweiterung der Lungenbläschen mit einer Einengung der Luftwege. Die Folge ist eine zunehmend schwerere Atemnot. Die COPD ist unheilbar und kann nur symptomatisch behandelt werden. Zunächst werden langwirkende beta-Sympathomimetika und langwirkende Antimuskarinergika eingesetzt. Später kommen andere bronchienerweiternde Arzneistoffe wie Phosphodiesterase-Hemmer zum Einsatz. Glucocorticoide sollten nur sehr zurückhaltend eingesetzt werden, weil sich eine Lungenentzündung entwickeln kann. Im Endstadium der COPD wird reiner Sauerstoff eingeatmet.

Merksätze

- Die beste Prophylaxe und Therapie der chronisch-obstruktiven Lungenerkrankung (COPD) ist der Verzicht auf Tabakkonsum.
- Im Unterschied zum Asthma sind die Lungenveränderungen bei der COPD unumkehrbar.

- Die Standardbehandlung der COPD erfolgt mit inhalativen langwirkenden beta-Sympathomimetika (LABA) und langwirkenden Antimuskarinergika (LAMA).
- Bei fachgerechter Anwendung sind LABA und LAMA gut wirksam und gut verträglich.
- In späteren Stadien der COPD kommen Phosphodiesterase-Hemmer zur Anwendung.
- Glucocorticoide sind bei COPD gefährlich. Es kann zur Lungenentzündung kommen.
- In Spätstadien der COPD muss reiner Sauerstoff eingeatmet werden.

Wie entsteht die COPD? Besser erst gar nicht anfangen mit dem Rauchen

In Deutschland gibt es 3–5 Mio. Menschen mit chronisch-obstruktiver Lungenerkrankung (COPD). Mit diesem Begriff wird ausgedrückt, dass es zu einer Verengung der kleinen Atemwege kommt und damit wie beim Asthma vor allem die Ausatmung behindert ist. Im Unterschied zum Asthma sind die Lungenveränderungen bei COPD jedoch unwiderruflich. Die Leitsymptome der COPD sind **A**temnot, **H**usten und **A**uswurf (**AHA**-Symptome). Abb. 4.2 zeigt, wie COPD entsteht und wie man sie behandelt.

Die wichtigste Ursache für COPD ist der langfristige Konsum von Tabakprodukten. Tabak enthält eine Vielzahl von Schadstoffen, die zu einer chronischen Entzündung der kleinen Atemwege (Bronchiolen) und Lungenbläschen führen. Die verringerte Anzahl normal funktionierender Lungenbläschen erschwert den Gasaustausch, sodass es zu Luftnot und einem Abfall der Leistungsfähigkeit kommt. Die entzündeten Bronchiolen fallen vor allem bei der Ausatmung zusammen. Das führt zu einer Überblähung (Luftstau) in den Lungen und verstärkt deren Schädigung. Letztlich entsteht eine große, aber funktionslose Lunge mit wenigen Lungenbläschen (Emphysem). Während Asthma in erster Linie junge Menschen betrifft, ist COPD vor allem eine Erkrankung älterer Menschen, die sich meist nach dem 50. Lebensjahr manifestiert. Dementsprechend haben viele COPD-Patienten auch Herz/Kreislauf-Erkrankungen (siehe Abschn. 5.1–5.3), was die COPD-Behandlung erschwert.

Ebenso wie das Asthma wird die COPD in verschiedene Schweregrade unterteilt. Der wichtigste Messwert ist das forcierte Ausatmungsvolumen in einer Sekunde (FEV1). Im Stadium 1 (leichte COPD) liegt FEV1 über 80 % der Norm, und die Beschwerden sind nur gering. Im Stadium 2 (mittelschwere COPD) ist FEV1 auf 50–80 % verringert, und die AHA-Symptome werden deutlich. Im Stadium 3 (schwere COPD) liegt der FEV1-Wert zwischen 30–50 % bei sehr deutlichen AHA-Symptomen. Im

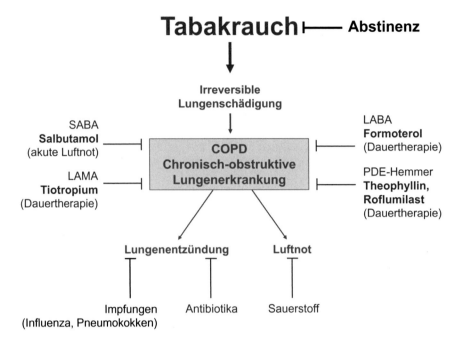

Abb. 4.2 **Wie entsteht die COPD und wie behandelt man sie?** Die Behandlung einer COPD ist rein symptomatisch. Man unterscheidet eine Behandlung bei akuter Luftnot (SABA und Sauerstoff) von einer Dauertherapie (LAMA, LABA, PDE-Hemmer). Die Erkrankung ist im Gegensatz zu Asthma nicht heilbar und führt in den meisten Fällen zum Tod. Nur in den wenigsten Fällen ist eine Lungentransplantation möglich. Die wichtigste Ursache für die COPD ist der Tabakrauch. Dementsprechend ist der Verzicht auf Tabak die wirksamste Behandlung der COPD. Wegen der erhöhten Infektanfälligkeit sollte auf Glucocorticoide („Cortison") bei COPD, wenn möglich, verzichtet werden. PDE, Phosphodiesterase.

Stadium 4 (sehr schwere COPD) liegt FEV1 unter 30 %, und es tritt bereits Luftnot unter Ruhebedingungen auf.

Arzneitherapie der COPD: Zunächst SABA und LAMA

Tab. 4.2 gibt eine Übersicht über die wichtigsten Arzneistoffe zur Behandlung der COPD. Da COPD nicht heilbar ist, besteht das Ziel der Behandlung darin, die Symptome so gut wie möglich zu lindern und die körperliche Leistungsfähigkeit zu verbessern. Schlüssel zum Erfolg ist der Verzicht auf Tabakprodukte. Eine Grippe- und Pneumokokkenschutzimpfung kann die Folgen einer Pneumonie bei COPD abmildern.

Im Stadium 1 werden vor allem kurzwirkende beta-Sympathomimetika (SABA, Prototyp Salbutamol) bei Bedarf eingesetzt. Diese Arzneistoffe werden inhaliert und führen zu einer Erweiterung der kleinen Atemwege. Damit wird vor allem die Ausatmung erleichtert. Diese Arzneistoffe werden in Abschn. 4.1 besprochen.

Im Stadium 2 werden zur Dauertherapie langwirkende Muskarin-Rezeptor-Antagonisten (Antimuskarinergika, Parasympatholytika) (LAMA) gegeben (Prototyp Tiotropium). Diese Arzneistoffe werden ebenfalls inhaliert und nur einmal täglich eingesetzt. LAMA führen auch zu einer Erweiterung der Atemwege. Im Unterschied zu den SABA eignen sie sich nicht als Bedarfsmedikation bei akuter Symptomverschlechterung. Vorteile der LAMA sind, dass sie sehr langwirkend sind und bei richtiger Anwendung nur wenige UAW verursachen. Am unangenehmsten ist die Mundtrockenheit, die darauf zurückzuführen ist, dass Tiotropium auch die Speichelbildung hemmt. Diese UAW lässt sich durch eine gute Inhalationstechnik und das Ausspülen des Mundes nach der Inhalation sehr gut kontrollieren.

Arzneitherapie der COPD: Später LABA und PDE-Hemmer
Wenn LAMA allein nicht ausreichend sind, werden langwirkende beta-Sympathomimetika (LABA) hinzugefügt. Der Nachteil dieser Arzneistoffgruppe ist, dass sie bei Dauertherapie ihre Wirkung verlieren kann. Die LABA sind bereits in Abschn. 4.1 ausführlich behandelt worden. Zur leichteren Anwendung gibt es auch Kombinationen von LABA und LAMA.

Leider reichen LABA und LAMA auch in Kombination oft nicht aus, um die AHA-Symptome in den Griff zu bekommen. In diesen Fällen müssen dann weitere Arzneistoffgruppen zum Einsatz kommen. Zu ihnen gehören die Phosphodiesterase(PDE)-Hemmer Theophyllin und Roflumilast. Sie hemmen den Abbau des intrazellulären Botenstoffes cAMP (zyklisches Adenosinmonophosphat; nicht zu verwechseln mit cGMP; siehe Abschn. 7.2). PDE-Hemmer wirken atemwegserweiternd und entzündungshemmend. Theophyllin ist ein altbewährter Arzneistoff zur Behandlung der COPD, der gut wirksam ist, aber auch viele UAW besitzt. Das liegt daran, dass er in Vorgänge eingreift, die in praktisch jeder Körperzelle ablaufen, also nicht nur in den Atemwegen und Lungen. So bewirkt Theophyllin am Magen/Darm-Trakt Durchfall, Übelkeit und Erbrechen, am Herzen Herz-

Tab. 4.2 Übersicht über die wichtigsten Arzneistoffgruppen zur Behandlung der COPD

Arzneistoffgruppe	Prototypischer Arzneistoff	Wirkungsweise	Anwendungsgebiet	Wichtige UAW und Wechselwirkungen
Antimuskarinergika, langwirkend (LAMA)	Tiotropium	Muskarin-Rezeptor-Antagonist (Parasympatholytikum), Erweiterung der Atemwege.	Inhalativ bei COPD; Dauermedikation.	Insgesamt gute Verträglichkeit; vor allem Mundtrockenheit bei fehlerhafter Inhalationstechnik.
Phosphodiesterase-Hemmer	Theophyllin	Erweiterung der Atemwege; entzündungshemmende Wirkung. Dies geschieht über Anreicherung des intrazellulären Botenmoleküls cAMP. Theophyllin wirkt an allen Organen.	Oral bei schweren Formen von COPD; Notwendigkeit der Spiegelbestimmung wegen UAW.	Herzrasen, Herzstolpern, Sodbrennen, Durchfall, Übelkeit, Erbrechen, Erregungszustände, Unruhe, Zittern, Krampfanfälle.

(Fortsetzung)

Tab. 4.2 (Fortsetzung)

Arzneistoffgruppe	Prototypischer Arzneistoff	Wirkungsweise	Anwendungsgebiet	Wichtige UAW und Wechselwirkungen
Phosphodiesterase-4-Hemmer (PDE4-Hemmer)	Roflumi**last**	Erweiterung der Atemwege; entzündungshemmende Wirkung. Dies geschieht über Anreicherung des intrazellulären Botenmoleküls cAMP. Roflumilast wirkt gezielter als Theophyllin auf die Atemwege.	Oral bei schweren Formen von COPD; bessere Verträglichkeit als Theophyllin.	Übelkeit, Erbrechen, Durchfall, Appetitlosigkeit, Schlafstörungen, Unruhe, Zittern.

Erkennungssilben in Arzneistoffen sind fett hervorgehoben. SABA und LABA sind in Abschn. 4.1 dargestellt. Bitte beachten Sie, dass COPD im Gegensatz zu Asthma nicht geheilt werden kann, sondern unumkehrbar ist. Die genannten Arzneistoffe wirken nur symptomatisch. Verzichten Sie deshalb konsequent auf das Rauchen von Tabakprodukten!

rasen und Herzrhythmusstörungen und im Gehirn Erregungszustände, Verwirrung und Krampfanfälle.

Wegen des ungünstigen Verhältnisses zwischen erwünschten Wirkungen und UAW muss Theophyllin sehr genau dosiert werden, um für jeden Patienten ein Optimum zu finden. Dabei hilft auch die regelmäßige Bestimmung der Arzneistoffkonzentration im Blut („Spiegelbestimmung") (siehe Abschn. 1.6). Erschwert wird die Behandlung mit Theophyllin auch dadurch, dass es in der Leber abgebaut wird und dadurch viele Wechselwirkungen mit anderen Arzneistoffen entstehen können. Letztlich bestimmt das Ausmaß der UAW die Anwendung von Theophyllin.

Begleitend zur COPD wird häufig auch noch eine KHK zu behandeln sein, die ebenfalls durch Konsum von Tabakprodukten verursacht oder zumindest verschlimmert wird. Die dadurch erforderliche Behandlung mit vielen Arzneistoffen („Polypharmazie") erhöht die Gefahr von Wechselwirkungen, wobei insbesondere Theophyllin eine Rolle spielt.

Wegen der Nachteile von Theophyllin suchte man nach anderen und besser verträglichen Arzneistoffen. Ein solcher neuer Arzneistoff ist Roflumilast. Sein Wirkmechanismus und seine Wirkung sind ähnlich wie beim Theophyllin. Es wirkt aber gezielter auf die Atemwege und ist deshalb besser verträglich.

COPD im Endstadium: Sauerstoff und Lungentransplantation

Im Endstadium der COPD ist die Anzahl der Lungenbläschen für den Gasaustausch so klein geworden, dass nur noch die Gabe von Sauerstoff hilft. Die ständige Abhängigkeit von einer mehr oder minder sperrigen Sauerstoffflasche schränkt aber die ohnehin reduzierte Beweglichkeit der Patienten noch weiter ein.

Prinzipiell kann bei COPD auch eine Lungentransplantation durchgeführt werden, aber es gibt einen großen Mangel an Spenderorganen. Außerdem ist das Herz als Folge der COPD häufig so stark geschädigt, dass eine Transplantation nicht (mehr) in Frage kommt. Nach einer Transplantation müssen außerdem Arzneistoffe eingenommen werden, die die Abstoßung des Spenderorgans verhindern. Leider erhöhen diese Arzneistoffe (Prototyp Ciclosporin) auch die Anfälligkeit für Infekte (siehe Abschn. 11.2 und 11.3). Ein weiterer Hinderungsgrund für eine Transplantation ist die Nikotinabhängigkeit. Sie führt dazu, dass das frisch transplantierte Organ gleich wieder geschädigt wird. Somit ist und bleibt die beste Prävention und Behandlung der COPD der Verzicht auf den Konsum von Tabakprodukten.

Vorsicht mit Cortison bei COPD

Anders als beim Asthma muss man bei COPD mit der Anwendung von inhalativen Glucocorticoiden (Corticosteroiden) (ICS) sehr vorsichtig sein. Durch diese Arzneistoffe wird die Infektabwehr geschwächt, und es kann sich eine Lungenentzündung (Bronchopneumonie) entwickeln. Diese kann bei COPD einen schweren Verlauf nehmen und muss daher mit einem passenden Antibiotikum behandelt werden. Wenn immer möglich sollten Antibiotika bei COPD-Patienten nicht ungezielt eingesetzt werden, sondern nur nach Erregerermittlung und Empfindlichkeitsnachweis für das jeweilige Antibiotikum (siehe Abschn. 11.3). Bei Bronchopneumonien im Rahmen von COPD werden häufig Makrolidantibiotika eingesetzt (Abb. 4.2 und Tab. 4.2).

5

Herz/Kreislauf-Erkrankungen

Bluthochdruck ist häufig zunächst symptomlos, muss aber trotzdem unbedingt behandelt werden. Sonst kommt es zur Entwicklung von Folgeerkrankungen wie Herzinfarkt, Schlaganfall, Herzversagen und Herzrhythmusstörungen. Bei den meisten Patienten lässt sich Bluthochdruck gut mit Arzneistoffen der Gruppen **A** (Hemmstoffe des Renin-**A**ngiotensin-Aldosteron-Systems), **B** (**B**etablocker), **C** (**C**alciumkanal-Blocker) und **D** (**D**iuretika) jeweils allein oder in Kombination behandeln. Für Blutdruckkrisen gibt es spezielle Arzneistoffe. Beim Herzinfarkt werden Arzneistoffe der Klassen A und B eingesetzt, bei Herzversagen Arzneistoffe der Klassen A, B und D. Amiodaron ist der wirksamste Arzneistoff bei Herzrhythmusstörungen. Bei Herzinfarkt und Schlaganfall werden Arzneistoffe eingesetzt, die die Blutplättchen-Verklumpung hemmen (Acetylsalicylsäure und/oder Clopidogrel) oder die Blutgerinnung hemmen (Rivaroxaban oder Phenprocoumon). Zur Verhinderung einer Arteriosklerose werden Lipdsenker wie Simvastatin eingesetzt. Bei Herz/Kreislauf-Erkrankungen entscheidend sind die Behandlung eines Diabetes (siehe Kapitel 6) und der Verzicht auf Tabakprodukte.

© Springer-Verlag GmbH Deutschland, ein Teil von Springer Nature 2021
R. Seifert, *Medikamente leicht erklärt*, https://doi.org/10.1007/978-3-662-62330-5_5

5.1 Bluthochdruck

Zusammenfassung

Bluthochdruck ist sehr häufig. Ohne Behandlung führt er zu gefährlichen Folgeerkrankungen wie Schlaganfall, Herzinfarkt und Herzversagen. Durch eine frühzeitige Therapie lassen sich die Folgeerkrankungen des Bluthochdrucks vermeiden. Basis dafür sind regelmäßige körperliche Aktivität, gesunde Ernährung, Verzicht auf Tabak und Reduktion von Stress. Die Arzneitherapie erfolgt mit Blutdrucksenkern. Es gibt die Arzneistoff-Gruppen **A** (Hemmstoffe des Renin-Angiotensin-Aldosteron-Systems), **B** (Betablocker), **C** (Calciumkanal-Blocker) sowie **D** (Diuretika). Diese Gruppen können miteinander kombiniert werden und bei fast allen Patienten zu einer Blutdrucknormalisierung führen. Insgesamt sind die modernen Blutdrucksenker gut verträglich und haben meist nur milde UAW. Durch regelmäßige Blutdruckkontrollen kann der Patient selber einen Beitrag zum Therapieerfolg leisten.

Merksätze

- Die Basis der Bluthochdruckbehandlung ist ein aktiver Lebensstil mit gesunder Ernährung.
- Eine gute Blutdruckeinstellung vermeidet viele Folgeerkrankungen.
- Die moderne Bluthochdrucktherapie ist wirksam und sicher.
- Durch geschickte Kombination der Arzneistoff-Gruppen A, B, C und D lässt sich fast jeder Bluthochdruck gut einstellen.
- Durch Kombination der Arzneistoff-Gruppen A und D lassen sich die Auswirkungen der Behandlung auf den Kaliumhaushalt minimieren.
- Die Arzneistoff-Gruppe B (Betablocker) kann die Herzfrequenz erniedrigen, kalte Finger verursachen und die die Gefahr von Asthmaanfällen erhöhen.
- Die Arzneistoff-Gruppe C kann Schwindel und Wassereinlagerungen an den Unterschenkeln verursachen.
- Ein Überschuss an Kalium kann die Herzfrequenz erniedrigen; ein Kaliummangel kann die Herzfrequenz erhöhen.
- Setzen Sie niemals eigenmächtig Blutdrucksenker ab; die Folge kann eine schwere Blutdruckkrise sein.

Wie entsteht Bluthochdruck und wie wird Blutdruck gemessen? Angewandte Physik

Wenn wir von Blutdruck sprechen, meinen wir den Druck in den Arterien. Er wird durch zwei Faktoren bestimmt:

1. Die Herzarbeit und
2. den Widerstand der Arterien

Ist einer dieser Faktoren oder sind beide erhöht, steigt der Blutdruck. Abb. 5.1 zeigt die Entstehung des Bluthochdrucks, Risikofaktoren, therapeutische Angriffspunkte und Arzneistoffe, die ihn verschlimmern können.

Der Blutdruck wird mit einer Blutdruckmanschette gemessen. Die Messwerte werden als Höhe einer Quecksilbersäule in Millimetern (mm Hg) ausgedrückt. Heute verwendet man zwar kein Quecksilber mehr zur Blutdruckmessung, aber die althergebrachten Messwerte haben sich erhalten, weil sie jeder versteht.

Es gibt zwei Blutdruckwerte: Der systolische Wert (der obere Messwert) beschreibt die Herzarbeit und der diastolische Wert (der untere Messwert) den Widerstand der Arterien. Der normale Blutdruck sollte um 120/80 mm Hg liegen. Solange der Patient keine Beschwerden wie Schwindel und Herzklopfen hat, sind niedrigere Blutdruckwerte als 120/80 mm Hg nicht behandlungsbedürftig. Die Diagnose „zu niedriger Blutdruck" wird viel zu häufig gestellt. Wenn der obere Messwert dauerhaft höher als 140 mm Hg und/oder der untere höher als 90 mm Hg ist, liegt ein Bluthochdruck vor. Die Blutdruckwerte schwanken im Tagesverlauf, sodass häufig zur Diagnosesicherung eine 24h-Blutdruckmessung durchgeführt wird.

In den allermeisten Fällen ist die genaue Ursache des Bluthochdrucks unbekannt. Dies wird mit den Begriffen „primäre" oder „essentielle" Hypertonie eher verschleiert denn erklärt. In Deutschland leiden mehr als 10 Mio. Menschen an primärem Bluthochdruck. Den sehr viel selteneren „sekundären" Bluthochdruckformen liegt meist eine Nierenerkrankung oder Erkrankung der Nebennieren zugrunde.

Wie merke ich, dass ich Bluthochdruck habe? Nicht so einfach zu erkennen

Gerade im Anfangsstadium hat man meist noch keine Symptome. Die einzige Möglichkeit zur Diagnosestellung besteht darin, regelmäßig den Blutdruck zu messen. In der Arztpraxis ist der Blutdruck aber häufig wegen der Aufregung („hoffentlich ist alles OK!") höher als normal. Das ist die sogenannte „Weißkittelhypertonie". Ihr Arzt weiß das. Deshalb sollte man den Blutdruck auch in anderen und entspannten Lebenssituationen messen, z. B. zu Hause oder beim Besuch einer Apotheke. Es gibt inzwischen sehr zuverlässige und einfach anzuwendende Geräte zur Selbstmessung des Blutdrucks. Wichtig ist es aber, dass die Blutdruckmessgeräte richtig geeicht sind und auch die richtigen Werte anzeigen. Manchmal äußert sich Bluthochdruck mit recht unspezifischen Symptomen wie Kopfschmerzen, Herzklopfen oder Schwindel. Wichtig ist es, lieber häufiger als zu selten den Blutdruck zu messen.

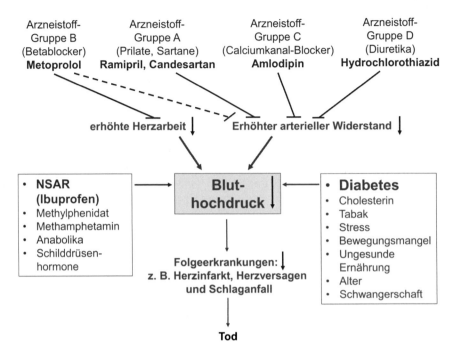

Abb. 5.1 Wie entsteht Bluthochdruck (Hypertonie) und wie behandelt man ihn?
Die allermeisten Patienten mit Bluthochdruck können sehr gut mit den Arznei-stoff-Gruppen A, B, C und D eingestellt werden. Bitte beachten Sie, dass die Arznei-stoffgruppe A auch bindegewebige Umbauvorgänge im Herzen bei koronarer Herzerkrankung und Herzversagen beeinflusst (siehe Abschn. 5.2 und 5.3). Die Arzneistoffgruppe B wirkt auch antiarrhythmisch und schützt das Herz bei Herz-versagen vor Überlastung (siehe Abschn. 5.2 und 5.3). Deshalb greift der Begriff „Antihypertensiva (Blutdrucksenker)" zu kurz. Die entscheidenden Stellschrauben für eine Blutdrucksenkung sind eine Verringerung der Herzarbeit und eine Ver-ringerung des Widerstandes der arteriellen Gefäße. Durch eine gute Blutdruckein-stellung lassen sich schlechter behandelbare Folgeerkrankungen wie Herzinfarkt und Schlaganfall (siehe Abschn. 5.2) sowie chronisches Herzversagen (siehe Abschn. 5.3) vermeiden. Der wichtigste Risikofaktor für die Entstehung eines Bluthochdrucks ist ein schlecht behandelter Diabetes (siehe Abschn. 6.1). Auch verschiedene Arznei-stoffe können einen Bluthochdruck ungünstig beeinflussen. Am wichtigsten ist die unkritische Einnahme von NSAR (Prototyp Ibuprofen; siehe Abb. 2.2). Vermeiden Sie unbedingt den Dauerkonsum von NSAR bei „rheumatischen Beschwerden", „Verschleißerscheinungen der Gelenke" oder zum „Fitmachen" für den Sport. Sie schaden sich und Ihrem Blutdruck!

Was sind die Folgen eines unbehandelten Bluthochdrucks? Fatale Abwärtsspirale

Ein unbehandelter Bluthochdruck führt zu einer langfristigen Schädigung der Arterien. Letztlich kann damit die Funktion eines jeden Organs beeinträchtigt werden. Besonders gefährliche Folgeerkrankungen sind Herzinfarkt, Herzversagen, Schlaganfall und Nierenversagen (siehe Abschn. 5.2 und 5.3). Veränderungen der Netzhautgefäße können zu Sehstörungen (siehe Abschn. 10.2) führen. Eine verschlechterte Peniserektion ist eine häufige Komplikation und häufig der erste Grund, weshalb ein Mann mit Bluthochdruck einen Arzt aufsucht, oft aber erst auf Drängen seiner Partnerin (siehe Abschn. 7.2).

Was sind wichtige Risikofaktoren für die Entstehung eines Bluthochdrucks? An Diabetes und NSAR denken
Eine unbehandelte Zuckerkrankheit (Diabetes) ist der wichtigste Risikofaktor für Bluthochdruck (siehe Abschn. 6.1). Weitere Risikofaktoren sind erhöhte Blutfette (Cholesterin, siehe Abschn. 5.2), Übergewicht, Tabakkonsum, Bewegungsmangel, ungesunde Ernährung, Schwangerschaft, fortgeschrittenes Lebensalter (Frauen älter als 65, Männer älter als 55 Jahre) sowie stressige Lebensumstände. Eine effektive Behandlung von Diabetes und erhöhten Blutfetten sowie ein gesunder Lebensstil mit regelmäßiger und moderater körperlicher Aktivität senken daher auch den Blutdruck. In der Schwangerschaft muss der Blutdruck regelmäßig gemessen werden.

Auch Arzneistoffe können Bluthochdruck auslösen oder verschlechtern. In Deutschland am wichtigsten ist der unkritische Langzeitkonsum von nichtsteroidalen Antirheumatika (NSAR) (siehe Abschn. 2.1 und 11.2). Dazu gehören Arzneistoffe wie Ibuprofen und Diclofenac, die häufig auch ohne ärztliche Konsultation eingenommen werden. Sie hemmen ein in entzündeten Geweben besonders aktives Enzym, die Cyclooxygenase. Deshalb werden sie auch als Cyclooxygenase-Hemmstoffe bezeichnet. Die Cyclooxygenase bildet aber auch für die Nierenfunktion wichtige Botenstoffe (Prostaglandine). Fallen diese nun durch die Einnahme der NSAR weg, wird die Nierenfunktion verschlechtert. Dadurch kommt es zu Wassereinlagerungen (Ödemen), z. B. in den Unterschenkeln. Die Niere versucht dann über eine Aktivierung des Renin-Angiotensin-Aldosteron-Systems (RAAS) ihre Funktion zu normalisieren, aber dadurch steigt der Blutdruck. Anders als der harmlos klingende Begriff „nicht-steroidale Antirheumatika" suggeriert, sind die NSAR in der Langzeitanwendung also sehr gefährlich (siehe Abschn. 2.1 und 11.2). Deshalb ist vor dem unkritischen Langzeitgebrauch von NSAR bei chronischen Schmerzen (z. B. Rückenschmerzen oder Kniegelenkschmerzen), auch in der Eigenmedikation ohne ärztliche Verschreibung, dringend zu warnen!

Ebenso kann eine Überdosierung von Schilddrüsenhormonen (siehe Abschn. 6.2) blutdrucksteigernd wirken. Auch das beim Aufmerksamkeitsdefizit-Hyperaktivitätssyndrom (ADHS) eingesetzte Methylphenidat (siehe

Abschn. 9.1) verursacht häufig Bluthochdruck schon bei Kindern und Jugendlichen. Stimulierende Drogen wie Methamphetamin und Anabolika, die inzwischen auch in der Laiensportszene zum Muskelaufbau massiv missbraucht werden, können ebenso den Blutdruck erhöhen. Aus all dem ergibt sich, dass ein wesentlicher Faktor in der Behandlung des Bluthochdrucks die konsequente Vermeidung von Risikofaktoren und schädlichen Arzneistoffen ist.

Welche Möglichkeiten der Arzneitherapie für den Bluthochdruck gibt es? Ein Kinderspiel wie das ABC(D)!
Wenn es nicht gelingt, den Blutdruck durch Vermeidung der Risikofaktoren und Allgemeinmaßnahmen (Bewegung, Ernährung, Kochsalzreduktion, Stressvermeidung) zu normalisieren, muss eine Behandlung mit Blutdrucksenkern durchgeführt werden. Klinische Studien haben überzeugend gezeigt, dass man durch eine effektive Blutdrucksenkung Folgeerkrankungen vermeiden kann. Eine effektive Blutdrucksenkung ist zudem sehr preiswert, weil es zahlreiche Generika (siehe Abschn. 1.2) gibt. Mit einer frühzeitigen medikamentösen Blutdrucksenkung kann man viele Folgeerkrankungen vermeiden (siehe Abschn. 5.2, 5.3 und 7.2) und eine hohe Lebensqualität erhalten.

Damit Sie die Qualität der modernen Blutdrucksenker etwas besser einschätzen können, lohnt sich ein kleiner Blick in die Geschichte: Die früher eingesetzten Blutdrucksenker machten viele Probleme wie Müdigkeit, Depressionen und Libidoverlust („spaßfreie Zone") sowie Schwindel und Herzklopfen („Achterbahnfahrt"). Diese UAW beeinträchtigten natürlich die Einnahmetreue der Patienten mit der negativen Folge einer unzureichenden Blutdrucksenkung. Früher erfolgte zur Beobachtung und Beherrschung von UAW zudem häufig eine Blutdruckeinstellung im Krankenhaus, also ohne Berücksichtigung der tatsächlichen Lebenssituation.

Diese Probleme haben die modernen Blutdrucksenker nicht mehr. Gerade bei einschleichender und vorsichtiger Dosierung reduzieren sie den Blutdruck viel sanfter und verträglicher als die alten Arzneistoffe. Eine Blutdruckeinstellung kann in den allermeisten Fällen problemlos ambulant durchgeführt werden. Die meisten Blutdrucksenker können bequem einmal täglich, in der Regel morgens eingenommen werden. Dies erhöht die Einnahmetreue beträchtlich.

Damit sich Ärzte, Apotheker und Patienten merken, dass die Blutdruckeinstellung im Grunde ein „Kinderspiel" sein kann, werden die modernen Blutdrucksenker in die Arzneistoff-Gruppen A, B, C und D eingeteilt. Bitte beachten Sie, dass die Arzneistoff-Gruppen A und B auch zur Behandlung der koronaren Herzerkrankung (KHK, siehe Abschn. 5.2) eingesetzt werden, und die Arzneistoff-Gruppen A, B und D zur Behandlung des Herzversagens (siehe Abschn. 5.3). Daher sind die Arzneistoffgruppen A, B und D „mehr" als reine Blutdrucksenker.

Tab. 5.1 fasst wichtige Eigenschaften der Arzneistoff-Gruppen A–D zusammen. Alle Gruppen kann man je nach individueller Wirksamkeit und UAW miteinander kombinieren, sodass es prinzipiell möglich ist, für fast jeden Patienten mit diesen Arzneistoffgruppen eine passende Arzneistoffkombination zu finden. Man braucht dazu nur etwas Geduld, muss Begleiterkrankungen berücksichtigen und den Therapieerfolg durch regelmäßige Blutdruckkontrollen (Blutdrucktagebuch) überprüfen. Durch dessen Führung sieht der Patient auch, dass die Medikation tatsächlich wirkt. Das ist gerade dann wichtig, wenn keine weiteren Symptome vorliegen und der Patient sich „gesund" fühlt. Bei der Auswahl passender Blutdrucksenker achtet der Arzt auf Begleiterkrankungen, die eventuell verschlechtert werden, bekannte Unverträglichkeiten und mögliche Wechselwirkungen mit anderen Arzneistoffen.

Arzneistoff-Gruppe A: ACE-Hemmer und ARB erhöhen das Kalium. Deshalb D dazu.

Wie schon weiter oben bei den nicht-steroidalen Antirheumatika erwähnt, spielt das Renin-Angiotensin-Aldosteron-System (RAAS) eine sehr wichtige Rolle in der Blutdruckregulation. Diese Rolle kann man in der Arzneitherapie ausnutzen. Das Schlüsselmolekül in diesem System ist der Botenstoff Angiotensin (daher die Abkürzung A). Angiotensin bindet an Angiotensin-Rezeptoren (siehe Abschn. 1.5) in den Arterien, die in der Folge enger werden, d. h. der Gefäßwiderstand steigt und damit der Blutdruck.

Die Arzneistoffgruppe A wird in zwei Untergruppen unterteilt; die älteren *Angiotensin-Converting-Enzyme*-Hemmer (ACE-Hemmer) und die neueren Angiotensin-Rezeptor-Blocker (ARB). Die ACE-Hemmer erkennt man an der Arzneistoffnamenendung _pril, weshalb diese Arzneistoffgruppe umgangssprachlich auch als „Prilate" bezeichnet wird. Angiotensin-Rezeptor-Blocker haben dagegen die Endung _sartan und werden daher auch „Sartane" genannt.

Die Prilate hemmen die Umwandlung eines Angiotensin-Vorläufermoleküls in das wirksame (aktive) Angiotensin. Dadurch steht weniger aktives Angiotensin zur Verfügung. Die Sartane binden an den Angiotensin-

Tab. 5.1 Übersicht über die wichtigsten Arzneistoffgruppen zur Behandlung des Bluthochdrucks

Arzneistoffgruppe	Prototypischer Arzneistoff	Wichtige Wirkungen	Wichtige UAW und Wechselwirkungen
Arzneistoff-Gruppe A: ACE-Hemmer (Prilate)	Ramipril	Verminderte Bildung von Angiotensin, das Blutgefäße verengt. Somit sinkt der Gefäßwiderstand.	Verringerte Kaliumausscheidung; daher Kombination mit Arzneistoff-Gruppe D. Reizhusten, gefährliche Schwellungen im Kopfbereich, Nierenfehlbildungen beim ungeborenen Kind.
Arzneistoff-Gruppe A: Angiotensin-Rezeptor-Blocker (ARB, Sartane)	Candesartan	Hemmung der Wirkung von Angiotensin auf die Gefäße durch Blockade des Angiotensin-Rezeptors (Angiotensin-Rezeptor-Antagonist). Somit sinkt der Gefäßwiderstand.	Wie Prilate, aber kein Reizhusten und keine Schwellungen im Kopfbereich.
Arzneistoff-Gruppe B: beta-1-Blocker (beta-1-Rezeptor-Antagonisten, Betablocker)	Metoprolol	Hemmung der Wirkung des Stresshormons Adrenalin auf das Herz durch Blockade des beta-1-Rezeptors, verringerte Sympathikusaktivität und Reninfreisetzung.	Müdigkeit, verringerte Libido und Peniserektion, Gefahr von kalten Fingern, Atemnot und Nicht-Erkennung von Unterzuckerung bei Patienten mit Diabetes.

(Fortsetzung)

Tab. 5.1 (Fortsetzung)

Arzneistoffgruppe	Prototypischer Arzneistoff	Wichtige Wirkungen	Wichtige UAW und Wechselwirkungen
Arzneistoff-Gruppe C: Calciumkanal-Blocker vom Typ der langwirkenden Dihydropyridine	Am**lodipin**	Hemmung des Calciumeinstroms in die Gefäße. Somit sinkt der Gefäßwiderstand.	Kopfschmerzen, Schwellung an den Unterschenkeln.
Arzneistoff-Gruppe D: Diuretika (Thiazid-Diuretika, Hemmstoffe des Natrium/Chlorid-Transportes)	Hydrochloro**thiazid**	Verringerung des Gefäßwiderstandes über einen nicht genau bekannten Mechanismus.	Vermehrte Kaliumausscheidung; daher Kombination mit Arzneistoff-Gruppe A. Auf ausreichende Flüssigkeitszufuhr achten.

Erkennungssilben in Arzneistoffen sind fett hervorgehoben. Bitte beachten Sie, dass die Arzneistoff-Gruppen A und B auch bei koronarer Herzerkrankung und Herzinfarkt eingesetzt werden (siehe Abschn. 5.2); die Arzneistoff-Gruppen A, B und D auch beim chronischen Herzversagen (siehe Abschn. 5.3). Deshalb sind die Arzneistoff-Gruppen A, B und D mehr als reine Blutdrucksenker (Antihypertensiva). Sie haben zusätzliche Wirkungen, die man in der Arzneitherapie dieser Erkrankungen nutzen kann. Das wird häufig vergessen. Man kann also mit den Arzneistoff-Gruppen A, B und D unter Umständen „mehrere Fliegen (Erkrankungen)" mit „einer Klappe (Arzneistoff)" schlagen.

Rezeptor und verhindern als Antagonisten die Wirkungen von Angiotensin (siehe Abschn. 1.5). Dadurch kann Angiotensin nicht mehr die Gefäße verengen. Letztlich haben die Prilate und Sartane also die gleiche Wirkung: Sie senken den arteriellen Widerstand und damit den Blutdruck.

Es gibt aber einen sehr wichtigen Unterschied zwischen den beiden Gruppen: Die Prilate bewirken im Gegensatz zu den Sartanen auch eine Hemmung des Abbaus des Entzündungsmoleküls Bradykinin. Es kann kurzfristigen und harmlosen Reizhusten auslösen, aber auch gelegentlich gefährliche Schwellungen im Gesicht, an den Lippen, im Mund und im Kehlkopf bewirken, wodurch die Atmung beeinträchtigt werden kann. Bemerkt ein mit einem Prilat behandelter Patient Schwellungen im Kopfbereich und Atemnot, muss der Arzt oder Patient selber (falls der Arzt nicht schnell erreichbar ist und ein Notfall vorliegt) den Arzneistoff absetzen. Es kann sich eine lebensbedrohliche Atemnot entwickeln. Der Patient muss den Notarzt rufen!

Wegen dieser Prilat-spezifischen UAW werden in der Erstbehandlung des Bluthochdrucks vor allem die Sartane eingesetzt. Wenn ein Patient jedoch seit langer Zeit ohne Probleme mit einem Prilat gut eingestellt ist, besteht keine Notwendigkeit zum Umstellen der Medikation. Es hat einige Aufregung und Verwirrung darüber gegeben, dass Prilate nicht bei COVID-19-Patienten eingesetzt werden sollten. Es spricht aber nichts dagegen, eine notwendige Behandlung mit Prilaten bei COVID-19-Patienten fortzuführen.

Die Arzneistoff-Gruppe A bewirkt meist eine effektive und gut verträgliche Blutdrucksenkung. Die wichtigste UAW der Prilate und Sartane in der Langzeittherapie ist eine verringerte Ausscheidung von Kalium aus dem Körper (Hyperkaliämie, Kaliumüberschuss). Dies kann zu Müdigkeit und einer verlangsamten Herztätigkeit (Bradykardie) führen. Deshalb kontrolliert der Arzt auch regelmäßig die Kaliumkonzentration (den „Kaliumspiegel") im Blut. Um eine Hyperkaliämie durch die Arzneistoff-Gruppe A zu vermeiden, wird sie meist mit der Arzneistoff-Gruppe D kombiniert. Dies ist ein klinisch sehr wichtiges Beispiel für eine sinnvolle Arzneistoffkombination. Die Arzneistoff-Gruppe A darf nicht in der Schwangerschaft gegeben werden. Es kann zu Nierenfehlbildungen beim ungeborenen Kind kommen.

Arzneistoff-Gruppe B: Betablocker verlangsamen das Herz
Das Stresshormon Adrenalin bindet im Herzen an beta-1-Rezeptoren und steigert darüber die Herzarbeit und somit den Blutdruck. Die Arzneistoff-Gruppe **B** (**B**etablocker) bindet an die beta-1-Rezeptoren im Herzen und

blockiert dadurch die Wirkungen von Adrenalin (siehe Abschn. 1.5). Damit sinkt die Herzarbeit. Außerdem verringern die Betablocker die Freisetzung von Renin, das einen Angiotensin-Vorläufer freisetzt (siehe oben). Letztlich wird durch die Betablocker also auch die Menge an aktivem Angiotensin verringert. Eine effektive Senkung des Blutdrucks mit der Arzneistoff-Gruppe B tritt verzögert nach ca. 1–2 Wochen Medikation ein.

Die Betablocker werden in die nicht-selektiven Betablocker und die selektiven beta-1-Blocker unterteilt. Die Betablocker erkennt man der Wortendung _olol. Früher wurde der nicht-selektive Betablocker Propranolol sehr häufig zur Behandlung des Bluthochdrucks eingesetzt. Wegen der UAW auf den Zuckerstoffwechsel (Gefahr der nicht erkannten Unterzuckerung (Hypoglykämie)) sowie auf die Atemwege (Gefahr von Asthmaanfällen) ist die Anwendung von Propranolol bei Bluthochdruck nicht mehr zeitgemäß.

Der Schlüssel zur erfolgreichen Blutdrucksenkung mit den selektiven beta-1-Blockern liegt darin, zunächst mit einer niedrigen Tagesdosis zu beginnen und sie alle zwei Wochen zu erhöhen, bis eine gute Wirkung erzielt wird. Ist die Wirkung alleine nicht ausreichend oder treten UAW auf, kann eine Kombination mit anderen Blutdruckmitteln durchgeführt werden.

beta-1-Blocker können Müdigkeit verursachen, die Libido reduzieren und beim Mann zusätzlich die Peniserektion verschlechtern (siehe Abschn. 7.2). Sollten bezüglich Libido und Erektion Probleme auftreten, sollte der Patient dies dem Arzt mitteilen. Es gibt gute therapeutische Alternativen.

In hoher Dosierung können beta-1-Blocker bei Patienten mit chronisch-obstruktiver Lungenerkrankung (COPD) oder Asthma bronchiale Luftnot (insbesondere Probleme beim Ausatmen) verursachen (siehe Abschn. 4.1 und 4.2), bei Patienten mit Diabetes die Symptome einer Unterzuckerung (Hypoglykämie) verschleiern (siehe Abschn. 6.1) und zu kalten, weißen und schmerzhaften Fingern führen (Raynaud-Phänomen). Diese UAW werden über die Blockade der Wirkungen von Adrenalin am beta-2-Rezeptor (also nicht am beta-1-Rezeptor) vermittelt. Deshalb ist es wichtig, die Arzneistoffe nicht zu hoch zu dosieren, selber auf die genannten Symptome zu achten und sie dem Arzt mitzuteilen. Durch Dosisreduktion sollten die Probleme in den Griff zu bekommen sein.

Arzneistoff-Gruppe C: Calciumkanal-Blocker erweitern die Arterien
In den Blutgefäßen gibt es Calciumkanäle, die einen Einstrom von Calcium in das Zellinnere der Muskelzellen vermitteln (siehe Abschn. 1.5). Calcium löst eine Gefäßverengung und somit einen Blutdruckanstieg aus. Calciumkanal-Blocker verhindern den Einstrom von Calcium in die Muskelzellen,

erweitern die Gefäße und senken somit den Blutdruck. Calciumkanal-Blocker werden in der Arzneistoffgruppe **C** zusammengefasst. Für die Blut-hochdrucktherapie werden langwirkende Calciumkanal-Blocker aus der chemischen Klasse der Dihydropridine eingesetzt. Die Dihydropyridine erkennt man an der Wortendung _dipin. Prototyp der langwirkenden Dihydropyridine ist Amlodipin. Es vermittelt eine langanhaltende, effektive und gut verträgliche Blutdrucksenkung. Nifedipin ist ebenfalls ein Dihydropyridin (siehe Wortendung _dipin). Aber wegen seiner nur kurzen Wirkdauer und den damit verbundenen Blutdruckschwankungen ist es in der Dauertherapie der Bluthochdruck veraltet.

Die wichtigsten UAW der langwirkenden Dihydropyridine sind mit einer Gefäßerweiterung zu erklären. Es kann zu beidseitigen Kopfschmerzen (nicht zu verwechseln mit der einseitigen Migräne) und Wassereinlagerungen im Bereich der Unterschenkel kommen (nicht zu verwechseln mit den Anzeichen eines Herzversagens (siehe Abschn. 5.3)).

Arzneistoff-Gruppe D: Diuretika erniedrigen das Kalium. Deshalb A dazu.
Der Wirkmechanismus der Arzneistoffgruppe **D** wird von allen bisher besprochenen Arzneistoffgruppen am wenigsten gut verstanden. Das „D" in dieser Gruppe steht für **D**iuretika. Zwar wirken Diuretika, wie der Name besagt, diuretisch (harntreibend), aber für die blutdrucksenkende Wirkung spielt vor allem eine Verminderung der Ansprechbarkeit auf gefäßverengende Reize eine Rolle. Dadurch wird der Gefäßwiderstand langfristig gesenkt.

Der Prototyp dieser Arzneistoffgruppe, der in Deutschland am häufigsten verschrieben wird, ist Hydrochlorothiazid. Im Unterschied zu den Arznei-stoff-Gruppen A, B und C kann man die Arzneistoff-Gruppe D nicht an einer gemeinsamen Wortendung erkennen. Dies liegt daran, dass es diese Arzneistoffe schon seit Jahrzehnten gibt und man früher bei der Arzneistoff-entwicklung noch nicht daran dachte, wie wichtig und sinnvoll es ist, Arznei-stoffe systematisch zu benennen (siehe Abschn. 1.2). Die Arzneistoffgruppe D hat einen langsamen Wirkungseintritt, ist wirksam und meist gut verträglich.

Die wichtigste UAW der Arzneistoff-Gruppe D ist eine verstärkte Kaliumausscheidung aus dem Körper (Hypokaliämie, Kaliumverarmung), die sich in Herzrasen und Nervosität bemerkbar machen kann. Meist wird die Arzneistoff-Gruppe D mit der Arzneistoff-Gruppe A kombiniert, um die Auswirkungen auf den Kaliumhaushalt möglichst klein zu halten.

Unter der Therapie mit der Arzneistoff-Gruppe D kann es zu einer Erhöhung der Konzentrationen ("Spiegel") von Glucose (siehe Abschn. 6.1), Cholesterin (siehe Abschn. 5.2) und Harnsäure im Blut kommen. Diese Erhöhungen haben jedoch keinen Krankheitswert und sollten daher keinesfalls zur "Laborkosmetik" führen und mit anderen Arzneistoffen behandelt werden. Dies führt nur zu UAW und Wechselwirkungen.

Da die Arzneistoff-Gruppe D auch die Ausscheidung von Wasser und Natrium fördert, ist auf eine ausreichende Flüssigkeitszufuhr, z. B. in Form von Mineralwasser und Tee zu achten. Einen ausgeglichenen Flüssigkeitshaushalt kann man gut daran erkennen, dass nach dem Zusammendrücken der Unterarmhaut mit zwei Fingern keine Falten stehen bleiben, sondern die Haut sich rasch in die Ausgangsposition zurückzieht und straff ist. Der Flüssigkeitsbedarf ist individuell unterschiedlich und wird häufig überschätzt. Es besteht eher die Gefahr einer schwerer zu behandelnden Überwässerung (Hyperhydratation) als die Gefahr einer Dehydratation.

Wie wird ein Bluthochdruck in der Schwangerschaft behandelt? Anders als sonst

Während einer Schwangerschaft kann Bluthochdruck erstmalig auftreten oder ein bestehender Bluthochdruck kann sich verschlechtern. Beide Fälle müssen immer behandelt werden, da ansonsten das Risiko einer Verschlechterung bis hin zur Blutdruckkrise (hypertensiver Notfall) besteht, die das Leben von Mutter und Kind gefährden kann. Da es nur wenige klinisch kontrollierte Studien zum Einsatz von Blutdrucksenkern in der Schwangerschaft gibt, ist man weitgehend auf Fallbeobachtungen über die Auswirkungen auf das Kind angewiesen.

Bewiesen ist, dass die Arzneistoff-Gruppe A fruchtschädigend wirken. Entsprechend muss eine Frau im gebärfähigen Alter, die mit Arzneistoffen der Gruppe A behandelt wird, für eine sichere Verhütung (Kontrazeption) sorgen. Will die Patientin schwanger werden, muss die Medikation vor Eintritt einer Schwangerschaft umgestellt werden. Es wird auch angenommen, dass die Arzneistoff-Gruppe C fruchtschädigend ist. Daher kommen in der Schwangerschaft vor allem die Arzneistoff-Gruppen B und D zum Einsatz. Als sicher gilt auch der Einsatz des Spezialarzneistoffs Methyldopa, der sonst kaum angewendet wird, da er starke Müdigkeit verursacht.

Was ist eine Blutdruckkrise und wie behandelt man sie? Es besteht akute Lebensgefahr

Eine Blutdruckkrise (hypertensiver Notfall) ist eine akute Blutdruckentgleisung mit diastolischen Werten (dies ist, wie weiter oben besprochen, der untere der beiden Blutdruckwerte) oberhalb von 120 mm Hg. Es besteht unmittelbare Lebensgefahr durch Herzinfarkt oder Gehirnblutungen. Rasende pulsierende Kopfschmerzen, Sehstörungen, Nasenbluten sowie Übelkeit und Erbrechen (letztere beiden Symptome kommen also nicht nur bei Magen/Darm-Infekten vor) können Hinweise auf eine Blutdruckkrise sein. Die Diagnose wird durch Blutdruckmessung gesichert.

Die häufigsten Ursachen für eine Blutdruckkrise sind eine unzureichende Langzeittherapie, nicht überlappendes Umstellen einer Medikation oder eigenmächtiges Absetzen der Medikation durch den Patienten aufgrund von UAW. Daher ist es sehr wichtig, dass der Patient etwaige ihn belastende UAW offen und ehrlich mit seinem Arzt bespricht, damit ggf. eine andere Medikation gefunden werden kann. Dies ist in aller Regel gut möglich. Eine Blutdruckkrise kommt nie aus heiterem Himmel, sondern es gibt immer eine Vorgeschichte.

Falls eine Blutdruckkrise durch den Patienten selbst oder einen Angehörigen diagnostiziert wird, muss sofort der Notarzt gerufen werden. Der Patient soll bis zum Eintreffen des Arztes aufrecht im Bett sitzen und keinesfalls flach liegen, damit es zu keinem Blutstau im Kopf kommt. Falls der Patient wegen Brustenge (Angina pectoris) Glyzeroltrinitrat-Spray („Nitro"-Spray, siehe Abschn. 2.1, 5.2 und 7.2) im Haus hat, können ein bis zwei Hübe (keinesfalls jedoch mehr) verabreicht werden. Dies kann zu einer Blutdrucksenkung führen und helfen, die Zeit bis zum Eintreffen des Notarztes zu überbrücken.

Der Notarzt wird eine Krankenauseinweisung veranlassen und hat eine größere Auswahl verschiedener Arzneistoffe zur Verfügung, um den Blutdruck wieder zu normalisieren. Allerdings sollte es erst gar nicht zu einer Blutdruckkrise kommen. Der Schlüssel dazu liegt beim Patienten selbst, indem er regelmäßig sowohl seine Medikamente einnimmt als auch den Blutdruck misst. Bei unbefriedigender Blutdruckeinstellung ist eine 24h-Blutdruckmessung zur Therapieoptimierung sinnvoll.

5.2   Herzinfarkt und Schlaganfall

Zusammenfassung

Herzinfarkt und Schlaganfall haben eine gemeinsame Ursache. Bluthoch-druck, Diabetes, eine Erhöhung des Cholesterins und Tabakkonsum führen zur Arteriosklerose. In der Folge aggregieren (verklumpen) die Blutplättchen, und es entstehen Blutgerinnsel mit nachfolgendem Gefäßverschluss. Durch den daraus resultierenden Sauerstoffmangel stirbt Gewebe ab. Entscheidend ist daher die Behandlung der Risikofaktoren Bluthochdruck, Cholesterinerhöhung und Diabetes. Hierfür stehen wirksame und gut verträgliche Arzneistoffe zur Verfügung. Die Blutplättchen-Verklumpung kann mit Acetylsalicylsäure in niedriger Dosierung und mit ADP-Rezeptor-Antagonisten gehemmt werden. Zur Hemmung der Blutgerinnung werden Faktor-Xa-Hemmer und Vitamin-K-Antagonisten eingesetzt. Ein zusätzlicher wichtiger Risikofaktor für den Schlag-anfall ist das Vorhofflimmern. Es kann mit Amiodaron behandelt werden.

Merksätze

- Die Arzneistoff-Gruppen A, B, C und D sind die Grundlage für die Behandlung von Herzinfarkt und Schlaganfall.
- Statine senken wirksam das LDL-Cholesterin; Warnzeichen für eine Statin-Überdosierung sind Muskelschmerzen.
- Acetylsalicylsäure in niedriger Dosierung hemmt die Blutplättchen-Ver-klumpung und verhindert wirksam Herzinfarkt und Schlaganfall.
- Die wichtigste UAW von Acetylsalicylsäure sind unbemerkte Magen/Darm-Blutungen.
- ADP-Rezeptor-Antagonisten wie Clopidogrel stellen eine Alternative zu Acetylsalicylsäure dar.
- Faktor-Xa-Hemmer und Vitamin-K-Antagonisten hemmen die Blutgerinnung mit ähnlicher Wirksamkeit.
- Es muss für jeden Patienten einzeln entschieden werden, welche der genannten Arzneistoffgruppen allein oder in Kombination am besten wirk-sam ist.
- Die Arzneistoff-Gruppen A und B verhindern auch direkt Herzinfarkte.
- Vorhofflimmern kann mit dem Antiarrhythmikum Amiodaron behandelt werden; hierbei sind viele UAW und Wechselwirkungen zu beachten.
- Patienten mit Zustand nach Herzinfarkt oder Schlaganfall sollten Coxibe zur Behandlung von Schmerzen und Entzündungszuständen vermeiden.

Wie entstehen Herzinfarkt und Schlaganfall? Ursachen vermeidbar
Die Entstehung von Herzinfarkt und Schlaganfall hat zahlreiche Gemeinsam-keiten. Deshalb werden beide Erkrankungen auch in einem Abschnitt besprochen. Beiden Erkrankungen liegen Gefäßverschlüsse zu Grunde.

Genauer gesagt handelt es sich um akute Verschlüsse der Arterien, die die Blutzufuhr zum Herzen bzw. das Gehirn und damit die Versorgung mit Nährstoffen und Sauerstoff sicherstellen. Dadurch kommt es zu einem plötzlichen Sauerstoffmangel, der dazu führt, dass das hinter dem Gefäßverschluss liegende Herz- bzw. Gehirngewebe abstirbt. Beim Herzinfarkt wird die Funktion des Herzens beeinträchtigt, und es kann zum Herzversagen kommen (siehe Abschn. 5.3). Beim Schlaganfall kann es zu einseitigen Lähmungen von Arm und Bein kommen, außerdem zu Sprach- und Sehstörungen. Diese Funktionsstörungen sind oft dauerhaft und führen zu einer deutlichen Beeinträchtigung der Lebensqualität. Deshalb ist es so wichtig, die Entstehung von Herzinfarkt und Schlaganfall von vornherein zu verhindern.

Abb. 5.2 zeigt die Entstehung von Herzinfarkt und Schlaganfall und Angriffspunkte der Arzneitherapie. Der Gefäßverschluss bei diesen beiden Erkrankungen kommt durch drei unterschiedliche Faktoren zustande:

1. Arteriosklerose (landläufig als Gefäßverkalkung bezeichnet), basierend auf einer chronischen Entzündung der Gefäßinnenwand
2. Erhöhte Blutgerinnung
3. Blutplättchen-Verklumpung

Die Arteriosklerose wiederum wird durch vier wesentliche Faktoren gefördert:

1. Diabetes
2. Bluthochdruck
3. Cholesterinerhöhung (landläufig auch als Blutfetterhöhung bezeichnet)
4. Tabakkonsum
5. Lebensalter (Frauen älter als 60 Jahre, Männer älter als 50 Jahre)

Gefäßverschlüsse durch Blutgerinnsel: An Vorhofflimmern, NSAR, Coxibe und Antipsychotika als Ursache denken
Die Arteriosklerose geht mit einer Schädigung der Innenauskleidung der Gefäße, des Endothels, einher. In der Folge verklumpen die Blutplättchen und die Blutgerinnung wird aktiviert, sodass sich Blutgerinnsel (Thromben) bilden können. Der Herzinfarkt wird durch einen lokalen Verschluss der Herzkranzarterien (Thrombose der Koronarien) verursacht. Schlaganfälle entstehen oft durch aus dem linken Herzvorhof weitertransportierte Thromben. Solche transportierten Thromben werden als Emboli bezeichnet. Thromben im linken Herzvorhof beruhen meist auf einer ungeordneten Tätigkeit (Kontraktion) der Herzvorhöfe. Diese Funktionsstörung wird als Vorhofflimmern bezeichnet und ist die häufigste Herzrhythmusstörung

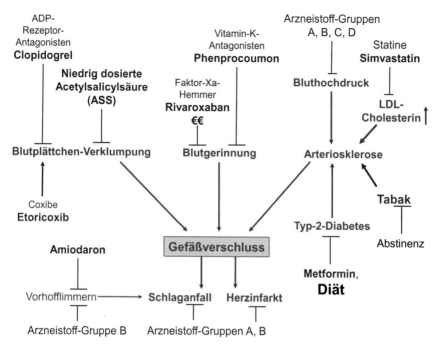

Abb. 5.2 Wie entstehen Herzinfarkt und Schlaganfall und wie behandelt man sie? Herzinfarkt und Schlaganfall beruhen auf einem Gefäßverschluss (genauer gesagt auf einem Verschluss von Arterien, die das Herz bzw. das Gehirn versorgen). Der Gefäßverschluss beruht auf einer Arteriosklerose (Gefäßverkalkung), die wiederum auf Bluthochdruck (siehe Abschn. 5.1) und Typ-2-Diabetes (siehe Abschn. 6.1) zurückzuführen sind. Weitere Risikofaktoren sind eine LDL-Cholesterinerhöhung und der Konsum von Tabak. Beim Herzinfarkt und Schlaganfall kommen viele verschiedene Arzneistoffgruppen zum Einsatz, die die genannten Ursachen beeinflussen. Außerdem werden Arzneistoffgruppen eingesetzt, die die Blutplättchen-Verklumpung und die Blutgerinnung hemmen. Ferner werden Antiarrhythmika eingesetzt. Sie erkennen sicher, dass man bei Herzinfarkt und Schlaganfall viel mehr Arzneistoffgruppen einsetzen muss als bei einem „einfachen" Bluthochdruck (siehe Abb. 5.1). Entsprechend größer wird das Risiko für unerwünschte Arzneimittelwirkungen (UAW) und Wechselwirkungen. Deshalb muss jeder Bluthochdruck behandelt werden, auch wenn Sie keine Beschwerden haben. Dringend zu warnen ist vor der Einnahme von Cyclooxygenase-2-Hemmern (Coxibe). Sie können Herzinfarkt und Schlaganfall begünstigen. Die bevorzugte Verschreibung von Faktor-Xa-Hemmern bei Schlaganfall und Herzinfarkt in Deutschland im Vergleich zu den Vitamin-K-Antagonisten ist das Resultat geschickter Vermarktung und ist wissenschaftlich nicht nachvollziehbar. Diese Gepflogenheit führt zu sehr hohen Behandlungskosten. Nicht dargestellt in dieser Abbildung ist die Behandlung des Herzinfarktes bzw. der koronaren Herzerkrankung mit Stents, die verengte Koronararterien erweitern (Tab. 5.2).

überhaupt. Das Blut staut sich mangels geordneter Kontraktion im Vorhof. Dadurch werden die Blutplättchen-Verklumpung und die Blutgerinnung gefördert. Noch häufiger sind jedoch Schlaganfälle aufgrund verschlossener Halsschlagadern sowie kleiner und großer Hirnarterien.

Wichtig ist auch die Vermeidung von Arzneistoffen, die das Risiko für einen Gefäßverschluss erhöhen. Praktisch am bedeutendsten sind hier die Coxibe (Prototyp Etoricoxib). Diese Arzneistoffe werden als „magenfreundliche" Alternative zu den nicht-steroidalen Antirheumatika (NSAR) wie Ibuprofen und Diclofenac beworben (siehe Abschn. 2.1), erhöhen aber das Risiko für Herzinfarkt und Schlaganfall. Daher sollten Patienten mit Zustand nach Herzinfarkt und/oder Schlaganfall keine Coxibe einnehmen. Besonders riskant ist eine Dauerbehandlung mit Coxiben (z. B. zur Linderung von Gelenkbeschwerden bei einer Hüft- oder Kniearthrose).

Zu beachten ist außerdem, dass bestimmte Antipsychotika (siehe Abschn. 9.4) das Cholesterin erhöhen und somit Gefäßverschlüsse begünstigen können. Es muss deshalb überprüft werden, ob man die Dosis dieser Arzneistoffe verringern oder ob man sie durch Alternativen ohne dieses Risiko ersetzen kann.

Wie werden Herzinfarkt und Schlaganfall behandelt? Leider kein Kinderspiel mehr wie Bluthochdruck

Dieser Abschnitt befasst sich ausschließlich mit der Dauerbehandlung von Herzinfarkt und Schlaganfall, aber nicht mit der Akuttherapie, die möglichst unter intensivmedizinischen Bedingungen stattfinden sollte. Tab. 5.2 fasst die Eigenschaften wichtiger Arzneistoffgruppen zur Behandlung von Herzinfarkt und Schlaganfall zusammen.

Da Herzinfarkt und Schlaganfall viele Gemeinsamkeiten in ihrer Entstehung haben und bei vielen Patienten deshalb auch zusammen vorkommen, gibt es auch gemeinsame Behandlungskonzepte. Die wirksamste Behandlungsstrategie besteht darin, Herzinfarkt und Schlaganfall durch Vermeidung von Risikofaktoren gar nicht erst entstehen zu lassen. Man unterscheidet eine Primärprävention (Vermeidung der Erkrankung, bevor sie überhaupt eingetreten ist) von einer Sekundärprävention (Vermeidung weiterer Ereignisse, nachdem die Erkrankung zum ersten Mal eingetreten ist).

Ein wichtige Behandlungsoption für die koronare Herzerkrankung und den Herzinfarkt stellt die Einführung von Stents in die verengten Herzkranzgefäße dar. Durch die Stents wird das verengte Blutgefäß von innen her erweitert und der Blutfluss dadurch deutlich verbessert. Die Stents werden in aller Regel mit einem Katheter über die Leistenarterie eingeführt, also relativ schonend ohne großen operativen Eingriff am offenen Brustkorb. Aber auch die mit einem Stent versorgten Patienten werden weiter medikamentös behandelt.

Primärprävention: Was man tun kann, bevor ein Gefäßverschluss entstanden ist

Zur Primärprävention gehören der Verzicht auf den Konsum von Tabakprodukten sowie eine aktive Lebensführung und gesunde Ernährung, die das Risiko für Bluthochdruck und Diabetes vermindern. Ein etwaiger Diabetes (meist Typ-2) wird mit einer Ernährungsumstellung, aktivem Lebensstil und ggf. Arzneistoffen wie Metformin behandelt (siehe Abschn. 6.1). Bluthochdruck kann wirksam mit den Arzneistoff-Gruppen A, B, C und D behandelt werden (siehe Abschn. 5.1).

Sekundärprävention und Arzneitherapie nach Gefäßverschluss: Etliche Arzneistoffgruppen kommen ins Spiel

Eine Cholesterin-Erhöhung wird erst in der Sekundärprävention behandelt, nicht jedoch wegen der UAW in der Primärprävention. Zur Hemmung der Blutplättchen-Verklumpung stehen zwei Behandlungsprinzipien zur Verfügung, d. h. niedrig dosierte Acetylsalicylsäure (ASS) und ADP-Rezeptor-Antagonisten wie Clopidogrel. Die Blutgerinnung kann ebenfalls durch zwei unterschiedliche Arzneistoffgruppen gehemmt werden, d. h. durch Vitamin-K-Antagonisten und Faktor-Xa-Hemmer. Hemmer der Blutplättchen-Verklumpung und der Blutgerinnung werden in aller Regel erst in der Sekundärprävention von Herzinfarkt und Schlaganfall eingesetzt.

Die Arzneistoff-Gruppen A (Prilate und Sartane) und B (Betablocker) senken wirksam den Blutdruck (siehe Abschn. 5.1). Darüber hinaus wirken diese beiden Arzneistoffgruppen auch direkt auf das Herz: Die Betablocker führen zur einer Verbesserung des Verhältnisses zwischen Sauerstoffangebot und -verbrauch und senken somit das Risiko von Angina-pectoris(Brustenge)-Anfällen und Herzinfarkt. Sie wirken jedoch nicht bei einem akuten Angina-pectoris-Anfall. Hier werden NO-Donatoren (Prototyp Nitroglyzerin, „Nitro") eingesetzt. Die Arzneistoffe der Gruppe A beeinflussen Vernarbungsvorgänge im Herzen nach einem Herzinfarkt günstig. Sie verhindern, dass sich Narbenplatten bilden, die die Beweglichkeit und Schlagkraft des Herzens und damit dessen Funktion nachteilig beeinflussen.

Ein häufiger Risikofaktor für den Schlaganfall ist das Vorhofflimmern. Der wirksamste Arzneistoff zu dessen Behandlung ist das Antiarrhythmikum Amiodaron. Es kann Vorhofflimmern tatsächlich beseitigen. Alternativ können Betablocker eingesetzt werden. Betablocker beseitigen zwar nicht

Tab. 5.2 Übersicht über wichtige Arzneistoffgruppen zur Behandlung von Herzinfarkt und Schlaganfall

Arzneistoffgruppe	Prototypischer Arzneistoff	Wirkungsweise	Anwendungsgebiet	Wichtige UAW und Wechselwirkungen
ADP-Rezeptor-Antagonisten	Clopido**grel**	Hemmung der Blutplättchen-Verklumpung.	Sekundärprophylaxe von Schlaganfall und Herzinfarkt (NICHT Primärprophylaxe).	Verlängerte Blutungszeit und erhöhtes Blutungsrisiko; insbesondere in Kombination mit Acetylsalicylsäure. Behandlung mit ADP-Rezeptor-Antagonisten ist teurer als die Behandlung mit ASS.
Antiarrhythmika	Amiodaron	Blockade verschiedener Ionenkanäle im Herzen.	Vorhofflimmern, Kammertachykardie bei Herzinfarkt.	Schilddrüsenunter- oder -überfunktion, Lichtempfindlichkeit, Sehstörungen, Lungenfunktionsstörungen, Nervenschädigungen, Verstärkung der Wirkung von Phenprocoumon (Vitamin-K-Antagonist) durch Hemmung des Abbaus. Klinisch sehr wichtige Wechselwirkung!
Faktor-Xa-Hemmer (DOAK, NOAK, Xabane)	Rivaroxaban	Direkte (rasche) Hemmung des Gerinnungsfaktors Xa. Blutgerinnungshemmer.	Vorhofflimmern, Herzinfarkt.	Blutungen, raschere Wirkung und weniger Wechselwirkungen als Vitamin-K-Antagonisten, deutlich höhere Therapiekosten als mit Vitamin-K-Antagonisten. Achtung: Da die Wirkung der Faktor-Xa-Hemmer nicht so lang ist wie die der Vitamin-K-Antagonisten, muss man sehr regelmäßig seine Tabletten einnehmen. Sonst kann die Wirkung aufhören.

(Fortsetzung)

Tab. 5.2 (Fortsetzung)

Arzneistoffgruppe	Prototypischer Arzneistoff	Wirkungsweise	Anwendungsgebiet	Wichtige UAW und Wechselwirkungen
Irreversible COX-Hemmer	Acetylsalicylsäure (ASS)	Hemmung der Blutplättchen-Verklumpung in sehr niedriger Dosis (5–10 mal niedriger als für Schmerzstillung und Entzündungshemmung).	Sekundärprophylaxe von Herzinfarkt und Schlaganfall (NICHT Primärprophylaxe).	Verlängerte Blutungszeit und erhöhtes Blutungsrisiko; insbesondere in Kombination mit ADP-Rezeptor-Antagonisten; sehr viel preiswertere Behandlung als mit ADP-Rezeptor-Antagonisten.
HMG-CoA-Reduktase-Hemmer (Statine, Lipidsenker, Cholesterinsenker)	Simvastatin	Hemmung der Cholesterinbildung in der Leber; dadurch nachfolgend Senkung des LDL-Cholesterins.	Sekundärprophylaxe bei Herzinfarkt und Schlaganfall, wenn Hypercholesterinämie vorliegt (NICHT Primärprophylaxe).	Muskelkaterähnliche Schmerzen, die nicht zur körperlichen Belastung passen, Rotverfärbung des Urins und Nierenversagen (besonders bei hoher Dosierung). Wechselwirkungen mit anderen in der Leber abgebauten Arzneistoffen.

(Fortsetzung)

Tab. 5.2 (Fortsetzung)

Arzneistoffgruppe	Prototypischer Arzneistoff	Wirkungsweise	Anwendungsgebiet	Wichtige UAW und Wechselwirkungen
Vitamin-K-Antagonisten	Phenprocoumon	Verminderte Bildung verschiedener Gerinnungsfaktoren in der Leber; dadurch langsamer Wirkungseintritt. Blutgerinnungshemmer.	Sekundärprophylaxe von Schlaganfall und Herzinfarkt; Wechsel auf NOAK bei guter Einstellung trotz aggressiver Werbung NICHT erforderlich.	Erhöhtes Blutungsrisiko, Haarausfall, Osteoporose, zahlreiche Wechselwirkungen mit anderen in der Leber abgebauten Arzneistoffen (besonders wichtig ist Amiodaron), zahlreiche Wechselwirkungen mit Nahrungsmitteln. Patient kann durch Selbstbestimmung des INR-Wertes einen wichtigen Beitrag zur Arzneimittelsicherheit leisten und selber die Phenprocoumondosis anpassen.

Erkennungssilben in Arzneistoffen sind fett hervorgehoben. Die Arzneistoff-Gruppen A und B sind in Abschn. 5.1 dargestellt.

das Vorhofflimmern, verlangsamen aber dessen Geschwindigkeit und senken somit das Risiko für eine Thrombusbildung.

Die Arzneistoffe der Gruppen A, B, C und D sind bereits in Abschn. 5.1 ausführlich behandelt worden und werden deshalb hier nicht weiter besprochen. Metformin zur Behandlung des Typ-2-Diabetes wird in Abschn. 6.1 beschrieben. Stattdessen sollen hier Statine, Hemmer der Blut-plättchen-Verklumpung (Acetylsalicylsäure, ADP-Rezeptor-Antagonisten), Blutgerinnungshemmer (Faktor-Xa-Hemmer und Vitamin-K-Antagonisten) sowie das Antiarrhythmikum Amiodaron behandelt werden. Die ver-schiedenen Arzneistoffgruppen werden bei Herzinfarkt und Schlaganfall in individuell abgestimmter Kombination eingesetzt.

Cholesterinsenker: Statine als Goldstandard

Cholesterin ist nicht gleich Cholesterin. Man unterscheidet das „gute" HDL- (*high-density lipoprotein*; Eselsbrücke: Ich hab dich lieb-Cholesterin) vom „schlechten" LDL (*low-density lipoprotein*; Eselsbrücke: Lass-das-lieber-Cholesterin). Ab einem LDL-Cholesterinwert von über 4,0 mmol/l (155 mg/dl) im Blut spricht man von einer Hypercholesterinämie. Je höher dieser Wert, desto höher ist das Risiko für Herzinfarkt bzw. Schlaganfall. Ziel einer Behandlung sollte es sein, das LDL-Cholesterin zu senken, wobei der Zielwert von Vorerkrankungen und Risikofaktoren abhängig ist. Er sollte z. B. bei Typ-2-Diabetes und nach überstandenem Herzinfarkt unter 1,8 mmol/l (70 mg/dl) liegen. Das HDL-Cholesterin sollte über 0,9 mmol/l (35 mg/dl) liegen. Es ist wichtig zu beachten, dass die Hypercholesterinämie keine eigenständige Erkrankung ist, sondern nur ein einzelner Faktor, der im Zusammenspiel mit anderen Faktoren das Risiko für Herzinfarkt und Schlaganfall erhöht. Deshalb stellt eine Cholesterinsenkung nur eine Einzelmaßnahme unter vielen anderen dar. Während eine diätetische Cholesterinsenkung ihren festen Platz in der Primär- und Sekundärprävention hat, ist die Wirksamkeit von Cholesterin-senkenden Arzneistoffen bisher nur in der Sekundärprävention bewiesen. Von Seiten einiger Fachgesellschaften und Firmen wird auch eine primärpräventive (vorbeugende) Cholesterinsenkung propagiert. Diese ist allerdings kritisch zu beurteilen, da sie gegen die UAW abgewogen werden muss.

In aller Regel wird eine Cholesterinsenkung mit einem sogenannten HMG-CoA-Reduktase-Hemmer begonnen. Der Prototyp ist Simvastatin. Alle Arzneistoffe mit diesem Wirkmechanismus besitzen die Endung _statin, weshalb die Arzneistoffgruppe landläufig auch als Statine bezeichnet wird. Sie hemmen die Neubildung von Cholesterin in der Leber. Cholesterin ist aber keineswegs nur schädlich, sondern ein wichtiger Bestandteil von Zellen und Vorläufer von Hormonen. Deshalb muss die Leber die Versorgung des

Körpers mit Cholesterin dadurch sicherstellen, dass nun vermehrt LDL-Cholesterin aus dem Blut in die Leber aufgenommen wird. Dadurch sinkt das LDL-Cholesterin und damit das Risiko für Herzinfarkt und Schlaganfall.

Da es sich bei der Cholesterinsenkung um eine präventive Behandlung mit Langzeitwirkung handelt, hat man auch ausreichend Zeit, die für jeden Patienten passende Statindosis zu finden und durch regelmäßige Laborkontrollen herauszufinden, ob sie angemessen ist.

Es gibt eine Vielzahl von Statinen. Die Wirksamkeit der einzelnen Statine auf die Sterblichkeit bei Herzinfarkt und Schlaganfall ist vergleichbar. Es ist nur von der täglichen Arzneistoffdosis abhängig, ob man diese Wirkung erreicht. Da die Cholesterinbildung in der Leber nachts am aktivsten ist, sollte man das Statin abends einnehmen.

UAW der Statine: Auf Muskelschmerzen und roten Urin achten

In aller Regel sind Statine gut verträglich. In hoher Dosierung können sie aber auch die Funktion der Skelettmuskulatur beeinträchtigen. Dies äußert sich in muskelkaterartigen Beschwerden. Warnzeichen für eine UAW der Statine auf die Skelettmuskulatur sind Muskelschmerzen, die nicht zu einer körperlichen Belastung passen, die also auch in nicht besonders trainierten oder belasteten Muskeln auftreten. Muskelschmerzen unter Statinbehandlung sind sehr ernst zu nehmen und sollten zum sofortigen Absetzen des Statins führen. Wenn die Warnzeichen ignoriert werden, kann es zu einem Zerfall von Muskelzellen und zur Freisetzung des sauerstoffbindenden Proteins der Muskeln (Myoglobin) führen. Myoglobin wird über die Nieren im Urin ausgeschieden und verfärbt ihn rötlich. Spätestens bei diesen Symptomen müssen Sie sofort die Einnahme des Statins stoppen und Ihren Arzt aufsuchen, denn Myoglobin kann die Nierenkanälchen verstopfen und zu Nierenversagen führen. Ihre Erstmaßnahme besteht darin, viel zu trinken (Tee oder Mineralwasser), um das Myoglobin im Urin zu verdünnen und die Verstopfung der Nierenkanälchen zu verhindern. Die Gefahr von Muskelschmerzen und Nierenversagen ist neben der nicht genügend gesicherten Wirksamkeit ein Grund dafür, dass man Statine nicht routinemäßig in der Primärprophylaxe von Herzinfarkt und Schlaganfall einsetzen sollte.

Das UAW-Risiko von Statinen wird erhöht, wenn gleichzeitig Arzneistoffe gegeben werden, die in der Leber abgebaut werden. Diese Gefahr ist bei verschiedenen Statinen mehr oder weniger ausgeprägt. Grundsätzlich gilt, dass Statine umso sicherer wirken, je weniger andere Arzneistoffe zusätzlich eingenommen werden und je niedriger die Statindosis gehalten wird. Letztlich muss man in der Behandlung mit Statinen einen vernünftigen Kompromiss zwischen guter Cholesterinsenkung und dem Ausbleiben schwerwiegender UAW machen. Es kann also nicht das Ziel sein, im Sinne einer Laborkosmetik das LDL-Cholesterin maximal zu senken und dabei das Risiko lebensbedrohlicher UAW an Muskulatur und Niere in Kauf zu nehmen.

Wenn Statine nicht ausreichen: Es gibt weitere Möglichkeiten

Sollte es nicht möglich sein, mit Statinen allein das LDL-Cholesterin ausreichend zu senken, können weitere Arzneistoffgruppen (meist zusätzlich) eingesetzt werden. Dazu gehören die PPAR-alpha-Rezeptor-Agonisten (Fibrate, Prototyp Fenofibrat), die Gallensäurebinder (Prototyp Colestyramin) und Hemmer der Cholesterinaufnahme im Darm (Prototyp Ezetimib). Diese Arzneistoffe werden jedoch wegen der mäßigen Wirkung auf das LDL-Cholesterin und ihrer UAW nur bei relativ wenigen Patienten angewendet. In extrem schweren Fällen von Hypercholesterinämie kann Evolocumab eingesetzt werden. Dieser Arzneistoff muss subkutan injiziert werden und senkt viel wirksamer als die Statine das LDL-Cholesterin. Ein großer Nachteil von Evolocumab sind jedoch die extrem hohen Behandlungskosten. In Anbetracht der Häufigkeit der Hypercholesterinämie in Deutschland (mehr als 50 % der Bevölkerung) ist es unmöglich, alle Patienten mit diesem Arzneistoff zu behandeln, weil dann die Kosten im Gesundheitssystem explodieren würden.

Hemmer der Blutplättchen-Verklumpung: ASS als Goldstandard

Hemmer der Blutplättchen-Verklumpung haben einen festen Platz in der Sekundärprävention von Herzinfarkt und Schlaganfall. Acetylsalicyl-säure (ASS) ist der klassische Arzneistoff mit dieser Wirkung. ASS hemmt dauerhaft das Enzym Cyclooxygenase. Es kommt in allen Körperzellen einschließlich der Blutplättchen vor und bildet dort das Blutplättchen ver-klumpende Gewebshormon Thromboxan. Da Blutplättchen im Gegensatz zu allen anderen Körperzellen keinen Zellkern haben, können sie auch keine Cyclooxygenase mehr nachbilden. Dadurch wird mit einer einmaligen Dosis von Acetylsalicylsäure die Cyclooxygenase in den Blutplättchen für deren gesamte Lebenszeit (ca. eine Woche) im Blut gehemmt. Diese Tatsache kann man in der Sekundärprävention (also nach einem bereits stattgefundenen Herzinfarkt oder Schlaganfall) gezielt ausnutzen, indem man einmal täg-lich eine sehr geringe Dosis (75–125 mg; 0,075–0,125 g) Acetylsalicylsäure einnimmt. Damit erzielt man eine gezielte (selektive) hemmende Wirkung auf die Blutplättchen-Verklumpung ohne einen schmerz- oder entzündungs-lindernden Effekt. Für letzteren Effekt benötigt man 5–10 mal höhere Dosen als für die Hemmung der Blutplättchen-Verklumpung.

Das Hauptproblem in der Dauerbehandlung mit Acetylsalicylsäure ist ein erhöhtes Blutungsrisiko. Es manifestiert sich in einer verlängerten Blutungszeit z. B. nach Rasur- oder Schnittverletzungen. Außerdem kann es zu unbemerkten Magen/Darm-Blutungen kommen. Deshalb ist es wichtig, bei einer Dauerbehandlung mit Acetylsalicylsäure regelmäßig den Gehalt an rotem Blutfarbstoff (Hämoglobin) im Blut zu bestimmen und mit einem Stuhltest (Nachweis des roten Blutfarbstoffs im Stuhl) nach unbemerkten Blutverlusten im Magen/Darm-Trakt zu suchen (siehe Abschn. 3.2).

Hemmer der Blutplättchen-Verklumpung: Clopidogrel als Alternative zu ASS oder zusammen mit ASS
Blutplättchen besitzen auch einen spezifischen Rezeptor für das Gewebshormon ADP (Adenosindiphosphat), welches die Blutplättchen-Verklumpung fördert. Dauerhaft wirkende ADP-Rezeptor-Antagonisten (Prototyp Clopidogrel) schalten die Funktion dieses Rezeptors in den Blutplättchen für die Lebenszeit der Zellen (ca. eine Woche) aus. Daher hemmen Clopidogrel und verwandte Arzneistoffe (alle mit der Arzneistoffnamenendung _grel) die Blutplättchen-Verklumpung ähnlich wirksam wie ASS. Die wichtigste UAW von ADP-Rezeptor-Antagonisten sind Blutungen. Bei einem hohen Risiko für Herzinfarkt oder Schlaganfall kann Acetylsalicylsäure mit ADP-Rezeptor-Antagonisten kombiniert werden. Naturgemäß erhöht sich mit der Kombination aber auch das Blutungsrisiko. Dies ist gegeneinander abzuwägen. Die Behandlung mit ADP-Rezeptor-Antagonisten ist deutlich teurer als die Behandlung mit ASS.

Blutgerinnungshemmer: Vitamin-K-Antagonisten als Goldstandard
Blutgerinnungshemmer (Antikoagulanzien) werden landläufig auch als Blutverdünner bezeichnet. Dieser Begriff ist jedoch unzutreffend, da sie das Blut nicht verdünnen, sondern nur die Funktion bestimmter Gerinnungsfaktoren hemmen. Der Vitamin-K-Antagonist Phenprocoumon (allgemein bekannter unter dem Handelsnamen Marcumar®, der jedoch unbedingt vermieden werden sollte, siehe Abschn. 1.2) ist der klassische Hemmer der Blutgerinnung. Phenprocoumon hemmt die Bildung bestimmter Gerinnungsfaktoren in der Leber. Durch diesen Mechanismus wird sowohl der Eintritt als auch das Ende der Wirkung verzögert. Es dauert ca. 5–7 Tage, ehe die Hemmung der Blutgerinnung voll ausgeprägt ist, und dementsprechend dauert es auch 5–7 Tage, ehe die Wirkung nach dem Absetzen wieder abgeklungen ist. Man muss sich die Behandlung mit Phenprocoumon wie

einen Ozeanriesen vorstellen, der erst mit Verzögerung auf Steuersignale reagiert. Beim Vorhofflimmern hemmt Phenprocoumon die Bildung von Thromben im Vorhof und senkt damit das Schlaganfallrisiko.

Jeder Patient muss individuell mit Phenprocoumon eingestellt werden. Das erfolgt durch Bestimmung des INR(*international normalized ratio*)-Wertes im Blut. Zur Verhinderung des Schlaganfalls sollte dieser Wert zwischen 2,0–3,0 liegen, bei mechanischen Herzklappen zwischen 2,5–3,5. Je höher INR, desto höher ist auch das Blutungsrisiko. Bislang musste der Patient zur Bestimmung des INR-Wertes zum Arzt gehen. Inzwischen gibt es auch bequem handhabbare (allerdings nicht ganz preiswerte) Geräte zur INR-Messung durch den Patienten selbst. Dies erleichtert die Therapieüberwachung und -treue und stärkt die Eigenverantwortung des Patienten. Die wichtigste UAW von Phenprocoumon sind Blutungen. Phenprocoumon wirkt fruchtschädigend und darf deshalb nicht während der Schwangerschaft verwendet werden.

Vorsicht: Wechselwirkungen von Vitamin-K-Antagonisten mit anderen Arzneistoffen und zu viel Vitamin K

Wird Phenprocoumon ohne weitere Arzneistoffe eingenommen, so ist die Behandlung gut handhabbar. Probleme entstehen dann, wenn der Patient weitere Medikamente einnimmt. Phenprocoumon wird in der Leber abgebaut. Besonders wichtig ist, dass der Abbau von Phenprocoumon durch das Antiarrhythmikum Amidodaron (siehe unten) gehemmt wird (siehe Abschn. 1.6). Dadurch wird die Wirkung von Phenprocoumon stärker. Nimmt der Patient zusätzlich Arzneistoffe ein, die den Leberstoffwechsel beschleunigen (z. B. die Antiepileptika Carbamazepin oder Phenytoin oder das pflanzliche Antidepressivum Johanniskraut, siehe Abschn. 8.2 und 9.2), so wird die Wirkung von Phenprocoumon abgeschwächt. Bei Arzneistoffen, die den Abbau von Phenprocoumon in der Leber hemmen (außer Amiodaron bestimmte Antibiotika und Immunsuppressiva (siehe Abschn. 1.6, 11.2 und 11.3), wird entsprechend die hemmende Wirkung des Vitamin-K-Antagonisten auf die Blutgerinnung größer.

Außerdem zeigt Phenprocoumon Wechselwirkungen mit Nahrungsmitteln. „Gesunde" Nahrungsmittel mit einem hohen Vitamin-K-Gehalt (dazu gehören Grünkohl, Spinat, Schnittlauch, Kichererbsen, Fenchel und Rosenkohl) schwächen die Wirkungen von Phenprocoumon ab. Umgekehrt verstärken Nahrungsmittel wie Waldmeister und Gojibeeren, die den Abbau von Phenprocoumon verzögern, dessen Wirkungen. Es spricht nichts dagegen, solche Nahrungsmittel in kleinen Mengen zu konsumieren, aber jede hohe Aufnahme ist strikt zu vermeiden.

Alternativen zu Vitamin-K-Antagonisten: NOAK/DOAK/Xabane – wirklich besser?

Wegen der Probleme bei der Behandlung mit Phenprocoumon und den Wechselwirkungen mit Arznei- und Nahrungsmitteln wurden vor ca. 15 Jahren sogenannte „neue" orale Antikoagulanzien (NOAK) auf den Markt gebracht, die besser steuerbar und wirksamer sein sollten. Diese Arzneistoffe beeinflussen nicht die Bildung von Gerinnungsfaktoren in der Leber, sondern hemmen direkt (und damit sehr schnell) die Funktion bestimmter Gerinnungsfaktoren. Deshalb werden diese Arzneistoffe auch als direkte orale Antikoagulanzien (DOAK) bezeichnet. Man kann die NOAK oder DOAK mit einem kleinen Motorboot vergleichen, das sehr rasch auf Steuersignale reagiert.

Der Prototyp dieser Arzneistoffgruppe ist Rivaroxaban, das den Gerinnungsfaktor Xa hemmt. Wegen der Erkennungssilbe _xa_ werden die Faktor-Xa-Hemmer auch als Xabane bezeichnet. Der Vorteil der NOAK/DOAK/Xabane ist, dass sie einen schnelleren Wirkungseintritt als die Vitamin-K-Antagonisten (indirekte Antikoagulanzien) besitzen und damit prinzipiell besser steuerbar sind. Das ist z. B. von Bedeutung, wenn Blutungen auftreten. Dann kann man rascher gegensteuern. Außerdem kann man bei notwendigen operativen Eingriffen mit Blutungsrisiko die Gerinnungsfähigkeit des Blutes wieder rascher erhöhen. Diese Flexibilität in der Therapie mit den DOAK ist ein unbestrittener Vorteil gegenüber den Vitamin-K-Antagonisten.

Aber es gibt auch Nachteile: So ist eine Behandlung mit den DOAK gegenüber Einnahmefehlern oder Aufnahmestörungen (z. B. Durchfall, siehe Abschn. 1.6) anfälliger als bei den Vitamin-K-Antagonisten. Außerdem gibt es keinen einfachen auch durch den Patienten durchführbaren Test, mit dem man die Einstellung mit einem DOAK überprüfen könnte. Hinsichtlich der Wirksamkeit in klinischen Studien sind Vitamin-K-Antagonisten und DOAK in etwa gleichwertig, bisweilen mit Vorteilen zu Gunsten der DOAK. Man kann jedoch die Situation in kontrollierten klinischen Studien nicht ohne weiteres auf echte (*Real World*) Lebensbedingungen übertragen. Jedoch sind auch unter diesen Bedingungen Vitamin-K-Antagonisten und DOAK etwa gleichwertig. Allerdings sind die DOAK sehr viel teurer. Sie werden von der pharmazeutischen Industrie sehr intensiv beworben, was dazu geführt hat, dass in Deutschland inzwischen die meisten Patienten von einem „alten" Vitamin-K-Antagonisten auf ein DOAK umgestellt wurden. Ob das dann auch tatsächlich zu einer verbesserten Behandlung im Sinne einer Verringerung der Todesrate bei Herzinfarkt und Schlaganfall führt, muss sich noch zeigen. Es besteht jedenfalls kein Grund dafür, einen über Jahre mit Phenprocoumon gut eingestellten Patienten ohne triftigen Grund auf ein DOAK umzustellen.

Amiodaron: Trotz der UAW das beste Antiarrhythmikum

Amiodaron gehört zu den Antiarrhythmika. Diese Arzneistoffgruppe ist insgesamt sehr problematisch, weil sie selber Herzrhythmusstörungen auslösen kann. Von allen Antiarrhythmika ist Amiodaron der wirksamste Arzneistoff. Es wirkt bei Vorhofflimmern lebensverlängernd durch die Verhinderung von Schlaganfällen. Nach Herzinfarkten verhindert Amiodaron das Auftreten von lebensbedrohlichen Arrhythmien, die von den Herzkammern ausgehen.

Leider ist Amiodaron kein einfach handhabbarer Arzneistoff. Man muss sich sehr gut überlegen, ob man ihn wirklich einsetzen möchte. Problematisch ist die sehr lange Wirkdauer im Körper (bis zu 3 Monate), weshalb die Behandlung schwer zu steuern ist. Außerdem kann Amiodaron sowohl eine Über- als auch eine Unterfunktion der Schilddrüse hervorrufen (siehe Abschn. 6.2).

Amiodaron ist sehr gut fettlöslich und verteilt sich deshalb in vielen Organen. So kann es sich in der Hornhaut des Auges ablagern und Sehstörungen hervorrufen. Außerdem erhöht Amiodaron durch Ablagerung in der Haut die Empfindlichkeit gegenüber UV-Licht, weshalb ein guter Sonnenschutz erforderlich ist. Ferner können Lungenfunktionsstörungen und Nervenschädigungen entstehen. Deshalb sind unter einer Behandlung mit Amiodaron regelmäßige fachärztliche Kontrollen der Funktion von Schilddrüse, Augen, Haut, Lunge und Nervensystem erforderlich.

Amiodaron hemmt den Abbau bestimmter Arzneistoffe in der Leber (siehe Abschn. 1.6). Dadurch wird die Wirkung dieser Arzneistoffe verstärkt. Deshalb muss man bei gleichzeitiger Gabe von Amiodaron und Phenprocoumon, was sehr häufig vorkommt, sehr sorgfältig den INR-Wert kontrollieren und die Phenprocoumon-Dosis verringern. Sonst können schwere Blutungen auftreten.

5.3   Herzversagen

Zusammenfassung

Chronisches Herzversagen ist die Unfähigkeit des Herzens, die Organe ausreichend mit Sauerstoff und Nährstoffen zu versorgen. Leistungsschwäche, Luftnot und Wassereinlagerungen sind die Folgen. Am wichtigsten ist die Behandlung von Grunderkrankungen (Bluthochdruck, koronare Herzerkrankung, Schilddrüsenerkrankungen). Die Arzneistoff-Gruppen A, B und MCRA (Mineralocorticoid-Rezeptor-Antagonisten) verringern die Sterblichkeit beim chronischen Herzversagen, indem sie Fehlanpassungen des Herzens günstig beeinflussen. Die Arzneistoff-Gruppe D reduziert Wassereinlagerungen. Um einen Kaliumüberschuss durch die Arzneistoff-Gruppen A und MCRA zu vermeiden, sollten diese mit der Arzneistoff-Gruppe D kombiniert werden. Wichtig ist auch die Vermeidung von Arzneistoffgruppen, die die Herzfunktion ungünstig beeinflussen können. Dazu gehören u. a. die nichtsteroidalen Antirheumatika (NSAR) und die Digitalisglykoside.

Merksätze

- Entscheidend ist die Behandlung eines Bluthochdrucks mit den Arzneistoff-Gruppen A, B, C und D.
- Bei koronarer Herzerkrankung werden die Arzneistoff-Gruppen A und B eingesetzt.
- Sowohl Über- als auch Unterfunktionen der Schilddrüse müssen behandelt werden.
- Die Arzneistoff-Gruppen A, B und MCRA (Mineralocorticoid-Rezeptor-Antagonisten) senken die Sterblichkeit bei chronischem Herzversagen.
- Die Arzneistoff-Gruppe D (Diuretika) vermindert Wassereinlagerungen.
- Nicht-steroidale Antirheumatika (NSAR) und Digitalisglykoside sollten wegen ihrer unerwünschten Arzneimittelwirkungen (UAW) bei chronischem Herzversagen vermieden werden.
- Die Hauptgefahr bei einer Behandlung mit den Arzneistoff-Gruppen A und MCRA ist ein Kaliumüberschuss (Hyperkaliämie).
- Eine Hyperkaliämie vermindert die Herzfrequenz und die Leistungsfähigkeit.
- Einem Kaliumüberschuss wird durch gleichzeitige Gabe von Diuretika entgegengewirkt.

Chronisches Herzversagen? Die vier Stadien

Chronisches Herzversagen (chronische Herzinsuffizienz) beinhaltet die Unfähigkeit des Herzens, die Organe ausreichend mit Sauerstoff und Nährstoffen zu versorgen. Die Folgen einer verminderten Organdurchblutung sind reduzierte Leistungsfähigkeit, Müdigkeit, Luftnot und Wassereinlagerungen (Ödeme), vor allem in den Unterschenkeln und der Lunge. Die

Schwere eines Herzversagens wird in vier Stadien eingeteilt. Das wichtigste Symptom für die Einteilung ist die Luftnot. Im ersten Stadium ist das Herzversagen noch nicht klinisch, sondern nur durch apparative Messungen (insbesondere Herzultraschalluntersuchung) erkennbar. Im zweiten Stadium ist die Leistungsfähigkeit bei mäßiger körperlicher Belastung eingeschränkt, im dritten Stadium bereits bei leichter Belastung, und im vierten Stadium hat der Patient schon in Ruhe Luftnot.

Chronisches Herzversagen ist häufig. Mehr als 10 % der Bevölkerung über 70 Jahren leiden daran. Abb. 5.3 zeigt die Entstehung des chronischen Herzversagens und die Behandlungsmöglichkeiten.

Chronisches Herzversagen oder der gescheiterte Versuch des Körpers sich anzupassen

Die wichtigste Ursache für chronisches Herzversagen ist ein unzureichend behandelter Bluthochdruck (siehe Abschn. 5.1). Dem Herzen wird mehr Leistung abverlangt, da es das Blut gegen einen erhöhten Gefäßwiderstand pumpen muss. Kurzfristig ist das durch eine Aktivierung des Sympathikus möglich, aber das menschliche Herz ist nicht fähig, ohne Pause eine hohe Leistung abzurufen. Es versucht dann, diesem Mangel durch Wachstum der Muskelzellen (Hypertrophie) zu begegnen. Allerdings verbrauchen vergrößerte Muskelzellen auch mehr Sauerstoff. Das Wachstum von Blutgefäßen im Herzmuskel hält nicht mit, und es kommt langfristig zu einer immer stärkeren Unterversorgung des Herzens mit Sauerstoff und Nährstoffen. Dies schwächt die Leistungsfähigkeit des Herzens noch weiter. Folgen sind Luftnot, Müdigkeit und eingeschränkte körperliche Belastbarkeit. Außerdem kommt es zu einem Rückstau von Blut in den Beinen und in der Lunge. Das äußert sich in Wassereinlagerungen, die besonders in der Lunge kritisch sind, weil sie die Sauerstoffaufnahme in den Körper weiter reduzieren und die Luftnot nochmals steigern.

Auch die Nierendurchblutung nimmt als Folge des Herzversagens ab. Die Niere versucht das zu kompensieren, indem sie die vermehrte Freisetzung der Hormone Angiotensin und Aldosteron anstößt (Aktivierung des Renin-Angiotensin-Aldosteron-Systems, RAAS). Angiotensin verengt jedoch die Blutgefäße noch weiter und bewirkt einen bindegewebigen Umbau des Herzens, das dadurch noch weniger leistungsfähig wird. Aldosteron verstärkt die Wassereinlagerung und führt zu weiterer Zunahme von Bindegewebe im Herzen.

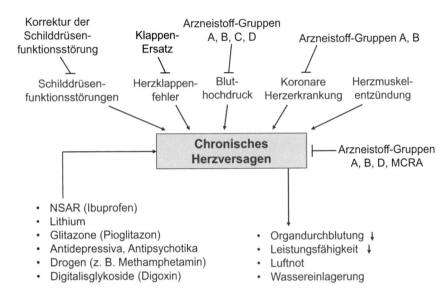

Abb. 5.3 Wie entsteht chronisches Herzversagen und wie behandelt man es? Entscheidend ist es, die Ursachen eines chronischen Herzversagens zu behandeln. Hierbei muss man insbesondere an den Bluthochdruck (siehe Abschn. 5.1) und Schilddrüsenerkrankungen (siehe Abschn. 6.2) denken. Es gibt auch eine Reihe von Arzneistoffgruppen, die ein chronisches Herzversagen verschlimmern können oder deren Einsatz beim chronischen Herzversagen zumindest fragwürdig ist. In der Behandlung des chronischen Herzversagens werden wie beim Bluthochdruck die Arzneistoff-Gruppen A, B und D eingesetzt. Hinzu kommt die Arzneistoff-Gruppe MCRA (Mineralocorticoid-Rezeptor-Antagonisten, Aldosteron-Antagonisten). Wenn die Arzneistoff-Gruppe A mit der Arzneistoff-Gruppe MCRA kombiniert wird, besteht ein hohes Risiko für einen Kaliumüberschuss im Körper. Diesem Problem kann durch Gabe der Arzneistoff-Gruppe D entgegengewirkt werden. Die Anwendung von Digitalisglykosiden (Herzglykosiden) beim chronischen Herzversagen ist wegen der zahlreichen unerwünschten Arzneimittelwirkungen (UAW) sehr kritisch zu beurteilen (Tab. 5.3).

In der Konsequenz löst ein chronisches Herzversagen eine Reihe von Vorgängen im Körper aus, die die Krankheit immer weiter verschlimmern. Es handelt sich um Fehlanpassungen, die zu einem klassischen Teufelskreis führen. Ein chronisches Herzversagen ist wie eine Abwärtsspirale und nicht heilbar. Die Sterblichkeit daran ist deshalb auch vergleichbar mit der an vielen bösartigen Tumorerkrankungen (siehe Abschn. 11.1). Das ist nicht ausreichend bekannt.

Tab. 5.3 Übersicht über einige Arzneistoff-Gruppen zur Behandlung des chronischen Herzversagens

Arzneistoffgruppe	Prototypischer Arzneistoff	Wichtige Wirkungen	Wichtige UAW und Wechselwirkungen
Mineralocorticoid-Rezeptor-Antagonisten (MCRA, Aldosteron-Antagonisten)	Spironolacton	Hemmung der bindegewebigen Verhärtung des Herzens, Verringerung der Wassereinlagerung.	Kaliumüberschuss, insbesondere in Kombination mit Arzneistoffen der Gruppe A, Vergrößerung der Brust bei Männern.
Digitalisglykoside (Herzglykoside, Natrium/Kalium-ATPase-Hemmer)	**Digoxin**	Verlangsamung der Herzfrequenz bei Vorhofflimmern; keine erwiesene therapeutische Wirkung bei Herzversagen; ganz exakte Dosiseinstellung erforderlich (sehr schwierig, wie das Treffen der schwarzen Scheibe beim Biathlon). Die Anwendung von Digoxin sollte dem Spezialisten (Kardiologen) für spezielle Patienten vorbehalten werden.	Gelb-Grün-Sehen (beweisend für Vergiftung), Verwirrung, Schläfrigkeit, Übelkeit, Erbrechen, Herzrhythmusstörungen. Jede Veränderung des Kaliumhaushaltes oder Calciumhaushaltes erhöht das Risiko für UAW. Die Natrium/Kalium-ATPase ist in jeder Körperzelle vorhanden. Deshalb verursachen Digitalisglykoside so viele UAW.
Schleifendiuretika (Arzneistoff-Gruppe D, Natrium/Kalium/Chlorid-Transporter-Hemmer)	Furosemid	Ausschwemmung von Wassereinlagerungen, Blutdrucksenkung.	Kaliumverarmung, Austrocknung des Körpers, Hörschäden. Deshalb Kombination mit Arzneistoff-Gruppe A (und MCRA).

Erkennungssilben von Arzneistoffen sind fett hervorgehoben. Die Arzneistoff-Gruppen A und B und die Thiaziddiuretika aus der Arzneistoff-Gruppe D werden in Abschn. 5.1 dargestellt. Achtung: Die Behandlung mit Digitalisglykosiden war in Deutschland früher sehr verbreitet, sollte aber wegen der schweren UAW nur noch in Ausnahmefällen durchgeführt werden. In der Behandlung des chronischen Herzversagens muss der Kaliumhaushalt regelmäßig überprüft werden. Sowohl ein Kaliumüberschuss als auch ein Kaliummangel sind sehr gefährlich.

Letztlich kann man ein chronisches Herzversagen im Stadium 4 nur durch eine Herztransplantation erfolgreich beheben. Da es aber in Deutschland einen großen Mangel an Spenderorganen gibt, sterben viele Patienten an dieser Erkrankung. Umso wichtiger ist es, bei dieser sehr unbefriedigenden Perspektive ein chronisches Herzversagen zu vermeiden bzw. möglichst frühzeitig eine wirksame Arzneitherapie zu beginnen.

Chronisches Herzversagen: An verschiedene Grunderkrankungen denken

Eine weitere wichtige Ursache für das chronische Herzversagen ist die koronare Herzerkrankung (siehe Abschn. 5.2), die wiederum als Folge eines unzureichend behandelten Bluthochdrucks entstehen kann. Sie verringert die Herzdurchblutung und verschlimmert dadurch das Herzversagen. Eine koronare Herzerkrankung kann mit den Arzneistoff-Gruppen A und B behandelt werden (siehe Abschn. 5.2).

Chronisches Herzversagen wird auch durch Schilddrüsenfunktions-störungen verursacht (siehe Abschn. 6.2). Eine Schilddrüsenüberfunktion kurbelt den Sympathikus an und erhöht dadurch den Blutdruck und die Herzarbeit. Unbehandelt kann das zu chronischem Herzversagen führen. Eine Schilddrüsenunterfunktion schwächt hingegen langfristig die Herz-funktion durch Unterforderung.

Die Herzklappen sind für eine normale Herzfunktion unabdingbar. Des-halb kann jeder unbehandelte Herzklappenfehler langfristig chronisches Herzversagen verursachen. Je nach der betroffenen Herzklappe sind die Symptome unterschiedlich. Herzklappenfehler werden, wenn immer mög-lich, chirurgisch behandelt. Viele Herzklappenfehler können minimal-invasiv ohne belastende Operationen am offenen Herzen korrigiert werden.

Eine weitere und oft unterschätzte Ursache von chronischem Herz-versagen sind Herzmuskelentzündungen, die oft unerkannt im Rahmen von viralen Infekten vorkommen. Eine ursächliche Behandlung der viral bedingten Herzmuskelentzündung (Myokarditis) gibt es nicht. Ent-scheidend ist es, sich körperlich zu schonen, damit es nicht zu lebensbedroh-lichen Herzrhythmusstörungen kommt.

Chronisches Herzversagen: An Problemarzneistoffe und Drogen denken

Es gibt außerdem Arzneistoffe, die ein Herzversagen verschlechtern können. Diese müssen daher unbedingt gemieden werden. Am wichtigsten sind diesbezüglich die nicht-steroidalen Antirheumatika (NSAR), die häufig unkritisch zur Langzeitbehandlung degenerativer Gelenkerkrankungen eingesetzt werden (siehe Abschn. 2.1). Die NSAR vermindern jedoch die Nierendurchblutung und verschlimmern daher die Fehlanpassungen der Niere beim Herzversagen. Auch die Wassereinlagerungen werden verstärkt. Das stimmungsstabilisierend wirkende Lithium (siehe Abschn. 9.3) kann ebenfalls die Herzfunktion schwächen und zu Wassereinlagerungen führen. Ein Patient mit bipolarer Störung und chronischem Herzversagen muss daher von Lithium auf einen anderen stimmungsstabilisierenden Arzneistoff umgestellt werden.

Bis vor einigen Jahren wurden die Glitazone in der Behandlung des Typ-2-Diabetes als Insulin-verstärkende Arzneistoffe (Insulin-*Sensitizer*) angepriesen. Diese Euphorie ist jedoch einer Ernüchterung gewichen, weil sich herausgestellt hat, dass auch die Glitazone Herzversagen verschlimmern können.

Etliche Antidepressiva und Antipsychotika führen über verschiedene Mechanismen zu einer Herzfrequenzerhöhung (siehe Abschn. 9.2 und 9.4). Das ist bei chronischem Herzversagen jedoch ungünstig, weil sich die Herzkammern dadurch nur unzureichend füllen können. Deshalb muss man Antidepressiva und Antipsychotika bei Patienten mit gleichzeitigem chronischen Herzversagen sehr vorsichtig dosieren.

Auch Drogenmissbrauch kann zu Herzversagen führen. Zu den gefährlichsten Drogen in dieser Hinsicht gehört das Methamphetamin (*Crystal Meth*), welches den Sympathikus massiv aktiviert und dadurch die Leistungsfähigkeit des Körpers kurzfristig steigert. Es kann zu einer akuten Überforderung des Herzens und damit einem akuten Herzversagen kommen, insbesondere wenn Grunderkrankungen wie Bluthochdruck und koronare Herzerkrankung vorliegen.

Wie wird chronisches Herzversagen behandelt? Lernen aus Fehlern: Medikamentöser Herzschutz statt medikamentöser Herzstärkung
Intuitiv sind die beiden ersten Gedanken zur Behandlung des Herzversagens: 1. Schone Dich selbst und 2. Stärke das Herz medikamentös.

Und in der Tat wurden diese beiden Behandlungsprinzipien (vor allem in Deutschland, weniger in den angelsächsischen Ländern) 150 Jahre lang umgesetzt, bis man erkannte, dass sie genau das Gegenteil von dem bewirken, was man sich erhoffte: Es fehlt nicht nur der Nutzen, sondern das Herzversagen wird möglicherweise sogar schlimmer.

Viele Generationen von Ärzten in Deutschland (auch noch praktizierenden) lernten im Studium und in der Facharztausbildung ausführlich, dass man ein Herzversagen mit „Herzglykosiden" behandelt.

Der gebräuchliche Name dieser Arzneistoffe ist irreführend, da er fälschlich nahelegt, dass sie ausschließlich am Herzen wirken. Die Herzglykoside hemmen ein Enzym (Natrium/Kalium-ATPase), das in jeder Körperzelle vorkommt, nicht nur im Herzen. Die Natrium/Kalium-ATPase spielt eine Schlüsselrolle in der Kontrolle des Mineralhaushaltes jeder Zelle. Man kann sich daher leicht vorstellen, dass Herzglykoside sehr vielfältige UAW haben. Das ist auch tatsächlich der Fall und macht die Behandlung mit diesen Arzneistoffen so schwierig. Tab. 5.3 fasst die Eigenschaften von Herzglykosiden und anderen in der Behandlung des chronischen Herzversagens eingesetzten Arzneistoffgruppen zusammen. Der Begriff „Digitalisglykoside" ist neutraler. Er bezieht sich darauf, dass die Arzneistoffe aus dem Fingerhut (*Digitalis purpurea*) gewonnen werden.

Am ehesten wirken Digitalisglykoside wie Digoxin beim Vorhofflimmern durch eine Verlangsamung der Herzfrequenz. Aber das ist keine einfache Behandlung, denn man muss ganz genau einen bestimmten Digoxin-Spiegel im Blut einstellen. Man kann diese Situation mit dem Schießen beim Biathlon vergleichen, wo man unter oft widrigen Witterungsbedingungen genau die kleine schwarze Scheibe treffen muss. Schießt man auch nur etwas über das Ziel hinaus, kann der Wettkampf schon verloren sein. Daher ist es nicht verwunderlich, dass es viele Vergiftungen mit Digitalisglykosiden gegeben hat, die zudem auch schwierig zu behandeln sind. Letztlich muss man in solchen Fällen darauf warten, dass der Körper das Digitalisglykosid aus eigener Kraft über Niere und Galle ausscheidet (siehe Abschn. 1.6). Aus diesen Gründen hat auch in Deutschland die Behandlung des chronischen Herzversagens mit Digitalisglykosiden stark an Popularität verloren.

Als langsam klar wurde, dass Digitalisglykoside problematisch sind, suchte man nach anderen Wegen, das Herz zu stärken. Im Vordergrund standen dabei Arzneistoffe, die direkt oder indirekt den Sympathikus stimulieren. Aber auch dieser Weg erwies sich nicht nur als unwirksam, sondern sogar als schädlich.

Allerdings zeigte sich die Medizin nach diesen enttäuschenden Ergebnissen lernfähig: Es wurde klar, dass eine direkte „Stärkung" des Herzens beim Herzversagen nicht zielführend ist. Stattdessen fokussierte sich die Arzneistoffentwicklung seitdem auf die Korrektur der Fehlanpassungen des Körpers beim Herzversagen, und dieser Weg („Herzschutz") erwies sich als viel erfolgreicher.

Wie wird ein chronisches Herzversagen behandelt: Ursachen beseitigen und körperlich trainieren, so gut es geht

Die wichtigste Säule in der Behandlung des chronischen Herzversagens besteht darin, die ursächlichen Grunderkrankungen zu behandeln. Es muss immer wieder betont werden, wie wirksam und zudem einfach die Behandlung eines Bluthochdrucks als wichtigste Grunderkrankung ist (siehe Abschn. 5.1). Durch geschickte Kombination der Arzneistoff-Gruppen A, B, C und D lässt sich fast jeder erhöhte Blutdruck normalisieren. Die Behandlung einer koronaren Herzerkrankung ist schon komplizierter (siehe Abschn. 5.2). Ebenso wichtig ist es, eine normale Schilddrüsenfunktion wiederherzustellen. Eine Schilddrüsenüberfunktion wird in der Regel mit Thionamiden behandelt, eine Schilddrüsenunterfunktion mit Levothyroxin (siehe Abschn. 6.2). Außerdem müssen bei Patienten mit chronischem Herzversagen alle Arzneistoffe gemieden werden, die die Erkrankung verschlechtern könnten (siehe Abb. 5.3).

Eine zweite Säule der Behandlung des chronischen Herzversagens besteht darin, das Herz und den gesamten Bewegungsapparat so gut wie möglich zu trainieren. So wird der Gefahr eines akuten Herzversagens vorgebeugt. Angemessenes körperliches Training bei chronischem Herzversagen in den Stadien 1–3 verringert die Sterblichkeit. Am besten eignen sich milde Ausdaueraktivitäten wie Nordic Walking, Fahrradfahren und Spazierengehen.

Wie wird ein chronisches Herzversagen behandelt? A, B, D, MCRA und unbedingt ans Kalium denken

Spezifische Verbesserungen der Fehlanpassungen des Körpers stellen die dritte Säule der Behandlung des chronischen Herzversagens dar. Hier kommen die Arzneistoff-Gruppen A, B, D und MCRA (Mineralocorticoid-Rezeptor-Antagonisten, Aldosteron-Antagonisten) zum Einsatz. Diese Arzneistoffgruppen können je nach Schweregrad des Herzversagens miteinander kombiniert werden. Die Arzneistoff-Gruppen A, B und MCRA haben beim chronischen Herzversagen eine in klinischen Studien nachgewiesene lebensverlängernde Wirkung. Die Arzneistoff-Gruppe D wirkt nicht lebensverlängernd, steigert aber die Lebensqualität.

Die Arzneistoff-Gruppe A verhindert die Wirkungen von Angiotensin und verzögert vor allem die bindegewebigen Umbauvorgänge im Herzen. Außerdem verbessert sie durch eine Gefäßerweiterung die Organdurchblutung. Die wichtigste UAW der Arzneistoff-Gruppe A ist der Kaliumüberschuss (Hyperkaliämie). Sie kann zu einer Verlangsamung der Herzfrequenz und zu Müdigkeit führen. Regelmäßige Kontrollen des Kaliumspiegels sind deshalb erforderlich. Ein Kaliumüberschuss lässt sich vermeiden, wenn die

Arzneistoff-Gruppe A mit der Arzneistoff-Gruppe D (Diuretika) kombiniert wird. Weitere Eigenschaften der Arzneistoff-Gruppe A sind in Abschn. 5.1 dargestellt.

Die Arzneistoff-Gruppe B (Betablocker, Prototyp Metoprolol) verhindert die schädliche Dauerstimulation des Herzens über den Sympathikus und schützt das Herz damit vor Überbelastung. Abschn. 5.1 enthält weitere Eigenschaften der Arzneistoff-Gruppe B.

Die Arzneistoff-Gruppe MCRA verhindert die schädlichen Wirkungen des Mineralocorticoids Aldosteron auf bindegewebige Umbauvorgänge im Herzen. Der Prototyp dieser Arzneistoff-Gruppe ist Spironolacton. Die wichtigste UAW der MCRA ist wie bei der Arzneistoff-Gruppe A der Kaliumüberschuss. Die Arzneistoff-Gruppen MCRA und A werden häufig miteinander kombiniert. In diesen Fällen ist die Gefahr eines Kalium-überschusses besonders hoch. Umso wichtiger ist es dann, regelmäßig den Kaliumspiegel zu kontrollieren.

Der MCRA Spironolacton ist nicht nur ein Antagonist am Mineralocorticoid-Rezeptor, sondern auch ein Antagonist am Rezeptor für das männliche Geschlechtshormon Testosteron (Androgen-Rezeptor). Des-wegen kann es bei Männern zu einer Brustvergrößerung (Gynäkomastie) kommen. Wenn diese kosmetisch sehr störend ist, kann eine Umstellung auf den MCRA Eplerenon erfolgen. Es besitzt keine antagonistische Wirkung am Androgen-Rezeptor. Der Grund, weshalb in der täglichen Praxis nicht routinemäßig Eplerenon verschrieben wird, liegt in den deutlich höheren Behandlungskosten im Vergleich zu Spironolacton.

Kaliumüberschuss mit Diuretika (D) in den Griff bekommen

Das Problem des Kaliumüberschusses lässt sich gut in den Griff bekommen, wenn beim Einsatz der Arzneistoff-Gruppen A, MCRA und insbesondere A + MCRA zusätzlich Arzneistoffe der Gruppe D (Diuretika) gegeben werden. Die Thiaziddiuretika (Prototyp Hydrochlorothiazid) haben eine schwächere Wirkung auf den Kaliumüberschuss als die Schleifen-diuretika (Prototyp Furosemid). Letztere wirken im Unterschied zu den Thiaziddiuretika auch bei eingeschränkter Nierenfunktion. Häufig werden Thiaziddiuretika und Schleifendiuretika miteinander kombiniert. Eine weitere wichtige Wirkung der Diuretika besteht darin, dass sie die Aus-scheidung von Wasser und Natriumchlorid („Kochsalz") über die Niere fördern und somit die Ausschwemmung von Wassereinlagerungen bewirken. Allerdings verbessern Diuretika beim chronischen Herzversagen nur die Lebensqualität, sie erhöhen nicht die Lebenserwartung. Thiaziddiuretika werden vor allem auch in der Dauerbehandlung des Bluthochdrucks eingesetzt. Deshalb werden diese Arzneistoffe in Abschn. 5.1 genauer dargestellt.

6

Stoffwechselerkrankungen

In diesem Kapitel werden Diabetes, Schilddrüsenerkrankungen und die Osteoporose besprochen. Beim Typ-1-Diabetes liegt ein Insulinmangel vor. Dementsprechend wird der Typ-1-Diabetes mit Insulin behandelt. Die Insulindosis wird an die Kalorienzufuhr und die körperliche Aktivität angepasst. Die größte Gefahr ist die Unterzuckerung, weshalb jeder Patient mit Diabetes immer Traubenzucker mit sich führen muss. Der Typ-2-Diabetes wird durch übermäßige Kalorienzufuhr und körperliche Inaktivität verursacht. Die Korrektur dieser beiden Faktoren ist der Schlüssel zum Behandlungserfolg. Metformin ist der wirksamste Arzneistoff beim Typ-2-Diabetes; er verbessert die Stoffwechsellage. Die Unterfunktion der Schilddrüse kann sehr gut mit Levothyroxin (T4) behandelt werden. Eine Schilddrüsenüberfunktion wird mit Hemmstoffen der Schilddrüsenhormon-Bildung (Thionamiden) und einer kleinen Menge T4 behandelt. Entscheidend in der Behandlung der Osteoporose ist körperliche Aktivität sowie eine ausreichende Zufuhr von Calcium und Vitamin D. Bei schwerer Osteoporose können Hemmstoffe der knochenabbauenden Zellen (Bisphosphonate und Densosumb) eingesetzt werden. Diese Arzneistoffe können schwere Kieferschäden hervorrufen, weshalb eine vorhergehende Gebisssanierung wichtig ist.

© Springer-Verlag GmbH Deutschland, ein Teil von Springer Nature 2021
R. Seifert, *Medikamente leicht erklärt*, https://doi.org/10.1007/978-3-662-62330-5_6

6.1   Diabetes

Zusammenfassung

Diabetes ist ein Übergriff für zwei ganz unterschiedliche Erkrankungen. Beim Typ-1-Diabetes fehlt das Hormon Insulin, das für die Aufnahme des Zuckers Glucose in die Zellen verantwortlich ist. Die Behandlung dieses Typs erfolgt durch eine an die körperliche Aktivität angepasste Ernährung sowie die Gabe von Insulin in entsprechender Dosierung. Die Hauptgefahr beim Typ-1-Diabetes ist die Unterzuckerung (Hypoglykämie). Deshalb muss der Patient mit Typ-1-Diabetes immer Glucose als Notfallbehandlung bei sich tragen. Dem Typ-2-Diabetes liegt eine übermäßige Kalorienzufuhr zugrunde, die dazu führt, dass die Zellen nicht mehr auf Insulin reagieren. Folgen sind erhöhte Glucosekonzentration im Blut (Hyperglykämie) und die Ausscheidung von Glucose im Urin. Die wichtigste Maßnahme zur Behandlung des Typ-2-Diabetes ist eine verminderte Kalorienzufuhr. Metformin ist der wichtigste und am besten wirksamste Arzneistoff für den Typ-2-Diabetes.

Merksätze

- Beim Typ-1-Diabetes liegt ein Insulinmangel vor, der mit Insulin behandelt wird.
- Die größte Gefahr beim Typ-1-Diabetes ist die Unterzuckerung, die durch Traubenzucker (Glucose) behandelt wird.
- Alkoholkonsum erhöht das Risiko für Unterzuckerung
- Beim Typ-2-Diabetes ist die Empfindlichkeit des Körpers für Insulin verringert.
- Die effektivste Therapie des Typ-2-Diabetes ist ein aktiver Lebensstil und eine gesunde Ernährung.
- Metformin ist der wirksamste Arzneistoff zur Behandlung des Typ-2-Diabetes.
- Bei Beachtung der Gegenanzeigen ist Metformin sicher.
- Metformin besitzt kein Risiko für Unterzuckerung.
- Gliptine, Inkretinmimetika und Gliflozine können bei unzureichender Wirkung von Metformin eingesetzt werden.
- Bestimmte Antidepressiva und Antipsychotika können einen Diabetes verschlechtern.
- Die Behandlung der Diabetes-Komplikationen wie Bluthochdruck, Nierenversagen und Nervenschädigung (Polyneuropathie) darf nicht außer Acht gelassen werden.

Wie entsteht Diabetes? Eine Name, aber zwei ganz unterschiedliche Erkrankungen

Der Begriff Diabetes (Diabetes mellitus, „honigsüßer Durchfluss") beschreibt die Tatsache, dass im Urin der Zucker Glucose ausgeschieden wird. Normalerweise stellt die Niere sicher, dass Glucose als wichtigster

Energieträger im Körper verbleibt. Aber bei zu hoher Konzentration von Glucose im Blut (Hyperglykämie) schafft es die Niere nicht mehr, die Glucose komplett zurückzuhalten. Die Ausscheidung von Glucose (Glucosurie) ist ein frühes Symptom von Diabetes. Süßlicher Uringeruch und vermehrte Harnwegsinfekte oder Scheidenentzündungen bei Frauen können auf einen Diabetes hinweisen.

Es werden zwei Arten von Diabetes unterschieden. Abb. 6.1 zeigt ihre Entstehung und Behandlung. Beim Typ-1-Diabetes kommt es als Folge einer Autoimmunerkrankung (siehe Abschn. 11.2) zur Zerstörung von B-Zellen in den sogenannten Inseln der Bauchspeicheldrüse. B-Zellen bilden Insulin und setzen es frei. Die wichtigste Aufgabe von Insulin ist es, die Aufnahme von Glucose in die Zellen zu ermöglichen. Beim Typ-1-Diabetes liegt ein Insulinmangel vor. Fehlt Insulin, kommt es zunächst zur Überzuckerung des Blutes (Hyperglykämie) und dann zur Glucoseausscheidung im Urin (Glucosurie). Der Typ-1-Diabetes wird nicht mit immunsuppressiv wirkenden Arzneistoffen behandelt (siehe Abschn. 11.2), sondern nur funktionell (siehe unten).

Beim Typ-2-Diabetes haben wir eine ganz andere Situation: Die Patienten essen viel zu viel und vor allem zu fett- und zuckerreich. Die B-Zellen versuchen, mit dem zu hohen Kalorienangebot fertig zu werden und schütten so viel Insulin aus, wie sie nur können. Leider ist das keine langfristige Lösung, weil gleichzeitig die Köperzellen unempfindlich gegen Insulin werden (Insulinresistenz). Mit anderen Worten ist beim Typ-2-Diabetes eigentlich genug Insulin vorhanden, aber es kann nicht richtig wirken. Beim Typ-2-Diabetes sind die B-Zellen im Dauerstress, weil sie ständig Insulin ausschütten müssen, das aber nicht mehr richtig wirkt.

In der Folge kommt es dann wie beim Typ-1-Diabetes zur Hyperglykämie und Glucoseausscheidung im Urin. Häufig kommt der Typ-2-Diabetes nicht allein vor, sondern gemeinsam mit anderen Erkrankungen, insbesondere Bluthochdruck (siehe Abschn. 5.1), Cholesterinerhöhung (siehe Abschn. 5.2) und Übergewicht. Diese Kombination wird auch als metabolisches Syndrom oder „tödliches Quartett" bezeichnet.

Wichtige Risikofaktoren für die Entstehung eines Typ-2-Diabetes sind eine ungesunde, kalorien-, fett- und zuckerreiche Ernährung, insbesondere der Konsum gezuckerter Softdrinks sowie eine bewegungsarme (sessile) Lebensweise *(Couch Potato)*. Die beste Prävention für Typ-2-Diabetes ist ein aktiver Lebensstil und eine gesunde Ernährung. Das Motto ist „*Get Moving*". Ein guter Biomarker für die langfristige Einstellung eines Diabetes ist die Konzentration des mit Zuckermolekülen besetzten roten Blutfarbstoffs Hämoglobin (HBA_{1C}-Wert).

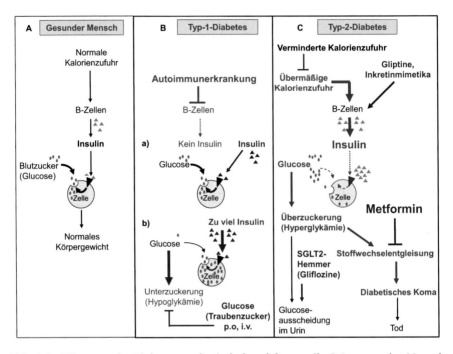

Abb. 6.1 Wie entsteht Diabetes und wie behandelt man ihn? A, gesunder Mensch; **B**, Typ-1-Diabetes; **C**, Typ-2-Diabetes. Insulin wird in den B-Zellen der Bauchspeicheldrüse gebildet und hat die Aufgabe, Glucose in die Zellen zu transportieren. Beim Typ-1-Diabetes liegt eine Autoimmunerkrankung vor (siehe Abschn. 11.2), die zur Zerstörung der B-Zellen führt. Dementsprechend ist auch kein Insulin mehr vorhanden. Der Typ-1-Diabetes ist sehr gut mit Insulin behandelbar. Es gibt Insuline mit verschiedenen Eigenschaften, die sich miteinander ergänzen. Das größte Problem beim Typ-1-Diabetes ist die Hypoglykämie. Sie entsteht, wenn zu viel Insulin im Verhältnis zu Glucose vorhanden ist. Die Hypoglykämie ist lebensbedrohlich, weil das Gehirn auf Glucose als Energiequelle angewiesen ist. Schon beim Verdacht auf eine Hypoglykämie muss Glucose verabreicht werden. Der Typ-2-Diabetes ist hingegen eine ganz andere Erkrankung. Durch übermäßige Kalorienzufuhr schüttet die B-Zelle große Mengen an Insulin aus. Das freigesetzte Insulin wirkt aber nicht mehr richtig, das heißt die Zellen werden resistent gegenüber Insulin. In der Folge kommt es zu einer Hyperglykämie und folgenschwerer Stoffwechselentgleisung. Entscheidend in der Behandlung des Typ-2-Diabetes ist eine verminderte Kalorienzufuhr. Der wirksamste Arzneistoff beim Typ-2-Diabetes ist Metformin. Es normalisiert auf bisher noch nicht genau bekannte Art und Weise die Stoffwechselentgleisung. Außerdem kann man versuchen, die Insulinfreisetzung mit Gliptinen und Inkretinmimetika zu steigern. Ferner kann man versuchen, die Hyperglykämie durch Steigerung der Glucoseausscheidung im Urin im Gliflozinen zu verbessern.

Wie wird ein Typ-1-Diabetes behandelt? Insulin, Kalorienaufnahme und Sport abstimmen

Das Ziel der Behandlung des Typ-1-Diabetes ist eine optimale Stoffwechseleinstellung ohne Hyperglykämie, sodass Langzeitkomplikationen wie Bluthochdruck, Herzinfarkt, Schlaganfall, Nierenversagen (diabetische Nephropathie) und Nervenschädigung (diabetische Polyneuropathie) vermieden werden. Das Prinzip der Behandlung des Typ-1-Diabetes besteht darin, die Kalorienzufuhr und die Gabe von Insulin aufeinander abzustimmen. Es besteht keine Notwendigkeit einer verminderten Kalorienaufnahme. Sie können jede körperliche Aktivität bis hin zum Leistungssport durchführen. Sie können mit einem Typ-1-Diabetes sogar Olympiasieger werden! Sie müssen nur die Kalorienzufuhr und Insulindosierung aneinander anpassen.

Entscheidend ist es, dass Sie durch eine gute Ernährungsberatung lernen, wieviel Insulin Sie für eine bestimmte Menge und Art an Lebensmitteln zuführen müssen.

Wie wird eine Behandlung mit Insulin durchgeführt? So genau wie möglich nach der Blutglucose und den Pen immer kühl halten

Insulin kann nicht in Form von Tabletten oder Kapseln zugeführt, sondern muss unter die Haut (subkutan) gespritzt werden. Man unterscheidet die kurz- und schnellwirkenden Insuline von den langwirkenden und Verzögerungsinsulinen. Diese Insulinarten ergänzen sich. Die kurzwirkenden Insuline sind wichtig für die unmittelbare Verwertung von Nährstoffen bei einer Mahlzeit, während die langwirkenden und Verzögerungsinsuline die Grundversorgung des Körpers mit Insulin sicherstellen. Tab. 6.1 listet beispielhaft einige Insuline mit kurzer und langer Wirkdauer auf. Für ein flexibles Leben mit hoher Qualität eignen sich insbesondere Insuline, die man erst 5–15 min vor dem Essen spritzen muss.

Beim Basis-Bolus-Prinzip wird ein Verzögerungsinsulin zur Sicherstellung der Grundversorgung des Körpers mit Insulin gespritzt. Zu den Mahlzeiten erfolgt dann die zusätzliche Gabe eines kurzwirkenden Insulins, dessen Dosis an die Kohlenhydratzufuhr angepasst ist. In modernen Behandlungsschemata wird auch die aktuelle Blutglucosekonzentration bei der Insulindosierung berücksichtigt. Inzwischen gibt es sehr komfortable kleine Messgeräte, die unter die Haut eingepflanzt werden können und die Gewebe-Glucosekonzentration „unblutig" messen. Am genauesten ist die Behandlung des Typ-1-Diabetes mit einer Insulinpumpe.

Am meisten verbreitet sind Insulin-Pens, mit denen die Injektion präziser Dosen im Vergleich zu konventionellen Spritzen viel einfacher und bequemer gelingt. Meist enthalten die Insulin-Pens 100 internationale Ein-

Tab. 6.1 Übersicht über die wichtigsten Arzneistoffgruppen zur Behandlung des Diabetes

Arzneistoffgruppe	Prototypischer Arzneistoff	Wirkungsweise	Anwendungsgebiet	Wichtige UAW und Wechselwirkungen
Kurzwirkende Insuline	Insulin-lispro	Steigerung der Glucoseaufnahme in die Zellen.	Typ-1-Diabetes. Spritzen unter die Haut 5–15 min vor einer Mahlzeit; Wirkdauer bis zu 3 h	Hypoglykämie, Lipodystrophie.
Verzögerungsinsuline	NPH (neutrales Protamin Hagedorn)-Insulin	Steigerung der Glucoseaufnahme in die Zellen.	Typ-1-Diabetes. Sicherstellung der Insulingrundversorgung des Körpers; Wirkeintritt nach 2 h; Wirkdauer 12 h	Hypoglykämie, Lipodystrophie.
Langwirkende Insuline	Insulin-glargin	Steigerung der Glucoseaufnahme in die Zellen.	Typ-1-Diabetes. Sicherstellung der Insulingrundversorgung des Körpers; Wirkeintritt nach 4 h; Wirkdauer 24 h	Hypoglykämie, Lipodystrophie.
Biguanide	Metformin	Hemmung der Stoffwechselentgleisung.	Typ-2-Diabetes, in klinischen Studien nachgewiesene lebensverlängernde Wirkung. Goldstandard für Typ-2-Diabetes.	Metallischer Geschmack, Appetitlosigkeit, Übelkeit, Erbrechen, Durchfall. Gefahr der Milchsäurevergiftung bei Risikopatienten; kein Hypoglykämierisiko.
DPP4-Hemmer (Gliptine)	Sita**gliptin**	Verstärkung der Wirkung der Inkretin-Hormone durch Hemmung ihres Abbaus im Körper über das Enzym DPP4.	Typ-2-Diabetes, Zusatztherapie bei unzureichender Wirkung von Biguaniden; bislang kein Nachweis der Überlegenheit gegenüber Biguaniden.	Magen/Darm-Störungen, Atemwegsinfektionen, geringes Hypoglykämierisiko.

(Fortsetzung)

Tab. 6.1 (Fortsetzung)

Arzneistoffgruppe	Prototypischer Arzneistoff	Wirkungsweise	Anwendungsgebiet	Wichtige UAW und Wechselwirkungen
Inkretin-Rezeptor-Agonisten (Inkretinmimetika)	Liraglutid	Aktivierung des Inkretin-Rezeptors (Agonist).	Typ-2-Diabetes, Zusatztherapie bei unzureichender Wirkung von Biguaniden; bislang kein Nachweis der Überlegenheit gegenüber Biguaniden.	Magen/Darm-Störungen, geringes Hypoglykämierisiko.
SGLT-2-Hemmer (Gliflozine)	**Empagliflozin**	Hemmung der Wiederaufnahme von Glucose aus dem Urin in die Niere über den Transporter SGLT-2.	Typ-2-Diabetes, Zusatztherapie bei unzureichender Wirkung von Biguaniden; bislang kein Nachweis der Überlegenheit gegenüber Biguaniden.	Hypoglykämie, Austrocknung des Körpers (Wasserentzug), Blutdruckabfall, Gefahr von Gefäßverschlüssen (Thrombose), erhöhtes Risiko von Harnwegsinfektionen und bei der Frau Infektionen der Scheide, erhöhtes Osteoporoserisiko.

Erkennungssilben in Arzneistoffen sind fett hervorgehoben. Achtung: Metformin ist der älteste, preiswerteste und wirksamste Arzneistoff zur Behandlung des Typ-2-Diabetes. Trotz starker Bewerbung der neueren Behandlungsprinzipien (Gliptine, Inkretinmimetika, Gliflozine) ist Metformin nach wie vor der Goldstandard. Entscheidend für die erfolgreiche Behandlung des Typ-2-Diabetes sind eine gesunde Ernährung und ein aktiver Lebensstil, nicht die Arzneitherapie.

heiten Insulin pro Milliliter. Dies bedeutet, dass ein Klick auf den Pen einer Einheit Insulin entspricht. Damit kann man die Insulindosis sehr genau an die Kohlenhydratmenge anpassen.

Vermeiden Sie die Aufbewahrung von Insulin-Pens in der prallen Sonne oder im Auto. Durch Hitzeeinwirkung wird Insulin unwirksam gemacht. Ihr Vorrat an Insulin-Pens soll kühl gelagert werden, aber vermeiden Sie unbedingt die Lagerung im Gefrierfach. Auch dies führt zur Inaktivierung von Insulin.

Häufige Fehler bei der Insulinbehandlung vermeiden: So bekommen Sie keine Orangenhaut

Vermeiden Sie unbedingt den willkürlichen Wechsel von Insulinspritzorten in verschiedenen Körperregionen, weil dies die Aufnahme von Insulin in den Körper verändern kann. Aus dem Bauchfett wird Insulin rasch aufgenommen und eignet sich daher vor allem zum Spritzen von Kurzzeitinsulinen. Hingegen wird Insulin aus dem Oberschenkel nur langsam aufgenommen, weshalb man dort vorwiegend Verzögerungsinsuline injizieren sollte. Verändern Sie innerhalb einer gegebenen Körperregion (also z. B. Bauchfett) die Spritzstelle täglich um jeweils einen Zentimeter. Das ist für eine sichere und gleichmäßige Insulinaufnahme wichtig.

Wenn Sie diese Vorsichtsmaßnahme nicht durchführen, kann sich das Fettgewebe verhärten und eine Orangenhaut (Lipodystrophie) bilden. Diese ist nicht nur kosmetisch störend, sondern auch schmerzhaft. Vor allem aber verzögert eine Lipodystrophie die Aufnahme von Insulin in den Köper. Dadurch wird die Stoffwechseleinstellung schlechter.

Außerdem ist es wichtig, dass Sie täglich eine neue Kanüle benutzen. Stumpfe Kanülen erhöhen das Infektions- und das Lipodystrophierisiko. Beachten Sie ferner die Hinweise des Herstellers zur Aufbewahrung der Insulin-Pens. Optimal ist eine Aufbewahrung des von Ihnen aktuell benutzten Pens bei Raumtemperatur.

Mit welchen UAW muss ich bei einer Insulinbehandlung rechnen? Immer Traubenzucker dabei

Die Kehrseite des Ziels der Vermeidung von Hyperglykämien ist ein erhöhtes Risiko für Unterzuckerung (Hypoglykämie). Eine Hypoglykämie ist lebensbedrohlich! Eine Hypoglykämie (Blutglucosekonzentration niedriger als 50 mg/dl bzw. 2,8 mmol pro Liter) kann als Folge zu hoher körperlicher Aktivität, zu geringer Energieaufnahme oder zu hoher Insulindosierung bzw. einer Kombination dieser Faktoren entstehen. Warnzeichen sind Herzklopfen, Zittern, Unruhe und Heißhunger. Da das

Gehirn ausschließlich auf Glucose als Energieträger angewiesen ist, kann es zu Verwirrung, Krampfanfällen (siehe Abschn. 8.2) und Bewusstlosigkeit kommen. Der Verdacht einer Unterzuckerung wird durch blutige oder unblutige Messung der Glucosekonzentration gesichert.

Die Notfallbehandlung der Hypoglykämie besteht in der sofortigen Zufuhr von 15–30 g Glucose (Traubenzucker). Jeder Patient mit Diabetes und jeder Angehörige eines Patienten mit Diabetes muss stets Traubenzucker griffbereit haben. Falls eine Bestätigung der Verdachtsdiagnose Hypoglykämie durch Bestimmung der Blutglucosekonzentration nicht möglich ist, nehmen Sie im Zweifelsfall trotzdem Glucose ein. Eine etwaige kurzfristige Hyperglykämie ist unschädlich. Der Konsum von Alkohol kann eine Hypoglykämie verschlimmern! Die Warnsymptome einer Hypoglykämie können insbesondere durch hochdosierte Betablocker zur Behandlung von Herz/Kreislauf-Erkrankungen abgeschwächt werden.

Was muss ich bei der Dosierung von Insulin beachten? An Schilddrüse und Cortison denken

Als Faustregel gilt, dass der Körper 0,5–1 internationale Einheiten (I.E) Insulin pro kg Körpergewicht und Tag benötigt. Davon entfällt circa 40 % auf die Grundversorgung (Verzögerungsinsulin) und 60 % auf Kurzzeitinsulin. Morgens ist der Insulinbedarf für eine gegebene Kohlenhydratmenge am höchsten, d. h. es muss mehr Insulin gespritzt werden als mittags (niedrigster Insulinbedarf). Wenn Sie körperlich aktiv sind, benötigen Sie weniger Insulin als bei Inaktivität. Körperliche Aktivität erhöht die Empfindlichkeit Ihres Körpers für Insulin und ist sehr positiv zu bewerten.

Aufpassen muss man bei verschiedenen Erkrankungen und Arzneistoffen, die die Insulinempfindlichkeit des Körpers verändern. Schwangerschaft, Fieber, Infektionen, größere Operationen und Schilddrüsenüberfunktion (siehe Abschn. 6.2) erhöhen den Insulinbedarf ebenso wie eine Behandlung mit hochdosierten Glucocorticoiden bei Autoimmunerkrankungen (siehe Abschn. 11.2). Umgekehrt ist bei Schilddrüsenunterfunktion der Insulinbedarf erniedrigt (siehe Abschn. 6.2).

Wie wird ein Typ-2-Diabetes behandelt? Nehmen Sie Ihr Leben aktiv in die Hand statt Tabletten zu schlucken

Die Behandlung des Typ-2-Diabetes lässt sich aus der Entstehung der Erkrankung ableiten. Da ihr eine Fehl- und Überernährung sowie eine verringerte Insulinempfindlichkeit zugrunde liegt, müssen diese beiden Faktoren korrigiert werden.

Grundlage der Therapie des Typ-2-Diabetes ist eine gesunde Ernährung und ein aktiver Lebensstil. Körperliche Aktivität erhöht die Insulinempfindlichkeit der B-Zellen und verringert dadurch deren Dauerstress. Wenn Sie als Patient dazu bereit sind, Ihren Lebensstil langfristig und konsequent umzustellen, kommen Sie wahrscheinlich sogar ohne Arzneimittel beim Typ-2-Diabetes aus. Es liegt also ganz in Ihren Händen.

Falls eine Lebensumstellung allein nicht ausreichend ist, kann die Behandlung des Typ-2-Diabetes durch Arzneimittel unterstützt werden. Die wichtigsten in Frage kommenden Arzneistoffe werden im Folgenden besprochen. Tab. 6.1 fasst die Eigenschaften dieser Arzneistoffe zusammen.

Metformin: Der unübertroffene Goldstandard

Metformin ist chemisch gesehen ein Biguanid. Den Begriff „Biguanide" sollten Sie kennen, da er in der Praxis häufiger verwendet wird. Metformin ist das wichtigste Biguanid. Es wurde schon vor fast 70 Jahren in die Diabetesbehandlung eingeführt. Trotzdem ist Metformin alles andere als ein alter Hut. Metformin ist der wirksamste und preiswerteste Arzneistoff zur Behandlung des Typ-2-Diabetes. Es hemmt insgesamt die diabetische Stoffwechselentgleisung. Ein für den Patienten deutlich merkbarer Aspekt für die Gesamtwirkung von Metformin ist, dass es oft Appetitlosigkeit verursacht. Dies ist ein durchaus erwünschtes *„Bio-Feedback"*, weil dadurch das Übergewicht verringert wird. Metformin ist bislang der einzige Arzneistoff, für den beim Typ-2-Diabetes eine lebensverlängernde Wirkung nachgewiesen wurde.

Das sind wichtige Pluspunkte für Metformin, denn ein Typ-2-Diabetes benötigt immer eine Langzeittherapie. Obwohl man Metformin schon so lange beim Typ-2-Diabetes einsetzt, ist sein genauer Wirkmechanismus bis heute nicht genau bekannt. Ursprünglich dachte man, dass eine Verbesserung der Insulin-Empfindlichkeit der Zellen (Insulin-*Sensitizer*) für die Wirkung von Metformin entscheidend ist, aber das kann es nicht sein, da andere Insulin-*Sensitizer* (Arzneistoffgruppe der Glitazone, Prototyp Pioglitazon) nicht lebensverlängernd wirken.

Die tägliche Dosis von Metformin kann sehr gut und flexibel an den Stoffwechsel und Verträglichkeit angepasst werden und man kann es im Gegensatz zu Insulin in Form von Tabletten einnehmen. Die Dosis von Metformin wird einschleichend je nach Wirkung und UAW erhöht. Die maximale Dosis von Metformin beträgt 3-mal täglich 1 g.

Metformin erhöht nicht das Körpergewicht und hat kein Risiko für Hypoglykämien. In seltenen Fällen kann Metformin eine Milchsäurevergiftung (Laktatazidose) hervorrufen. Besonders gefährdet sind Patienten mit chronischem Herz-, Leber- oder Nierenversagen. Um das Risiko so klein wie möglich zu halten, darf Metformin bei Patienten mit diesen Erkrankungen nicht eingesetzt werden. Aus Sicherheitsgründen sollte es auch nicht bei Alkoholabhängigkeit, Bauchspeicheldrüsenentzündung, Krebs- und Infektionskrankheiten verwendet werden. Wenn diese Gegenanzeigen von Metformin beachtet werden, handelt es sich um einen sehr sicheren Arzneistoff.

Die wichtigsten UAW von Metformin sind Übelkeit, Erbrechen und Durchfall. Außerdem klagen Patienten gelegentlich über einen metallischen Geschmack. Meist nehmen die UAW im Laufe der Zeit ab, sodass bei Beschwerden zu Beginn der Behandlung kein Grund zum Absetzen vorliegt.

Gliptine und Inkretinmimetika: Neuer, aber nicht besser als Metformin
Ein Problem beim Typ-2-Diabetes ist die „gestresste B-Zelle", die nicht ausreichend Insulin ausschütten kann, um den erhöhten Bedarf aufgrund der Insulinresistenz auszugleichen. Früher wurden sehr häufig sogenannte Sulfonylharnstoffe eingesetzt. Sie steigern die Insulinfreisetzung. Der Nachteil dieser Arzneistoffe ist jedoch, dass die Insulinfreisetzung unabhängig von der tatsächlichen Glucosekonzentration im Blut erfolgt. Wegen des hohen Hypoglykämierisikos, der nicht nachgewiesenen lebensverlängernden Wirkung sowie der Entwicklung besser verträglicher Arzneistoffe ist der Gebrauch von Sulfonylharnstoffen stark rückläufig.

Es gibt im Körper bestimmte Hormone, die Inkretine, die in der B-Zelle die Freisetzung von Insulin nur dann stimulieren, wenn tatsächlich Glucose anwesend ist. Deshalb ist die Stimulierung der Insulinfreisetzung durch die Inkretine sehr viel zielgenauer als im Falle der Sulfonylharnstoffe. Aktuell ruhen viele Hoffnungen darauf, den Typ-2-Diabetes mit Verstärkern des Inkretinsystems zu behandeln. Im Vergleich zu den Sulfonylharnstoffen besitzen die Verstärker des Inkretinsystems ein deutlich niedrigeres Risiko für Hypoglykämien.

Prinzipiell gibt es zwei Möglichkeiten, das Inkretinsystem zu verstärken. Zum einen kann der Abbau der Inkretine gehemmt werden. Dies wird durch die Dipeptidylpeptidase-4-Hemmer (DPP4-Hemmer, Prototyp Sitagliptin) erreicht. Da die Arzneistoffe alle die Endung _gliptin haben, wird die Arzneistoffgruppe auch als Gliptine bezeichnet. Zum anderen kann man versuchen, den Rezeptor (den Fühler, siehe Abschn. 1.5) für die Inkretine direkt zu stimulieren (Inkretinmimetika, Inkretin-Rezeptor-Agonisten). Bislang fehlt aber der überzeugende Nachweis, dass Verstärker des Inkretinsystems den Biguaniden in der Langzeittherapie überlegen sind. Daher haben sie eher den Stellenwert einer Zusatztherapie zu Metformin.

Gliflozine: Vorsicht Infektionsgefahr

Hinter dieser Bezeichnung verbergen sich Arzneistoffe, die die Wiederaufnahme von Glucose aus dem Urin in die Niere und damit den Körper über einen Transporter (SGLT-2, *sodium/glucose cotransporter 2*, siehe Abschn. 1.5) hemmen. Alle Arzneistoffe aus dieser Gruppe besitzen die Endung _gliflozin. Deshalb werden die SGLT-2-Hemmer auch als Gliflozine bezeichnet. Die Folge der verminderten Wiederaufnahme von Glucose in den Körper ist eine Verbesserung der Hyperglykämie und eine vermehrte Ausscheidung von Glucose im Urin. Dann wird der Urin jedoch nährstoffreicher. Daher besteht unter der Therapie mit Gliflozinen ein erhöhtes Risiko für bakterielle Harnwegsinfektionen und bei Frauen auch für Scheideninfektionen (siehe Abschn. 11.3). Außerdem besteht ein erhöhtes Risiko für Osteoporose (siehe Abschn. 6.3) und Hypoglykämie. Bislang fehlt der Nachweis für eine klinische Überlegenheit der Gliflozine gegenüber den Biguaniden. Daher haben die Gliflozine bislang auch eher den Stellenwert einer Zusatztherapie beim Typ-2-Diabetes.

Andere Arzneistoffe: Was nicht überzeugt und Probleme bereitet

Bis vor einigen Jahren waren die sogenannten Glitazone (Insulin-*Sensitizer*) in der Behandlung des Typ-2-Diabetes sehr verbreitet. Der Gebrauch dieser Arzneistoffe ist jedoch sehr stark rückläufig, da neben einer fehlenden lebensverlängernden Wirkung beim Typ-2-Diabetes ein erhöhtes Risiko für Gewichtszunahme, Wassereinlagerungen, Herzinfarkt und Herzversagen (siehe Abschn. 5.3) besteht. Bei Frauen wird außerdem die Gefahr für Knochenbrüche erhöht (siehe Abschn. 6.3 und 7.1).

Es gibt ferner Arzneistoffe, die die Verdauung von Kohlenhydraten im Darm hemmen. Dadurch werden weniger Zucker in das Blut aufgenommen. Die nicht verdauten Kohlenhydrate werden dann im Dickdarm von den dort lebenden Bakterien vergoren und verursachen Darmkrämpfe, Blähungen und Durchfall. Wegen schlechter Verträglichkeit und geringer Wirksamkeit sind diese Arzneistoffe (Beispiel Acarbose) nur noch von sehr geringer Bedeutung in der Behandlung des Typ-2-Diabetes.

Wie bereits erwähnt stellt Diabetes einen wesentlichen Risikofaktor für die Entstehung von Herz/Kreislauf- und Nieren-Erkrankungen sowie Fettstoffwechselstörungen dar. Deshalb spielt die gleichzeitige Behandlung dieser Erkrankungen beim Patienten mit Diabetes eine große Rolle (siehe Abschn. 5.1, 5.2 und 5.3). Mit der Arzneistoff-Gruppe A (siehe Abschn. 5.1) kann man auch gezielt die diabetische Nierenschädigung (Nephropathie) verzögern. Beim Typ-2-Diabetes ist die gleichzeitige Behandlung von Herz/Kreislauf-Erkrankungen (siehe Abschn. 5.1–5.3), der diabetischen Nephropathie und von Fettstoffwechselstörungen (siehe Abschn. 5.2) sehr wichtig.

Beim Typ-2-Diabetes wird Insulin erst in Spätstadien eingesetzt, wenn die B-Zellen vollständig erschöpft und funktionsunfähig sind. Die Gefahr dabei besteht darin, dass es zu einer deutlichen Gewichtszunahme kommen kann. Bestimmte Antipsychotika (siehe Abschn. 9.4) können einen Typ-2-Diabetes verschlechtern. Daher sollten diese Arzneistoffe bei Patienten mit Typ-2-Diabetes nur vorsichtig eingesetzt werden. Falls ihr Einsatz unabdingbar ist, müssen die Patienten umso mehr zu einer gesunden Lebensweise motiviert werden.

6.2   Schilddrüsenerkrankungen

Zusammenfassung

Die Schilddrüse setzt das Schilddrüsenhormon frei. Es beeinflusst fast alle Körperfunktionen. Sowohl ein Zuviel (Schilddrüsenüberfunktion) als auch ein Zuwenig an Schilddrüsenhormon (Schilddrüsenunterfunktion) macht sich daher unangenehm bemerkbar. Die wichtigsten Symptome der Schilddrüsenüberfunktion sind Herzrasen, Bluthochdruck, Nervosität, Zittern, Wärmeempfindlichkeit, Schwitzen, Durchfall und Gewichtsverlust. Meist wird eine Überfunktion mit Hemmern der Schilddrüsenhormon-Bildung (Thionamide) behandelt. Zusätzlich nimmt der Patient eine kleine Menge Schilddrüsenhormon (Levothyroxin, T4) ein, damit sich keine Schilddrüsenvergrößerung entwickelt. Unter dieser Behandlung muss regelmäßig das Blutbild kontrolliert werden. Die wichtigsten Symptome der Schilddrüsenunterfunktion sind Herzfrequenz-Erniedrigung, Schwindel, Müdigkeit, Kälteempfindlichkeit, trockene Haut, Verstopfung und Gewichtszunahme. Eine Unterfunktion lässt sich sehr gut mit T4 behandeln.

Merksätze

- Schilddrüsenerkrankungen können Auswirkungen auf jedes Organ haben.
- Die Verwendung von jodiertem Salz und der Verzehr von Meerfisch beugt einer Schilddrüsenunterfunktion vor.
- Die Selbstbeobachtung des eigenen Körpers spielt in der Behandlung von Schilddrüsenerkrankungen eine Schlüsselrolle.
- Der Wirkungseintritt von Arzneistoffen zur Behandlung von Schilddrüsenerkrankungen erfolgt langsam (über Wochen).
- Thionamide sind die wichtigsten Arzneistoffe zur Behandlung der Schilddrüsenüberfunktion.
- Thionamide können einen Abfall der weißen Blutkörperchen verursachen.
- Die Einstellung der Schilddrüsenunterfunktion mit Levothyroxin (T4) muss sehr genau erfolgen.
- T4 muss morgens auf nüchternem Magen gegeben werden.
- Vor der Einnahme „natürlicher" Schilddrüsenhormone ist dringend zu warnen.

Was ist Aufgabe der Schilddrüse? Kontrolliert (fast) alles

Um die Entstehung von Schilddrüsenerkrankungen und ihre Behandlung besser zu verstehen, muss zunächst die Aufgabe der Schilddrüse erklärt werden. Abb. 6.2 gibt einen Überblick über die Symptome von Schilddrüsenerkrankungen und ihre Behandlung. Tab. 6.2 gibt einen Überblick über die wichtigsten Arzneistoffgruppen zur Behandlung von Schilddrüsenerkrankungen. Die Schilddrüse ist ein Organ, das die Form eines Schmetterlings hat und unterhalb des Kehlkopfes liegt. Beim Schlucken bewegt sich die Schilddrüse nach oben. Beim gesunden Menschen ist die Schilddrüse kaum tast- und sichtbar.

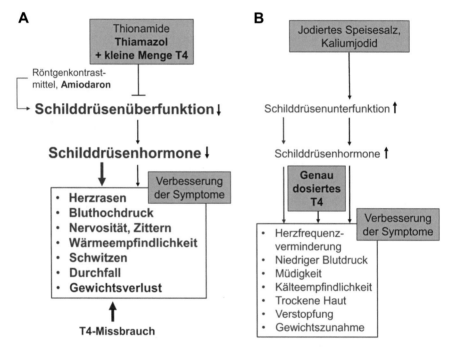

Abb. 6.2   Wie entstehen Schilddrüsenerkrankungen und wie behandelt man sie? **A**, Schilddrüsenüberfunktion; **B**, Schilddrüsenunterfunktion. In vielen Fällen liegt Schilddrüsenfunktionsstörungen eine Autoimmunerkrankung zu Grunde (siehe Abschn. 11.2). Die Behandlung erfolgt jedoch nicht mit immunsuppressiven Arzneistoffen, sondern funktionell. Viele Symptome der Schilddrüsenüberfunktion und Schilddrüsenüberfunktion sind spiegelbildlich und auch für den von einer Erkrankung betroffenen Patienten leicht erkennbar. Damit kann der Patient selbst einen wichtigen Beitrag zu einen optimalen Behandlung beitragen. Die Behandlung eines Jodmangels mit Jod und eines Schilddrüsenhormonmangels mit Schilddrüsenhormon (T4) ist „logisch". Etwas schwieriger zu verstehen ist, warum man auch bei der Schilddrüsenüberfunktion neben dem Thionamid Thiamazol eine kleine Menge T4 einnehmen muss: Es geht darum, ein übermäßiges Wachstum der Schilddrüse zu verhindern und eine Basisversorgung mit T4 sicherzustellen. Ein großes Problem ist der T4-Missbrauch mit dem Ziel der Gewichtsabnahme. T4 verursacht aber auch die anderen Symptome, die unter **A** aufgeführt sind. Außerdem kann T4 eine bipolare Störung begünstigen (siehe Abschn. 9.3).

Tab. 6.2 Übersicht über die wichtigsten Arzneistoffgruppen zur Behandlung von Schilddrüsenerkrankungen

Arzneistoff-gruppe	Prototypischer Arzneistoff	Wirkungsweise	Anwendungsgebiet	Wichtige UAW und Wechselwirkungen
Thionamide	**Thiamazol**	Hemmung der Schilddrüsen-hormonbildung (Thyreoperoxidase-Hemmer).	Schilddrüsenüberfunktion; immer Kombination mit kleiner Menge an T4 zur Verhinderung einer Schilddrüsenvergrößerung.	Mild und vorübergehend: Hautaus-schlag, Gelenkschmerzen, Übelkeit, Erbrechen. Bei ca. jedem 200sten Patienten: Abfall der weißen Blut-körperchen. Daher Blutbildkontrollen erforderlich; bei Überdosierung Gefahr der Schilddrüsenunterfunktion.
Schilddrüsen-hormone	Levothyroxin (T4) (bei Frauen 75–125 µg pro Tag; bei Männern 125–200 µg pro Tag)	Inaktive Vorstufe; Umwandlung zum aktiven Liothyronin (T3) im Körper.	Schilddrüsenunterfunktion; Zusatztherapie bei Schild-drüsenüberfunktion zur Verhinderung einer Schilddrüsenvergrößerung und Sicherstellung einer Grundversorgung des Körpers mit Schilddrüsen-hormon.	Schilddrüsenüberfunktion bei Über-dosierung; ansonsten sehr gut verträglich; Anpassung der Dosis bei Begleiterkrankungen; keine gemeinsame Einnahme mit Eisen-präparaten bei Blutarmut; Gefahr des Missbrauchs zur Gewichtsabnahme und zum Muskelaufbau.
Iod-Salze	Kaliumjodid (100–200 µg pro Tag)	Unterstützung der Bildung von aktivem Schilddrüsenhormon.	Schilddrüsenunterfunktion mit nachgewiesenem Jodmangel, meist in Jod-mangelgebieten.	Bei Überdosierung Gefahr der Schild-drüsenüberfunktion.

Erkennungssilben in Arzneistoffen sind fett hervorgehoben. Achtung: Kaliumjodid und Levothyroxin werden im µg-Bereich dosiert; NICHT im sehr viel höheren mg-Bereich, der sonst für viele Arzneistoffe bedeutsam ist. 1 mg entspricht 1.000 µg. Diese Dosierung im µg-Bereich ist selten für ein Arzneimittel und führt immer wieder zu Irritationen (und Überdosierungen). Bitte beachten Sie, dass es keinerlei Beweise dafür gibt, dass sogenannte „natürliche Schilddrüsenhormone" (oft nicht genau definierte Mischungen von T3 und T4) besser und sicherer wirken als T4. Solche Präparate sind gefährlich.

Die Schilddrüse bildet das Schilddrüsenhormon, das fast alle Köperfunktionen beeinflusst. Ihr Organismus benötigt eine ganz bestimmte Menge an Schilddrüsenhormon, damit Sie körperlich und geistig leistungsfähig sind. Wenn mit der Schilddrüse alles in Ordnung ist, merken Sie gar nicht, dass Sie dieses Organ haben. Das liegt daran, dass die Schilddrüsenhormonbildung sehr genau geregelt ist. Für Notzeiten hat die Schilddrüse einen Vorrat an Schilddrüsenhormon gespeichert. Daher zeigen sich Veränderungen der Schilddrüsenfunktion sowohl in der Krankheitsentstehung als auch in der Behandlung nur langsam. Beobachten Sie daher Ihren Körper aufmerksam.

Schilddrüsenerkrankungen äußern sich an vielen Organen: Es kommt zu einer gestörten Herz/Kreislauf-Funktion und Verdauung sowie zu Veränderungen von Haut und Haaren, Wärmeempfindlichkeit, Körpergewicht und psychischer Verfassung. Schilddrüsenerkrankungen können auch die Ursache von ungewollter Kinderlosigkeit sein. Es ist immer eine gute Idee, bei unklaren Beschwerden, die sich langsam entwickeln, an eine Schilddrüsenerkrankung zu denken.

Das Besondere am Schilddrüsenhormon ist, dass es mehrere Jodatome beinhaltet. Ohne Jod ist Schilddrüsenhormon nicht funktionsfähig. Die Schilddrüse ist in der Lage, Jod aus dem Blut aufzunehmen und zu speichern. Jod muss mit dem Trinkwasser und der Nahrung aufgenommen werden. Um eine ausreichende Zufuhr von Jod für die Bildung von Schilddrüsenhormon zu gewährleisten, ist die Verwendung von jodiertem Speisesalz zu empfehlen. Außerdem sollten Sie mindestens einmal pro Woche Meeresfisch oder Meeresfrüchte essen. Große Teile Süddeutschlands sind Jodmangelgebiete. In diesen Regionen ist eine gezielte Jodzufuhr besonders wichtig, um der Entwicklung von Schilddrüsenerkrankungen vorzubeugen.

Ist das Jodangebot zu gering und damit die Bildung des Schilddrüsenhormons gefährdet, versucht die Schilddrüse, dieses Problem selbst zu lösen. Sie fängt an, unter dem Einfluss eines Hormons (Thyreoidea-stimulierendes Hormon, TSH) aus der Hirnanhangdrüse zu wachsen. Allerdings funktioniert dieser Anpassungsmechanismus nicht richtig. Vielmehr können sich Schilddrüsenerkrankungen entwickeln. Am häufigsten sind in diesem Zusammenhang eine Schilddrüsenunterfunktion (Hypothyreose) und gutartige (Adenom) oder bösartige (Krebs, Karzinom) Schilddrüsentumore. Außerdem „würgt" die Schilddrüse den Kehlkopf und die Speiseröhre von vorn regelrecht ab, und es kann neben der kosmetischen Entstellung durch eine Schilddrüsenvergrößerung (Struma) zu Schluckstörungen kommen. Eine gegebenenfalls notwendige Operation an einer vergrößerten Schilddrüse ist schwieriger als an einer normal großen Schilddrüse durchzuführen und mit mehr Komplikationen belastet.

Wie merke ich, dass ich eine Schilddrüsenüberfunktion habe? Bluthoch-druck, Nervosität...

In den allermeisten Fällen entwickelt sich eine Schilddrüsenüberfunktion schleichend. Dafür gibt es zwei Gründe:

1. Das Schilddrüsenhormon vermittelt über seinen Rezeptor die Ver-änderung von Genfunktionen. Dieser Vorgang ist von Natur aus sehr langsam (siehe Abschn. 1.5, 4.1 und 11.2).
2. Die Schilddrüse hat für Notzeiten einen Vorrat an Schilddrüsenhormon gespeichert. Dieser Vorrat dient gewissermaßen als Puffer, damit der Körper immer gleichmäßig mit Hormon versorgt wird.

Sie müssen sich also selber stets gut beobachten, um eine Schilddrüsen-überfunktion in Betracht zu ziehen. Auch Hinweise aus dem Familien-, Freundes- und Kollegenkreis über Veränderungen an Ihnen sollten Sie beachten. Wenn Sie mehrere der folgende Symptome haben, sollten Sie unbedingt zu Arzt gehen: Die wichtigsten Hinweise auf eine Schilddrüsen-überfunktion sind Herzrasen, Bluthochdruck, Nervosität, Unruhe, Zittern, Wärmeempfindlichkeit, Schwitzen, Durchfall und Gewichtsverlust.

Wie entsteht eine Schilddrüsenüberfunktion? Adenome und Auto-immunerkrankungen

Bei einer Schilddrüsenüberfunktion ist die Bildung des Schilddrüsen-hormons erhöht und verursacht die oben genannten Symptome. Es gibt zwei wichtige Ursachen für eine Schilddrüsenüberfunktion:

1. Eine Verselbstständigung von einem Teil der Schilddrüse mit ungezügelter Hormonbildung (autonomes (unkontrolliertes), aber gutartiges Adenom). Ein Adenom entsteht häufig als Folge einer Schilddrüsenvergrößerung in Jodmangelgebieten.
2. Eine Ankurbelung der Schilddrüsenhormonbildung durch eine gegen den Köper gerichtete Immunreaktion (Autoimmunerkrankung; siehe Abschn. 11.3). Dabei kommt es häufig auch zu einem Hervortreten der Augäpfel, sodass man sehr deutlich die weiße Augenhaut (Lederhaut) sieht. Der Fachbegriff dafür heißt „Exophthalmus".

Wie wird eine Schilddrüsenüberfunktion behandelt? Thionamide; unbedingt ans Blutbild denken.

Das Ziel der Behandlung einer Schilddrüsenüberfunktion besteht darin, alle Symptome zu beseitigen und die normalen Körperfunktionen wiederherzustellen (Euthyreose). Wenn möglich werden Tumore operativ entfernt. Wenn eine operative Therapie nicht in Frage kommt, werden Arzneistoffe eingesetzt. Eine durch eine Autoimmunerkrankung verursachte Schilddrüsenüberfunktion wird nicht wie andere Autoimmunerkrankungen mit immunsuppressiv wirkenden Arzneistoffen behandelt (siehe Abschn. 11.2), sondern nur funktionell (siehe unten).

Die wichtigste Arzneistoffgruppe zur Behandlung der Schilddrüsenüberfunktion sind die Thionamide. Der Prototyp ist Thiamazol. Die Thionamide hemmen die Bildung von Schilddrüsenhormon in der Schilddrüse. Die Behandlung mit Thionamiden ist einfach durchzuführen, da sie nur einmal täglich eingenommen werden müssen. Die Dosis des Arzneistoffs wird individuell an das Ausmaß der Überfunktion angepasst.

Der Schlüssel zur erfolgreichen Behandlung einer Schilddrüsenüberfunktion sind Sie selbst. Sie kennen Ihren Körper am besten. Beobachten Sie Ihren Körper und informieren Sie Ihren Arzt, wann Sie sich gut (euthyreot) fühlen.

Thionamide beeinflussen nicht die Schilddrüsenhormon-Freisetzung aus der Schilddrüse. Daher ist der Wirkungseintritt der Arzneibehandlung verzögert. Erst muss der Vorrat an gespeichertem Schilddrüsenhormon aufgebraucht werden, ehe die Wirkung der Thionamide einsetzt. Der Patient muss geduldig sein und ein bis zwei Wochen warten, ehe die Thionamide eine klinische Wirkung zeigen. In dieser Zeit darf der Patient keinesfalls eigenmächtig die Behandlung wegen vermeintlicher Wirkungslosigkeit unterbrechen. Dies führt mittelfristig nur dazu, dass die Krankheitssymptome nicht besser werden.

Wenn es Ihnen in der Zeit zwischen Therapiebeginn und Einsetzen der Thionamid-Wirkung nicht gut gehen sollte, kann Ihr Arzt Ihnen kurzfristig verschiedene Arzneistoffe verschreiben, die bestimmte Symptome lindern: beta-1-Blocker können Herzrasen beseitigen und den Blutdruck senken (siehe Abschn. 5.1). Benzodiazepine (siehe Abschn. 8.2) können Nervosität verringern, aber abhängig machen. Deshalb Vorsicht mit ihrem Gebrauch. Loperamid (siehe Abschn. 3.3) kann Durchfall stoppen. Am besten ist es, wenn Sie ohne weitere Arzneistoffe die Zeit bis zum Einsetzen der Thionamid-Wirkung überstehen.

Eine Therapie mit Thionamiden ist immer eine Langzeittherapie. Für den Therapieerfolg ist eine regelmäßige Arzneistoffeinnahme unabdingbar. Für eine Langzeittherapie mit Arzneistoffen ist es grundsätzlich sehr wichtig, dass sie gut verträglich sind und nicht zu viele UAW und Wechselwirkungen mit anderen Arzneistoffen verursachen. Insgesamt erfüllen die Thionamide diese Voraussetzungen.

Hautausschläge, Gelenkschmerzen, Übelkeit und Erbrechen sind häufige UAW der Thionamide, die aber meist nur vorübergehend sind und keinen Therapieabbruch erfordern.

Die wichtigste und gefährlichste UAW der Thionamide ist ein Abfall der weißen Blutkörperchen (Agranulozytose). Sie tritt durchschnittlich bei jedem 200sten Patienten auf. Daher muss Ihr Arzt regelmäßig das Blutbild kontrollieren. Warnzeichen für einen Abfall der weißen Blutkörperchen können plötzliches Fieber, Schüttelfrost und Infekte, u. a. Pilzinfektionen im Mund sein. Gehen Sie sofort zu Ihrem Arzt! Ihr Arzt kann einen Abfall der weißen Blutkörperchen sehr rasch und sicher mit einem Blutbild feststellen. Wird er rechtzeitig erkannt, ist die Prognose sehr gut. Ihr Arzt setzt den auslösenden Arzneistoff ab. Zusätzlich wird (meist im Krankenhaus) das Hormon G-CSF verabreicht, welches die Bildung der weißen Blutkörperchen wieder ankurbelt.

Einige Arzneistoffe können eine Schilddrüsenüberfunktion auslösen oder verschlimmern. Dazu gehören Jod-haltige Röntgenkontrastmittel und das bei bestimmten Herzrhythmusstörungen (z. B. Vorhofflimmern) gut wirksame Amiodaron (siehe Abschn. 5.2). Es ist daher wichtig, dass Sie von sich aus den Radiologen oder Kardiologen darüber in Kenntnis setzen, dass Sie wegen einer Schilddrüsenüberfunktion behandelt werden.

Warum muss ich bei einer Schilddrüsenüberfunktion auch Schilddrüsenhormon einnehmen? Zwei wichtige Gründe
Schilddrüsenüberfunktionen werden nie nur mit Thionamiden allein therapiert. Zusätzlich wird immer auch eine kleine Menge Schilddrüsenhormon gegeben. Auf den ersten Blick erscheint es Ihnen sicher widersprüchlich, warum man bei Schilddrüsenüberfunktion noch mehr Schilddrüsenhormone gibt. Dafür gibt es zwei Erklärungen:

1. Der Körper benötigt immer eine gewisse Menge an Schilddrüsenhormon, sonst entsteht eine Schilddrüsenunterfunktion. Das zusätzlich gegebene Schilddrüsenhormon ist also ein gewisser Schutz vor einer überschießenden Wirkung der Thionamide.
2. Unter Behandlung mit Thionamiden wird nur wenig Schilddrüsenhormon gebildet. Der Organismus stellt einen relativen Mangel des Hormons fest. Als Gegenregulation wird das schon erwähnte TSH vermehrt aus der Hirnanhangdrüse ausgeschüttet, und die Schilddrüse vergrößert sich. Das kann zu erheblichen Problemen führen (siehe oben).

In seltenen Fällen kann die Standardbehandlung einer Schilddrüsenüberfunktion mit Thionamiden plus einer geringen Menge Schilddrüsenhormon wegen Wirkungslosigkeit, UAW oder Wechselwirkungen nicht durchgeführt werden. In diesen Fällen kann man die Schilddrüse mit radioaktiv strahlendem Jod zerstören.

Wie merke ich, dass ich eine Schilddrüsenunterfunktion habe? Müdigkeit, Verstopfung...

Die Leitsymptome der Schilddrüsenunterfunktion sind im Wesentlichen das Gegenteil der Symptome einer Schilddrüsenüberfunktion: Ein Patient mit Schilddrüsenunterfunktion klagt über Schwindel, Müdigkeit, Kälteempfindlichkeit, trockene Haut, Verstopfung und Gewichtszunahme. Hinzu kommen Heiserkeit und Haarausfall. Bei der körperlichen Untersuchung findet der Arzt häufig eine erniedrigte Herzfrequenz, einen niedrigen Blutdruck sowie ein teigige Aufschwemmung der Augenlider (Myxödem).

Wie entsteht eine Schilddrüsenunterfunktion? Meist Hashimoto oder Jodmangel

In Deutschland hat mehr als 1 % der Bevölkerung eine Schilddrüsenunterfunktion. Es handelt sich also um eine häufige Erkrankung. Eine häufige Ursache für Schilddrüsenunterfunktion ist eine Schilddrüsenentzündung (Autoimmun-Thyreoiditis Hashimoto). Bei dieser Entzündung werden Antikörper gegen bestimmte Bestandteile der Schilddrüse gebildet. Dadurch kommt zu einer Immunreaktion und zur schleichenden Selbstzerstörung der Schilddrüse mit nachfolgender Unterfunktion. Eine durch eine Autoimmunerkrankung verursachte Schilddrüsenunterfunktion wird nicht wie andere Autoimmunerkrankungen mit immunsuppressiv wirkenden Arzneistoffen behandelt (siehe Abschn. 11.2), sondern nur funktionell (siehe unten).

In Jodmangelgebieten wie Süddeutschland, Österreich und der Schweiz kann es zu einer Schilddrüsenunterfunktion kommen, selbst wenn jodiertes Speisesalz verwendet und regelmäßig Fisch gegessen wird. Eine nachgewiesene Jodmangel-Schilddrüsenunterfunktion kann sehr gut mit Kaliumjodid (100–200 µg pro Tag) behandelt werden.

Die Überbehandlung einer Schilddrüsenüberfunktion mit Thionamiden kann zur Schilddrüsenunterfunktion führen, ebenso eine Bestrahlung mit radioaktivem Jod. Bestimmte in der Krebstherapie eingesetzte Arzneistoffe, die sogenannten zielgerichteten Tumortherapeutika, können ebenfalls die Schilddrüsenfunktion beeinträchtigen. Das ist eine neue, noch nicht allgemein bekannte Erkenntnis.

Wie wird eine Schilddrüsenunterfunktion behandelt? T4, genau dosiert
Das Ziel der Behandlung einer Schilddrüsenunterfunktion besteht darin, alle Symptome zu beseitigen und normale Körperfunktionen wiederherzustellen (Euthyreose). Das Therapieziel bei der Schilddrüsenunterfunktion ist also dasselbe wie bei der Überfunktion, nur dass man sich dem Ziel von entgegengesetzten Seiten (Symptomen) nähert. Die Schilddrüsenunterfunktion lässt sich sehr gut mit Schilddrüsenhormon behandeln. Voraussetzung für den Therapieerfolg ist eine regelmäßige Medikamenteneinnahme und eine sehr genaue Anpassung der Hormondosis an die Symptome.

Bislang haben wir immer den Begriff „Schilddrüsenhormon" verwendet, aber im Zusammenhang mit der Behandlung der Schilddrüsenunterfunktion müssen wir diesen Begriff etwas genauer beleuchten: Es gibt in Wirklichkeit zwei Schilddrüsenhormone. Levothyroxin (T4) ist die inaktive Vorstufe des eigentlich aktiven Schilddrüsenhormons Liothyronin (T3). Im Körper wird T4 bedarfsgerecht in T3 umgewandelt. In der Therapie von Schilddrüsenerkrankungen wird ausschließlich T4 angewendet, weil es länger im Köper verweilt als T3 und eine gleichmäßigere Wirkung garantiert. Der Patient fühlt sich mit T4 besser als mit T3 und fährt nicht „Achterbahn".

Die Dosis von T4 muss individuell sehr genau angepasst werden, damit es weder zu einer Schilddrüsenüberfunktion noch zu einer Unterfunktion kommt. Man beginnt die Therapie einschleichend mit niedrigen Dosierungen und erhöht die Dosis im Wochenabstand, bis die Symptome sich bessern. Bei Frauen beträgt die mittlere Dosis meist 75–125 µg T4 pro Tag, bei Männern meist 125–200 µg pro Tag. Nicht zu empfehlen ist das Teilen von T4-Tabletten an Bruchrillen. Dadurch kann es zu großen Dosierungsungenauigkeiten kommen. Es gibt T4-Tabletten mit einem genau für Sie angepassten Arzneistoffgehalt, die nicht geteilt werden müssen. Dies ist sicherer.

Erste Anzeichen einer erfolgreichen Therapie einer Schilddrüsenunterfunktion mit T4 sind Gewichtsabnahme bei gesteigertem Appetit sowie verringerte Müdigkeit und Blutdruckanstieg. Heiserkeit und Hautsymptome bessern sich später. Zur Verlaufskontrolle im Labor wird der TSH-Wert im Blut bestimmt. Er soll niedrig sein, damit das Wachstum der Schilddrüse nicht angeregt wird und dadurch mechanische Probleme („Würgegriff") an den Halsorganen entstehen.

T4: Auf die richtige Einnahme kommt es an
Um eine zuverlässige Aufnahme von T4 in den Körper zu gewährleisten, ist es erforderlich, die Tablette morgens mindestens eine halbe Stunde

vor dem Frühstück mit einem Glas Wasser (kein Kaffee oder Saft) einzunehmen. Zwar ist diese Vorgehensweise gerade zum Beginn einer Therapie etwas gewöhnungsbedürftig, aber mit der Zeit entwickelt sich eine Routine. Wegen der langsam eintretenden und lange anhaltenden Wirkung von T4 ist es kein Problem, wenn Sie einmal (z. B. wegen einer Reise) die Tabletteneinnahme vergessen.

In der Schwangerschaft und unter einer Therapie mit Protonenpumpen-Hemmern bei Magen/Zwölffingerdarm-Geschwür und Sodbrennen ist der T4-Bedarf erhöht. Bei Patienten mit Diabetes steigt der Insulinbedarf durch T4 (siehe Abschn. 6.1). Bei Patienten mit koronarer Herzerkrankung (siehe Abschn. 5.2) muss T4 vorsichtig dosiert werden, weil das Herzinfarktrisiko erhöht ist. Vermeiden Sie die gleichzeitige Einnahme von T4 und Eisensalzen zur Behandlung einer Blutarmut. Es kann zu einer Verringerung der Aufnahme beider Arzneistoffe in den Körper und damit zur Wirkungsabschwächung kommen. Ein Einnahmeabstand von mindestens vier Stunden ist empfehlenswert.

Missbrauch von Schilddrüsenhormonen: Leider auch ein Problem
Leider wird die die Wirkung von Schilddrüsenhormonen auf den Stoffwechsel und die damit verbundene Gewichtsabnahme auch häufig missbraucht. Das ist vor allem in Berufen der Fall, in denen ein niedriges Körpergewicht erwartet wird (z. B. bei Tänzerinnen und Models). Besonders zu warnen ist vor „natürlichen" Schilddrüsenhormonpräparaten wie getrockneten Rinderschilddrüsen, die tickende Zeitbomben sind, weil sie keinen definierten Arzneistoffgehalt besitzen. Auch bei Bodybuildern werden Schilddrüsenhormonpräparate zunehmend missbräuchlich eingesetzt, um den Muskelaufbau zu fördern. Die Einnahme von Schilddrüsenpräparaten zur reinen Gewichtsabnahme oder zum Muskelaufbau ist medizinisch nicht indiziert und lebensgefährlich. Die unkontrollierte Einnahme von Schilddrüsenpräparaten kann zu einer massiven Schilddrüsenhormonvergiftung („Schilddrüsensturm") führen. Es kann zu Herzrasen, Blutdruckkrisen und Stoffwechselentgleisung mit Todesfolge kommen. Es gibt kein Gegenmittel für eine Schilddrüsenhormonvergiftung!

Lassen Sie die Finger von „natürlichen" Schilddrüsenhormonen: Zu ungenau für Sie
Im Internet werden immer wieder „natürliche" freiverkäufliche Schilddrüsenhormone für die Therapie der Schilddrüsenunterfunktion angepriesen, die ganz unterschiedliche und oft nicht genau bekannte Mengen von T3 und T4 enthalten. Solche Präparate werden auch in

großer Vielfalt freiverkäuflich im Internet angeboten. Mit der Betonung der „Natürlichkeit" soll suggeriert werden, dass „natürliche" Schilddrüsenhormone wirksamer und besser verträglich sind als das chemisch hergestellte T4. Es gibt aber keinen Unterschied der Strukturen von „natürlichen" und „chemisch hergestellten" Schilddrüsenhormonen. Entscheidend ist die genaue Dosierung, und die wird nur durch die chemisch hergestellten Schilddrüsenhormone gewährleistet. Sogenannte „natürliche" Schilddrüsenhormonpräparate sind gefährlich und erschweren die Behandlung einer Schilddrüsenunterfunktion. Lassen Sie sich nicht durch Werbung ins Bockshorn jagen. Sie erschweren sich und Ihrem Arzt eine effektive Behandlung Ihrer Erkrankung, wenn Sie „natürliche" Schilddrüsenhormone einnehmen (Tab. 6.2).

6.3 Osteoporose

Zusammenfassung

Osteoporose entsteht durch ein Übergewicht der knochenabbauenden im Vergleich zu den knochenaufbauenden Zellen. Das Ziel der Behandlung ist es, das Ungleichgewicht zwischen Knochenabbau und -aufbau zu beseitigen und Knochenbrüche zu vermeiden. Die Basis der Therapie ist eine ausreichende körperliche Aktivität, genügende Zufuhr von Calcium und Vitamin D3 sowie die Vermeidung von Risikofaktoren und Arzneistoffen, die eine Osteoporose begünstigen. Die Bisphosphonate hemmen den Knochenabbau und können bei allen Osteoporoseformen eingesetzt werden. Die selektiven Estrogen-Rezeptor-Modulatoren werden bei der postmenopausalen Osteoporose verwendet. Eine neue Therapiemöglichkeit von Osteoporose und Knochenzerstörung im Rahmen von Krebserkrankungen sind Antikörper, die die Funktion der knochenabbauenden Zellen hemmen.

Merksätze

- Ein aktiver Lebensstil ist die beste Osteoporose-Prophylaxe.
- Vitamin D und Calcium sind die Basis der Osteoporose-Prophylaxe und -Therapie.
- Bisphosphonate hemmen den Knochenabbau bei allen Osteoporoseformen.
- Bisphosphonate müssen mit Wasser auf nüchternem Magen eingenommen werden.
- Bisphosphonate können Speiseröhrenverätzungen hervorrufen.
- Bisphosphonate können Kieferschäden verursachen.
- Deshalb muss vor einer Therapie mit Bisphosphonaten eine Gebisssanierung erfolgen.

- Selektive Estrogen-Rezeptor-Modulatoren (SERM) eignen sich für die postmenopausale Osteoporose.
- SERM verringern auch das Brustkrebsrisiko, erhöhen aber das Thromboserisiko.
- Eine orale Langzeittherapie mit hohen Glucocorticoiddosen („Cortison") erhöht das Osteoporoserisiko.

Wie entsteht Osteoporose? Bleiben Sie aktiv und stärken Ihre knochenaufbauenden Zellen

Das menschliche Skelett ist nicht, wie es auf den ersten Blick erscheinen mag, ein starres Gerüst. Vielmehr haben wir es mit einem sehr aktiven Organsystem zu tun, das sich permanent an die aktuelle körperliche Aktivität oder eben auch an eine fehlende Belastung (z. B. durch Bettlägerigkeit oder einen inaktiven Lebensstil) anpasst. Für das Skelett (wie übrigens für jedes Organ) gilt: *Use it or lose it!* Mit anderen Worten, die beste Möglichkeit, Osteoporose zu vermeiden, ist regelmäßige körperliche Aktivität, die an die Belastungsfähigkeit der Muskulatur und des Herz/Kreislauf-Systems (siehe Abschn. 5.1–5.3) angepasst ist.

Es gibt knochenaufbauende Zellen (Osteoblasten) und knochenabbauende Zellen (Osteoklasten), die im gesunden Skelett in einem Gleichgewicht stehen. Ist dieses Gleichgewicht zwischen den beiden Zellarten zugunsten der knochenabbauenden Zellen verschoben, entsteht Osteoporose. Abb. 6.3 zeigt dieses Ungleichgewicht zwischen Knochenaufbau und -abbau, das zur Osteoporose führt: Die Wippe ist in Richtung Knochenabbau geneigt. Tab. 6.3 gibt einen Überblick über die wichtigsten Arzneistoffgruppen zur Behandlung der Osteoporose.

Osteoporose ist durch eine verringerte Knochendichte und damit erhöhte Gefahr für schlecht heilende Knochenbrüche gekennzeichnet. Es gibt inzwischen sehr gute Methoden zur Knochendichtemessung, die in der Arztpraxis angewendet werden können und eine genaue Diagnosestellung ermöglichen.

Aus dem Ungleichgewicht zwischen Knochenaufbau und -abbau ergeben sich auch die grundsätzlichen Angriffspunkte zur Behandlung der Osteoporose, d. h. Stärkung der knochenaufbauenden Zellen und Schwächung der knochenabbauenden Zellen. Eine Reihe von Erkrankungen fördert die Entstehung von Osteoporose. Dazu gehören insbesondere solche, bei denen die Aufnahme von Calcium in den Körper gestört oder die Ausscheidung von Calcium erhöht ist.

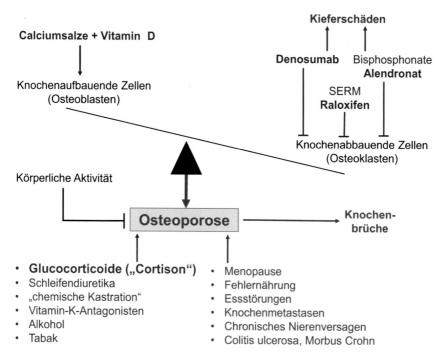

Abb. 6.3 Wie entsteht Osteoporose und wie behandelt man sie? Bei der Osteoporose ist das Gleichgewicht zwischen knochenaufbauenden Zellen und knochenabbauenden Zellen zu Gunsten der letzteren verschoben. Die Basistherapie der Osteoporose ist die ausreichende Zufuhr von Calciumsalzen und Vitamin D mit der Nahrung. Bei gesunder Ernährung kann problemlos auf sehr teure Nahrungsergänzungsmittel verzichtet werden. Ebenso wichtig ist eine ausreichende körperliche Aktivität. Auch der Knochen muss trainiert werden, nicht nur die Muskulatur und das Herz. Die meisten Arzneistoffe zielen letztlich darauf ab, die Aktivität der knochenabbauenden Zellen zu hemmen. Je nach spezieller Osteoporoseform kommen unterschiedliche Arzneistoffe zum Einsatz. Bitte beachten Sie, dass Denosumab und Bisphosphonate (Prototyp Alendronat) schwere Kieferschäden verursachen können. Deshalb muss vor einer Behandlung mit diesen Arzneistoffen unbedingt das Gebiss saniert werden. Unbehandelte Karies und Parodontose begünstigen die Entstehung von Kieferschäden unter Denosumab und Bisphosphonaten. Beachten Sie auch, dass eine Reihe von Arzneistoffgruppen bei längerer Einnahme die Entstehung einer Osteoporose begünstigen kann. Am wichtigsten sind hier die Glucocorticoide, die vor allem bei Autoimmunerkrankungen eingesetzt werden (siehe Abschn. 11.2).

Die regelmäßige Zufuhr von Vitamin D und Calcium sowie eine ausreichende Sonnenlichtexposition fördern den Knochenaufbau und wirken damit der Entstehung einer Osteoporose entgegen.

Tab. 6.3 Übersicht über die wichtigsten Arzneistoffgruppen zur Behandlung der Osteoporose

Arzneistoff-gruppe	Prototypischer Arzneistoff	Wirkungsweise	Anwendungsgebiet	Wichtige UAW und Wechselwirkungen
Calciumsalze	Calciumcarbonat	Einbau in den Knochen unter dem Einfluss von Vitamin D3 und damit verringerte Knochenbrüchigkeit.	Sehr preiswerte und wirksame Prophylaxe und Basisbehandlung der Osteoporose. Auf ausreichende Vitamin-D3-Aufnahme ist zu achten.	In Mengen oberhalb von 1.000 mg (1 g) pro Tag kann es zum Calciumüberschuss kommen. Calciumsalze können die Aufnahme bestimmter Antibiotika (Tetrazykline und Fluorchinolone) hemmen. Deshalb ist ein zeitlicher Einnahmeabstand von mindestens 2 h einzuhalten.
Vitamin D	Vitamin D3	Umwandlung zum aktiven Vitamin D3 im Körper; Stärkung der Aktivität knochenaufbauender Zellen und verstärkter Einbau von Calcium in den Knochen.	Sehr preiswerte und wirksame Prophylaxe und Basisbehandlung der Osteoporose. Auf ausreichende Calciumaufnahme ist zu achten.	In Mengen oberhalb von 1.000 internationalen Einheiten pro Tag kann es zum Calciumüberschuss kommen. Viel Vitamin D hilft nicht viel!
Bisphosphonate	Alendronat	Hemmung von knochenabbauenden Zellen.	Alle Formen der Osteoporose, wenn Prophylaxe und Basistherapie nicht ausreichend sind.	Vermeidung der gleichzeitigen Einnahme mit Calciumsalzen, Milch und Säften. Einnahme auf nüchternen Magen mit Wasser in aufrechter Position. Gefahr von Speiseröhrenverätzung Auf sehr gute Zahnhygiene achten. Gefahr von Kieferschäden! Unbedingt Zahnsanierung VOR Beginn einer Behandlung.

(Fortsetzung)

Tab. 6.3 (Fortsetzung)

Arzneistoff-gruppe	Prototypischer Arzneistoff	Wirkungsweise	Anwendungsgebiet	Wichtige UAW und Wechselwirkungen
Selektive Estrogen-Rezeptor-Modulatoren (SERM)	**Raloxifen**	Hemmung von knochen-abbauenden Zellen.	Postmenopausale Osteoporose, wenn Prophylaxe und Basis-therapie nicht aus-reichend sind.	Hitzewallungen, Schlaganfall und tiefe Beinvenenthrombosen.
RANKL(receptor activator of nuclear factor kappa B)-Hemmer	Denosumab	Hemmung von knochen-abbauenden Zellen.	Postmenopausale Osteoporose und Osteoporose bei Männern, insbesondere bei Patienten mit Prostatakarzinom und „chemischer Kastration".	Kieferschäden (wie bei Bisphosphonaten), ungewöhnliche Formen von Oberschenkelknochen-brüchen, Calciumverarmung, grauer Star, Darmentzündung, allergische Reaktionen an der Einstichstelle.

Erkennungssilben in Arzneistoffen sind fett hervorgehoben. Die Basistherapie mit Vitamin D und Calciumsalzen ist nicht notwendig, wenn Sie sich gesund ernähren. Der Schlüssel zur Verhinderung von Osteoporose ist ein aktiver Lebensstil. Bisphosphonate werden großzügig verschrieben. Dabei wird jedoch häufig vergessen, dass diese Arzneistoffgruppe Kieferschäden verursachen kann. Diese UAW ist noch nicht ausreichend in allen Arztgruppen bekannt. Nehmen Sie deshalb Bisphosphonate nur nach Rücksprache mit Ihrem Zahnarzt ein. Außerdem muss man daran denken, dass Bisphosphonate bei nicht sachgemäßer Einnahme Speiseröhren-Verätzungen und Sodbrennen hervorrufen können (siehe Abschn. 3.1).

Erkrankungen und Arzneistoffe, die Osteoporose verstärken können: An Magen/Darm-Erkrankungen und Cortison denken

Fehlernährung, Essstörungen, Magen/Darm-Erkrankungen wie Morbus Crohn und Colitis ulcerosa (siehe Abschn. 11.2) sowie chronisches Nierenversagen fördern die Entstehung einer Osteoporose. Ein hoher Alkoholkonsum und Tabakrauchen sind ebenfalls mit einem erhöhten Osteoporoserisiko verbunden.

Es gibt auch eine Reihe von Arzneistoffen, die das Osteoporoserisiko erhöhen können. Deshalb muss man beim Vorliegen einer Osteoporose sehr gut abwägen, ob man die zusätzliche Verschreibung von solchen Arzneistoffen vertreten kann. Glucocorticoide („Cortison") erhöhen das Osteoporoserisiko, wenn sie über lange Zeiträume, in hohen Dosierungen und nicht nur örtlich angewendet werden (siehe Abschn. 11.2). Andere Arzneistoffgruppen, die Osteoporose begünstigen, sind Schleifendiuretika (siehe Abschn. 5.3), Zytostatika (siehe Abschn. 11.1), Hemmstoffe weiblicher und männlicher Geschlechtshormone („chemische Kastration"), Protonenpumpen-Hemmer (siehe Abschn. 3.1) und bestimmte Blutgerinnungshemmer (Vitamin-K-Antagonisten, siehe Abschn. 5.2).

Wie funktioniert die Basistherapie der Osteoporose? Calcium und Vitamin D3, aber nicht zu viel

Die Grundlage der Osteoporosebehandlung besteht darin, dem Körper ausreichend Calcium zuzuführen, die Knochenbildung zu fördern und die Calciumausscheidung aus dem Körper zu hemmen. Entscheidend hierfür ist das aktive Vitamin D3 (Calcitriol). Calcitriol entsteht in einem zweistufigen Vorgang aus dem inaktiven Vitamin D3 (Cholecaciferol). Dieses wird mit der Nahrung (z. B. Fisch) aufgenommen oder in der Haut aus einem Vorläufermolekül unter UV-Bestrahlung gebildet. In zwei Schritten (zunächst in der Leber und dann in der Niere) entsteht dann das aktive Vitamin D3. Es fördert die Calciumaufnahme im Darm und die Knochenbildung in den knochenaufbauenden Zellen und hemmt die Calciumausscheidung über die Niere.

Die Basistherapie der Osteoporose besteht darin, täglich 800–1.000 internationale Einheiten (I.E.) (inaktives) Vitamin D3 zuzuführen. Aktives Vitamin D3 entfaltet seine Wirkung nur dann optimal, wenn auch ausreichend Calcium zugeführt wird. Das sollte bevorzugt mit der Nahrung erfolgen, insbesondere in der Form von Milch und Milchprodukten. Menschen, die sich vegan ernähren, müssen sehr genau auf eine ausreichende Calciumzufuhr achten, z. B. durch den Konsum calciumhaltiger Mineralwässer. Ist die Aufnahme mit der Nahrung unzureichend, kann

Calcium in einer Menge von bis zu 1.000 mg (1 g) pro Tag als Nahrungs-ergänzungsmittel eingenommen werden.

Viel hilft nicht immer viel, sondern kann gefährlich sein: Werden die oben angegebenen Grenzwerte für die tägliche Zufuhr von Vitamin D3 oder Calcium überschritten, kann es zu einem Calciumüberschuss im Körper kommen. Ein Calciumüberschuss (Hypercalcämie) kann zu Nieren- und Harnwegssteinen, Konzentrationsstörungen und Herzklopfen (Tachykardie) führen.

Bisphosphonate: Nur bei gesunden Zähnen, sonst fallen sie aus
Wenn die Basistherapie der Osteoporose mit Vitamin D3 und Calcium nicht ausreicht, muss zusätzlich behandelt werden. Eine wichtige Arznei-stoffgruppe hierfür sind die Bisphosphonate. Man erkennt sie an der charakteristischen Wortendung _dronat. Alendronat ist ein typischer Ver-treter. Bisphosphonate lagern sich in die knochenabbauenden Zellen ein und hemmen deren Funktion. Sie können bei allen Osteoporoseformen eingesetzt werden, auch bei durch Glucocorticoide verursachter Osteo-porose sowie bei Knochenmetastasen (siehe Abschn. 11.1 und 11.2). Die Wirksamkeit der Bisphosphonate ist nachgewiesen, insbesondere auch bei den besonders gefährlichen Oberschenkelhalsbrüchen von Frauen nach der Menopause (siehe Abschn. 7.1).

Für die Einnahme der Bisphosphonate sind spezielle Regeln zu beachten. Bisphosphonate dürfen nicht zusammen mit Calciumsalzen, Saft oder Milch eingenommen werden, Calciumsalze sogar erst zwei Stunden nach den Bisphosphonaten. Sonst kommt es zu einer gegenseitigen Hemmung der Aufnahme in den Körper (siehe Abschn. 1.6). Bisphosphonate müssen morgens auf nüchternen Magen, mindestens eine halbe Stunde vor dem Frühstück, in aufrechter Stellung mit einem Glas Wasser eingenommen werden. Danach darf sich der Patient nicht wieder hinlegen. Werden die Regeln zur Einnahme von Bisphosphonaten nicht eingehalten, kann es zu schwerwiegenden und schmerzhaften Verätzungen im Rachen, in der Speise-röhre und im Magen kommen.

Die Aktivität der knochenabbauenden Zellen ist jedoch keineswegs nur schädlich für den Körper. Gerade im Kieferbereich benötigt der Körper aktive knochenabbauende Zellen, damit Kieferknochen und Zähne sich an die ständig ändernde Kaubelastung anpassen können. Daher kann eine Hemmung der knochenabbauenden Zellen im Kiefer auch negative Aus-wirkungen haben. Bisphosphonate können Schädigungen der Kieferknochen mit Geschwüren, Knochenabbau und letztlich Zahnverlust verursachen. Eine Therapie mit Bisphosphonaten (auch im Rahmen einer Tumortherapie mit

Zytostatika, siehe Abschn. 11.1) darf daher nur begonnen werden, wenn das Gebiss vorher saniert worden ist. Es ist wichtig, dass Sie eine sehr gute Zahnhygiene betreiben und regelmäßig zum Zahnarzt gehen.

Bei chronischem Nierenversagen, bei saurem Aufstoßen und Magen/Darm-Geschwüren dürfen Bisphosphonate nicht eingenommen werden, ebenso nicht bei Unfähigkeit, aufrecht zu sitzen, Calciummangel, Schwangerschaft und Stillzeit. Bisphosphonate verstärken die schädliche Wirkung von nicht-steroidalen Antirheumatika (NSAR) auf den Magen/Darm-Trakt (siehe Abschn. 2.1 und 3.2). Die Gefahr von Magen/Darm-Geschwüren wird erhöht.

Selektive Estrogen-Rezeptor-Modulatoren (SERM): Nur in der Postmenopause

In ihren fruchtbaren Jahren ist eine Frau durch das weibliche Geschlechtshormon Estrogen gut vor Osteoporose geschützt. Estrogen wird in den Eierstöcken gebildet. Mit zunehmendem Alter wird die Eierstockfunktion schwächer. Sichtbarstes Zeichen dafür ist das Aufhören der Monatsblutung. Der Zeitpunkt der letzten regelmäßigen Monatsblutung wird als Menopause bezeichnet. Danach nimmt die Estrogenbildung in den Eierstöcken stetig ab. Frauen nach der Menopause haben ein deutlich erhöhtes Risiko für die Entstehung von Osteoporose (siehe Abschn. 7.1).

Estrogen-Rezeptoren kommen fast überall im Körper vor. Daher beeinflusst Estrogen auch die meisten Körperfunktionen. Bei der postmenopausalen Osteoporose möchte man aber nur die Estrogen-Rezeptoren im Knochen aktivieren. Die SERM beeinflussen die Estrogen-Rezeptoren im Körper ganz unterschiedlich. Man erkennt diese Arzneistoffgruppe an der Arzneistoffnamenendung _oxifen. Raloxifen ist ein prototypischer SERM. Raloxifen verringert das Risiko von Knochenbrüchen bei postmenopausaler Osteoporose. Es senkt auch das Brustkrebsrisiko. Raloxifen erhöht aber die Gefahr von Schlaganfall und Gefäßverschlüssen in den Beinen (tiefe Beinvenenthrombose). Deshalb sollten Frauen mit diesen Erkrankungen nicht mit SERM behandelt werden. Außerdem kann Raloxifen Hitzewallungen und grippeähnliche Symptome verursachen.

Denosumab: Bei Prostatakarzinom gut wirksam

Weder die Bisphosphonate noch die SERM sind „perfekte" Arzneistoffe, und SERM können ohnehin nur bei Frauen eingesetzt werden. Daher wurde nach alternativen Arzneistoffen gesucht, die besser verträglich sind und unabhängig vom Geschlecht gegeben werden können.

Resultat dieser Entwicklungsbemühungen ist der Antikörper Denosumab. Er hemmt die Funktion der knochenabbauenden Zellen bei Frauen und Männern. Antikörper sind Proteine und können nicht über den Mund (oral) verabreicht werden. Deshalb wird Denosumab unter die Haut (subkutan) gespritzt (injiziert). Da die Anwendung von Denosumab nur alle sechs Monate erfolgt, ist sie für den Patienten letztlich recht angenehm. Insbesondere an der Einstichstelle kann es zu Unverträglichkeitsreaktionen kommen. Wenn diese schwerwiegend sind, muss die Behandlung mit Denosumab abgebrochen werden.

Bei Frauen kann Denosumab als Alternative zu SERM eingesetzt werden. Besonders wirksam ist die Anwendung von Denosumab bei Männern, bei denen wegen eines Vorsteherdrüsenkrebses (Prostatakarzinom) eine „chemische Kastration" mit Hemmstoffen der Bildung männlicher Geschlechtshormone durchgeführt werden musste (siehe Abschn. 11.1). Ebenso wie Bisphosphonate kann Denosumab zu Schädigungen der Kieferknochen führen. Außerdem kann es zu ungewöhnlichen Formen von Oberschenkelknochenbrüchen kommen. Selten werden grauer Star (Katarakt) und Darmentzündungen (Divertikulitis) als UAW beobachtet. Auf eine ausreichende Calciumzufuhr ist zu achten.

7

Nur für sie oder ihn

In diesem Kapitel geht es um Arzneistoffe, die entweder nur bei der Frau oder beim Mann eingesetzt werden. Dies bedeutet aber nicht, dass „sie" nicht den Abschnitt über „ihn" lesen sollte, und „er" nicht den Abschnitt über „sie". Im Gegenteil, wenn Sie beide Abschnitte des Kapitels lesen, können Sie etwas über das jeweils andere Geschlecht lernen. Der erste Abschnitt des Kapitels befasst sich mit den hormonellen, körperlichen und psychischen Veränderungen bei der Frau während der Wechseljahre. Die Wechseljahre stellen eine normale Lebensphase dar. Je nach Art und Schweregrad etwaiger Beschwerden gibt es individuell angepasste Möglichkeiten des Symptomlinderung in Form der Hormonersatztherapie. Für die Erektionsschwäche beim Mann (erektile Dysfunktion, ED) gibt es zahlreiche Ursachen, darunter Bluthochdruck und Diabetes und Konsum von Drogen wie Tabak, Alkohol und Kokain. Entscheidend ist die Erkennung und Ausschaltung der Ursachen von ED. PDE5-Hemmer (Sildenafil) steigern den Bluteinstrom in den Penis und verbessern damit die Erektion. PDE5-Hemmer dürfen niemals mit Nitro-Präparaten zur Behandlung der Angina pectoris kombiniert werden.

7.1   Für sie: Hormonersatztherapie

Zusammenfassung

In den Wechseljahren der Frau lässt die Bildung der weiblichen Geschlechtshormone Estrogen und Progesteron nach. Estrogen beeinflusst viele Körperfunktionen, während Progesteron vor allem auf die Gebärmutter wirkt. Die
offensichtlichste Köperveränderung in den Wechseljahren ist das Ausbleiben
der Menstruation (Menopause). Sie ist ein physiologisches Ereignis und keine
Krankheit. Ca. ein Drittel aller Frauen durchläuft die Wechseljahre ohne
größere Probleme, während die verbleibenden zwei Drittel mehr oder minder
starke Beschwerden haben. Diese können viele Organe betreffen. Je nachdem,
wie stark die Beschwerden sind und wo sie sich zeigen, kommt eine Hormonersatztherapie mit Estrogen, ggf. in Kombination mit Progesteron, infrage. Die
Entscheidung dafür oder dagegen erfolgt immer auf individueller Basis. Entscheidend ist in jedem Falle eine gesunde Ernährung und aktive Lebensweise
sowie der Verzicht auf Tabakprodukte.

Merksätze

- Die Wechseljahre der Frau sind eine normale Lebensphase; keine
  Erkrankung.
- Insbesondere durch den Wegfall von Estrogen können vielfältige
  Beschwerden auftreten.
- Die Allgemeinbehandlung mit Estrogen kommt vor allem bei starken Hitze-
  wallungen, Leistungsabfall, Nervosität und Depressionen zum Einsatz.
- Die Lokalbehandlung mit Estrogen wird vor allem bei Beschwerden im
  Intimbereich und Beckenboden angewandt.
- Progesteron kann die Wirkungen von Estrogen unterstützen und einen
  „künstlichen Zyklus" herstellen.
- Estrogen kann das Risiko für Brustkrebs und Beinvenenverschluss mit nach-
  folgender Lungenembolie erhöhen.
- Zur Vermeidung dieser UAW sind deshalb eine gesunde Ernährung, ein
  aktiver Lebensstil und der Verzicht auf Tabakprodukte wichtig.
- Es gibt keinen Wirkungsnachweis für pflanzliche („natürliche") Arzneimittel
  aus Yams, Hopfen und Traubensilberkerze.
- Eine Hormonersatztherapie sollte so kurz wie möglich durchgeführt werden.
- Eine ideologische Ablehnung der Hormonersatztherapie ist nicht zielführend.

**Ein kleiner Überblick über die weiblichen Geschlechtshormone
Estrogen und Progesteron**

Das körperliche und psychische Leben der geschlechtsreifen Frau wird
maßgeblich durch die beiden weiblichen Geschlechtshormone Estrogen
(Östrogen) und Progesteron (Gelbkörperhormon) bestimmt. Estrogen
und Progesteron wirken über Rezeptoren, die Zellvorgänge auf der Ebene

der DNA steuern. Dies bedeutet, dass die Wirkungen von Estrogen und Progesteron (wie bei dem Schilddrüsenhormon und Cortison (siehe Abschn. 6.2 und 11.2) erst langsam (im Bereich von Stunden bis Tagen) eintreten und bemerkbar werden.

Estrogen wird in den Follikeln (Bläschen) der Eierstöcke gebildet. Der Estrogenspiegel steigt während der ersten Phase des weiblichen Zyklus langsam an und erreicht beim Eisprung sein Maximum, um dann langsam wieder abzufallen. Progesteron wird vor allem in der zweiten Zyklusphase nach dem Eisprung im Gelbkörper (dem Überbleibsel des Follikels nach dem Eisprung) gebildet.

Estrogen fördert das Wachstum der Gebärmutterschleimhaut und der Brustdrüsenzellen und bereitet den Körper der Frau auf eine Schwangerschaft vor. Progesteron wandelt die Gebärmutterschleimhaut so um, dass sich eine befruchtete Eizelle gut einnisten kann und unterstützt den weiteren Verlauf einer Schwangerschaft.

Während Progesteron hauptsächlich auf die Gebärmutter wirkt, beeinflusst Estrogen eine Vielzahl von Körperfunktionen. Tab. 7.1 zeigt eine Übersicht über wichtige Organe, deren Funktion durch Estrogen unterstützt werden. Besonders wichtige Zielorgane von Estrogen sind Haut, Haare, Brust, Gehirn, Herz/Kreislaufsystem, Muskulatur und Knochen. Auch der Stoffwechsel wird angekurbelt.

Jede Frau weiß, dass sie sich in den unterschiedlichen Phasen ihres Zyklus körperlich und psychisch unterschiedlich gut fühlt. Das ist eine direkte Folge der normalen Schwankungen der Spiegel von Estrogen und Progesteron im Körper.

Was passiert mit den Hormonen in den Wechseljahren? Keine Angst, alles ganz normal
Ungefähr ab dem 45. Lebensjahr kommt es zu langsam fortschreitenden Veränderungen im Körper der Frau. Die Follikel in den Eierstöcken können nicht mehr so viel Estrogen wie früher bilden, und auch die Gelbkörper sind nicht mehr so aktiv. Der Körper versucht zwar, diesen Veränderungen entgegenzuwirken, aber es funktioniert nicht langfristig. Dadurch nimmt die Fruchtbarkeit der Frau ab. Viele Frauen merken auch, dass ihr Zyklus kürzer und die Menstruationsblutung schwächer wird. Vor allem der Abfall des Estrogenspiegels hat dann auch Auswirkungen auf die in Tab. 7.1 dargestellten Organe. Diese Lebensphase wird als Wechseljahre bezeichnet. Irgendwann bleibt dann die Menstruation ganz aus. Diesen Zeitpunkt bezeichnet man als Menopause. Den genauen Zeitpunkt der Menopause kann man nur rückwirkend feststellen, wenn über einen Zeitraum

Tab. 7.1 Übersicht über Beschwerden in den Wechseljahren und die Behandlungsmöglichkeiten

Was muss ich wissen über:	Und das sind die wichtigsten Fakten:
Körperliche und psychische Veränderungen und Beschwerden	**Haut:** Faltenbildung, Trockenheit **Haupthaar:** Ausdünnung, Ergrauen **Körperbehaarung:** Verstärkung (z. B. Damenbart) **Gehirn:** Nervosität, Schlafstörungen, Reizbarkeit, verringerte Leistungs- und Merkfähigkeit, Depressionen, verringertes Interesse an sexueller Aktivität (Libidoverlust) **Brust:** Erschlaffung, Nachlassen der Elastizität **Herz/Kreislaufsystem:** Herzklopfen, Schweißausbruch, Hitzewallungen, Schwindel **Stoffwechsel:** Cholesterinerhöhung, Gewichtszunahme **Intimbereich:** Scheidentrockenheit, Schmerzen beim Geschlechtsverkehr **Beckenboden:** Schwächung der Muskulatur, Gebärmuttersenkung, unwillkürlicher Harnabgang bei Druckerhöhung im Bauchraum (z. B. Niesen) **Knochen:** Knochenabbau und erhöhte Anfälligkeit für Knochenbrüche durch Osteoporose **Muskulatur:** Verringerung der Muskelmasse und damit verringerte körperliche Leistungsfähigkeit
Zur Verfügung stehende Arzneistoffe	**Estrogen-Einzelpräparate:** Tabletten, Pflaster, Gele, Nasenspray und intramuskuläre Injektionen zur Allgemeinbehandlung. Scheidenzäpfchen, Scheidencremes zur Lokalbehandlung **Estrogen-Progesteron-Kombinationen:** Tabletten, Pflaster zur Allgemeinbehandlung **Progesteron-Einzelpräparate:** Tabletten zur Allgemeinbehandlung (meist in Kombination mit Estrogen); werden vor allem zur Zyklus-Regulation eingesetzt (es handelt sich um einen „künstlichen" Zyklus).
Gründe für den Einsatz der Hormonersatztherapie	Grundsätzlich ist dies eine individuelle Entscheidung, die Sie mit Ihrem Frauenarzt besprechen müssen. Sie müssen die Vorteile der Therapie, UAW der Therapie und Begleiterkrankungen berücksichtigen. Generell gilt die Regel: Hormonersatztherapie so niedrig dosiert und kurzfristig wie notwendig. Eine weltanschauliche Ablehnung der Hormonersatztherapie hilft Ihnen nicht weiter.

(Fortsetzung)

Tab. 7.1 (Fortsetzung)

Was muss ich wissen über:	Und das sind die wichtigsten Fakten:
Vorteile für mich	Bei der Allgemeinbehandlung werden alle der oben genannten körperlichen und psychischen Veränderungen und Beschwerden verbessert. Bei der Lokalbehandlung im Intimbereich beschränkt sich die Wirkung von Estrogen auf den Intimbereich und Beckenboden. Das Risiko für Dickdarmkrebs wird verringert.
Nachteile (UAW) für mich	Erhöhtes Risiko für Brustkrebs, Beinvenenverschluss (Thrombose) mit nachfolgender Lungenembolie, Gallenblasenentzündung
Unbedingte Gegenanzeigen (absolute Kontraindikationen)	Brustkrebs mit dem Vorhandensein (Expression) von Estrogen-Rezeptoren auf den Krebszellen, bekannte Beinvenenthrombosen, akuter Herzinfarkt oder Schlaganfall
Bedingte Gegenanzeigen (relative Kontraindikationen)	Lebererkrankungen, Cholesterinerhöhung, Bluthochdruck, Zustand nach Herzinfarkt oder Schlaganfall, gutartige Gebärmuttertumore (Myome)
Alternativen zur Hormonersatztherapie	Pflanzliche Präparate haben keinen nachgewiesenen Nutzen. Bei Osteoporose können Bisphosphonate oder Raloxifen gegeben werden. Bei starken Depressionen können Antidepressiva und Stimmungsstabilisatoren eingesetzt werden. Bei Bluthochdruck werden Blutdrucksenker eingesetzt; bei Cholesterinerhöhung Statine.
Meine Lebensweise	Vermeiden von Übergewicht, Tabakprodukten und hochprozentigen alkoholischen Getränken. Gesunde ausgewogene Ernährung, Calcium- und vitaminreiche Kost zur Verhinderung von Osteoporose. Sport, Beckenbodengymnastik.

von einem Jahr keine weitere Menstruation eingetreten ist. Die Zeit der Wechseljahre vor der Menopause bezeichnet man als Prämenopause, die Zeit um die Menopause als Perimenopause und die Zeit nach der Menopause als Postmenopause. Bei Frauen in Deutschland setzt die Menopause im Mittel in einem Alter von 51 Jahren ein. In jeder dieser drei Teilphasen können Beschwerden auftreten, die sich zeitlich verändern.

Grundsätzlich handelt es sich bei der Menopause um einen normalen (physiologischen) Körpervorgang, der deshalb auch erst einmal nicht behandelt werden muss. Tatsächlich kommt ca. ein Drittel aller Frauen relativ problemlos durch die Wechseljahre. Aber die übrigen zwei Drittel der Frauen haben Beschwerden. Es ist im Einzelfall nicht vorherzusehen, wie stark die Beschwerden sind und welches Organ sie betreffen.

Wie kann man Beschwerden in den Wechseljahren behandeln? Hormonersatztherapie, ein unglücklicher Begriff
Tab. 7.1 fasst die Behandlungsmöglichkeiten bei Beschwerden in den Wechseljahren zusammen. Der allgemein benutzte Begriff Hormonersatztherapie suggeriert, dass in den Wechseljahren die Bildung von Estrogen und Progesteron komplett wegfällt. Diese Annahme ist jedoch unzutreffend, denn der Körper hält eine gewisse Bildung von Estrogen und Progesteron in der Nebennierenrinde und dem Fettgewebe aufrecht. Richtigerweise müsste man also von einer Hormon-Ergänzungstherapie oder Hormon-Erhöhungstherapie sprechen.

Grundsätzlich ist festzuhalten, dass eine Erhöhung der verringerten Estrogen- und Progesteronspiegel in den Wechseljahren der Frau eine „Kann"-Therapie (optionale Therapie) ist. Es handelt sich nicht um eine zwingend notwendige Therapie wie die Behandlung eines Bluthochdrucks (siehe Abschn. 5.1) oder einer Schilddrüsenunterfunktion (siehe Abschn. 6.2). Deshalb müssen sehr gute Gründe vorliegen, damit eine entsprechende Hormonersatztherapie infrage kommt.

Allgemeinmaßnahmen: In ihrer Wirksamkeit oft unterschätzt
Bevor sich eine Frau in enger Absprache mit ihrem behandelnden Gynäkologen für oder gegen eine Hormonersatztherapie entscheidend, sind vorab einige Dinge zu beachten. Entscheidend für eine hohe Lebensqualität in den Wechseljahren ist ein gesunder Lebensstil. Dazu gehören vor allem der Verzicht auf Tabakprodukte, die Schlaganfall und Herzinfarkt (siehe Abschn. 5.2) sowie Krebserkrankungen (siehe Abschn. 11.1) begünstigen,

sowie der Verzicht auf hochprozentige alkoholische Getränke, die Leber-
erkrankungen und Gehirnfunktionsstörungen verursachen können.

Eine gesunde und ausgewogene Ernährung mit viel Obst, Gemüse und
Ballaststoffen sowie Milchprodukten und Fisch ist ebenfalls sehr wichtig.
Milchprodukte enthalten Calcium, und Fisch enthält Vitamin D. Mäßige
Sonnenexposition ist ebenfalls empfehlenswert, da dadurch Vitamin D
aktiviert wird. Durch Calcium- und Vitamin-D-Zufuhr lässt sich Osteoporose verhindern (siehe Abschn. 6.3). Ebenso wichtig ist ausreichende
sportliche Betätigung in einer Form, die Spaß macht; sei es Gymnastik,
Joggen, Walken oder Fahrradfahren. Durch Bewegung wird nicht nur die
Muskulatur trainiert und gestärkt, sondern auch einer Osteoporose entgegengewirkt. Wichtig ist es auch, auf ein normales Körpergewicht zu
achten, da Übergewicht die Gelenke belastet und degenerative Gelenkerkrankungen begünstigt. Außerdem wird durch ein erhöhtes Körpergewicht
grundsätzlich die Beweglichkeit des Körpers eingeschränkt und damit die
Hürde zum Sporttreiben erhöht.

**Sind Hormone in den Wechseljahren schädlich und pflanzliche
Präparate besser? Eine Richtigstellung**
Viele Frauen assoziieren mit dem Begriff „Hormone" eine generell schäd-
liche Wirkung auf den Körper und suchen deshalb ihr Heil bei ver-
meintlich verträglicheren und sanfteren Behandlungsmethoden. Diese
„Hormonphobie" wird durch entsprechende Werbung für pflanzliche
Präparate geschürt, die ein gutes und „natürliches" Leben ohne Hormone
verspricht. Dabei sind Hormone natürlich.

Aus diesem Grund sind in Deutschland bei Frauen mit Beschwerden in
den Wechseljahren pflanzliche Präparate aus Yams, Hopfen und Traubensilberkerze sehr populär. Außerdem sind die pflanzlichen Präparate ohne
Rezept erhältlich und erlauben somit eine niederschwellige Selbsttherapie
ohne ärztliche Konsultation. Leider gibt es bislang keinen wissenschaftlichen Nachweis für die Wirksamkeit der oft teuren pflanzlichen Präparate
bei Beschwerden in den Wechseljahren. Oft bleibt auch unklar, welche
Wirkstoffe in welcher Menge in den pflanzlichen Präparaten enthalten sind.
Hier gibt es eine große Schwankungsbreite. Das betrifft insbesondere auch
Präparate, die im Internet oder als Nahrungsergänzungsmittel vertrieben
werden.

Eine weiterer wesentlicher Grund für die diffuse Angst vor eine gezielten
Hormonersatztherapie ist darin zu sehen, dass die Ergebnisse einer wichtigen
klinischen Studie zum Hormonersatz (*Women's Health Initiative*-Studie,

WHI-Studie) tendenziös interpretiert wurden. In der Studie wurde festgestellt, dass bei einer 10-jährigen (also sehr langen) Allgemeinbehandlung
mit Estrogen 6 von 1.000 Frauen zusätzlich an Brustkrebs verstarben. Also
lautete die Schlagzeile: Hormone erhöhen das Brustkrebsrisiko! Hormone
sind gefährlich! Dabei wurde aber unterschlagen, dass durch erhöhtes
Körpergewicht, Rauchen, Alkoholkonsum und Bewegungsarmut zusätzlich
123 Frauen pro 1.000 Studienteilnehmerinnen verstarben. Das sind 20-mal
mehr Todesfälle durch ungesunde Lebensweise als durch die Hormonersatztherapie.

**Bei lokalen Problemen im Intimbereich und Beckenboden: Lokal-
therapie; wirksam und unschädlich**
Es soll damit nun keinesfalls zum Ausdruck gebracht werden, dass man
bedenkenlos Estrogen und Progesteron bei Beschwerden in den Wechseljahren anwenden soll, aber es ist auf alle Fälle eine offene und ehrliche Diskussion mit Ihrem Frauenarzt angezeigt. Wenn Beschwerden im Intim- und
Beckenbodenbereich vorliegen, kann eine Lokalbehandlung mit Estrogen
die Beschwerden sehr gut lindern, ohne dass es zu allgemeinen UAW wie
einer Erhöhung des Brustkrebsrisikos kommt. Das liegt daran, das Estrogen
in der Leber rasch abgebaut wird. (siehe Abschn. 1.6). Probleme im Beckenbodenbereich, die z. B. zu unwillkürlichem Harnabgang beim Niesen
führen, können sehr gut mit Beckenbodengymnastik behandelt werden.

**Bei starken Allgemeinbeschwerden: Allgemeintherapie hilft; immer
wieder anpassen**
Im Falle von Beschwerden wie starken Hitzewallungen, Schweißausbrüchen,
Konzentrationsstörungen, Stimmungsschwankungen oder Depressionen
sollte man eine Allgemeinbehandlung mit Estrogen in Erwägung ziehen,
die nicht nur örtlich, sondern auf den ganzen Körper wirkt. Es gibt zahlreiche Darreichungsformen von Estrogen, und so lässt sich für jede Frau ein
passendes Präparat finden. Ziel des Behandlung ist es, die minimal wirksame
Dosis von Estrogen zu finden, und die Therapie zunächst auf einen Zeitraum von maximal 2 Jahren anzusetzen. Das ist ein fünfmal kürzerer Zeitraum als derjenige, bei dem in der WHI-Studie eine geringe Erhöhung des
Brustkrebsrisikos gefunden wurde. Man kann Estrogen auch in vielfältiger
Weise mit Progesteron kombinieren, um eine Art künstlichen Zyklus (mit
oder ohne Menstruation) aufzubauen. Letztlich erfordert dies die vertrauensvolle Zusammenarbeit zwischen Frauenarzt und Patientin, um eine
optimale Behandlung zu finden. In vielen Fällen kommt man nicht umhin,
verschiedene Präparate auszuprobieren. Denn man muss sich vor Augen

halten, dass die Wechseljahre eine dynamische (sich also stets ändernde) Lebensphase darstellen, an die man sich immer wieder anpassen muss.

Bevor Ihr Arzt Ihnen Estrogen (ggf. in Kombination mit Progesteron zur Aufrechterhaltung eines künstlichen Zyklusses) verschreibt, wird er abklären, ob bei Ihnen Gründe gegeneine Verschreibung vorliegen (siehe Tab. 7.1). Ist das nicht der Fall, ist zumindest ein kurzfristiger Versuch mit Estrogen (+ Progesteron) für einen Monat gerechtfertigt und ohne großes Risiko. Innerhalb eines solchen „Probierzeitraumes" werden Sie schon erkennen, ob Ihnen die Hormonersatztherapie hilft oder nicht und ob man eventuell etwas verändern muss.

Es gibt nicht „die" Pille, die alle Beschwerden in den Griff bekommt. Aber durch geschickte Kombination von verschiedenen Maßnahmen und Unterlassen bestimmter Dinge (Tabak- und exzessiver Alkoholkonsum) können die meisten Frauen die Wechseljahre gut überstehen. Estrogen- und Progesteronpräparate mit einen genau definierten Wirkstoffgehalt sind im Unterschied zu pflanzlichen Präparaten ein gut begründeter Baustein in diesem Behandlungskonzept.

Auch an andere Arzneistoffgruppen denken: SERM, Statine, Blutdrucksenker

Beim Vorliegen einer ausgeprägten Osteoporose wird keine Hormonersatztherapie mit Estrogen durchgeführt, sondern eine Therapie mit einem selektiven Estrogen-Rezeptor-Modulator (SERM) (siehe Abschn. 6.3). Der Prototyp ist Raloxifen. Es wirkt auf die Knochen wie Estrogen (Agonist, siehe Abschn. 1.5), aber es hemmt die Wirkungen von Estrogen an der Brustdrüse und an der Gebärmutter (Antagonist, siehe Abschn. 1.5). Dadurch kann das Krebsrisiko an diesen Organen gesenkt werden. Allerdings begünstigt Raloxifen Hitzewallungen und Gefäßverschlüsse (Beinvenenthrombose, Schlaganfall, Herzinfarkt; siehe Abschn. 5.2), sodass dieser Arzneistoff nicht zur Behandlung allgemeiner Beschwerden in den Wechseljahren in Frage kommt. Ein Bluthochdruck in den Wechseljahren kann gut und wirksam mit den in Abschn. 5.1. besprochenen Blutdrucksenkern behandelt werden. Bei einer Cholesterinerhöhung können Statine eingesetzt werden (siehe Abschn. 5.2).

7.2 Für ihn: Erektionsschwäche

Zusammenfassung

Die Erektionsschwäche (erektile Dysfunktion) ist eine häufige und belastende Erkrankung für den Mann. Sie wird durch Erkrankungen wie Bluthochdruck und Diabetes, bestimmte Arzneistoffe sowie Drogenkonsum gefördert. Zur Arzneitherapie der erektilen Dysfunktion werden Phosphodiesterase(PDE)5-Hemmer (Prototyp Sildenafil) eingesetzt. Sie steigern den Bluteinstrom in den Penis und verstärken dadurch die Erektion. Die Wirkung der PDE5-Hemmer ist von sexueller Stimulation abhängig. Die unerwünschten Arzneimittelwirkungen (UAW) sind Folge einer Gefäßerweiterung. Es kann zu Hautrötung, Blutdruckabfall und verstopfter Nase kommen. Dringend zu warnen ist vor der gleichzeitigen Einnahme von PDE5-Hemmern und dem Angina-pectoris-Arzneistoff Glyzeroltrinitrat („Nitro"). Es kann zu lebensbedrohlichem Blutdruckabfall kommen. In Überdosierung verursachen PDE5-Hemmer Blausehen.

Merksätze

- Erektile Dysfunktion ist häufig Ausdruck einer allgemeinen Gefäßschädigung bei Bluthochdruck und Diabetes.
- Betablocker und 5-alpha-Reduktase-Hemmer können eine erektile Dysfunktion verschlechtern.
- Drogenkonsum kann erektile Dysfunktion verursachen.
- Bei sachgemäßem Einsatz sind Phosphodiesterase(PDE)5-Hemmer sichere Arzneistoffe zur Behandlung der erektilen Dysfunktion.
- Die unerwünschten Arzneimittelwirkungen (UAW) der PDE5-Hemmer sind Hautrötung, Blutdruckabfall und eine verstopfte Nase.
- Die Kombination von PDE5-Hemmern und Glyzeroltrinitrat zur Behandlung der Angina pectoris kann tödlich sein.
- In Überdosierung können PDE5-Hemmer Blausehen verursachen.
- Unwirksame Fälschungen von PDE5-Hemmern sind weit verbreitet.

Wie kommt es zur Peniserektion? Kleine Aufklärungsstunde für ihn (und auch sie)

Eine stabile Peniserektion (Gliedversteifung) ist Voraussetzung für einen erfolgreichen vaginalen Geschlechtsverkehr. Abb. 7.1 zeigt die normale Erektion, die Entstehung und Therapie der Erektionsschwäche (erektilen Dysfunktion, ED) und eine gefährliche Arzneimittelinteraktion im Zusammenhang mit dieser Behandlung. Durch sexuelle Stimulation (z. B. Berührungen, Betrachten von Bildern mit sexuellem Inhalt oder auch Vorstellungen im Gehirn) wird in den Nervenzellen und der Gefäßauskleidung (Endothelzellen) des Penis der Botenstoff Stickstoffmonoxid (NO) frei-

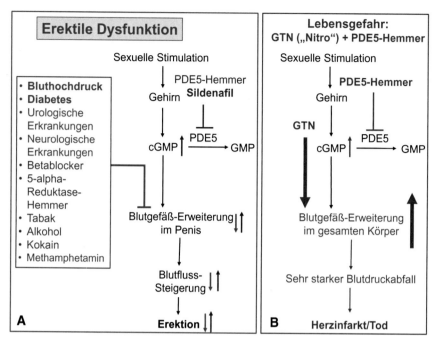

Abb. 7.1 Wie entsteht Erektionsschwäche und wie behandelt man sie? A, Entstehung und Behandlung der erektilen Dysfunktion. **B,** Gefährliche Wechselwirkung zwischen PDE5-Hemmern und Glyzeroltrinitrat (GTN, „Nitro"). Die Maximaldosis von Sildenafil beträgt 100 mg. Sie darf nicht überschritten werden, weil es sonst zu „Blausehen" kommen kann. Für eine normale Peniserektion müssen die arteriellen Gefäße (Blutzufuhr) im Penis gesund sein. Die häufigsten Ursachen für die erektile Dysfunktion sind ein unzureichend behandelter Bluthochdruck (siehe Abschn. 5.1) und ein unzureichend behandelter Diabetes (siehe Abschn. 6.1). Diese Erkrankungen sind aber prinzipiell gut behandelbar. Sie haben es also selber in der Hand, Ihre Erektionsfähigkeit zu erhalten, indem Sie Grunderkrankungen behandeln. Wenn Sie beim Geschlechtsverkehr wegen einer koronaren Herzerkrankung (KHK) Angina pectoris (Engegefühl in der Brust mit Luftnot) haben, nehmen Sie NIEMALS Glyzeroltrinitrat (GTN, „Nitro") ein! Es kann zu einem lebensbedrohlichen Blutdruckabfall bis hin zum Herzinfarkt und Tod beim Beischlaf *(mors in coitu)* kommen. Lassen Sie zunächst Ihre KHK so behandeln, dass Sie keine Luftnot mehr bekommen. Es gibt hier zahlreiche Möglichkeiten (siehe Abschn. 5.2). Auch können Sie beim Beischlaf eine eher passive Rolle übernehmen.

gesetzt. Es aktiviert ein Enzym (Guanylatzyklase) in den glatten Muskelzellen der Gefäße, welches den intrazellulären Botenstoff cGMP (zyklisches Guanosinmonophosphat) herstellt. cGMP führt zu einer Erweiterung der Arterien im Penis. Dadurch strömt mehr Blut ein, und der Penis schwillt an. Die Anschwellung (Erektion) wird dadurch verstärkt, dass gleichzeitig die abführenden Penisvenen abgeklemmt werden und damit weniger Blut aus dem Penis herausströmt. Nach der Ejakulation (Austreiben des Spermas) kommt es zu einem langsamen Abklingen der Erektion. Das geschieht durch eine Verengung der Penisarterien (verringerter Bluteinstrom) sowie einen verstärkten Blutausstrom über die Venen. Eine Dauererektion (Priapismus) ist sehr gefährlich und kann zum Absterben (Nekrose) des Penis führen, weil sich das Blut dauerhaft staut und die Gefäße verstopft (thrombosiert). Deshalb ist es wichtig, dass einerseits die Erektion gut funktioniert, aber andererseits auch nicht ungewöhnlich lange andauert.

Zwei Mechanismen tragen dafür Sorge, dass beim gesunden Mann ein fein austariertes Gleichgewicht zwischen Versteifung und Erschlaffung des Penis existiert und kein Priapismus auftritt:

1. Nach erfolgtem Geschlechtsverkehr wird weniger NO aus den Nervenzellen und den Endothelzellen freigesetzt.
2. cGMP wird rasch durch ein spezielles Enzym (Phosphodiesterase 5, PDE5) abgebaut.

Nach einer von Mann zu Mann unterschiedlichen Zeit (Refraktärzeit) kann der Zyklus neu beginnen und wieder eine Erektion auftreten. Es ist ein weitverbreiteter Irrtum bei Männern, dass eine besonders lange Erektion besonders „gut" sei. Im Gegenteil, das Risiko eines Priapismus steigt an. Eine zeitweilige Erschlaffung schützt also langfristig die Penisfunktion.

Grundsätzlich ist festzuhalten, dass die Erektion der Klitoris (Kitzler) bei der Frau genauso funktioniert wie die Peniserektion beim Mann. Die Unterschiede zwischen Mann und Frau sind nicht so groß. Beim Mann ist nur alles sichtbarer.

Wie kommt es zur erektilen Dysfunktion und wie kann sie behandelt werden? Bluthochdruck und Diabetes behandeln, schädliche Arzneimittel und Drogen vermeiden

Erektion und Erschlaffung des Penis können durch vielfältige Faktoren beeinträchtigt werden. Leidet ein Mann an einem nicht erfolgreich therapierten Bluthochdruck oder einem unbehandelten Diabetes, kann es zu einer langfristigen Schädigung der Endothelzellen der Blutgefäße kommen. Dadurch wird die cGMP-Bildung und nachfolgend die Erektion gestört. Daher liegt es im ureigenen Interesse jedes Mannes, einen Bluthochdruck (siehe Abschn. 5.1) oder Diabetes (siehe Abschn. 6.1) gut behandeln zu lassen. Es ist jedoch bekannt, dass Männer insgesamt weniger häufig zum Arzt gehen als Frauen. Häufig sucht der Mann erst bei der Komplikation Erektionsstörung (erektile Dysfunktion, ED) den Urologen auf. In vielen Fällen tut er das nicht aus eigenem Antrieb, sondern auf Initiative seiner Partnerin. Diese Verzögerungen und der aufgebaute Leidensdruck wären vermeidbar gewesen. Die konsequente Behandlung von Bluthochdruck und Diabetes sind die beste Vorsorge (Prävention) von erektiler Dysfunktion.

Erektile Dysfunktion kann auch im Rahmen von neurologischen Erkrankungen auftreten. Am wichtigsten ist hierbei die multiple Sklerose, die auch jüngere Männer betrifft. Eine erektile Dysfunktion kann auch als Folge von urologischen Operationen, insbesondere an der Vorstehehrdrüse (Prostata), auftreten. Ursache sind meist Nervenschädigungen.

Bestimmte Arzneistoffe können eine erektile Dysfunktion auslösen oder verschlimmern. Dazu gehören die in der Behandlung des Bluthochdrucks eingesetzten Betablocker (Arzneistoff-Gruppe-B, Prototyp Metoprolol) (siehe Abschn. 5.1). Die erektile Dysfunktion unter Betablockern ist nicht dauerhaft, sondern hört mit dem Absetzen auf. Diese UAW der Betablocker ist Folge einer Gefäßverengung im Penis. Diese merken manche Patienten auch an den Fingern (kalte Finger auch im Sommer). Wenn ein Patient mit Bluthochdruck unter Behandlung mit einem Betablocker eine erektile Dysfunktion bekommt, sollte der Arzneistoff abgesetzt und durch einen Arzneistoff der Arzneistoff-Gruppen A, C oder D ersetzt werden (siehe Abschn. 5.1).

Eine weitere wichtige Arzneistoffgruppe, die erektile Dysfunktion fördern kann, sind die 5-alpha-Reduktase-Hemmer (Prototyp Finasterid). Diese Arzneistoffgruppe wird zur Behandlung der erblich bedingten männlichen Glatze (Alopecia androgenica) und der gutartigen Vergrößerung der Vorsteherdrüse (benigne Prostatahyperplasie) eingesetzt. Die 5-alpha-Reduktase-Hemmer bewirken eine verringerte Bildung des besonders wirksamen männlichen Geschlechtshormons Dihydrotestosteron. Dadurch wird einerseits dem Kopfhaarausfall entgegengewirkt und kommt es andererseits zu einem verringerten Wachstum der Vorsteherdrüse. Der Einsatz von 5-alpha-Reduktase-Hemmern bei Glatzenbildung und benigner Prostatahyperplasie muss sehr gut abgewogen werden, denn in etlichen Fällen sind die UAW dieser Arzneistoffgruppe auch nach dem Absetzen unumkehrbar (sogenanntes Postfinasterid-Syndrom). Also überlegen Sie es sich gut, ob Sie lieber volleres Kopfhaar oder einen funktionsfähigen Penis haben wollen. Bei der benignen Prostatahyperplasie gibt es zu den 5-alpha-Reduktase-Hemmern auch Alternativen (muskelerschlaffend wirkende alpha-1-Rezeptor-Antagonisten, Prototyp Tamsulosin). In schweren Fällen kommt man um eine chirurgische Verkleinerung der Vorsteherdrüse nicht umhin.

Auch der schädigende Einfluss von Drogen auf die Funktionsfähigkeit des Penis ist nicht zu unterschätzen. Der Konsum von alkoholischen, insbesondere hochprozentigen Getränken und stimulierenden Drogen wie

Kokain und Methamphetamin (*Crystal Meth*) kann zwar kurzfristig die sexuelle Begierde (Libido) erhöhen, aber der langfristige Gebrauch dieser Drogen schädigt über verschiedene Mechanismen das fein austarierte System aus Nerven-, Endothel- und glatten Muskelzellen, so dass eine erektile Dysfunktion entstehen kann. Das gilt auch für den Konsum von Tabakprodukten. Daher ist vor dem Konsum von Drogen im Interesse einer guten Erektionsfähigkeit Ihres Penis dringend zu warnen.

Wie wirken PDE-Hemmer? Mehr Blut für den Penis
Ursprünglich sollte Sildenafil als ein Arzneistoff zur Behandlung von Angina pectoris (Brustenge) bei koronarer Herzerkrankung entwickelt werden. Es zeigte sich jedoch überraschend in den klinischen Studien (siehe Abschn. 1.3), dass bei vielen Probanden eine verstärkte Erektionsfähigkeit auftrat. Während die Entwicklung von Sildenafil für die koronare Herzerkrankung wegen Wirkungslosigkeit eingestellt wurde, verlief sie für den Einsatz bei erektiler Dysfunktion um so erfolgreicher. Das ist ein sehr gutes Beispiel dafür, wie bei einem Arzneistoff aus einer „Nebenwirkung" eine „Hauptwirkung" werden kann. Man könnte auch von einem *Repurposing* von Sildenafil sprechen (siehe Abschn. 1.3).

Sildenafil hemmt das Enzym PDE5. Dadurch wird cGMP langsamer abgebaut, und es kommt zu einer verstärkten Erweiterung der Penisarterien und einem verlängerten Einstrom von Blut in den Penis. Sildenafil kompensiert also die durch verschiedene Faktoren gestörte Funktion von Nerven- und Endothelzellen. Wichtig dabei ist, dass der Arzneistoff ohne sexuelle Stimulation keine Wirkung besitzt, d. h. es kommt nicht zu einer Spontanerektion oder einem Priapismus. Das heißt, eine Restfunktion der übergeordneten, NO-bildenden Nerven- und Endothelzellen muss noch gegeben sein. Die Kehrseite dieser Sicherheit beim Einsatz von Sildenafil ist jedoch, dass es in ganz schweren Fällen von erektiler Dysfunktion keine Wirkung mehr besitzt, auch wenn man die Dosis noch so stark erhöht. Etwas NO muss unbedingt da sein. Für solche glücklicherweise nicht so häufigen Fälle von Sildenafil-resistenter erektiler Dysfunktion werden derzeit neue Arzneitherapien entwickelt.

Weil sehr viel PDE5 im Penis vorhanden ist, wirkt Sildenafil auch entsprechend deutlich auf die Erektion. Aber auch die Blase enthält PDE5. Hier kommt es durch PDE5-Hemmung zu einer Blasenerschlaffung und einem verminderten Harndrang. Das lässt sich bei der benignen Prostatahyperplasie mit verstärktem Harndrang (Pollakisurie) therapeutisch nutzen. Es kommt unter PDE5-Hemmung außerdem zu einer Erschlaffung der

Lungenarterien. Diese Wirkung kann bei einer Verengung der Lungenarterien (Pulmonalarterienstenose) genutzt werden.

UAW der PDE5-Hemmer: Alles gut erklärbar

PDE5 ist in geringem Ausmaß auch in der Haut, in der Nasenschleimhaut
und im Mageneingang vorhanden. Auch an diesen Organen kommt es zu
einer Erschlaffung glatter Muskelzellen. Das äußert sich in Hautrötung
(besonders im Gesicht und am Oberkörper), einer verstopften Nase und
Magensaft-Rückfluss (Sodbrennen).

In der Netzhaut des Auges ist eine mit der PDE5 verwandte
Phosphodiesterase (PDE6) vorhanden. Sie ist für den normalen Sehvorgang
wichtig. PDE6 wird durch Sildenafil in hohen Dosierungen auch gehemmt.
Dadurch kann es zu reversiblen Sehstörungen kommen. Der Patient sieht
seine Umwelt mit einem Blaustich.

Anwendung der PDE5-Hemmer: Gute Planung ist alles

Sildenafil wird zunächst in Dosierungen von 25 mg, 50 mg oder 75 mg und
dann maximal 100 mg jeweils ca. 30–60 min vor dem Geschlechtsverkehr
eingenommen. Sildenafil wirkt rascher und zuverlässiger bei nüchternem
als bei vollem Magen (siehe Abschn. 1.6). Die Wirkung hält maximal vier
Stunden an. Für den geplanten und auch den spontanen Geschlechtsverkehr
ist Sildenafil hinsichtlich Wirkungseintritt und Wirkdauer also gut geeignet.
Die Zeit zwischen Sildenafil-Einnahme und Wirkungseintritt können Sie
mit Ihrer Partnerin sicherlich phantasievoll gestalten. Es gibt inzwischen
auch PDE5-Hemmer (Erkennungssilbe _afil) mit einer wesentlich längeren
Wirkdauer (Prototyp Tadalafil, ca. 36 h), die eine noch größere Spontaneität
in der sexuellen Aktivität ermöglichen.

Sildenafil ist inzwischen auch als preiswertes Generikum verfügbar. Es
wird von den Krankenkassen bei den meisten Patienten als *Life-Style*-Arznei-
stoff angesehen und muss daher aus eigener Tasche bezahlt werden. Die
Behandlungskosten mit Tadalafil sind höher als mit Sildenafil.

Sildenafil ist in Deutschland verschreibungspflichtig. Eine wichtige
Voraussetzung für die Anwendung ist, dass der Patient keine Angina-
pectoris-Beschwerden hat, also eine etwaige koronare Herzerkrankung gut
mit den in Abschn. 5.2 dargestellten Arzneistoffen behandelt ist.

Sex bei Angina pectoris: Keinesfalls "Nitro" nehmen

Geschlechtsverkehrs beinhaltet eine körperliche Anstrengung. Das ist mit
einer verstärkten Herzarbeit verbunden, die zu Angina-pectoris-Anfällen
führen kann. Sie sollten also vor der Einnahme von Sildenafil unbedingt

ein Belastungs-EKG durchführen lassen, wenn Sie an koronarer Herzerkrankung leiden. Alternativ kann man dem Patienten auch empfehlen, beim
Geschlechtsverkehr eine eher passive Rolle einzunehmen und der Partnerin
die Initiative zu überlassen.

Vor der gleichzeitigen Einnahme von Glyzeroltrinitrat bei Angina pectoris
und von Sildenafil ist dringend zu warnen (siehe Abb. 7.2). Glyzeroltrinitrat setzt chemisch NO frei und stimuliert damit die Bildung von cGMP
im ganzen Körper. Da es durch die PDE5-Hemmung nicht mehr abgebaut
werden kann, wird der Körper regelrecht mit cGMP überflutet.

Die Folge dieser cGMP-Überflutung ist eine massive Erweiterung fast
aller Blutgefäße, sodass der Blutdruck sehr stark abfällt. Als Reaktion darauf
schlägt das Herz noch schneller und verbraucht noch mehr Sauerstoff.
Dadurch verschlimmert sich die Angina pectoris. So kann sehr schnell ein
schönes Sexspiel in den Tod beim Beischlaf *(mors in coitu)* umschlagen. Versuchen Sie niemals, durch Kombination von Sildenafil und Glyzeroltrinitrat
eine superharte Erektion hervorzurufen. Sie könnten dieses gefährliche
Experiment mit dem Leben bezahlen.

Hier kann es zu einer gefährlichen Dauererektion kommen: Vorsicht bei Methylphenidat und Antipsychotika

Sildenafil darf nicht angewendet werden, wenn Sie Arzneistoffe einnehmen,
die einen Priapismus fördern können. Dazu gehören Methylphenidat zur
Therapie des Aufmerksamkeitsdefizit-Hyperaktivitätssyndroms (ADHS)
(siehe Abschn. 9.1) oder bestimmte Antipsychotika zur Behandlung der
Schizophrenie (siehe Abschn. 9.4). Wenn Sie schon einmal einen Priapismus
hatten, darf Sildenafil ebenfalls nicht angewendet werden. Auch bei erheblichen Penisverkrümmungen darf man Sildenafil nicht einnehmen, weil
der Blutausstrom aus dem Penis gestört sein kann. Ein Priapismus kann zu
Gefäßverschlüssen im Penis und zum Verlust der Erektionsfähigkeit führen
und ist deshalb unbedingt zu vermeiden.

Rezeptfreies Sildenafil? In einigen Ländern schon Wirklichkeit

Vor dem rezeptfreien Kauf von Sildenafil-Präparaten im Internet oder in
bestimmten Ländern (z. B. Thailand) ist dringend zu warnen. Bei vielen
dieser Präparate handelt es sich um Fälschungen, die meist zu wenig oder
sogar keinen Arzneistoff enthalten. Im besten Fall bezahlen Sie dann also für
einen wirkungslosen Arzneistoff, aber im schlechtesten Fall kann es bei Einnahme zu vieler dieser „schwächer" wirkenden Tabletten zu unerwarteten
Überdosierungserscheinungen kommen.

Sildenafil greift in physiologische Vorgänge ein und wirkt daher nicht nur bei Patienten mit erektiler Dysfunktion. Auch bei Männern mit normaler Erektion fördert Sildenafil die Erektion. Diese Wirkung hat zur Verbreitung von Sildenafil als *Lifestyle*-Droge beigetragen. Bei gesunden Männern kommt es bei Einnahme von Sildenafil bereits bei sehr geringer sexueller Stimulation zu einer Erektion. Diese Wirkung kann durchaus von Vorteil für die sexuelle Aktivität sein, da der Mann sich jetzt verstärkt um seine Partnerin kümmern kann, um sie zu stimulieren. Weil Sildenafil nach der inzwischen vorliegenden über 20-jährigen Anwendung bei Beachtung der Gegenanzeigen und Wechselwirkungen als sicher gilt, wird derzeit in Deutschland darüber diskutiert, kleinere Dosierungen aus der Rezeptpflicht zu entlassen. In verschiedenen Ländern, darunter Österreich, Polen und Großbritannien, ist Sildenafil bereits rezeptfrei erhältlich.

Gute und schlechte Alternativen zu PDE5-Hemmern: Es geht wieder um mehr Blut für den Penis

Nichtmedikamentöse Möglichkeiten der Behandlung der erektilen Dysfunktion bestehen in der Zufuhr von Wärme und der Anwendung von Massageölen oder von mechanischen Apparaturen zur Erhöhung des Bluteinstroms (Vakuumpumpen) bzw. zur Verringerung des Blutausstroms (Penisringe).

Früher wurden gefäßerweiternde Prostaglandine direkt in den Penis injiziert, um den Bluteinstrom zu erhöhen und eine Erektion auszulösen. Von dieser invasiven und schlecht steuerbaren Behandlungsmethode ist jedoch wegen der Gefahr einer Dauererektion dringend abzuraten.

PDE5-Hemmer bei der Frau? Nicht so einfach wie beim Mann

Sildenafil wurde auch hinsichtlich seiner Wirkung auf die Orgasmusfähigkeit bei Frauen untersucht. Es erhöhte zwar die Durchblutung der Klitoris (Kitzler) und der Vagina (Scheide) und machte sie feuchter, aber die Orgasmusfähigkeit wurde dadurch nicht erhöht. Deshalb ist Sildenafil auch nicht bei sexuellen Funktionsstörungen der Frau zugelassen. Dies bedeutet aber nicht, dass eine Frau Sildenafil nicht auch „*off label*" (siehe Abschn. 1.3) ausprobieren kann. Möglicherweise bestehen größere individuelle Unterschiede in der Wirksamkeit von PDE5-Hemmern bei Frauen als bei Männern. Jedenfalls deuten die Ergebnisse einer aktuellen Übersichtsarbeit darauf hin, dass es verfrüht wäre, PDE5-Hemmern bei Orgasmusstörungen der Frau abschließend Wirkungslosigkeit zu bescheinigen.

8

Nervenerkrankungen

Es gibt zahlreiche Nervenerkrankungen, von denen in diesem Kapitel beispielhaft die Parkinson-Erkrankung und Epilepsien behandelt werden. Im
ersten Abschnitt des Kapitels wird die Parkinson-Erkrankung behandelt,
die zu den neurodegenerativen Erkrankungen gehört. Bei der Parkinson-
Erkrankung gibt es ein Ungleichgewicht zwischen den Botenstoffen
Dopamin (zu wenig) und Acetylcholin (zu viel). Dementsprechend versucht man in der Therapie, das Dopamin zu stärken und das Acetylcholin
zu schwächen. Mit einer gut ausgeklügelten Therapie kann man die Lebensqualität meist über viele Jahre erhalten, aber die Parkinson-Erkrankung
ist nicht heilbar. Im zweiten Abschnitt des Kapitels werden die Epilepsien
behandelt. Bei Epilepsien liegt eine übermäßige Nervenzellerregung vor.
Dementsprechend versucht man mit Antiepileptika, die Nervenzellerregung zu verringern. Verschiedene Antiepileptika wirken unterschiedlich
gut bei den verschiedenen Epilepsieformen. Alle Antiepileptika verursachen
Müdigkeit, Gleichgewichtsstörungen und Schwindel. Antiepileptika werden
außerdem bei verschiedenen anderen Nervenerkrankungen und vielen
psychischen Erkrankungen eingesetzt.

© Springer-Verlag GmbH Deutschland, ein Teil von Springer Nature 2021
R. Seifert, *Medikamente leicht erklärt*, https://doi.org/10.1007/978-3-662-62330-5_8

8.1   Parkinson-Erkrankung

Zusammenfassung

Die Parkinson-Erkrankung gehört zu den neurodegenerativen Erkrankungen. Bei dieser Erkrankung ist die Funktion einer spezifischen Gehirnregion (schwarze Substanz, Substantia nigra) gestört. Daraus resultieren die Symptome Muskelsteifigkeit, Muskelzittern und Bewegungsarmut. Bei der Parkinson-Erkrankung ist die Funktion des Botenstoffes Dopamin im Vergleich zum Botenstoff Acetylcholin geschwächt. Die Parkinson-Erkrankung kann nicht geheilt werden; es können nur die Symptome gelindert werden. Ziel der Behandlung ist es daher, Dopamin zu stärken und Acetylcholin zu schwächen. Durch Kombination verschiedener Arzneistoffe ist es oft möglich, über viele Jahre eine gute Beweglichkeit im Alltag zu ermöglichen. Für jeden Patienten muss ein individueller Kompromiss zwischen therapeutischen Wirkungen und UAW gefunden werden.

Merksätze

- Bei der Parkinson-Erkrankung ist der Botenstoff Dopamin im Vergleich zum Botenstoff Acetylcholin geschwächt.
- Ziel der Arzneitherapie der Parkinson-Erkrankung ist eine Wiederherstellung des Gleichgewichtes zwischen Dopamin und Acetylcholin.
- Dopaminvorläufer, Dopamimetika und Hemmstoffe des Dopaminabbaus stärken das dopaminerge System.
- Eine Stärkung des dopaminergen Systems verbessert vor allem die Bewegungsarmut.
- Eine Stärkung des dopaminergen Systems kann Übelkeit, Erbrechen, Blutdruckabfall, Halluzinationen und Suchtverhalten auslösen.
- Antipsychotika sind Dopamin-Rezeptor-Antagonisten und können ein medikamentöses Parkinson-Syndrom hervorrufen.
- Eine Schwächung des cholinergen Systems mit Parasympatholytika (Muskarin-Rezeptor-Antagonisten) verbessert vor allem die Muskelsteifigkeit und das Zittern.
- Ein Nachteil der Parasympatholytika ist jedoch, dass ein antimuskarinerges Syndrom auftreten kann.

Parkinson: Ein Beispiel für eine neurodegenerative Erkrankung

Alle Bewegungen unseres Körpers erfordern ein fein abgestimmtes Zusammenspiel der Muskeln. Die Steuerung der Muskeln erfolgt über Nerven, die vom Rückenmark ausgehen. Diese Nerven wiederum werden durch ein Zusammenspiel verschiedener übergeordneter Schaltstationen reguliert. Dazu gehören das Kleinhirn, die Pyramidenbahn und das extrapyramidale System, das durch die Botenstoffe Dopamin und Acetylcholin reguliert wird.

Die Parkinson-Erkrankung gehört wie die Alzheimer-Erkrankung zu den neurodegenerativen Erkrankungen. Bei der Parkinson-Erkrankung kommt es zur langsam fortschreitenden Zerstörung eines bestimmten Gebietes im extrapyramidalen System, der schwarzen Substanz (Substantia nigra). Die Parkinson-Erkrankung tritt vor allem bei älteren Menschen (> 50 Jahre) auf. Naturgemäß haben diese Patienten auch häufig zusätzliche Erkrankungen und sind besonders empfindlich für UAW von Arzneistoffen. Die Parkinson-Erkrankung schreitet unaufhaltsam voran und lässt sich nicht heilen. In den meisten Fällen bleibt die Ursache einer Parkinson-Erkrankung unbekannt. In einigen Fällen gibt es erbliche oder mechanische Ursachen. So ist bekannt, dass Boxen langfristig zu Gehirnschäden führen und eine Parkinson-Erkrankung begünstigen kann.

Wie entsteht die Parkinson-Erkrankung? Zu wenig Dopamin, zu viel Acetylcholin

Abb. 8.1 zeigt das Ungleichgewicht zwischen Dopamin und Acetylcholin zu Gunsten des Acetylcholins bei der Parkinson-Erkrankung sowie die daraus resultierenden klinischen Symptome und die Angriffspunkte für die Behandlung. Tab. 8.1 fasst die wichtigsten Arzneistoffgruppen zur Behandlung der Parkinson-Erkrankung zusammen. Die Parkinson-Erkrankung manifestiert sich in Muskelsteifigkeit (Rigor), Muskelzittern (Tremor) und Bewegungsarmut (Akinese). Die Muskelsteifigkeit erkennt man daran, dass es beim Versuch, den gebeugten Arm des Patienten zu strecken, einen zahnradartigen Widerstand gibt. Das Muskelzittern führt typischerweise zu einer unleserlichen Schrift und zu großen Schwierigkeiten, Flüssigkeiten ohne Verschütten zu trinken oder ohne zu Verkleckern zu essen. Die Bewegungsarmut erkennt man typischerweise an einem sehr langsamen, schlurfenden und kleinschrittigen Gang. Außerdem ist die Feinmotorik stark beeinträchtigt und damit die Fähigkeit, schnelle Bewegungen durchzuführen. Häufig bemerken die Patienten zunächst Schwierigkeiten beim Spielen eines Instrumentes oder beim Sport.

Parkinson-Erkrankung: Meist erst erkannt, wenn der Schaden schon groß ist

Das Gehirn besitzt eine sehr große Fähigkeit zum Ausgleich von Funktionsdefiziten. Einerseits ist das von Vorteil, weil sich dadurch die Erkrankung erst später manifestiert. Andererseits erkennt man die Erkrankung aber erst

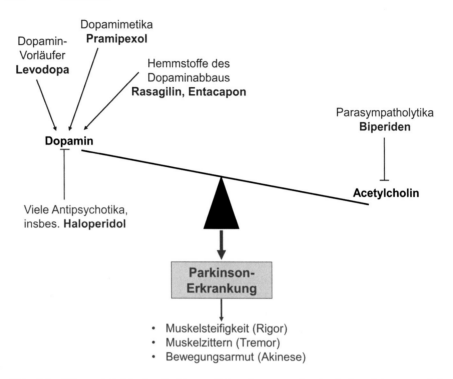

Abb. 8.1 Wie entsteht die Parkinson-Erkrankung und wie behandelt man sie?
Bei der Parkinson-Erkrankung besteht ein Ungleichgewicht zwischen den beiden Neurotransmittern Dopamin und Acetylcholin zuungunsten von Dopamin. Entsprechend stärkt man in der Behandlung das Dopamin und schwächt das Acetylcholin. Die zur Verfügung stehenden Arzneistoffe können eine Parkinson-Erkrankung nicht heilen, sondern nur die Symptome abmildern. Die Parkinson-Erkrankung ist eine degenerative Erkrankung des Gehirns und nicht heilbar. Arzneistoffe, die das Dopamin stärken, wirken vor allem auf die Bewegungsarmut. Arzneistoffe, die Acetylcholin schwächen, wirken vor allem auf die Muskelsteifigkeit und das Muskelzittern. Antipsychotika, vor allem Haloperidol in höheren Dosierungen, können die Symptome eines Parkinson-Syndroms hervorrufen (siehe Abschn. 9.4). Diese unerwünschte Arzneimittelwirkung (UAW) kann man durch Dosisverringerung bzw. Umstellen auf einen anderen Arzneistoff verhindern.

in einem späten Stadium, wenn bereits viele Nervenzellen unwiederbringlich zerstört worden sind. Im Falle der Parkinson-Erkrankung geht man davon aus, dass sich klinische Symptome erst dann bemerkbar machen, wenn ca. 70–80 % der Nervenzellen in der schwarzen Substanz zerstört sind. Dies erschwert dann natürlich die Arzneitherapie. Letztlich kann man durch eine Arzneitherapie den natürlichen Verlauf einer Parkinson-Erkrankung nicht aufhalten, sondern nur verzögern. Ziel der Behandlung ist es, den Botenstoff

Tab. 8.1 Übersicht über wichtige Arzneistoffgruppen zur Behandlung der Parkinson-Erkrankung

Arzneistoffgruppe	Proto-typischer Arzneistoff	Wirkungsweise	Anwendungsgebiet	Wichtige UAW und Wechsel-wirkungen
Dopaminvorläufer	Levodopa	Umwandlung zu Dopamin im Gehirn; Ersatz für das fehlende Dopamin.	Parkinson-Erkrankung; wichtigster Arzneistoff. Wirkt vor allem auf Bewegungs-armut. Wird praktisch immer kombiniert mit dem Dopadecarboxylase-Hemmer Benserazid. Es verstärkt die Wirkung von Levodopa auf die Bewegungsarmut, indem mehr Levodopa im Gehirn ankommt.	Übelkeit, Erbrechen, Blutdruck-abfall: Diese UAW werden durch Benserazid vermindert. Spiel-sucht, Sexsucht, Kaufrausch, Halluzinationen, Verwirrung: Diese UAW werden durch Benserazid verstärkt.
Dopamimetika (Dopamin-Rezeptor-Agonisten)	Pramipexol	Agonist an Dopamin-Rezeptoren, ahmt die Wirkungen von Dopamin nach.	Parkinson-Erkrankung; vor allem im fortgeschrittenen Stadium, wenn Umwandlung von Levodopa zu Dopamin nicht mehr funktioniert.	Übelkeit, Erbrechen, Blutdruck-abfall, Spielsucht, Sexsucht, Kaufrausch, Halluzinationen, Ver-wirrung.
Hemmstoffe des Dopaminabbaus (COMT-Hemmer)	Entacapon	Hemmt das Dopamin-abbauende Enzym COMT; dadurch Ver-stärkung der Wirkung von Levodopa.	Parkinson-Erkrankung: Zusatztherapie zu Levodopa+Benserazid, falls diese Kombination nicht mehr ausreichend ist.	Übelkeit, Erbrechen, Blutdruck-abfall, Spielsucht, Sexsucht, Kaufrausch, Halluzinationen, Verwirrung (aber schwächer als bei Levodopa+Benserazid oder Pramipexol).

(Fortsetzung)

Tab. 8.1 (Fortsetzung)

Arzneistoffgruppe	Prototypischer Arzneistoff	Wirkungsweise	Anwendungsgebiet	Wichtige UAW und Wechselwirkungen
Hemmstoffe des Dopaminabbaus (MAO-B-Hemmer)	Rasagilin	Hemmt das Dopamin-abbauende Enzym MAO-B; dadurch Verstärkung der Wirkung von Levodopa.	Parkinson-Erkrankung: Zusatztherapie zu Levodopa+Benserazid, falls diese Kombination nicht mehr ausreichend ist.	Übelkeit, Erbrechen, Blutdruckabfall, Spielsucht, Sexsucht, Kaufrausch, Halluzinationen, Verwirrung (aber schwächer als bei Levodopa+Benserazid oder Pramipexol).
Parasympatholytika (Muskarin-Rezeptor-Antagonist)	Biperiden	Antagonist an Muskarin-Rezeptoren. Hebt die Wirkung von Acetylcholin an diesen Rezeptoren auf.	Parkinson-Erkrankung. Zusatztherapie zu Levodopa+Benserazid; wirkt vor allem auf Muskelsteifigkeit und Muskelzittern.	Durch Antagonismus an Muskarin-Rezeptoren entsteht ein antimuskarinerges Syndrom (Mundtrockenheit, heiße, trockene Haut, Herzrasen, Blutdruckabfall, Verstopfung, Harnverhalt).

Erkennungssilben in Arzneistoffen sind fett hervorgehoben. Levodopa+Benserazid, Pramipexol, Entacapon und Rasagilin bessern vor allem die Bewegungsarmut, während Biperiden vor allem Muskelsteifigkeit und Muskelzittern bessert. Die Auswahl der einzelnen Arzneistoffe erfolgt individuell ja nach den vorherrschenden Symptomen und ihrer Schwere. Die Arzneistoffe wirken nur symptomatisch und können eine Parkinson-Erkrankung nicht heilen.

Dopamin zu stärken und den Botenstoff Acetylcholin zu schwächen und eine möglichst hohe Lebensqualität zu erhalten.

In jedem Falle muss die Behandlung eines Patienten mit Parkinson-Erkrankung von einer sehr guten Physiotherapie begleitet werden, um die Beweglichkeit und Geschicklichkeit der Muskulatur so lange wie möglich zu erhalten. Körperliche Schonung und Vermeidung von Bewegung sind bei Parkinson-Erkrankung kontraproduktiv.

Parkinson-Syndrom bei Antipsychotika: Drei logische Dinge, die man tun kann
Eine Sonderform stellt das durch verschiedene Antipsychotika ausgelöste Parkinson-Syndrom dar (Abb. 8.1) (siehe Abschn. 9.4). Hier liegt keine Degeneration von Nervenzellen vor. Viele Antipsychotika sind Antagonisten an Dopamin-Rezeptoren und heben damit die Wirkung von Dopamin auf. Einerseits lassen sich dadurch therapeutische Wirkungen bei der Schizophrenie und der bipolaren Störung erzielen (siehe Abschn. 9.3 und 9.4), aber andererseits erhöht sich dadurch auch das Risiko für ein Parkinson-Syndrom. Prinzipiell gibt es drei Möglichkeiten, ein durch Antipsychotika ausgelöstes Parkinson-Syndrom zu behandeln:

1. Dosiserniedrigung des Antipsychotikums.
2. Wechsel auf ein anderes Antipsychotikum mit einem geringeren Risiko für ein Parkinson-Syndrom.
3. Schwächung der Wirkung von Acetylcholin durch Gabe eines Parasympatholytikums (Muskarin-Rezeptor-Antagonisten).

Wie wird die Parkinson-Erkrankung behandelt? Zunächst mehr Dopamin
Grundsätzlich kann man eine Parkinson-Erkrankung durch Stärkung des Dopamins oder Schwächung des Acetylcholins behandeln (Abb. 8.1). Eine Stärkung des Dopamins wirkt vor allem auf die Bewegungsarmut; eine Schwächung von Acetylcholin vor allem auf Muskelsteifigkeit und Muskelzittern. In aller Regel fokussiert sich die Behandlung bei den meisten Patienten auf die Stärkung des Dopamins. Eine Schwächung des Acetylcholins hat (vor allem wegen der UAW) den Charakter einer Zusatztherapie.

Die Standardtherapie der Parkinson-Erkrankung besteht darin, den Patienten den Dopaminvorläufer Levodopa zu verabreichen. Levodopa wird oral gegeben und gelangt zunächst in den Blutkreislauf. Von dort aus wird Levodopa aktiv in das Gehirn aufgenommen und zu Dopamin umgewandelt. Diese Behandlung funktioniert aber nur in früheren Krankheitsstadien gut, wenn es noch ausreichend Nervenzellen in der schwarzen

Substanz gibt, die die Umwandlung von Levodopa zu Dopamin durchführen können. In späteren Krankheitsstadien wirkt Levodopa nicht mehr.

Die Umwandlung von Levodopa zu Dopamin erfolgt jedoch nicht nur im Gehirn, sondern auch außerhalb des Gehirns. Dadurch können UAW wie Übelkeit und Erbrechen sowie Blutdruckabfall resultieren. Ein Blutdruckabfall bei Patienten mit Parkinson-Erkrankung ist jedoch gefährlich und kann zu schweren Stürzen mit dem Risiko für Knochenbrüche führen, weil die Patienten nicht mehr so gut das Gleichgewicht halten können. Daher wird Levodopa praktisch immer mit einem nur außerhalb des Gehirns wirkenden Dopadecarboxylase-Hemmer (Prototyp Benserazid) kombiniert. Benserazid verhindert die Umwandlung von Levopoda zu Dopamin außerhalb des Gehirns und verringert dadurch die Häufigkeit von Übelkeit, Erbrechen, Blutdruckabfall und Stürzen. Ein weiterer Vorteil der Kombination von Levodopa + Benserazid besteht darin, dass nun mehr Levodopa ins Gehirn gelangen kann und die Symptome der Parkinson-Erkrankung wirksamer gelindert werden können.

Zu viel Dopamin: Vorsicht Suchtgefahr

Allerdings gibt es auch hier eine Kehrseite: Die Erhöhung von Dopamin in der schwarzen Substanz ist nicht nur wichtig für die Verbesserung von Bewegungsabläufen, sondern ein Zuviel an Dopamin in Gehirnregionen, in denen eigentlich kein Dopaminmangel herrscht, kann Verwirrung, Halluzinationen oder Suchtverhalten (Kaufrausch, Spielsucht, Sexsucht) auslösen. Diese UAW kann Levodopa verursachen. Es ist daher sehr wichtig, dass der Arzt den Patienten über diese UAW aufklärt und die Angehörigen in die Behandlung mit einbezieht. Durch die flächendeckende Verbreitung von Smartphones und Tablets ist es aber praktisch unmöglich geworden, *Online-Shopping*, *Online-Gaming* und den Besuch von *Online*-Pornoseiten zu kontrollieren. Am besten ist es, diese Problematik zwischen Patient, Arzt und Angehörigen offen und ehrlich zu diskutieren und einen individuell optimalen Weg zwischen erwünschten Wirkungen und UAW zu finden. Die Tatsache, dass Dopamin bei der Auslösung von Suchtverhalten eine Rolle spielt, kann auch zu einer missbräuchlichen Anwendung von Levodopa führen.

Wenn Levodopa nicht mehr richtig wirkt: Das Spiel ist noch nicht ausgereizt

Beim Fortschreiten der Erkrankung werden immer mehr Nervenzellen zerstört, und die Umwandlung von Levodopa zu Dopamin im Gehirn funktioniert nicht mehr ausreichend. In diesen Fällen besteht die Möglichkeit, zusätzlich Arzneistoffe zu verabreichen, die den Abbau von Dopamin hemmen und damit die Wirkung von Levodopa verstärken. In Frage kommen Hemmer der Catechol-O-Methyltransferase (COMT, Prototyp Entacapon) oder Hemmstoffe der Monoaminoxidase-B (MAO-B, Prototyp Rasagilin). Prinzipiell besitzen COMT-Hemmer und MAO-B-Hemmer die gleichen UAW wie Levodopa. Sie sind nur schwächer ausgeprägt.

Wenn man mit Levodopa und Zusatzmedikationen keine ausreichende Wirkungen mehr erzielen kann, weil die Umwandlung von Levodopa nicht mehr funktioniert, kann man Arzneistoffe verabreichen, die Dopamin-Rezeptor-Agonisten (Dopamimetika; Prototyp Pramipexol) sind (siehe Abschn. 1.5). Mit diesen Arzneistoffen lassen sich dann noch therapeutische Wirkungen erzielen, aber letztlich lässt auch deren Wirkung im Laufe der Zeit nach. In schwersten Krankheitsstadien können Elektroden in bestimmte Gehirnareale implantiert werden, um Symptome zu verbessern.

Wie wird die Parkinson-Erkrankung behandelt? Weniger Acetylcholin hilft auch (etwas)

Eine weitere Möglichkeit der Arzneitherapie bei der Parkinson-Erkrankung besteht darin, die Funktion des Acetylcholins zu schwächen. Dies kann mit sogenannten Parasympatholytika erfolgen. Diese Arzneistoffe sind Muskarin-Rezeptor-Antagonisten und heben die Wirkungen von Acetylcholin an diesen Rezeptoren auf. Dadurch lassen sich vor allem die Muskelsteifigkeit und das Muskelzittern günstig beeinflussen. Biperiden ist der Prototyp dieser Arzneistoffgruppe. Die Bedeutung der Muskarin-Rezeptor-Antagonisten für die Behandlung der Parkinson-Erkrankung hat jedoch über die Jahre abgenommen. Zum einen liegt dies an der begrenzten therapeutischen Wirkung der Arzneistoffe. Zum anderen können Muskarin-Rezeptor-Antagonisten ein antimuskarinerges Syndrom mit den Symptomen Mundtrockenheit, Sodbrennen, heißer trockener Haut, Herzklopfen, Blutdruckabfall, Harnverhalt und Verstopfung auslösen. Dieses antimuskarinerge (anticholinerge) Syndrom kann auch bei verschiedenen anderen Arzneistoffgruppen auftreten (z. B. den NSMRI, siehe Abschn. 9.2). Gerade bei älteren Patienten, und das trifft auf Patienten mit Parkinson-Erkrankung immer zu, ist das antimuskarinerge Syndrom gefährlich und führt häufig zur Einlieferung in die Notaufnahme.

8.2   Epilepsien

Zusammenfassung

Bei Epilepsien liegt eine übermäßige Nervenzellerregung im Gehirn vor. Je nachdem, in welcher Gehirnregion diese Erregung vorliegt, entstehen allgemeine (generalisierte) oder lokalisierte (fokale) Krampfanfälle. Ziel ist die Erreichung vollständiger Krampffreiheit. Dazu werden vor allem Arzneistoffe (Antiepileptika) eingesetzt, die die Nervenzellerregung hemmen. Sie blocken entweder erregend wirkende Natrium- oder Calciumkanäle oder verstärken die Wirkung hemmender Botenstoffe im Gehirn. Antiepileptika können bei verschiedenen anderen Nervenerkrankungen und psychischen Erkrankungen eingesetzt werden. Antiepileptika rufen Müdigkeit, Schwindel, Gleichgewichtsstörungen und Doppelbilder hervor. Darüber hinaus besitzt jeder Arzneistoff spezielle Anwendungsgebiete und UAW.

Merksätze

- Antiepileptika werden nicht nur bei Epilepsien eingesetzt, sondern auch bei Polyneuropathien, Schizophrenie, bipolarer Störung, Angststörungen, Persönlichkeitsstörungen und posttraumatischen Belastungsstörungen.
- Eine geregelte Lebensführung ist für den Behandlungserfolg bei Epilepsien sehr wichtig.
- Antiepileptika verursachen Müdigkeit, Gleichgewichtsstörungen, Schwindel und Doppelbilder.
- Etliche Antiepileptika verursachen beim ungeborenen Kind Fehlbildungen. Trotzdem wird eine Behandlung während der Schwangerschaft weitergeführt.
- Um die Arzneimittelsicherheit zu erhöhen, werden bei vielen Antiepileptika Spiegelbestimmungen durchgeführt.
- Häufig muss man „ausprobieren", welches Antiepileptikum am besten bei jedem einzelnen Patienten wirkt.
- Benzodiazepine und Z-Substanzen können auch für Schlafstörungen eingesetzt werden.
- Benzodiazepine, Z-Substanzen und Pregabalin besitzen Abhängigkeitspotenzial.

Wie entstehen Epilepsien und wie behandelt man sie? Viele Ursachen bedenken

Abb. 8.2 zeigt die Entstehung von Epilepsien und die Möglichkeiten der Behandlung. Tab. 8.2 gibt eine Übersicht über die wichtigsten Arzneistoffgruppen, die in der Behandlung der Epilepsie (und anderen Nervenerkrankungen und psychischen Erkrankungen) eingesetzt werden. Bei Epilepsien ist das Gleichgewicht zwischen Nervenzellerregung und

-beruhigung gestört. Es kommt zu einer Überregung der Nervenzellen. Je nachdem, wie und wo sich das Ungleichgewicht im Gehirn zeigt, ergeben sich ganz unterschiedliche klinische Bilder. Möglich sind allgemeine (generalisierte) oder lokalisierte (fokale) Anfälle. Während eines epileptischen Anfalls kann der Patient sich selbst durch Stürze und Unfälle und insbesondere im Straßenverkehr auch seine Mitmenschen gefährden. Das Ziel der Behandlung von Epilepsien ist daher die Anfallsfreiheit. Dafür müssen die Ursachen erkannt und beseitigt werden. Wenn dies allein nicht ausreichend ist, kommen Antiepileptika zum Einsatz.

Epilepsien können durch unterschiedliche Gehirnschäden verursacht werden. Dazu gehören Tumore, Blutungen (insbesondere bei Schlaganfall, siehe Abschn. 5.2), Sauerstoffmangel (z. B. bei Herzversagen) und Unterzuckerung vor allem bei körperlich aktiven Patienten mit Typ-1-Diabetes (siehe Abschn. 6.1). Deshalb ist es sehr wichtig, dass jeder Patient mit Diabetes stets Traubenzucker (Glucose) mit sich führt, um eine Unterzuckerung sofort behandeln zu können. Fehlender Schlaf und Lichtblitze (Disco-Effekte) können ebenfalls Epilepsien hervorrufen.

Auch Drogenmissbrauch kann Epilepsien begünstigen. Besonders gefährlich sind Drogen, die zu einer massiven Freisetzung von Serotonin im Gehirn führen (Serotonin-Syndrom, siehe Abschn. 9.2). *Ecstasy* (sehr häufig auf Partys als vermeintlicher Stimmungsverbesserer missbraucht) ist hier die häufigste Droge. Auch Überdosierung von Methamphetamin *(Crystal Meth)* kann Epilepsien hervorrufen, ebenso eine Alkoholvergiftung oder Alkoholentzug.

Schließlich können auch Arzneistoffe Krampfanfälle auslösen, insbesondere bei Überdosierung oder Vergiftung. Dazu gehören alle parasympatholytisch wirkenden Arzneistoffe wie NSMRI (siehe Abschn. 9.2), Scopolamin (bei Reisekrankheit gebräuchlich), Biperiden (bei Parkinson-Erkrankung verwendet, siehe Abschn. 8.1) oder bestimmte Antipsychotika (bei Schizophrenie oder bipolarer Störung eingesetzt) (siehe Abschn. 9.4). Auch das bei COPD eingesetzte Theophyllin kann Krampfanfälle begünstigen (siehe Abschn. 4.2). Es muss in diesen Fällen sehr gut überlegt werden, ob der Arzneistoff abgesetzt werden oder seine Dosis zumindest verringert werden kann.

Wirkmechanismen der Antiepileptika: Erklären auch etliche UAW
Antiepileptika, auch als Antikonvulsiva bezeichnet, haben zum Ziel, das Gleichgewicht der Nervenzellaktivität wiederherzustellen, also Nervenzellen weniger zu erregen und stärker zu beruhigen. Das erste Ziel wird mit Blockern von Calcium- und Natriumkanälen erreicht, das zweite Ziel mit

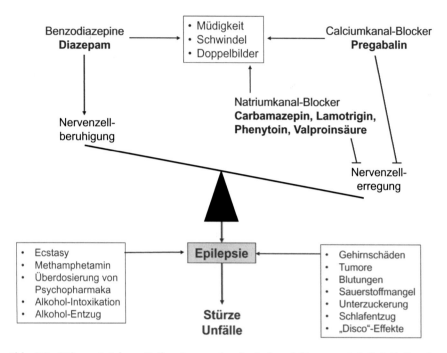

Abb. 8.2 Wie entstehen Epilepsien und wie behandelt man sie? Bei Epilepsien (Krampfanfällen) besteht ein Ungleichgewicht zwischen Nervenzellerregung und Nervenzellberuhigung. Dementsprechend versucht man mit Antiepileptika, die Nervenzellerregung zu verringern und die Nervenzellberuhigung zu verstärken. Für die Dauertherapie von Epilepsien eignen sich nur Arzneistoffe, die die Nervenzellerregung verringern (Calciumkanal-Blocker, Natriumkanalblocker). Benzodiazepine eignen sich nur für Notfallsituationen. Bitte beachten Sie, dass zahlreiche Drogen, Überdosierung von Psychopharmaka und Alkoholprobleme Epilepsien begünstigen können. Besonders unterschätzt wird derzeit die Gefährlichkeit der Partydroge Ecstasy. Zahlreiche Erkrankungen und Disco-Effekte (Stroboskop-Licht) können epileptische Anfälle begünstigen. Häufig verkannt als Ursache eines Krampfanfalls ist die Hypoglykämie (Unterzuckerung) bei Patienten mit Typ-1-Diabetes, die sofort mit Glucose (Traubenzucker) behandelt werden muss (siehe Abschn. 6.1). Wichtig ist außerdem, dass viele „Antiepileptika" auch bei bestimmten Schmerzformen (siehe Abschn. 2.1) und verschiedenen psychischen Erkrankungen (siehe Abschn. 9.2 und 9.3) mit Erfolg eingesetzt werden können.

Benzodiazepinen. Tab. 8.1 fasst die Eigenschaften wichtiger Antiepileptika zusammen. Das Problem bei all diesen Arzneistoffen ist jedoch, dass sie nicht gezielt nur auf die für die Auslösung der Epilepsie verantwortlichen Nervenzellen wirken, sondern auch auf alle anderen. Daher haben alle Antiepileptika bestimmte UAW gemeinsam. Dazu gehören Müdigkeit, Schwindel, Gleichgewichtsstörungen und Doppelbilder. In vielen Fällen müssen diese UAW in Kauf genommen werden, weil Anfallsfreiheit ein so

Tab. 8.2 Übersicht über die wichtigsten Arzneistoffgruppen zur Behandlung von Epilepsien, die aber auch bei anderen Nervenerkrankungen und psychischen Erkrankungen eingesetzt werden

Arzneistoff-gruppe	Prototypischer Arzneistoff	Wirkungsweise	Anwendungsgebiet	Wichtige UAW und Wechselwirkungen
Benzodiazepine (langwirkend)	Diazepam	Verstärkung der hemmenden Wirkung des Botenstoffes GABA im Gehirn. Beruhigende, schlafauslösende, antiepileptische, angstlösende und muskelentspannende Wirkung. Sehr lange Wirkdauer (48–96 h).	Notfallbehandlung bei lebensbedrohlichen Krampfanfällen (Status epilepticus). Angstlösung und Beruhigung bei Depression und Angststörungen, Muskelentspannung bei Bandscheibenvorfall, nur Kurzzeitbehandlung. Keine Dauerbehandlung.	Minderung der Aufmerksamkeit, verringerte Verkehrstüchtigkeit, Abhängigkeit und Toleranz, unerwartete Erregung bei Kindern und älteren Menschen, Sturzgefahr, Atemstillstand in Kombination mit Alkohol oder Opioid-Analgetika, anterograde Amnesie (Schlafwandeln, Filmriss), Gefahr der Abhängigkeit und Gewöhnung.
Benzodiazepine (kurzwirkend)	Midazolam	Wie Diazepam, nur sehr viel kürzere Wirkdauer (2–3 h).	Einschlafstörungen, Narkoseeinleitung vor chirurgischen Eingriffen, Angstlösung bei Herzinfarkt, Status epilepticus. Für Notfälle ist Nasenspray gut geeignet.	Wie Diazepam. Durch schnelle Anflutung im Gehirn bei Nasenspray größere Gefahr der anterograden Amnesie.
Calciumkanal-Blocker	Pregabalin	Blockade von Calciumkanälen und dadurch verminderte Nervenzellerregung.	Neuropathische Schmerzen (z. B. bei Diabetes und Gürtelrose), Angststörungen, Zusatzbehandlung bei Epilepsien; wird derzeit für viele Nervenerkrankungen und psychische Erkrankungen ausgetestet.	Müdigkeit, Schwindel, Gleichgewichtsstörungen, Doppelbilder, Abhängigkeit.

(Fortsetzung)

Tab. 8.2 (Fortsetzung)

Arzneistoffgruppe	Prototypischer Arzneistoff	Wirkungsweise	Anwendungsgebiet	Wichtige UAW und Wechselwirkungen
Natriumkanal-Blocker	Carbamazepin	Blockade von Natriumkanälen und dadurch verminderte Nervenzellerregung.	Viele Formen der Epilepsie, bipolare Störung, Schizophrenie, Trigeminusneuralgie.	Müdigkeit, Schwindel, Gleichgewichtsstörungen, Doppelbilder, Wirkungsverlust bei Dauertherapie durch beschleunigten Abbau in der Leber.
Natriumkanal-Blocker	Lamotrigin	Wie Carbamazepin.	Lokalisierte (fokale) Anfälle, Zusatztherapie bei Epilepsie, wegen geringerer Fehlbildungsrate beim Embryo und Fetus Alternative zu Valproinsäure in der Schwangerschaft, bipolare Störung (vor allem depressive Phasen), Migräneprophylaxe, Schizophrenie.	Müdigkeit, Schwindel, Gleichgewichtsstörungen, Doppelbilder.
Natriumkanal-Blocker	Phenytoin	Wie Carbamazepin.	Alle Formen der Epilepsie außer Absencen, Trigeminusneuralgie.	Müdigkeit, Schwindel, Gleichgewichtsstörungen, Doppelbilder, Wirkungsverlust bei Dauertherapie durch beschleunigten Abbau in der Leber, verstärkte Körperbehaarung, Zahnfleischwucherungen.

(Fortsetzung)

Tab. 8.2 (Fortsetzung)

Arzneistoff-gruppe	Prototypischer Arzneistoff	Wirkungsweise	Anwendungsgebiet	Wichtige UAW und Wechsel-wirkungen
Natriumkanal-Blocker	Valproinsäure	Wie Carbamazepin.	Allgemeine (generalisierte) Anfälle, bipolare Störung, Schizophrenie, Migräne-prophylaxe.	Müdigkeit, Schwindel, Gleich-gewichtsstörungen, Doppel-bilder, besonders hohes Risiko für Fehlbildungen (offener Rücken, offenes Gehirn, Neuralrohrbildungsstörungen) beim Embryo und Fetus in der Schwangerschaft.
Z-Substanzen	**Zolpidem**	Verstärkung der hemmenden Wirkung des Botenstoffes GABA im Gehirn. Geringere Wirkung als Benzo-diazepine. Vor allem schlaffördernde und beruhigende Wirkung, keine angstlösende, muskelentspannende und antiepileptische Wirkung, sehr kurze Wirkdauer (1,5–2,5 h).	Leichte Einschlafstörungen (nur Kurzzeitbehandlung, keine Dauerbehandlung).	Müdigkeit, eingeschränkte Fahr-tüchtigkeit, Schlafwandeln (anterograde Amnesie).

Erkennungssilben in Arzneistoffen sind fett hervorgehoben. Bei Epilepsien werden vor allem Pregabalin, Carbamazepin, Lamotrigin, Phenytoin und Valproinsäure eingesetzt. Diazepam und Midazolam haben vielfältige Einsatzgebiete. Zolpidem wird vor allem bei Ein-schlafstörungen eingesetzt. Pregabalin, Carbamazepin, Lamotrigin, Phenytoin und Valproinsäure haben über Epilepsien hinaus etliche andere Anwendungsgebiete bei Nervenerkrankungen und psychischen Erkrankungen. Die Wirkung aller hier aufgelisteten Arznei-stoffe wird durch den Konsum alkoholischer Getränke verstärkt. Dies muss daher unterlassen werden.

hohes Gut ist. Die besonderen Eigenschaften der einzelnen Arzneistoffe werden weiter unten besprochen.

Allgemeine Regeln zur Behandlung mit Antiepileptika: Keine Risiken eingehen

Es gibt eine Anzahl von Regeln, die bei einer Behandlung mit Antiepileptika eingehalten werden müssen.

1. Die Behandlung sollte einschleichend erfolgen, um für jeden Patienten den besten Weg zwischen Verminderung der Anfallshäufigkeit und UAW zu finden.
2. Spiegelbestimmungen (therapeutisches *Drug Monitoring*) sind bei Antiepileptika sehr wichtig.
3. Nach drei Jahren Anfallsfreiheit kann ein Auslassversuch unternommen werden.
4. Wegen möglicher Wechselwirkungen muss die Einnahme jedes zusätzlichen Arzneimittels (auch solcher ohne Rezeptpflicht) mit dem behandelnden Neurologen und dem Hausarzt abgesprochen werden.
5. Der Patient muss zur Überprüfung des Behandlungserfolges einen Anfallskalender führen.
6. Alkoholische Getränke, Drogen und Schlafmittel müssen strikt gemieden werden. Es kann sonst zu erhöhter Anfallshäufigkeit und stärkeren UAW kommen.
7. Ein geregelter Tagesablauf muss eingehalten werden.
8. In der Pubertät und in der Schwangerschaft darf eine antiepileptische Behandlung nicht abgebrochen werden, weil sich die Anfallshäufigkeit erhöhen kann.
9. Nieren- und Leberwerte sowie das Blutbild müssen regelmäßig überprüft werden.

Einsatz von Antiepileptika bei anderen Nervenerkrankungen und psychischen Erkrankungen: Begriffsverwirrung

Ursprünglich wurde der Begriff Antiepileptika gebildet, um Arzneistoffe für die Behandlung von Epilepsien zu bezeichnen. Ein Patient mit Epilepsie versteht, warum er mit einem „Antiepileptikum" behandelt wird.

Nun gibt es in der Neurologie und Psychiatrie ein Vielzahl von Erkrankungen, für die über viele Jahre keine Behandlung zur Verfügung stand. Dazu gehören die Trigeminusneuralgie, der Cluster-Kopfschmerz, die Migräne, Polyneuropathien (z. B. bei Diabetes oder Gürtelrose), Fibromyalgie, Schizophrenie, bipolare Störung, Persönlichkeits-, Angst- und

Zwangsstörungen sowie die posttraumatische Belastungsstörung. Wegen der fehlenden Behandlungsmöglichkeiten „probierten" Ärzte in solchen Fällen auch Antiepileptika aus. Es stellte sich mehr oder wenig zufällig heraus, dass verschiedene Antiepileptika bei diesen „nicht-epileptischen" Erkrankungen teilweise recht gute Erfolge erzielten. Inzwischen ist die Anwendung von Antiepileptika bei einer Vielzahl von Nervenerkrankungen und psychischen Erkrankungen fest etabliert. Es handelt sich dabei um einen klassischen Fall von *Repurposing* (siehe Abschn. 1.3).

Ein großes Problem besteht jedoch für Arzt und Apotheker darin, dem Patienten zu erklären, warum er ein Antiepileptikum für eine ganz andere Erkrankung als eine Epilepsie nehmen muss. Die fehlende Überein-stimmung von Diagnose und Arzneistoffbezeichnung (auch in den Beipack-zetteln, siehe Abschn. 1.4, in der medizinischen Literatur und vor allem im Internet) führt zu einem Vertrauensverlust und möglicherweise zu einer ver-ringerten Einnahmetreue.

Um dieses grundsätzliche Problem langfristig in den Griff zu bekommen, wurde für die Ausbildung im Medizinstudium in Deutschland beschlossen, irreführende Arzneistoffgruppenbezeichnungen wegzulassen und statt-dessen auf den Wirkmechanismus bezogene Begriffe zu benutzen. Daher werden Antiepileptika in Zukunft danach benannt, wie sie an Nervenzellen genau wirken. Ausgehend von dem Wirkmechanismus kann man dann die Anwendungsgebiete viel besser zuordnen und, wenn notwendig, auch problemlos erweitern.

Was man über die Wirksamkeit von Antiepileptika bei Nerven-erkrankungen und psychische Erkrankungen lernen kann: Gemeinsame Krankheitsmechanismen

Die breite Wirksamkeit von Antiepileptika lässt aber auch sehr interessante Schlussfolgerungen darüber zu, wie viele Nervenerkrankungen und psychische Erkrankungen entstehen. Unser Gehirn funktioniert dann am besten, wenn alle Nervenzellen miteinander in einem „friedlichen" Gleich-gewicht stehen. Sobald es zu einer Übererregung in einem bestimmten Gebiet des Gehirns kommt, entsteht ein Ungleichgewicht und in der Folge eine Krankheit. Und je nachdem, welche Gehirnregion genau betroffen ist, zeigt die Erkrankung ein anderes klinische Gesicht. Aber die zugrunde liegenden Mechanismen sind dieselben und die dabei wirkenden Arzneistoffe auch.

Vier Natriumkanal-Blocker: Carbamazepin, Lamotrigin, Phenytoin und Valproinsäure. Und doch alle unterschiedlich

Natriumkanäle vermitteln den Einstrom von Natrium in Nervenzellen und spielen bei der Nervenerregung eine wichtige Rolle. Dementsprechend vermindern Natriumkanal-Blocker die Nervenerregung. Diese Wirkung wird bei Epilepsien und anderen Nervenerkrankungen und psychischen Erkrankungen ausgenutzt. In Deutschland werden hauptsächlich die Natriumkanal-Blocker Carbamazepin, Lamotrigin, Phenytoin und Valproinsäure eingesetzt.

Carbamazepin wird bei den verschiedensten Formen von Epilepsien, bipolarer Störung (siehe Abschn. 9.3), Schizophrenie (siehe Abschn. 9.4) und Trigeminusneuralgie angewendet. Es verstärkt in der Leber seinen eigenen Abbau und den anderer Arzneistoffe. Deshalb muss man bei der meist durchgeführten Langzeittherapie oft eine Dosiserhöhung durchführen und auf Wechselwirkungen mit anderen Arzneistoffen achten (siehe Abschn. 1.6).

Lamotrigin wird wegen seiner insgesamt guten Wirkungen und guten Verträglichkeit in Deutschland sehr häufig eingesetzt. Anders als bei Carbamazepin kommt es zu keiner Beschleunigung des eigenen Abbaus. Das erleichtert die Dauerbehandlung sehr. Lamotrigin wird außer bei (insbesondere fokalen) Epilepsien auch bei bipolarer Störung (vor allem depressive Phasen, siehe Abschn. 9.3), Clusterkopfschmerz, zur Migräneprophylaxe, bei Polyneuropathien, Persönlichkeitsstörungen und posttraumatischer Belastungsstörung angewendet. Der Arzneistoff ist gut steuerbar und lässt sich individuell dosieren. Lamotrigin verursacht im Gegensatz zu Phenytoin (siehe unten) keine verstärkte Köperbehaarung bei Frauen und keine Zahnfleischwucherungen.

Phenytoin wirkt bei allen Epilepsieformen außer bei Absencen. Ferner wird es bei der Trigeminusneuralgie eingesetzt. Ähnlich wie Carbamazepin beschleunigt Phenytoin in der Leber seinen eigenen Abbau, sodass in der Langzeitbehandlung häufig die Dosis erhöht werden muss (siehe Abschn. 1.6). Phenytoin kann über einen bisher nicht verstandenen Mechanismus bei Frauen eine kosmetisch störende verstärkte Köperbehaarung (Hirsutismus) hervorrufen. Das kann erhebliche Probleme in der Behandlungstreue nach sich ziehen und den Wechsel zu einem anderen Arzneistoff erforderlich machen. Ein weiteres Problem bei Phenytoin sind Zahnfleischwucherungen (Gingivahyperplasie). Diese sind nicht nur kosmetisch sehr störend, sondern können durch Entzündungen des Zahnfleisches (Parodontose) zum Zahnverlust führen. Daher ist es zwingend erforderlich, dass jeder mit Phenytoin behandelte Patient eine sehr gute Zahnhygiene durchführt. Falls es trotzdem zu Zahnfleischwucherungen kommen sollte, müssen diese operativ durch einen Mundchirurgen entfernt werden.

Valproinsäure wirkt bei allgemeinen (generalisierten) epileptischen Anfällen. Es wird außerdem bei bipolarer Störung (siehe Abschn. 9.3), Schizophrenie (siehe Abschn. 9.4) und in der Migräneprophylaxe eingesetzt. Von allen Antiepileptika besitzt Valproinsäure das größte Risiko von Fehlbildungen beim Embryo und Fetus. Betroffen ist vor allem das Neuralrohr (offenes Rückenmark und offenes Gehirn). Dadurch würde das Leben des neugeborenen Kindes schwerwiegend beeinträchtigt. Dennoch darf man während des Schwangerschaft niemals eine antiepileptische Behandlung beenden, weil das Risiko von epileptischen Anfällen in der Schwangerschaft zunimmt und das ungeborene Kind über einen Sauerstoffmangel während der Krampfanfälle schwerwiegende Schädigungen erleidet. Deshalb werden mit Antiepileptika behandelte schwangere Frauen sehr sorgfältig während der Schwangerschaft überwacht. Neuralrohrschäden kann man sehr gut im Ultraschall erkennen. Zu ihrer Verhinderung wird die Gabe von Folsäure empfohlen. Ggf. muss ein Schwangerschaftsabbruch erwogen werden.

Calciumkanal-Blocker: Pregabalin, vielseitig verwendbar
Pregabalin blockiert Calciumkanäle, die ebenso wie die bereits besprochenen Natriumkanäle für die Nervenzellerregung wichtig sind. Pregabalin wird sehr gern als Zusatzmedikation bei unzureichender Wirkung eines anderen antiepileptisch wirkenden Arzneistoffs eingesetzt. Der Schwerpunkt der Anwendung von Pregabalin liegt jedoch nicht auf den Epilepsien, sondern den Polyneuropathien, die häufig durch unerträgliches Brennen und Kribbeln gekennzeichnet sind (siehe Abschn. 2.1). Bei der diabetischen Polyneuropathie, einer Spätkomplikation eines schlecht eingestellten Diabetes (siehe Abschn. 6.1), wirkt Pregabalin gut, ebenso bei der Polyneuropathie im Rahmen einer Gürtelrose (siehe Abschn. 11.3). Pregabalin wird derzeit vor allem in der Psychiatrie eingesetzt, insbesondere bei Angststörungen der unterschiedlichsten Schattierungen. Im Gegensatz zu den Natriumkanal-Blockern besitzt Pregabalin ein erhebliches Missbrauchs- und Abhängigkeitspotenzial. Wegen der hohen Verschreibungszahlen wird dieses Problem in Zukunft weiter zunehmen.

Benzodiazepine: Viele Anwendungsgebiete aber wegen Gewöhnung und Abhängigkeit nichts für die Dauertherapie
Benzodiazepine verstärken die Wirkungen von gamma-Aminobuttersäure (GABA), des wichtigsten hemmenden Botenstoffes (Neurotransmitters) im Gehirn. Benzodiazepine gehören zu den in Deutschland am häufigsten

verschriebenen Psychopharmaka. Ihre antiepileptische Wirkung ist allerdings nur in den seltensten Fällen der Grund für ihre Verschreibung. Wie bereits besprochen ist eine antiepileptische Behandlung praktisch immer eine Dauerbehandlung. Aber gerade dafür sind die Benzodiazepine nicht geeignet, denn ihre Wirkung lässt bei längerer Anwendung nach, und es kommt zu Abhängigkeit und Gewöhnung. Deshalb werden Benzodiazepine vor allem in der Notfallbehandlung von lebensbedrohlichen epileptischen Anfällen (Status epilepticus) eingesetzt.

Ansonsten wird der Einsatz von Benzodiazepinen vor allem durch ihre schlaffördernden, angstlösenden und muskelentspannenden Wirkungen bestimmt. Behandelt werden damit Schlaf- und Angststörungen (z. B. im Rahmen von Depressionen), akute Rückenschmerzen (Lumbalgie) und Bandscheibenvorfälle (Diskushernie). Auch in diesen Fällen ist eine Dauerbehandlung wegen drohender Abhängigkeit und Gewöhnung nicht angebracht. Der Einsatz von Benzodiazepinen sollte daher prinzipiell nur für kurze Zeit erfolgen.

Innerhalb der Arzneistoffgruppe der Benzodiazepine gibt es eine sehr große Anzahl von Arzneistoffen. Sie haben alle ähnliche Wirkqualitäten, unterscheiden sich aber vor allem in ihrer Wirkdauer. Langwirkende Benzodiazepine besitzen die Endung _zepam (Prototyp Diazepam), kurzwirkende die Endung _zolam (Prototyp Midazolam).

Dringend zu warnen ist vor der gleichzeitigen Einnahme von Benzodiazepinen und Alkohol. Es kann zu einer Hemmung des Atemantriebes bis hin zum Atemstillstand und Tod kommen. Benzodiazepine beeinträchtigen die Verkehrstüchtigkeit und die Fähigkeit zum Bedienen von Maschinen. Durch die muskelentspannende Wirkung kann es zu Gleichgewichtsstörungen und schweren Stürzen kommen. Bei der Kombination von Benzodiazepinen mit Opioid-Analgetika ist das Sturzrisiko erhöht und ein Atemstillstand möglich (siehe Abschn. 2.2). Zu warnen ist grundsätzlich vor der Gabe von Benzodiazepinen an Kinder und ältere Menschen. In beiden Altersgruppen haben diese Arzneistoffe oft unerwartete gegenteilige Wirkungen im Vergleich zu jüngeren Erwachsenen. Angstgefühle werden sogar verstärkt und Erregungszustände nicht gehemmt, sondern erst ausgelöst (paradoxe Reaktion).

Falls eine Überdosierung oder Vergiftung mit Benzodiazepinen vorliegen sollte, kann der Notarzt das Gegenmittel Flumazenil intravenös injizieren. Dadurch lassen sich die Wirkungen der Benzodiazepine rasch aufheben.

Warnung: Zombie und Schlafwandeln unter „Benzos"
Besonders gefährlich ist die durch Benzodiazepine hervorgerufene anterograde Amnesie. Darunter versteht man, dass sich der Patient nicht mehr
an die der Einnahme folgenden Ereignisse erinnern kann. Im allgemeinen
Sprachgebrauch wird dafür auch der Begriff „Filmriss" verwendet. Während
der anterograden Amnesie kann der Patient jedoch herumlaufen und
handeln und infolge von Wahrnehmungsstörungen Unfälle verursachen oder
selbst Unfallopfer werden. Der Patient ist nicht ansprechbar und macht für
Außenstehende den Eindruck eines Schlafwandlers oder „Zombies". Das Bild
der anterograden Amnesie durch Benzodiazepine gleicht dem, das durch KO-
Tropfen (meist gamma-Hydroxybuttersäure) in Getränken auf Partys oder
in Diskotheken verursacht wird. Das Risiko einer anterograden Amnesie ist
besonders groß, wenn der Arzneistoff rasch im Gehirn anflutet (z. B. nach i.v.-
Gabe oder als Nasenspray) und wenn er mit Alkohol kombiniert wird. Es gibt
immer wieder Fälle, in denen Kriminelle ihre Opfer in diesem Zustand sexuell
missbrauchen. Die anterograde Amnesie wird häufig mit der retrograden
Amnesie verwechselt. Bei letzterer besteht die Gedächtnislücke für den vor
einem Ereignis (meist Unfall mit Schädel-Hirn-Trauma) liegenden Zeitraum.

Z-Substanzen: Unterschätzte Risiken
Eine mit den Benzodiazepinen verwandte Arzneistoffgruppe sind die
Z-Substanzen (Prototyp Zolpidem). Diese haben vor allem beruhigende und
schlaffördernde Wirkungen. Die Z-Substanzen wirken nicht angstlösend,
nicht antiepileptisch und nicht muskelentspannend. Sie zeichnen sich durch
eine kurze Wirkdauer aus und werden deshalb vor allem bei leichteren
Einschlafstörungen verwendet. Die Z-Substanzen besitzen ein geringeres
Abhängigkeitsrisiko als die Benzodiazepine. Das führt aber häufig dazu, dass
Z-Substanzen recht leichtfertig verschrieben werden. Das Risiko der anterograden Amnesie bei Z-Substanzen wird besonders in Kombination mit
Alkohol oft unterschätzt (Tab. 8.2).

9

Psychische Erkrankungen

Psychische Erkrankungen sind häufig, beeinträchtigen sehr stark die Lebensqualität, beeinflussen das familiäre, und berufliche Umfeld, sind gesellschaftlich stigmatisiert und mit Vorurteilen belastet. Am Beispiel des Aufmerksamkeits-Hyperaktivitätssyndroms (ADHS), der Depression, der bipolaren Störung und der Schizophrenie wird erklärt, wie psychische Erkrankungen zustande kommen und wie man sie behandeln kann. Psychische Erkrankungen sind körperliche (organische) Gehirnerkrankungen, die sich vor allem seelisch (psychisch) äußern. Das Kapitel begründet, warum bei einer bestimmten Erkrankung passende Arzneistoffe eingenommen werden sollten. Es wird außerdem diskutiert, welche unerwünschten Wirkungen die einzelnen Arzneistoffe besitzen und welches Missbrauchspotenzial ggf. vorliegt. Ein allgemein wichtiger Grundsatz ist, dass bei psychischen Erkrankungen die Arzneitherapie nur ein Baustein von vielen anderen im Behandlungskonzept ist. Bestimmte Drogen (z. B. Cannabis) sind mit dem Auftreten der bipolaren Störung und Schizophrenie verknüpft und sollten daher gemieden werden.

© Springer-Verlag GmbH Deutschland, ein Teil von Springer Nature 2021
R. Seifert, *Medikamente leicht erklärt*, https://doi.org/10.1007/978-3-662-62330-5_9

9.1 Aufmerksamkeitsdefizit-Hyperaktivitätssyndrom (ADHS)

Zusammenfassung

Das Aufmerksamkeitsdefizit-Hyperaktivitätssyndrom (ADHS) ist eine sehr häufige Erkrankung im Kindes- und Jugendalter. Beim ADHS findet man einen Mangel des Botenstoffes Dopamin in bestimmten Gehirnregionen. Die wichtigsten Symptome von ADHS sind Unaufmerksamkeit, unbeherrschtes Verhalten und gestörte Sozialbeziehungen. Eine erfolgreiche Behandlung von ADHS erfordert eine vertrauensvolle Zusammenarbeit von Patient, Eltern, Lehrern, Kinder- und Jugendpsychiater und Psychotherapeut. Der wichtigste Arzneistoff zur Behandlung von ADHS ist Methylphenidat. Es verstärkt die Wirkungen von Dopamin über verschiedene Mechanismen. Wichtig bei einer Therapie mit Methylphenidat sind regelmäßige Behandlungspausen, damit sich die Dopaminspeicher im Gehirn wieder auffüllen können. Durch seine konzentrationsfördernde Wirkung besitzt Methylphenidat ein erhebliches Risiko für Missbrauch.

Merksätze

- Methylphenidat ist der wichtigste Arzneistoff zur Behandlung des Aufmerksamkeitsdefizit-Hyperaktivitätssyndroms (ADHS).
- Methylphenidat verstärkt die Wirkungen von Dopamin im Gehirn.
- Methylphenidat kann ADHS nicht heilen, es lindert nur die Symptome.
- Es müssen regelmäßige Behandlungspausen eingelegt werden, damit die Dopaminspeicher wieder aufgefüllt werden können.
- Methylphenidat besitzt erhebliches Abhängigkeits- und Suchtpotenzial.
- Methylphenidat wirkt auch bei Personen ohne ADHS und wird zum „Gehirndoping" missbraucht.
- Methylphenidat wirkt appetithemmend.
- Auch die appetithemmende Wirkung wird missbraucht.
- Methylphenidat kann Schlafstörungen, Bluthochdruck und Dauererektion verursachen.
- Methylphenidat-Kapseln müssen unter Verschluss gelagert werden.

Wie entsteht ADHS? Dopaminmangel, aber ganz anders als bei Parkinson
Die Erstbeschreibung des Aufmerksamkeitsdefizit-Hyperaktivitätssyndroms (ADHS) geht auf den Frankfurter Psychiater Heinrich Hofmann zurück, der in seinem Buch „Der Struwwelpeter" u. a. sehr eindrücklich das klinische Bild von ADHS darstellte. Deshalb wird ADHS auch als „Zappelphilipp-Syndrom" bezeichnet.

Abb. 9.1 gibt einen Überblick über die Entstehung von ADHS und einige Behandlungsmöglichkeiten. ADHS ist durch Unaufmerksamkeit, überschießendes (impulsives) Verhalten und Überaktivität gekennzeichnet. Hinzu kommen eine niedrige Frustrationstoleranz, ein geringes Selbstwertgefühl, ein schlechtes Schriftbild, Beziehungsstörungen mit den Eltern, Geschwistern und Freunden, Vergesslichkeit und Stimmungsschwankungen. Es wird geschätzt, dass in Deutschland ca. 3–10 % aller Kinder und Jugendlichen an ADHS leiden. Jungen sollen dreimal häufiger als Mädchen betroffen sein. Es besteht eine große Unsicherheit darüber, wie genau diese Zahlen sind. Viele ADHS-Diagnosen werden nicht durch speziell dafür ausgebildete Kinder- und Jungendpsychiater gestellt (auch deshalb, weil es zu wenige Ärzte dieser Fachrichtung gibt).

Obwohl ADHS eine typische Kinder- und Jugenderkrankung ist, wird davon ausgegangen, dass bis zu 60 % aller ADHS-Erkrankungen bis ins Erwachsenenalter fortbestehen. Auch hier gibt es eine große diagnostische Unsicherheit.

Die genaue Ursache des ADHS ist nicht bekannt. Wie bei den meisten psychischen Erkrankungen (siehe Abschn. 9.2–9.4) scheint eine Kombination von erblichen (genetischen) Faktoren und Umwelteinflüssen zur Auslösung von ADHS beizutragen. Aus speziellen bildgebenden Verfahren weiß man, dass bei ADHS ein Transporter (siehe Abschn. 1.5) sehr aktiv ist, der den Botenstoff Dopamin aus bestimmten Gehirnregionen (frontostriatales System) gleichsam heraussaugt. Dadurch verarmt das Gehirn in dieser Region an Dopamin. Der Dopaminmangel bei ADHS ist nicht mit dem bei der Parkinson-Erkrankung gleichzusetzen (siehe Abschn. 8.1). Bei ihr ist eine andere Gehirnregion (Substantia nigra) betroffen, und sie gehört zu den degenerativen Gehirnerkrankungen und im Unterschied zu ADHS nicht zu den Entwicklungsstörungen.

Wie kann ADHS behandelt werden? Das komplizierte Behandlungsfünfeck

Warum beim ADHS das frontostriatale System betroffen ist, weiß man nicht. Die Therapie zielt darauf, dessen Funktion zu normalisieren und damit die klinische Symptomatik zu verbessern. Wenn beim ADHS zu wenig vom Botenstoff Dopamin in diesem System vorhanden ist, besteht ein logischer Angriffspunkt darin, das fehlende Dopamin zu ersetzen.

Integraler Bestandteil der ADHS-Therapie ist die Gestaltung des Alltags. Eine klare Tagesstruktur ist wichtig. Reizüberflutung muss unbedingt gemieden werden. Konkret müssen vor allem die Zeiten für den Umgang

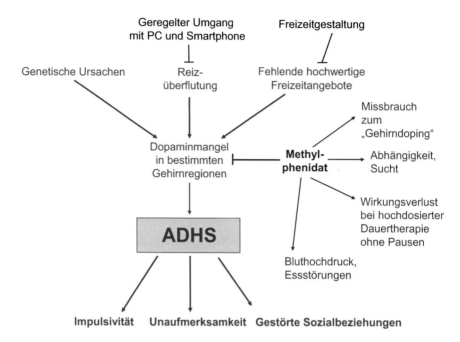

Abb. 9.1   Wie entsteht ADHS und wie behandelt man es? Bei der Entstehung des ADHS spielt ein Dopaminmangel in bestimmten Gehirnregionen (frontostriatales System) eine wichtige Rolle. Anders als bei der Parkinson-Erkrankung, bei der es auch einen Dopaminmangel gibt (allerdings in der Substantia nigra, siehe Abschn. 8.1), ist das ADHS aber keine degenerative Gehirnerkrankung, sondern eine Gehirnentwicklungsstörung. Außerdem sind beim ADHS andere Gehirnregionen betroffen als bei der Parkinson-Erkrankung. Deswegen werden die beiden Dopaminmangel-Erkrankungen auch ganz unterschiedlich behandelt. Methylphenidat ist nur ein Baustein im Behandlungskonzept für das ADHS. Bitte beachten Sie, dass eine nicht fachgerechte Behandlung mit Methylphenidat erhebliche Probleme verursachen kann. Das Abhängigkeits- und Suchtpotenzial von Methylphenidat ist nicht zu unterschätzen. Deshalb muss der Zugang zu den Methylphenidatkapseln streng kontrolliert werden, und Sie müssen als Eltern einen genauen Überblick über die Bestände haben, um einen etwaigen Missbrauch leichter erkennen zu können. Widerstehen Sie auch unbedingt der Versuchung, an sich ein „Gehirndoping" mit Methylphenidat auszuprobieren. Methylphenidat kann auch bei Menschen ohne ADHS Abhängigkeit und Sucht verursachen.

mit elektronischen Medien (Smartphone, Tablet, Computer, Fernsehen) reglementiert sein. Ebenso können gute Freizeitangebote (Sport, Musik, Outdoor-Aktivitäten) die ADHS-Symptomatik verbessern. Eine erfolgreiche ADHS-Therapie ist nur dann möglich, wenn die Zusammenarbeit zwischen Patient, Eltern, Schule, Kinder- und Jugendpsychiater sowie Psychotherapeut gut funktioniert. Das ist eine sehr komplexe und fragile Situation, da die traditionelle Arzt-Patient-Beziehung um drei weitere wichtige Partner erweitert wird, also ein Fünfeck entsteht. Aus diesen Betrachtungen wird klar, dass eine Arzneitherapie lediglich einen, allerdings wesentlichen Baustein im Gesamtkonzept der ADHS-Behandlung darstellt.

Methylphenidat: Eine sehr anschauliche Geschichte zur Arzneimittelentwicklung mit einer Warnung vor falschen Hoffnungen
Methylphenidat (MPH) ist der wichtigste Arzneistoff zur Behandlung des ADHS. In der breiten Bevölkerung sind die Begriffe Methylphenidat und MPH jedoch praktisch unbekannt, aber fast jeder kennt den Handelsnamen Ritalin®. Wie in Abschn. 1.2 dargestellt wurde, sollten aus verschiedenen Gründen Handelsnamen in der Arzt-Patient-Kommunikation nicht verwendet werden, sondern ausschließlich die internationalen Freinamen, hier Methylphenidat.

Im Fall von Methylphenidat liefert der Handelsname Ritalin® allerdings gute Eselsbrücken, um sich wichtige Wirkungen zu merken: Die Ehefrau des Chemikers, der 1944 Methylphenidat synthetisiert hatte, hieß Rita. In der Arzneimittelentwicklung war es früher ganz üblich, dass Wirkstoffe vom Entwickler selber oder Familienangehörigen ohne die heute zwingend erforderlichen klinischen Studien (siehe Abschn. 1.3) einfach ausprobiert wurden. Und so war es auch mit Methylphenidat: Rita, die keine ADHS-Patientin war, stellte fest, dass sie nach Einnahme von Methylphenidat besser Tennis spielen konnte und mehr Spiele gewann. Deshalb schätzte Rita Methylphenidat sehr, und ihre Selbstversuche wurden dann mit den Handelsnamen **Rita**lin® „belohnt". Allerdings konnte auch Methylphenidat Rita nicht zum Sieg in Wimbledon verhelfen. In dieser kleinen Anekdote sind vier wesentliche Eigenschaften von Methylphenidat zusammengefasst:

1. Methylphenidat steigert die Konzentrations- und Leistungsfähigkeit.
2. Methylphenidat wirkt nicht nur bei ADHS-Patienten konzentrations- und leistungssteigernd, sondern auch bei Menschen ohne ADHS.
3. Methylphenidat besitzt Abhängigkeits- und Suchtpotenzial.
4. Methylphenidat kann keine Leistungswunder vollbringen.

Methylphenidat: Als „Betäubungsmittel" bezeichnet, ein unglücklicher Begriff
Wegen des Abhängigkeits- und Suchtpotenzials darf Methylphenidat in Deutschland auch nur über die bereits bei den Opioid-Analgetika (siehe Abschn. 2.2) vorgestellten Betäubungsmittelrezepte verschrieben werden. Der Begriff Betäubungsmittel ist im Zusammenhang mit Methylphenidat

irreführend. Es wirkt nicht betäubend, sondern steigert im Gegenteil die Leistungsfähigkeit! Bis vor einigen Jahren durfte Methylphenidat nur für Jugendliche bis zum Abschluss des 18. Lebensjahres verschrieben werden. Da aber ADHS nicht mit dem 18. Geburtstag endet, war es folgerichtig, diese formelle Verschreibungsgrenze zu beseitigen. Methylphenidat kann bei entsprechender Diagnose in Deutschland auch Erwachsenen verschrieben werden.

In den letzten Jahren haben in Deutschland die Verordnungszahlen von Methylphenidat trotz der Hürde des Betäubungsmittelgesetzes rasant zugenommen. Dabei ist nicht klar, wie viele der Verschreibungen wirklich sichere ADHS-Fälle betreffen. Es besteht der Verdacht, dass etliche Verordnungen auf sehr unsicheren Diagnosestellungen beruhen und dass „überflüssiges" Methylphenidat auf dem Schwarzmarkt als *„Neuroenhancer"* bzw. „Gehirndoping" verkauft oder von gesunden Familienmitgliedern konsumiert wird.

Methylphenidat: Zwei Wirkmechanismen erklären die Wirkungen bei ADHS und die UAW

Methylphenidat ahmt die Wirkungen von Dopamin über einen zweifachen Mechanismus nach:

1. Es gelangt in die Nervenzellen und führt dazu, dass das darin gespeicherte Dopamin freigesetzt wird. Dieser Mechanismus ist auch für die Entstehung einer Abhängigkeit bedeutsam, denn die Freisetzung von Dopamin verläuft sehr schnell. In dem Abschnitt über die Opioid-Analgetika (siehe Abschn. 2.2) wurde bereits diskutiert, dass eine schnelle Anflutung von Arzneistoffen im Gehirn ein wichtiger Faktor für die Auslösung von Abhängigkeit ist.
Diese Wirkung von Methylphenidat ist davon abhängig, dass in den Nervenzellen Dopamin enthalten ist, weil sonst auch keines mehr freigesetzt werden kann. Ohne Dopamin ist Methylphenidat wirkungslos, und es hilft auch nicht, wenn man höhere Dosen einnimmt. Vereinfacht gesagt: Der Akku ist leer. Die einzige Möglichkeit, ihn wieder aufzufüllen besteht darin, Methylphenidat für eine Weile nicht einzunehmen und den Nervenzellen Zeit zu geben, Dopamin nachzubilden. Es ist leicht vorstellbar, dass es einem ADHS-Patienten nicht gut geht, wenn Methylphenidat nicht mehr wirkt. Das ist vergleichbar mit der Situation, wenn auf einmal der Akku des Smartphones leer ist und man nicht mehr mitbekommt, was alles auf den sozialen Medien läuft. Interessanterweise wird übrigens auch dann das dopaminerge Belohnungssystem quasi ausgebremst.

2. Der zweite Mechanismus von Methylphenidat ist weniger gefährlich: Methylphenidat hemmt auch die Wiederaufnahme von Dopamin in die Nervenzellen. Damit bleibt es länger als Botenstoff für die Nerven-Kommunikation verfügbar. Auf vergleichbare Weise wirken viele Antidepressiva auf die Wiederaufnahme von Serotonin und Noradrenalin in die Nervenzellen (siehe Abschn. 9.2). Dieser Mechanismus ist auch nicht suchtauslösend.

Methylphenidat-Anwendung: Immer Behandlungspausen einbauen
Aus dem Wirkmechanismus von Methylphenidat ergeben sich wichtige Konsequenzen für die praktische Anwendung: Es darf keinesfalls ohne jedwede Pause eingenommen werden. Dann kommt es nämlich zu der eben angesprochenen Entleerung der Dopaminspeicher in den Nervenzellen. Man muss ihnen die Chance geben, dass sie ihre Dopaminspeicher wieder auffüllen kann (*drug holiday*). In den meisten Fällen wird es so gehandhabt, dass Methylphenidat über das Wochenende hinweg nicht gegeben wird. Man kann auch probieren, es zusätzlich während der Schulferien wegzulassen. Entscheidend in diesen Therapiepausen ist, dass man den Kindern und Jugendlichen gute Beschäftigungsangebote macht, damit ihr Verhalten nicht eskaliert. Sehr gefährlich ist es, bei Verhaltenseskalationen Methylphenidat verfrüht wiedereinzusetzen oder sogar die Dosis zu erhöhen, um die Kinder „ruhigzustellen". Zwar mag sich ein kurzfristiger Erfolg einstellen, aber die unvermeidbare Folge einer solchen Dosiserhöhung ist auch, dass die Dopaminspeicher noch schneller entleert werden und dass Methylphenidat dann bei den möglicherweise massiven Verhaltensproblemen nicht mehr hilft.

An dieser Stelle sei betont, dass Methylphenidat ADHS nicht heilen kann. Es wirkt nur symptomatisch und stellt eine wichtige Stellschraube dar, das Kind mit ADHS möglichst gut in sein Umfeld zu integrieren. Methylphenidat ist kein Ersatz für verhaltenstherapeutische oder sozialpsychiatrische Maßnahmen. Alle Angriffspunkte ergänzen sich. Die Behandelbarkeit von ADHS durch einen Arzneistoff kann aber für alle Beteiligten eine Entlastung sein, weil damit auch dokumentiert wird, dass es sich um eine organische (neurochemische) Erkrankung handelt, für die keiner Verantwortung oder „Schuld" trägt. Das gilt auch für alle anderen psychischen Erkrankungen (siehe Abschn. 9.2–9.4).

Bei oraler Gabe setzt die beruhigende und konzentrationsfördernde Wirkung von Methylphenidat nach ca. 30–45 min ein und hält 3–6 h an. Diese Wirkdauer ist für viele Schultage nicht lang genug. Es gibt deshalb auch verschiedene Darreichungsformen auf dem Markt, aus denen Methylphenidat mit Verzögerung freigesetzt und in den Körper aufgenommen wird (siehe Abschn. 1.6). Dadurch wird die Maximalwirkung etwas geringer, dafür aber die Wirkdauer länger. Außerdem wird das Risiko einer Abhängigkeit durch die langsame Arzneistoffanflutung im Gehirn verringert (siehe Abschn. 2.2). Welche Darreichungsform und welche Dosierung für den jeweiligen ADHS-Patienten am besten geeignet ist, muss individuell in dem Behandlungsfünfeck Patient, Eltern, Lehrer, Kinder- und Jugendpsychiater sowie Psychotherapeut entschieden werden und stetig der aktuellen Situation angepasst werden.

Methylphenidat-Missbrauch: Keine gute Idee; Sie werden einen hohen Preis zahlen

Die konzentrationsfördernde Wirkung von Methylphenidat auch bei Menschen ohne ADHS ist inzwischen allgemein bekannt und wird deshalb im großen Umfang dazu missbraucht, Leistungen in Prüfungen zu verbessern. Es handelt sich dabei schlicht um Betrug, aber solange es keine Doping-Untersuchungen zum Nachweis von Methylphenidat im Blut oder Urin von Prüflingen gibt, wird dieser Missbrauch leider weitergehen.

Vor dem Missbrauch von Methylphenidat ist jedoch dringend zu warnen. Insbesondere im „Hauslabor" aus Kapseln hergestellte Lösungen zur intravenösen Anwendung sind wegen der schnellen Wirkstoffanflutung im Gehirn (siehe Abschn. 2.2) extrem gefährlich. Zwar kommt es initial zu Leistungssteigerungen und einem *„High*-Gefühl", das die Leistungsbereitschaft weiter verstärkt. Allerdings stößt diese Verstärkung nur die Tür zum weiteren Missbrauch auf. Methylphenidat löst eine Kaskade aus, in der das Glücksgefühl der erreichten Leistungssteigerung zu einer weiteren Dosiserhöhung führt. Das Spiel dauert jedoch nicht sehr lange an, weil die Dopaminspeicher des Gehirns sehr rasch entleert werden. Dann folgt der Katzenjammer der Entzugserscheinungen: Statt hoher Leistung erbringt der Methylphenidat-Abhängige gar keine und kann sich auf nichts mehr konzentrieren. Er fühlt sich zerschlagen, depressiv und ängstlich, wird aggressiv und gerät mit seinem sozialen Umfeld massiv in Konflikt. Hinzu kommen Herzklopfen, Schwitzen und Zittern (siehe auch Abschn. 2.2). Zwar kann man diese Entzugserscheinungen mit bestimmten Arzneistoffen (alpha-2-Rezeptor-Agonisten, Prototyp Clonidin) etwas mildern, aber Clonidin verhindert letztlich nicht, dass der abhängige Methylphenidat-Konsument durch ein tiefes Tal gehen muss, ehe sich seine Dopaminspeicher wieder aufgefüllt haben.

Die unerwünschten Wirkungen unter dauerhafter Methylphenidat-Einnahme sind ganz am Ende dieses Abschnitts zusammengefasst. Insbesondere Bluthochdruck (siehe Abschn. 5.1) und Dauererektion mit der Folge einer erektilen Dysfunktion (siehe Abschn. 7.2) sollten Sie vor der missbräuchlichen Einnahme von Methylphenidat abschrecken.

Zur Verhinderung des Missbrauchs von Methylphenidat ist es extrem wichtig, dass Eltern die Kapseln unter strikter Kontrolle in einem verschlossenen Schrank mit sicherer Schlüsselaufbewahrung lagern, um ungehinderten Zugang durch Kinder zu vermeiden. Allerdings hat es auch zahlreiche Fälle gegeben, in denen die Eltern von ADHS-Patienten sich unbefugt an der Methylphenidat-Medikation ihrer Kinder bedient haben, um sich „aufzupeppen".

Dem Missbrauch von Methylphenidat begegnen: Professionell und verantwortlich handeln

1. Die Diagnose ADHS muss fachgerecht durch einen dafür ausgebildeten Kinder- und Jugendpsychiater gestellt werden.
2. Die Einnahme von Methylphenidat durch den ADHS-Patienten muss sehr genau kontrolliert werden.
3. Es muss in der Gesellschaft ein breites Bewusstsein für die großen Gefahren des Missbrauchs von Methylphenidat geweckt werden. Nur so kann seine missbräuchliche Verwendung zur unethischen Leistungssteigerung verhindert werden.

Methylphenidat: An Blutdruck, Gewichtsabnahme und Dauererektion als UAW denken

Methylphenidat wirkt zwar überwiegend auf Dopamin-freisetzende Nervenzellen, aber in einem gewissen Umfang auch auf solche, die Noradrenalin freisetzen. Daraus ergibt sich eine Stimulation des sympathischen Nervensystems mit Herzrasen und Blutdruckerhöhung (siehe Abschn. 5.1). Deshalb muss bei allen Patienten, die mit Methylphenidat behandelt werden, regelmäßig der Blutdruck gemessen werden. Eine Blutdruckerhöhung ist ein Hinweis auf eine zu hohe Dosierung von Methylphenidat.

Methylphenidat verursacht ferner Appetitlosigkeit und Gewichtsverlust, ebenfalls durch Aktivierung des sympathischen Nervensystems. Gerade bei jungen Mädchen ist diese Wirkung nicht unerwünscht, sondern sehr willkommen und damit eine weitere Motivation für einen Methylphenidat-Missbrauch. Vor allem von Tänzerinnen und Models, bei denen ein sehr niedriges Körpergewicht wichtig für den beruflichen Erfolg ist, wird Methylphenidat wegen dieser Wirkung gezielt missbraucht.

Methylphenidat kann außerdem eine schmerzhafte Dauerrektion (Priapismus) verursachen (siehe Abschn. 7.2). Da diese im schlimmsten Fall zum Absterben des Penis führen kann, muss Methylphenidat dann abgesetzt werden. Patienten sind darüber aufzuklären, dass ein Priapismus nicht Ausdruck ausgeprägter Männlichkeit ist, sondern im Gegenteil den Fortbestand der Männlichkeit gefährdet.

9.2 Depression

Zusammenfassung

Die Depression ist eine sehr häufige psychische Erkrankung, die durch Stress, soziale und psychische Belastungen sowie genetische Faktoren hervorgerufen wird. Dadurch kommt es zu einem Mangel der beiden Neurotransmitter Noradrenalin und Serotonin. Letztlich werden Verbindungen zwischen Nervenzellen gestört, und die typischen Symptome einer Depression entstehen. Je eher die Behandlung begonnen wird, umso besser sind die Erfolgsaussichten. Zur Verfügung stehen eine Reihe von Arzneistoffgruppen, die auf unterschiedliche Art den Mangel an Noradrenalin und Serotonin beheben. Antidepressiva werden je nach Schweregrad in einer Stufentherapie angewendet. Eine Arzneitherapie mit Antidepressiva sollte immer von einer Psychotherapie begleitet werden. Häufig verspürt der Patient schon zu Beginn der Behandlung UAW, aber es vergehen mehrere Wochen, bis die therapeutischen Wirkungen einsetzen. In dieser Zwischenphase ist die Suizidgefahr besonders groß.

Merksätze

- Eine Hauptgefahr bei der Depression ist die Suizidalität.
- Bei der Behandlung der Depression benötigt man Geduld.
- Am besten ist die Kombination von Psychotherapie mit Arzneistoffen.
- Es gibt eine Vielzahl unterschiedlicher Arzneistoffe zur Behandlung der Depression.
- Der Begriff „Antidepressiva" ist missverständlich, weil diese Arzneistoffe auch für viele andere Erkrankungen eingesetzt werden.
- Die Überdosierung von Arzneistoffen zur Behandlung der Depression kann zu schweren Vergiftungen führen.
- Entgegen landläufiger Meinung verursachen antidepressiv wirkende Arzneistoffe keine Abhängigkeit oder Sucht.
- Häufig müssen Arzt und Patient „ausprobieren", welcher Arzneistoff am besten wirksam ist.
- Meist werden die UAW im Laufe der Zeit geringer.
- In Kombination mit Rotwein oder Käse können Monoaminoxidase(MAO)-Hemmer Blutdruckkrisen hervorrufen.

Wie erkenne ich, ob ich oder ein Mitmensch an einer Depression leidet? Haupt- und Zusatzsymptome erkennen

Depressionen sind sehr häufig; 10 % aller Menschen haben in ihrem Leben mindestens eine depressive Phase. Die Erkrankung betrifft nicht nur den Patienten, sondern auch sein familiäres, soziales und berufliches Umfeld. Depressionen gehören zu den häufigsten Ursachen für Arbeits- und Berufsunfähigkeit. Je eher eine Depression erkannt wird, desto größer sind die

Erfolgsaussichten einer Behandlung. Deshalb sollte jeder Mensch die Symptome einer Depression kennen.

Die Hauptsymptome einer Depression sind gedrückte (depressive) Stimmung, Interessenlosigkeit sowie Antriebsminderung. Zusatzsymptome sind Konzentrationsstörungen, geringes Selbstvertrauen, Schuldgefühle, Schlafstörungen, Appetitlosigkeit, Apathie (Gleichgültigkeit) oder Erregungszustände sowie Suizidgedanken. Je nachdem, wie viele Symptome vorhanden sind, wird die Depression in verschiedene Schweregrade eingeteilt. Dies ist für die Behandlung von großer Bedeutung. Bei einer leichten Depression liegen zwei Haupt- sowie ein bis zwei Zusatzsymptome vor. Eine mittelschwere Depression wird bei zwei Hauptsymptomen sowie zwei bis vier Zusatzsymptomen diagnostiziert. Bei einer schweren Depression sind drei Haupt- sowie fünf oder mehr Zusatzsymptome vorhanden. Jeder sollte die Symptome einer Depression erkennen, denn je rascher sie behandelt wird, desto besser sind die Erfolgsaussichten.

Wie entsteht eine Depression? Zu wenig Serotonin und Noradrenalin lassen Nervenverbindungen verkümmern
Abb. 9.2 gibt einen Überblick über die Entstehung einer Depression und die verschiedenen Behandlungsmöglichkeiten. Tab. 9.1 gibt einen Überblick über die wichtigsten Arzneistoffgruppen zur Behandlung der Depression. Durch eine Kombination von Stress, sozialen und psychischen Belastungen sowie genetischen Einflüssen kann es im Gehirn zu einem Mangel der beiden Neurotransmitter Noradrenalin und Serotonin kommen. Dieser Mangel ist besonders in einer Gehirnregion, die wie ein Seepferdchen aussieht (daher der Fachbegriff Hippocampus), sehr ausgeprägt. Der Hippocampus ist für unsere Gefühlswelt von besonderer Bedeutung. Deshalb wird bei der Depression die Gefühlswelt besonders stark betroffen.

Die Menge und Art von Stress, die ein Mensch ertragen kann, ist individuell sehr unterschiedlich. Deshalb darf man nicht den Stress anderer Menschen mit der eigenen Stressskala vergleichen. Manchmal wird im Zusammenhang mit Stressüberlastung auch von „Burnout" gesprochen. Aber „Burnout" ist keine sachgerechte medizinische Diagnose. Häufig versteckt sich dahinter eine Depression. Die starke Inflation des Begriffes Burnout hat auch damit zu tun, dass die Depression nach wie vor eine Erkrankung ist, die gesellschaftlich sehr negativ gesehen wird und die Patienten ausgrenzt und stigmatisiert „Burnout" hingegen ist positiver besetzt: Schließlich hat man wirklich alles gegeben, um sein Leben zu meistern, aber es war einfach zu viel! Das gibt sogar Anerkennung vom Umfeld des Patienten. Wenn Sie

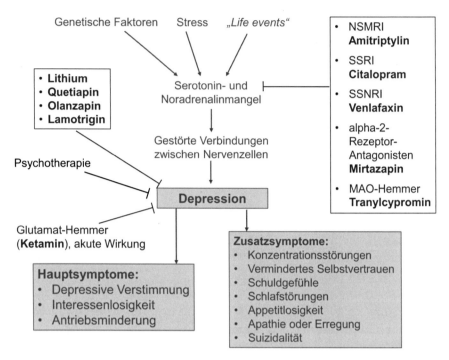

Abb. 9.2 Wie entsteht eine Depression und wie behandelt man sie? Verschiedene ursächliche Faktoren führen bei der Depression zu einem Mangel der Neurotransmitter Serotonin und Noradrenalin. Jeder Mensch sollte die Haupt- und Zusatzsymptome einer Depression kennen und erkennen können. Eine Depression wird symptomatisch behandelt, je nachdem, welche Symptome im Vordergrund stehen. Im Zentrum der Behandlung der Depression stehen die verschiedenen Antidepressiva, die auf unterschiedliche Art und Weise den Serotonin- und Noradrenalinmangel beheben. Außerdem können Lithium (siehe Abschn. 9.3) und bestimmte Antipsychotika (siehe Abschn. 9.4) in der Behandlung der Depression eingesetzt werden. Ein Nachteil dieser Behandlungsansätze ist, dass sie erst nach einer Wartezeit (Latenzzeit) von einigen Wochen ihre volle Wirkung zeigen. Derzeit wird für die Akut-Behandlung der Depression der Glutamat-Hemmer Ketamin untersucht, der auch in der Behandlung von Schmerzen eingesetzt wird (siehe Abschn. 2.1 und 11.1). In den USA ist Ketamin für die Akutbehandlung der Depression bereits zugelassen, jedoch noch nicht in Deutschland. Die erfolgreiche Behandlung einer Depression erfordert Geduld und Ausdauer. Häufig muss man verschiedene Arzneistoffe austesten und miteinander kombinieren, um zum Erfolg zu kommen.

das Gefühl haben, dass Sie unter *„Burnout"* leiden, könnte sich dahinter eine Depression verstecken. Lassen Sie das unbedingt untersuchen!

Als Folge des Neurotransmittermangels werden die Verbindungen (Synapsen) zwischen den Nervenzellen verringert, und als klinisch sichtbare Folge davon entstehen die Symptome der Depression. Das ist eine

Tab. 9.1 Übersicht über die wichtigsten Arzneistoffgruppen zur Behandlung der Depression

Arzneistoffgruppe	Prototypischer Arzneistoff	Wirkungsweise	Anwendungsgebiet	Wichtige UAW und Wechselwirkungen
Selektive Serotonin-Wiederaufnahme-Hemmer (SSRI)	Citalopram	Erhöhung der Serotoninkonzentration in den Nervenverbindungen (Stimmungsaufhellung).	Mittelschwere Depression (Stufe 1 der Behandlung); vor allem bei depressiver Verstimmung.	Übelkeit, Erbrechen, Schlafstörungen, Kopfschmerzen, Gewichtsabnahme und verringerte sexuelle Lust. Serotoninsyndrom bei Überdosierung oder in Kombination mit MAO-Hemmern.
Selektive Serotonin/Noradrenalin-Wiederaufnahme-Hemmer (SSNRI)	Venlafaxin	Erhöhung der Nor-adrenalin- und Serotoninkonzentration in den Nervenverbindungen (Stimmungsaufhellung und Antriebssteigerung).	Mittelschwere bis schwere Depression (Stufe 2 der Behandlung); bei depressiver Verstimmung und Antriebsminderung.	Übelkeit, Erbrechen, Schlafstörungen, Kopfschmerzen, Gewichtsabnahme und verringerte sexuelle Lust. Zusätzlich Herzrasen, Unruhe und Blutdruckanstieg. Serotoninsyndrom bei Vergiftung oder in Kombination mit MAO-Hemmern.
alpha-2-Rezeptor-Antagonisten	Mirtazapin	Erhöhung der Noradrenalinkonzentration in den Nervenverbindungen (vor allem Antriebssteigerung).	Mittelschwere bis schwere Depression (Stufe 2 der Behandlung); bei Antriebsminderung.	Herzrasen, Blutdruckanstieg, Unruhe, Appetitlosigkeit (Ausdruck der Aktivierung des Sympathikus).

(Fortsetzung)

Tab. 9.1 (Fortsetzung)

Arzneistoffgruppe	Prototypischer Arzneistoff	Wirkungsweise	Anwendungsgebiet	Wichtige UAW und Wechselwirkungen
Nicht-selektive Monoamin-Wiederaufnahme-Hemmer (NSMRI)	Amitriptylin	Erhöhung der Serotonin- und Noradrenalinkonzentration in den Nervenverbindungen (Stimmungsaufhellung und antriebssteigernd), zusätzlich beruhigend.	Mittelschwere bis schwere Depression (Stufe 3 der Behandlung); besonders auch bei Erregungszuständen.	Wie SSNRI; zusätzlich Mundtrockenheit, Sodbrennen und Verstopfung (antimuskarinerges Syndrom), Gewichtszunahme.
MAO-Hemmer	Tranylcypromin	Starke Erhöhung der Noradrenalin- und Serotoninkonzentration in den Nervenverbindungen (starke Stimmungsaufhellung und starke Antriebssteigerung).	Schwere Depression, die bisher auf keine Behandlung angesprochen hat (Stufe 4 der Behandlung).	Übelkeit, Erbrechen, Schlafstörungen, Kopfschmerzen, Gewichtsabnahme und verringerte sexuelle Lust. Zusätzlich Herzrasen, Unruhe und Blutdruckanstieg. Serotoninsyndrom in Kombination mit NSMRI, SSRI und SSNRI; lebensbedrohliche Blutdruckkrisen bei Konsum Tyramin-haltiger nahrungs- und Genussmittel.

Lithium wird in Abschn. 9.3 behandelt; Antipsychotika in Abschn. 8.2 dargestellt. Bitte beachten Sie, dass die hier gelisteten Arzneistoffe unterschiedliche Wirkprofile haben und je nach vorliegenden Symptomen und ihrer Schwere eingesetzt werden. Zunächst werden SSRI eingesetzt, dann SSNRI oder alpha-2-Rezeptor-Antagonisten, anschließend NSMRI und zuletzt MAO-Hemmer. Eine Depression kann durch „Antidepressiva" nicht geheilt werden. Es handelt sich um eine rein symptomatische Behandlung. „Antidepressiva" haben außer der Depression auch noch verschiedene andere Anwendungsgebiete bei Nervenerkrankungen und psychischen Erkrankungen.

wichtige Erkenntnis, denn früher dachte man, dass eine Depression keine messbaren Veränderungen im Gehirn hervorruft. Es gibt keinen Grund, eine Depression zu stigmatisieren. Depression ist genauso wie ein Knochenbruch oder eine Blinddarmentzündung eine organische Erkrankung. Der einzige Unterschied ist, dass sich eine Depression in erster Linie in psychischen Symptomen äußert, weil die Psyche Teil unseres Gehirns ist.

Wer diagnostiziert und behandelt eine Depression? Je nachdem….
Wenn möglich sollte die Diagnose und Therapie einer Depression durch einen Psychiater erfolgen. Da es aber in einigen Regionen lange dauern kann, ehe man einen Termin bei einem Psychiater bekommt, kann auch der Hausarzt in leichteren Fällen zumindest die Anfangsbehandlung übernehmen. Warten Sie nicht zu lange. Besonders suizidale Gedanken müssen immer sehr ernst genommen werden. Bei Suizidalität müssen Sie unbedingt in die Notaufnahme eines Krankenhauses mit psychiatrischer Abteilung kommen. Wenn Sie es selber nicht schaffen, lassen Sie sich von einem Angehörigen oder Freund dorthin bringen. Es besteht für Sie Lebensgefahr!

Wie wird eine Depression behandelt? Am besten Antidepressiva + Psychotherapie
Logisches Ziel der Behandlung einer Depression ist es, den Neurotransmittermangel zu beheben und die Verbindungen zwischen den Nervenzellen wiederherzustellen. Die Wiederherstellung der gestörten Verbindungen von Nervenzellen bei der Depression benötigt Zeit. Deshalb muss man auch bei der Behandlung einer Depression geduldig sein.

Eine schwere Depression wird zunächst stationär behandelt. Das kann einige Wochen, manchmal auch Monate dauern. Wenn immer möglich wird man aber versuchen, dass eine Depression ambulant behandelt wird.

Abb. 9.2 zeigt die verschiedenen grundsätzlichen Herangehensweisen in der Therapie der Depression. Früher gab es eine sehr emotionale Diskussion zwischen Verfechtern und Gegnern der Arzneitherapie. Die letzten Nachwehen dieser überholten Diskussion sind in manchen Köpfen (sowohl bei Ärzten als auch bei Patienten) noch zu spüren. Letztlich haben alle Behandlungsstrategien dasselbe Ziel und ergänzen sich. Im Rahmen dieses Buches fokussieren wir uns auf die Arzneistoffe.

Die optimale Therapie der Depression ist für jeden Patienten unterschiedlich und muss individuell ermittelt werden. Das erfordert in vielen Fällen auch Herumprobieren, ehe man das Richtige gefunden hat. Die Wiederherstellung der gestörten Verbindungen zwischen den Nervenzellen erfordert Zeit. Das stellt insofern ein Problem dar, als viele Antidepressiva gleich zu Beginn der Behandlung unangenehme UAW verursachen, aber erst nach Wochen eine therapeutische Wirkung zeigen. In dieser Phase muss der Patient also „durchhalten", was oft gar nicht so einfach ist. Er benötigt starke emotionale Unterstützung von seinem Arzt und seiner Familie.

Spätestens bei einer mittelschweren Depression sollte eine Arzneitherapie begonnen werden. Gerade in der Zeit zwischen dem Beginn der Arzneitherapie und dem Einsetzen ihrer Wirkung kann es zu suizidalen Tendenzen kommen. Beobachten Sie sich in dieser Zeit also sehr gut. Als Angehöriger eines depressiven Patienten müssen Sie der Übergangszeit suizidale Absichten oder Handlungen immer ernst nehmen und den Patienten sofort zum Arzt bringen.

Gerade zu Beginn der Therapie sehr aufpassen: Die Suizid-Gefahr kann erhöht sein

Wie kann man diese Übergangsphase überbrücken? Zum einen kann man dem Patienten für ein paar Wochen beruhigende und angstlösende Arzneistoffe aus der Gruppe der Benzodiazepine (z. B. Diazepam) verschreiben. Damit muss man aber vorsichtig sein, weil diese Arzneistoffe Abhängigkeitspotential haben (siehe Abschn. 8.2). In Überdosierung und besonders in Kombination mit Alkohol können Benzodiazepine zu Bewusstlosigkeit bis hin zum Atemstillstand und Tod führen. Auch die Antidepressiva, die die Wirkungen der Neurotransmitter Noradrenalin und Serotonin verstärken, können in Überdosis schwere Vergiftungen hervorrufen. Eine der wichtigsten Vorsichtsmaßnamen in der Anfangsbehandlung einer Depression besteht darin, einem Patienten niemals Großpackungen von Benzodiazepinen oder Antidepressiva in die Hände zu geben.

Ketamin: Hoffnung für die Akutbehandlung der Depression, aber Abhängigkeitspotential

Da die Problematik des verzögerten Wirkungseintritts von Antidepressiva so groß ist, wird nach neuen Angriffspunkten für die Behandlung von Depressionen gesucht. Ziel ist, möglichst rasch antidepressive Wirkungen zu erreichen. Derzeit wird intensiv über den Arzneistoff Ketamin geforscht. Ketamin ist ein Glutamat-Hemmer (siehe Abschn. 2.1), der auch in der Notfallmedizin, Anästhesie und Onkologie zur Schmerzbehandlung (siehe Abschn. 11.1) eingesetzt wird. Ketamin zeigt bei Patienten mit schwerer Depression rasch einsetzende antidepressive Wirkungen, besitzt allerdings auch Abhängigkeitspotential. In den USA gibt es bereits „Ketamine Clinics"

zur Behandlung von Depressionen. Die Zulassung von Ketamin für die
Akutbehandlung der Depression wird auch für Europa in naher Zukunft
erwartet.

**Vielfältige Einsatzgebiete der Antidepressiva: Noradrenalin- und Sero-
tonin-Verstärkung als wichtiges Behandlungsprinzip in der Medizin**
Den wichtigsten Arzneistoffen zur Behandlung der Depression ist
gemeinsam, dass sie die Wirkungen von Noradrenalin und Serotonin verstärken. Ursprünglich wurden diese Arzneistoffe gezielt für die Therapie
von Depressionen entwickelt. Deshalb werden sie auch unter dem Oberbegriff „Antidepressiva" zusammengefasst. Inzwischen werden diese Arzneistoffe aber auch häufig und mit Erfolg zur Behandlung anderer psychischer
Erkrankungen eingesetzt. Dazu gehören Angststörungen, Zwangsstörungen
(obsessiv-kompulsive Störungen), die posttraumatische Belastungsstörung
und chronische Schmerzen. Da das Anwendungsspektrum der Nor-
adrenalin- und Serotonin-verstärkenden Arzneistoffe so stark erweitert
wurde und der Begriff der Depression nach wie vor stigmatisierenden
Charakter hat, ist die Bezeichnung Antidepressiva unglücklich und sollte
ersetzt werden durch den längeren aber besser zutreffenden und zugleich
neutralen Begriff „Noradrenalin- und Serotonin-verstärkende Arzneistoffe".
Noradrenalin- und Serotonin-verstärkende Arzneistoffe können bei einer
Vielzahl von psychischen Erkrankungen und bei chronischen Schmerzen
(siehe Abschn. 2.1) eingesetzt werden.

**Sind Antidepressiva wirkungslos? Sie wirken, sind aber keine Wunder-
mittel**
Es wird immer wieder behauptet, dass Antidepressiva unwirksam seien. Das
stimmt nicht. Zwar trifft es zu, dass in der Vergangenheit vor allem Studien
mit positiven Ergebnissen zu Antidepressiva veröffentlicht wurden (siehe
Abschn. 1.3). Eine genaue Nachuntersuchung aller Studien (sogenannte
Meta-Analyse) hat aber ergeben, dass der Therapieerfolg der untersuchten
Antidepressiva überwiegend (ca. 60–70 %) auf ihrer pharmakologischen
Wirkung beruht, während die Placebowirkung (siehe Abschn. 1.1)
ca. 30–40 % dazu beiträgt. Antidepressiva sind keine Wundermittel, aber
auch nicht wirkungslos. Die Wirkung ist stark vom einzelnen Patienten
abhängig.

Machen Antidepressiva abhängig? Nein, aber immer ausschleichend absetzen

Viele Patienten, die mit Antidepressiva behandelt werden sollen, haben Angst davor, abhängig oder süchtig zu werden. Die Noradrenalin- und Serotonin-verstärkenden Arzneistoffe wirken jedoch ganz anders als z. B. Benzodiazepine und Opioid-Analgetika, die tatsächlich süchtig und abhängig machen können (siehe Abschn. 2.2 und 8.2). Wesentliche Merkmale einer Abhängigkeit sind der Wirkungsverlust des Arzneistoffs bei Dauertherapie, die Notwendigkeit der Dosiserhöhung, unkontrollierbarer Drang zur Einnahme des Arzneistoffs bis hin zur Beschaffungskriminalität.

Dies trifft jedoch auf die Noradrenalin- und Serotonin-verstärkenden Arzneistoffe nicht zu. Aufpassen muss man allerdings beim Absetzen der Arzneistoffe, das ausschleichend erfolgen muss. Ansonsten können unangenehme Absetzsymptome auftreten, die Entzugssymptomen bei suchtauslösenden Arzneistoffen ähneln, aber darauf zurückzuführen sind, dass sich der Körper erst wieder an ein niedrigeres Niveau der Botenstoffe gewöhnen muss. Die Absetzphänomene können jedoch auch Ausdruck der wiederaufflackernden Erkrankung sein. Im Einzelfall ist das oft schwer zu unterscheiden.

Die Auswahl des Antidepressivums richtet sich nach den Symptomen: Noradrenalin für den Antrieb, Serotonin für die Stimmung

Die Auswahl des Antidepressivums erfolgt individuell für jeden Patienten, je nachdem welche Symptome im Vordergrund stehen. Hausarzt und Psychiater müssen unter Umständen etwas „herumdoktern". Steht beim Patienten eine Antriebsminderung im Vordergrund, so ist ein Arzneistoff angezeigt, der vor allem das Noradrenalin erhöht. Ist die depressive Verstimmung dominant, versucht man eher das Serotonin zu steigern. Leidet ein Patient sowohl an Antriebsminderung als auch depressiver Verstimmung, probiert man es mit der Erhöhung beider Neurotransmitter. Noradrenalin erhöht den Antrieb, Serotonin die Stimmung. Da es keine objektiven Messgrößen für die antidepressive Wirkung gibt, ist Ihr Arzt auf Ihre Rückmeldung angewiesen, ob Ihnen der verschriebene Arzneistoff hilft oder nicht.

Noradrenalin und Serotonin im ganzen Körper: Das erklärt die Wirkungen bei der Depression, aber auch die UAW

Die Behandlung mit den Noradrenalin- und Serotonin-verstärkenden Arzneistoffen hat noch einen Pferdefuß: Beide Neurotransmitter sind nicht nur wichtig für die Funktion des bei der Depression beeinträchtigten

Hippocampus, sondern sie spielen auch noch bei vielen anderen Körperfunktionen eine Rolle. Leider ist es nicht möglich, nur das Noradrenalin und Serotonin im Hippocampus zu erhöhen. Die Neurotransmitter werden überall im Körper erhöht.

Weil Noradrenalin und Serotonin bei sehr vielen Körperfunktionen eine Rolle spielen, ergibt sich daraus leider auch ein breites Spektrum von UAW (siehe Tab. 9.1). Die UAW der Noradrenalin- und Serotonin-verstärkenden Arzneistoffe werden bei der Dauertherapie meist schwächer.

Keine allgemein gültigen Erkennungssilben bei Antidepressiva
Ein weiteres Problem in der Arzneitherapie der Depression ist, dass man im Unterschied zu anderen Arzneistoffgruppen (siehe z. B. Abschn. 5.1 und 6.1) keine allgemein gültigen Wortendungen zum Erkennen der einzelnen Antidepressiva (siehe Tab. 9.1) hat. Hinzu kommt noch, dass es eine Vielzahl von Arzneistoffen und damit viele unterschiedliche Arzneistoffnamen gibt. All dies macht die Arzneitherapie der Depression für Ärzte und besonders Patienten nicht leichter. In diesem Buch beschränken wir uns auf die Nennung einiger häufig eingesetzter Arzneistoffe.

Da es so viele verschiedene Antidepressiva gibt, die nur wenige Ärzte alle kennen, ist es besonders wichtig, dass Sie die Beipackzettel aufheben und jedem Arzt bei einer anderen Arzneiverschreibung zeigen. Die Verschreibungsgewohnheiten von Antidepressiva sind in verschiedenen Ländern unterschiedlich. Nehmen Sie deshalb bei Reisen einen ausreichenden Vorrat an Antidepressiva mit.

Wie wird die Behandlung einer Depression begonnen? 1. SSRI
Häufig werden zu Beginn der Behandlung die sogenannten Serotonin-Wiederaufnahme-Hemmer (SSRI) eingesetzt. Diese Arzneistoffe hemmen, wie der Gruppenname besagt, die Wiederaufnahme von Serotonin in die Nervenzellen. Dadurch steht mehr Serotonin für die Kommunikation zwischen den Nervenzellen zur Verfügung, die sich daher verbessert. In Deutschland werden vor allem Sertralin und Citalopram verschrieben.

Da Serotonin bei vielen Körperfunktionen eine Rolle spielt, haben die SSRI vielfältige UAW. Dazu gehören Übelkeit, Erbrechen, Schlafstörungen, Kopfschmerzen, Gewichtsabnahme und verringerte sexuelle Lust (Libidostörung). Die Libido ist bei der Depression aber ohnehin schon verringert. Die vielfältigen UAW der SSRI sind vor allem zu Beginn der Therapie ein Problem und lassen später meist nach.

Nach drei bis vier Wochen können Sie mit einer antidepressiven Wirkung der SSRI rechnen. Falls das nicht der Fall ist, kommt eine Dosiserhöhung oder ein Wechsel des Arzneistoffs infrage.

SSRI dürfen niemals schlagartig abgesetzt werden, sondern immer ausschleichend. Sonst kann es zu unangenehmen Absetzsymptomen (z. B. stromschlagartige Empfindungen) kommen. Bei Kindern und Jugendlichen können SSRI zwar auch eingesetzt werden, dies sollte aber mit Vorsicht erfolgen, da das sich noch entwickelnde Gehirn anders reagiert als das Gehirn von Erwachsenen. In einigen Studien wurde eine erhöhte Suizidalität bei Jugendlichen unter SSRI beobachtet.

Vergiftungen mit SSRI sind gefährlich. Sie entstehen in suizidaler Absicht bei depressiven Patienten oder versehentlich bei Kindern. Da Antidepressiva häufig in Großpackungen verschrieben werden, müssen diese Arzneimittel unbedingt unter Verschluss gehalten werden und dürfen für Kinder nicht zugänglich sein.

Eine Vergiftung mit SSRI äußert sich als sogenanntes Serotoninsyndrom. Der Körper wird mit Serotonin geradezu überschwemmt. Symptome sind erhöhter Blutdruck, Herzrasen, Übelkeit, Erbrechen und Durchfall, Schwitzen, Verwirrung, Krampfanfälle und Wahnvorstellungen. Häufig geben leere Antidepressiva-Packungen den entscheidenden Hinweis darauf, dass ein Serotoninsyndrom vorliegt. Ein Serotoninsyndrom ist lebensbedrohlich und muss intensivmedizinisch behandelt werden.

Wie wird eine Depression behandelt, wenn die SSRI nicht ausreichend wirken? 2. SSNRI oder alpha-2-Rezeptorantagonisten
In der zweiten Stufe der Depressionsbehandlung werden gern Arzneistoffe eingesetzt, die auch das Noradrenalin verstärken. In Deutschland wird häufig der selektive Serotonin/Noradrenalin-Wiederaufnahme-Hemmer (SSNRI) Venlafaxin eingesetzt. Daher wird Venlafaxin gerne verschrieben, wenn neben einer depressiven Verstimmung auch eine Antriebsminderung vorliegt.

SSNRI haben die UAW der SSRI, aber es kommen noch weitere hinzu, die auf eine Aktivierung des sympathischen Nervensystems durch Noradrenalin zurückzuführen sind. Insbesondere muss man mit Unruhe, Herzklopfen, Blutdruckanstieg und Appetitlosigkeit rechnen. Die UAW der SSNRI lassen sich mit den verstärkten Wirkungen von Serotonin und Noradrenalin im Körper erklären und sind meist vorübergehender Natur.

Wenn bei einer Depression vor allem eine Antriebshemmung im Vordergrund steht, können sogenannte alpha-2-Rezeptor-Antagonisten eingesetzt werden. In Deutschland wird häufig Mirtazapin verschrieben. Es verstärkt die Wirkung von

Noradrenalin, aber nicht von Serotonin. Daher stehen als UAW vor allem Herzklopfen, Blutdruckanstieg, Unruhe und Appetitlosigkeit im Vordergrund.

Und wie geht es weiter, wenn auch diese Therapie nicht hilft? 3. NSMRI (TZAD)

Wenn die bisher besprochenen Arzneistoffgruppen beim Patienten nicht wirken, kommen die sogenannten nicht-selektiven Monoamin-Wiederaufnahme-Hemmer (NSMRI) zum Einsatz. Diese Arzneistoffe werden sehr häufig auch als trizyklische Antidepressiva (TZAD, Trizyklika) bezeichnet, weil sie chemisch aus drei Ringsystemen bestehen. Der Begriff der TZAD sagt jedoch nichts über den Wirkmechanismus aus und sollte daher nicht mehr verwendet werden.

Es handelt sich bei den NSMRI um Arzneistoffe, die es schon seit vielen Jahrzehnten auf dem Markt gibt. Daher sind ihre therapeutischen Wirkungen und UAW gut bekannt. Die NSMRI haben insgesamt eine stärkere antidepressive Wirkung als die SSRI und SSNRI, aber auch UAW: Zunächst hemmen die Arzneistoffe in dieser Gruppe wie die SSNRI die Wiederaufnahme von Noradrenalin und Serotonin in die Nervenzellen und erhöhen dadurch deren Konzentration. Dadurch ergeben sich die bereits weiter oben besprochenen UAW.

In dem unscheinbaren Begriff „nicht-selektiv" ist versteckt, dass diese Arzneistoffe auch noch andere Wirkungen haben als eine Hemmung der Noradrenalin- und Serotoninwiederaufnahme. Amitriptylin ist ein in Deutschland sehr häufig verschriebenes NSMRI. Bereits in niedriger Dosierung verursacht es Müdigkeit. Diese Wirkung kommt über eine Antagonisierung von Histamin-H1-Rezeptoren zustande, wie bei den Antihistaminika der ersten Generation (siehe Abschn. 1.5 und 4.1). Diese Wirkung kann man therapeutisch nutzen, wenn der Patient sehr erregt ist und beruhigt werden soll. In der Dauertherapie kann Amitriptylin über die Antagonisierung von H1-Rezeptoren wie viele Antipsychotika (siehe Abschn. 9.4) auch eine meist unerwünschte Gewichtszunahme verursachen.

Es gibt noch zwei weitere nicht-selektive Wirkungen der NSMRI, die man bei der Behandlung einer Depression nicht haben möchte. Zum einen erweitern diese Arzneistoffe über die Antagonisierung von alpha-1-Rezeptoren (siehe Abschn. 1.5) die Blutgefäße, wodurch es zu Schwindel, Herzklopfen und Blutdruckabfall kommen kann. Zum anderen antagonisieren die Arzneistoffe die Muskarin-Rezeptoren (siehe Abschn. 1.5), was zu Herzrasen, Mundtrockenheit, Sodbrennen und Verstopfung führen kann. Dieses sogenannte antimuskarinerge Syndrom wird durch zahlreiche Arzneistoffe verursacht (siehe Abschn. 4.1, 8.1 und 9.4). Amitriptylin muss einschleichend und vorsichtig dosiert werden, um eine optimale Balance zwischen erwünschten Wirkungen und UAW zu erhalten.

Was kann man tun, wenn auch NSMRI nicht helfen? Lithium dazugeben

In einigen Fällen kommt man mit der im Vorhergehenden skizzierten Stufentherapie nicht zum Erfolg. Dann kann man Lithium zur Therapie hinzufügen (sogenannte Lithiumverstärkung oder Lithiumaugmentation). Lithium wird vor allem bei der bipolaren Störung eingesetzt und deshalb auch dort besprochen (siehe Abschn. 9.3). Die Anwendung von Lithium ist jedoch heikel und dem Psychiater vorbehalten.

Was kann man tun, wenn auch NSMRI nicht helfen? Die Alternative sind MAO-Hemmer

Bei Patienten mit schwerer Depression kommen Monoaminoxidase-Hemmer (MAO-Hemmer) zum Einsatz. Sie hemmen den Abbau von Noradrenalin und Serotonin zu unwirksamen Substanzen und erhöhen daher die Neurotransmitterkonzentration. Beispiele für in Deutschland verschriebene MAO-Hemmer sind Tranylcypromin und Moclobemid.

Die MAO-Hemmer dürfen niemals gemeinsam mit anderen Noradrenalin- und Serotonin-verstärkenden Arzneistoffen eingenommen werden; immer nur alleine. Ansonsten kann es zu einer explosionsartigen Steigerung der Konzentration von Noradrenalin und insbesondere Serotonin kommen. Die Folgen sind vielfältig und reichen von Übelkeit, Erbrechen, Blutdruckkrisen bis hin zu Krampfanfällen (siehe Therapieoptionen 1–3). Leider gibt es kein einfaches Gegenmittel, sondern man kann nur symptomatisch behandeln und muss abwarten, bis sich der Körper selber entgiftet hat.

Bei MAO-Hemmern Schokolade, Käse und Rotwein vermeiden: Sonst droht eine Blutdruckkrise

Außerdem kann es unter einer Behandlung mit MAO-Hemmern zu Wechselwirkungen mit bestimmten Nahrungs- und Genussmitteln kommen. Rotwein, Käse, Nüsse, Schokolode und Bananen enthalten das biogene Amin Tyramin. Es setzt kurzfristig geringe Mengen Noradrenalin im Körper frei. Dieses Noradrenalin gibt dem gesunden Menschen einen „kleinen Kick" und steigert kurzfristig etwas den Blutdruck und die Leistungsfähigkeit, aber das ist harmlos. Anders sieht es bei den mit einem MAO-Hemmer behandelten Patienten aus. Bei ihnen wird das durch Tyramin vermehrt freigesetzte Noradrenalin nicht mehr abgebaut und kann schwere Blutdruckkrisen hervorrufen (siehe Abschn. 5.1). Patienten, die mit MAO-Hemmern behandelt werden, dürfen keine Tyramin-haltigen Nahrungs- und Genussmittel zu sich nehmen.

Wegen der Wechselwirkungen mit anderen Antidepressiva sowie mit Tyramin-haltigen Nahrungs- und Genussmitteln hatten die MAO-Hemmer für lange Zeit den Ruf, gefährlich zu sein. Diese Einschätzung hat sich inzwischen geändert. Beim vorsichtigen Einsatz und unter Beachtung der Wechselwirkungen sind MAO-Hemmer sehr wirksame Arzneistoffe für diejenigen depressiven Patienten, denen anders nicht geholfen werden kann.

Gibt es weitere Arzneistoffe für schwere Depressionen? Ja, Antipsychotika

MAO-Hemmer sind wertvolle Reservearzneistoffe für behandlungsresistente Patienten. Schließlich gibt es noch weitere Arzneistoffgruppen zur Behandlung der Depression. Als Alternativen zu den bisher besprochenen Arzneistoffen können bestimmte Antipsychotika (siehe Abschn. 1.2, 9.3 und 9.4) eingesetzt werden. Dabei handelt es sich um Antagonisten an verschiedenen Rezeptoren, die ganz unterschiedliche, u. a. auch antidepressive Wirkungen haben. Bei der Depression kommen z. B. Quetiapin und Olanzapin zum Einsatz. Die Behandlung mit diesen Arzneistoffen ist dem Psychiater vorbehalten und kommt vor allem für anderweitig nicht behandelbare Patienten in Frage.

Der erfolgreiche Einsatz von „Antipsychotika" bei der Depression zeigt auch noch einmal schlaglichtartig auf, wie problematisch und irreführend traditionelle Arzneistoffgruppenbezeichnungen geworden sind (siehe Abschn. 1.2 und 9.4).

Zehn Gründe, warum Sie ein Antidepressivum einnehmen sollten, wenn Sie an einer Depression erkrankt sind

Insgesamt gibt es in der Gesellschaft eine gewisse Grundskepsis gegenüber den Antidepressiva. Diese Arzneistoffklasse genießt nicht den besten Ruf, wofür es eine Reihe von Ursachen gibt, die im Vorhergehenden dargestellt wurden. Nichtsdestotrotz gibt es zehn Gründe, die dafürsprechen, dass ein an Depression erkrankter Mensch den Antidepressiva eine Chance geben und sie einnehmen sollte:

1. Antidepressiva können gezielt Ihre Stimmung und Ihren Antrieb verbessern. Ihr Arzt hat für Ihre Beschwerden unterschiedliche Arzneistoffe zur Verfügung.
2. Antidepressiva können individuell dosiert werden, und Sie bestimmen mit, welche Dosis am besten für Sie passt.

3. Antidepressiva können Ihnen den Alltag erleichtern.
4. Antidepressiva können Schlafstörungen positiv beeinflussen.
5. Antidepressiva können Ihnen dabei helfen, positiv in die Zukunft zu sehen.
6. Wenn Ihr Antidepressivum nicht gut wirkt oder Sie unerwünschte Wirkungen haben, gibt es Alternativen für Sie. Sie und Ihr Arzt brauchen nur etwas Geduld.
7. Bei unzureichender Wirkung kann man Antidepressiva auch mit anderen Arzneistoffen wie Lithium kombinieren.
8. Antidepressiva verursachen keine Entzugserscheinungen; allerdings muss man Antidepressiva beim Absetzen ausschleichen.
9. Antidepressiva verursachen anders als Benzodiazepine oder Opioid-Analgetika keine Abhängigkeit.
10. Antidepressiva verändern nicht Ihre Persönlichkeit.

Was ist von von pflanzlichen Antidepressiva zu halten? Lassen Sie es sein
Viele Menschen sind der Ansicht, dass sie sich etwas Gutes tun, wenn sie „natürliche", insbesondere aus Pflanzen hergestellte Arzneimittel einnehmen. Beispielhaft für ein pflanzliches Arzneimittel, das in vielfältiger Form und in unterschiedlichen Wirkstärken in und außerhalb von Apotheken sowie im Internet angeboten wird, sind Johanniskrautextrakte. Sie enthalten den Wirkstoff Hyperforin, der wie ein SSNRI wirkt. Hier gibt es jedoch zwei Probleme: Erstens ist der Wirkstoffgehalt von Hyperforin in vielen Präparaten unbestimmt. Wegen der deshalb nicht genau bekannten, eventuell zu hohen oder zu niedrigen Hyperforin-Dosierung ist die Wirkung ungewiss. Zweitens beinhalten Johanniskrautextrakte Wirkstoffe, die den Abbau anderer Arzneistoffe in der Leber beschleunigen. Daher kann die Wirkung anderer Arzneimittel verringert werden. Dazu gehören orale Kontrazeptiva (Risiko ungewollter Schwangerschaften) und Arzneistoffe zur Verhinderung einer Organabstoßung nach Organtransplantation (Risiko der Organabstoßung) (siehe Abschn. 1.6 und 11.2).

Johanniskrautextrakte sind wegen vielfältiger Risiken gefährlich und sollten nicht in der Behandlung der Depression eingesetzt werden, auch nicht in der Selbsttherapie. Dies vergrößert nur die Gefahr einer Diagnoseverzögerung und einer sachgerechten Behandlung.

9.3 Bipolare Störung

Zusammenfassung

Die bipolare Störung ist durch weit über das „Normale" hinausgehende Stimmungsschwankungen gekennzeichnet. Depressive Phasen wechseln sich, häufig auch schlagartig, mit manischen Phasen ab. Besonders gefährlich sind die manischen Phasen, weil sie oft nur schwer erkannt werden. In ihrem Verlauf entsteht häufig schwerer finanzieller und sozialer Schaden. In depressiven Phasen besteht ein hohes Suizidrisiko. Lithium ist der wirksamste Arzneistoff zur Behandlung der bipolaren Störung. Es stabilisiert die Stimmung und verringert die Suizidrate. Valproinsäure wirkt vor allem bei Manie, Lamotrigin bei Depression. Bei akuter Manie werden Antipsychotika und Valproinsäure eingesetzt.

Merksätze

- Der wirksamste Arzneistoff zur Behandlung der bipolaren Störung ist Lithium.
- Lithium verringert die Suizidalität.
- Lithium verbessert die Integration des Patienten mit bipolarer Störung in die Familie und das soziale und berufliche Umfeld.
- Lithium hat viele UAW. Deshalb müssen bei einer Lithiumbehandlung Spiegelbestimmungen durchgeführt werden.
- Eine als „gesund" angesehene natriumarme Kost verstärkt die UAW von Lithium.
- Wegen des Suizidrisikos dürfen Patienten mit bipolarer Störung niemals Großpackungen von Lithium und anderen Psychopharmaka in die Hände gegeben werden.
- Stimmungsstabilisierende Arneistoffe heilen eine bipolare Störung nicht, sondern wirken nur symptomatisch.
- Valproinsäure und Lamotrigin sind bei bestimmten Patienten eine Alternative zu Lithium.

Wie entsteht die bipolare Störung? Manie nicht verkennen, sondern erkennen

Bei der bipolaren Störung, früher manisch-depressive Erkrankung oder bipolare Psychose genannt, kommt es zu sehr starken, weit über das „Normale" hinausgehende Stimmungsschwankungen in Richtung Manie und Depression (siehe Abschn. 9.2). Der Volksmund beschreibt die Erkrankung als „Himmelhoch jauchzend, zu Tode betrübt". „Zu Tode betrübt" nimmt Bezug auf das hohe Suizidrisiko von Patienten mit bipolarer Störung in der depressiven Phase. Diese wird auch von Laien meist gut erkannt, während eine manische Phase sehr viel schwieriger zu erkennen ist. Das liegt daran, dass eine Manie, vor allem bei nur geringem Ausmaß (Hypomanie), vom Patienten und auch seinem Umfeld als sehr positiv („ansteckend") wahrgenommen wird: Der Patient ist insgesamt „gut drauf", hat eine positive Ausstrahlung, gute Ideen, ist unternehmungslustig, interaktiv und oft sehr charismatisch und kreativ (Musiker, Komponisten, Maler, Schauspieler). Viele Patienten mit bipolarer Störung weigern sich standhaft, sich ihre Hypomanie „wegbehandeln" zu lassen, weil sie sich gut und gesund fühlen. Das Problem dabei ist jedoch, dass sie häufig gar nicht bemerken, wenn aus der Hypomanie eine gefährliche volle Manie wird. Dann können die Patienten schnell vor einem finanziellen und sozialen Scherbenhaufen stehen.

Der Wechsel von einer Depression in eine Manie kann innerhalb kürzester Zeit (von Sekunden) stattfinden. Der gemeinhin angenommene Sinuskurvenverlauf mit einem fließenden Übergang zwischen den Phasen ist eher die Ausnahme. Gerade die abrupten und krassen Stimmungsschwankungen machen den Umgang mit Patienten mit bipolarer Störung so extrem schwierig.

In einer voll ausgeprägten manischen Phase fehlt den Patienten jede Krankheitseinsicht, sie sind häufig aggressiv und extrem distanzlos. Sie schlafen kaum, reden ununterbrochen, sind sehr fahrig und oft in den verschiedensten Schattierungen größenwahnsinnig. Besonders gefährlich für sie, ihre Familien und die Gesellschaft insgesamt ist die Tatsache, dass viele manische Patienten hochriskante Finanzgeschäfte mit katastrophalem Ausgang tätigen. In Zeiten des uneingeschränkten *Online-Shoppings- und -Bankings* ist dieses Risiko überaus hoch. Oft wird eine bipolare Störung erst diagnostiziert, wenn der Patient sich und sein Umfeld finanziell und sozial vollständig zerrüttet hat. Leider können die Patienten meist erst dann von der Notwendigkeit einer Behandlung überzeugt werden.

Bipolare Störung: *Crystal Meth* und Cannabis als Auslöser, oft verharmlost und unterschätzt

Die bipolare Störung ist häufig. Man geht davon aus, dass 3–4 % der Bevölkerung mindestens einmal im Leben von ihr betroffen sind. Abb. 9.3 zeigt die Entstehung einer bipolaren Störung und die Behandlungsmöglichkeiten. Die genaue Ursache der Erkrankung ist unbekannt. Es wird angenommen, dass eine Kombination von erblichen (genetischen) und psychosozialen Faktoren dazu führt, dass das Gleichgewicht der Botenstoffe im Gehirn (Neurotransmitter) durcheinandergerät. Deshalb kommt es zu überschießender oder verminderter Nerventätigkeit (Manie bzw. Depression). Eine bipolare Störung kann auch durch eine Schilddrüsenüberfunktion gefördert werden. Diese ist jedoch gut behandelbar (siehe Abschn. 6.2).

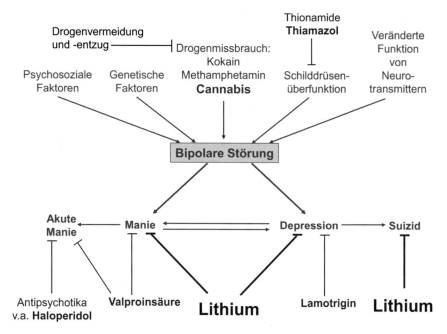

Abb. 9.3 Wie entsteht die bipolare Störung und wie behandelt man sie? Bei der bipolaren Störung kommt es zu einem teilweise abrupten und schwer vorhersehbaren Wechsel zwischen manischen und depressiven Phasen. In einer akuten manischen Phase, die durch Wahnvorstellungen geprägt ist, wirken Antipsychotika wie Haloperidol meist gut und rasch (siehe Abschn. 9.4). Ein großes Problem kann jedoch die fehlende Krankheitseinsicht darstellen. Alternativ zu Haloperidol kann Valproinsäure (siehe Abschn. 8.2) genommen werden. Zur Stimmungsstabilisierung in der Dauerbehandlung werden je nach vorherrschenden Symptomen Lithium, Valproinsäure oder Lamotrigin (siehe Abschn. 8.2) eingesetzt. Lithium ist der wirksamste stimmungsstabilisierend wirkende Arzneistoff. Lithium verringert als einziger Arzneistoff auch die Suizidalität. Eine Behandlung mit Lithium ist zwar gut wirksam, muss aber gut überwacht werden, weil Lithium zahlreiche unerwünschte Arzneimittelwirkungen (UAW) verursacht. Bitte beachten Sie, dass der Missbrauch von Drogen die Auslösung einer bipolaren Störung begünstigen kann. Insbesondere die Gefährlichkeit des Missbrauchs von vermeintlich „harmlosen" Cannabisprodukten wird regelmäßig unterschätzt.

Ein nicht zu unterschätzender Faktor in der Entstehung der bipolaren Störung ist der Missbrauch von Kokain, Methamphetamin (*Crystal Meth*) und der in vielen Medien unkritisch positiv dargestellten Cannabisprodukten. Es ist unklar, ob Drogenmissbrauch die bipolare Störung mitverursacht oder nur auslöst. Sie tritt jedenfalls bei Konsumenten dieser Drogen gehäuft auf. Auch deshalb ist vor dem Konsum von Kokain, Methamphetamin und Cannabisprodukten dringend zu warnen.

Behandlung der bipolaren Störung: Unterschiedliche Ansätze für die akute Manie und Vorbeugung

Da man die Ursache der bipolaren Störung nicht kennt, kann man sie auch nicht ursächlich behandeln. Die zur Verfügung stehenden Arzneistoffe wirken alle nur symptomatisch. Sie sind also nicht dazu in der Lage, eine bipolare Störung zu heilen.

Die Behandlung der bipolaren Störung richtet sich deshalb auch nach den vorliegenden Symptomen. Bei einer akuten Manie mit hoher Aggressivität, Überaktivität und Wahnvorstellungen bringen die in Abschn. 9.4 besprochenen Antipsychotika sehr rasch (oft innerhalb von Minuten) eine Linderung. Auch die weiter unten besprochene Valproinsäure wirkt bei akuter Manie.

Alle anderen in diesem Abschnitt besprochenen Arzneistoffe wirken nur vorbeugend (prophylaktisch). Sie werden deshalb auch als Stimmungsstabilisatoren bezeichnet. Sie verhindern oder reduzieren zumindest die krassen Stimmungsauslenkungen bei der bipolaren Störung.

Lithium: Kaum zu glauben, dass das ein Arzneistoff ist

Der wertvollste Arzneistoff zur Behandlung der bipolaren Störung ist das Alkalimetall Lithium in Ionenform, das sich im Körper sehr ähnlich wie Natrium verhält. Trotz intensiver Forschung ist es bislang nicht gelungen herauszufinden, warum Lithium bei der bipolaren Störung so wirksam ist. Die Entdeckung dieser Wirkung war ein Zufall. Ebenso wie Natrium findet man als Arzneistoff zugeführtes Lithium in jeder Körperzelle. Daraus erklärt sich auch, dass Lithium in praktisch jedem Organ UAW verursachen kann.

Es dauert ungefähr ein bis zwei Wochen, bis Lithium seine volle therapeutische Wirkung entfaltet. Die Patienten werden sanftmütig, umgänglich und kooperativ. Der verzögerte Wirkungseintritt muss gut vermittelt werden, damit der bei Therapiebeginn oft sehr erregte Patient ohne Krankheitseinsicht die Behandlung nicht wegen „Wirkungslosigkeit" gleich wieder abbricht. Daher ist es sehr wichtig, auch die Angehörigen mit einzubinden und vom Nutzen der Therapie zu überzeugen.

Lithium: Überzeugungsarbeit, warum man es bei bipolarer Störung nehmen sollte

Es gibt 10 gute Gründe, bei einer bipolaren Störung regelmäßig (täglich) Lithium einzunehmen. Diese Gründe sollten dem Patienten von seinem Umfeld immer wieder vermittelt werden:

1. Lithium wirkt sehr zuverlässig auf manische und depressive Phasen.
2. Lithium senkt als einziger Arzneistoff bei der bipolaren Störung die Suizidalität.

3. Bei regelmäßiger Einnahme und Spiegelbestimmungen ist Lithium meist gut verträglich.
4. Unter Lithiumbehandlung kann der Patient besser mit seiner Familie und seinem sozialen Umfeld kommunizieren.
5. Unter Lithiumbehandlung kann der Patient besser seiner beruflichen Tätigkeit nachgehen, und er hat weniger Ausfallzeiten.
6. Die Lithiumtherapie kann ambulant durchgeführt werden.
7. Der Patient muss unter Lithiumbehandlung viel seltener in eine offene oder gar geschlossene psychiatrische Abteilung.
8. Unter Lithiumbehandlung kann der Patient seine finanziellen Angelegenheiten viel besser und eventuell sogar ohne Betreuung regeln.
9. Lithium verbessert die Krankheitseinsicht und die Zusammenarbeit mit dem Arzt und Psychotherapeuten.
10. Lithium macht nicht abhängig und verursacht beim Absetzen keine Entzugserscheinungen.

Lithium: Viele UAW und wie man sie kontrolliert

Lithium kann Zittern, verwaschene Sprache, Verwirrung und Krampfanfälle auslösen. Es kann zu Herzrasen und Blutdruckabfall kommen. Lithium verursacht Durst. Dadurch nimmt die Flüssigkeitszufuhr zu, und der Patient muss häufig auf die Toilette gehen. Wenn die Nieren nicht ausreichend gut arbeiten, sind Wassereinlagerungen im Körper möglich, vor allem im Bereich der Unterschenkel. Die Schilddrüsenfunktion kann beeinträchtigt werden und muss dementsprechend überprüft werden (siehe Abschn. 6.2).

Bei einer Überdosierung oder bei einer versehentlichen oder absichtlichen Vergiftung mit Lithium kommt zu einer Verstärkung der oben dargestellten UAW. Die Diagnose wird durch Bestimmung des Lithiumspiegels im Blut gesichert. Zum Glück kann man Lithium bei einer Vergiftung durch Dialyse vergleichsweise gut wieder aus dem Körper entfernen. Das ist bei den meisten anderen Psychopharmaka (siehe Abschn. 8.1, 9.2 und 9.4) nicht der Fall.

Um die Gratwanderung zwischen einer guten Wirkung auf die bipolare Störung und UAW zu schaffen, muss man bei einer Lithiumbehandlung regelmäßig Spiegelbestimmungen (therapeutisches *Drug Monitoring*) durchführen.

Lithium in der Schwangerschaft: Ultraschallkontrollen wichtig

Da Lithium sich überall im Körper verteilt, gelangt es im Falle einer Schwangerschaft auch in den Embryo bzw. den Fetus. Lithium kann beim ungeborenen Kind Fehlbildungen an verschiedenen Organen hervorrufen, insbesondere im Herz/Kreislauf-System. Wenn eine Frau mit bipolarer

Störung, die mit Lithium gut eingestellt ist, schwanger werden möchte, so wird man ihr trotzdem immer empfehlen, die Lithiumtherapie fortzusetzen. In einer Schwangerschaft besteht die Gefahr, dass sich die Erkrankung ohne Therapie deutlich verschlechtert. Man muss also hier bewusst das Risiko eingehen, dass es zu Fehlbildungen beim Kind kommen kann. Diese sind aber in aller Regel sehr gut in Ultraschalluntersuchungen erkennbar. Gegebenenfalls muss man mit der werdenden Mutter einen Schwangerschaftsabbruch diskutieren.

Lithium: Vorsicht mit NSAR und natriumarmer Ernährung

Eine Behandlung allein mit Lithium ist meist recht gut handhabbar. Komplizierter wird es jedoch, wenn ein Patient weitere Erkrankungen hat und deshalb zusätzliche Arzneistoffe einnehmen muss. Bei schwerem Herzversagen (siehe Abschn. 5.3) und Nierenversagen darf Lithium nicht angewendet werden. Wenn ein Patient mit bipolarer Störung wegen Schmerzen oder einer Entzündung ein nicht-steroidales Antirheumatikum (NSAR) wie Ibuprofen einnimmt (siehe Abschn. 2.1), wird die Ausscheidung von Lithium aus dem Körper verringert. Dann muss die tägliche Lithiumdosis verringert werden, weil es sonst zu Überdosierungserscheinungen kommen kann. Das muss auch bei einer relativ kurzen Behandlung mit NSAR im Bereich von 1–2 Wochen bedacht werden. Wird ein Patient mit bipolarer Störung wegen eines Bluthochdrucks, einer Herzschwäche oder einer koronaren Herzerkrankung zusätzlich mit ACE-Hemmern oder Angiotensin-Rezeptor-Blockern (Arzneistoff-Gruppe A) behandelt (siehe Abschn. 5.1–5.3), wird die Ausscheidung von Lithium ebenfalls verzögert. Auch hier muss entsprechend die Lithiumdosis verringert werden.

In weiten Kreisen der Bevölkerung wird angenommen, dass eine natriumarme Ernährung „gesund" sei und der Entstehung von Bluthochdruck mit all seinen Folgeerkrankungen entgegenwirke (siehe Abschn. 5.1). Diese Annahme ist ohnehin umstritten, aber im Zusammenhang mit einer Lithiumbehandlung ist eine natriumarme Ernährung sogar gefährlich. Denn dadurch wird die Ausscheidung von Lithium aus dem Körper verzögert und die UAW nehmen zu.

Behandlung der bipolaren Störung mit „Antiepileptika": Natriumkanal-Blockade hilft auch

Zweifelsohne ist Lithium der wirksamste Arzneistoff zur Behandlung der bipolaren Störung, weshalb er hier auch so ausführlich dargestellt wurde. Es gibt jedoch Patienten, die Lithium nicht vertragen oder bei denen es nicht so gut wirkt. Bei ihnen werden alternativ Arzneistoffe eingesetzt, die traditionell als „Antiepileptika" bezeichnet werden (siehe Abschn. 8.1). Sie hemmen krankheitsverursachende (pathologische) Nervenzellerregungen, weshalb sie bei Epilepsien eingesetzt werden können. Da es auch bei der bipolaren Störung solche pathologischen Nervenzellerregungen gibt, ist es nicht erstaunlich, dass „Antiepileptika" ebenfalls „stimmungsstabilisierend" wirken. Durch die Begriffe „Antiepileptikum" und „Stimmungsstabilisator" für ein und denselben Arzneistoff entsteht jedoch bei Patienten und ihren Angehörigen Verwirrung und Vertrauensverlust. Das kann dazu führen, dass die Arzneistoffe nicht regelmäßig eingenommen werden, weil es die „falsche Diagnose" oder das „falsche Medikament" ist. Sehr viel besser sollten daher die bei bipolarer Störung eingesetzten Arzneistoffe nach ihrem Mechanismus bezeichnet und dann die klinischen Einsatzgebiete zugeordnet werden.

Valproinsäure blockiert Natriumkanäle in Nervenzellen und hemmt dadurch krankheitsverursachende Nervenzellerregungen. Diese Wirkung kann bei der Epilepsie und der bipolaren Störung genutzt werden. Valproinsäure wirkt bei akuter Manie und beugt neuen manischen Phasen vor, macht nicht abhängig und verursacht keine Entzugserscheinungen. Weitere Einzelheiten zu Valproinsäure finden Sie in Abschn. 8.1.

Lamotrigin blockiert ebenfalls Natriumkanäle in Nervenzellen, besitzt aber aus ungeklärten Gründen ein etwas anderes Wirkspektrum. Der Arzneistoff wirkt bei Epilepsien und verhindert bei bipolarer Störung vor allem depressive Phasen. Lamotrigin macht nicht abhängig, und es gibt keine Entzugserscheinungen. Weitere Einzelheiten zu Lamotrigin finden Sie in Abschn. 8.1.

Die unterschiedlichen Wirkprofile von Lithium, Valproinsäure und Lamotrigin kann man gezielt dazu nutzen, für jeden Patienten mit bipolarer Störung den bestmöglichen stimmungsstabilisierenden Arzneistoff zu finden. Es ist gerade bei dieser Erkrankung immer erforderlich, den Patienten in der Therapie mitzunehmen und einen „Deal" zu machen. Dazu gehört, dass der Arzt auf Wünsche hinsichtlich Arzneistoffwechsel, Dosisreduktion oder Absetzen eingehen muss. Eine Umstellung auf einen anderen Arzneistoff sollte immer überlappend, nicht abrupt erfolgen. Auch das Absetzen eines Arzneistoffs muss ausschleichend erfolgen, damit man ggf. das Wiederaufflackern der bipolaren Störung rechtzeitig erkennt und gegensteuern kann.

9.4   Schizophrenie

Zusammenfassung

Die Schizophrenie beeinträchtigt durch Positiv-Symptome (z. B. Stimmen-hören) und Negativ-Symptome (z. B. sozialer Rückzug) massiv die Fähig-keit zur Bewältigung des Alltags. Antipsychotika können die Symptome der Schizophrenie lindern und dadurch die Integration der Patienten in das normale Leben erleichtern. Entgegen weitverbreiteter Annahme sind Antipsychotika keine „chemische Zwangsjacke" und verursachen auch keine Abhängigkeit oder Entzugserscheinungen. Es gibt verschiedene Antipsychotika, die man je nach vorliegenden Symptomen und Verträglichkeit für jeden Patienten individuell ausprobieren muss. Das am besten wirksame Antipsychotikum ist Clozapin. Es hat jedoch den Nachteil, dass es eine Ver-armung der weißen Blutkörperchen hervorrufen kann. Antipsychotika können in unterschiedlichem Ausmaß Bewegungsstörungen und Gewichtszunahme ver-ursachen.

Merksätze

- Antipsychotika sind Antagonisten an einer Vielzahl von Rezeptoren für Botenstoffe (Neurotransmitter) im Gehirn. Deshalb besitzen Antipsychotika vielfältige klinisch nutzbare Wirkungen.
- Antipsychotika wirken bei der Schizophrenie und anderen Erkrankungen nur symptomatisch.
- Antipsychotika verursachen weder Abhängigkeit noch Gewöhnung.
- Jedes Antipsychotikum muss in seinen Eigenschaften für sich betrachtet werden.
- Antipsychotika verursachen als UAW vor allem Herz/Kreislauf-Probleme, Bewegungsstörungen und Gewichtszunahme.
- Das wirksamste Antipsychotikum bei Schizophrenie ist Clozapin.
- Wegen der Gefahr der Verarmung an weißen Blutkörperchen muss unter Clozapinbehandlung regelmäßig das Blutbild kontrolliert werden.
- Bei Demenz dürfen Antipsychotika wegen schwerwiegender UAW nur sehr zurückhaltend eingesetzt werden.

Was ist Schizophrenie und wie entsteht sie? Positiv- und Negativ-Symptome erkennen

Weltweit leiden ca. 1 % aller Menschen an Schizophrenie. Häufig sind junge Erwachsene von der Krankheit betroffen. Der Begriff Schizophrenie kommt aus dem Altgriechischen und bedeutet so viel wie „gespaltener Geist", aber er trifft leider überhaupt nicht den Kern der Erkrankung und verwirrt des-halb. Bislang konnte man sich jedoch noch nicht dazu durchringen, der Erkrankung einen besser zutreffenden Namen zu geben. Das ist wegen der Verschiedenartigkeit der Krankheitsbilder und Unterformen auch nicht so einfach. Die Schizophrenie beinhaltet so schwere Störungen in allen

Bereichen des Denkens, Fühlens und Handelns, dass die Erkrankten den Lebensanforderungen in Familie, Beruf, Freundeskreis und Gesellschaft nicht gerecht werden können. Sie war einer der wesentlichen Gründe für die Errichtung von oft weit außerhalb von Städten gelegenen „Irrenanstalten" in vielen Ländern, in denen die Patienten mangels wirksamer Behandlungsmöglichkeiten einfach eingesperrt wurden. Durch die Entwicklung wirksamer Arzneistoffe für die Therapie der Schizophrenie (Antipsychotika) kann inzwischen vielen Patienten mit Schizophrenie zumindest eine gewisse Teilhabe am normalen Leben ermöglicht werden. Im Gegensatz zu ihrem oft auch heute noch negativen Ruf sind Antipsychotika also keinesfalls „chemische Zwangsjacken". Das Gegenteil ist der Fall: Sie öffnen eine Tür zum Leben.

Abb. 9.4 zeigt die Entstehung der Erkrankung und ihre Behandlungsmöglichkeiten. Bei der Schizophrenie unterscheidet man Positiv-Symptome und Negativ-Symptome. Das ist für die Behandlung wichtig, weil sich danach die Auswahl des jeweiligen Arzneistoffs richtet. Zu den sehr eindrucksvollen und in der Öffentlichkeit auch recht gut bekannten (weil in Zeitschriften, Büchern und Filmen häufig dargestellten) Positiv-Symptomen gehören Sinnestäuschungen und Halluzinationen optischer und akustischer Art (Stimmenhören), Wahnvorstellungen und Gedankensteuerung von außen. Weniger beeindruckend, aber letztlich für die Prognose wichtiger sind die Negativ-Symptome wie sozialer Rückzug, Gleichgültigkeit und Interessenlosigkeit. Hier ergibt sich ein fließender Übergang zur Depression, was sich auch in der Arzneitherapie zeigt (siehe Abschn. 9.2). Durch diese fatale Kombination von Symptomen erleiden Patienten mit Schizophrenie häufig Unfälle und einen sozialen Abstieg mit weiteren Folgeerkrankungen und einer hohen Suizidrate. Deshalb ist die Lebenserwartung bei Schizophrenie im Vergleich zur Gesamtbevölkerung um ungefähr 15 Jahre verkürzt. In aller Regel können Positiv-Symptome durch Arzneistoffe besser beeinflusst werden als Negativ-Symptome. Clozapin ist das wirksamste Antipsychotikum. Es verringert auch die Suizidrate und wirkt lebensverlängernd.

Schizophrenie: *Crystal Meth* und Cannabis als Auslöser vermeiden

Ähnlich wie bei der Depression (siehe Abschn. 9.2) und der bipolaren Störung (siehe Abschn. 9.3) ist auch bei der Schizophrenie die genaue Ursache unbekannt. Eine Kombination erblicher (genetischer) und psychosozialer Faktoren begünstigt das Auftreten. Es wird auch diskutiert, dass eine gestörte Gehirnentwicklung und bestimmte entzündliche (immunologische) Faktoren zur Entstehung der Schizophrenie beitragen. Sicher ist zudem der ungünstige Einfluss von Drogen wie Kokain, Methamphetamin

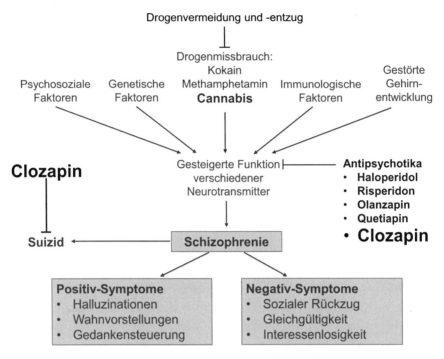

Abb. 9.4 Wie entsteht Schizophrenie und wie behandelt man sie? Die Entstehung einer Schizophrenie wird durch verschiedene Faktoren begünstigt. Bitte beachten Sie, dass der Missbrauch von Drogen die Auslösung einer Schizophrenie begünstigen kann. Insbesondere die Gefährlichkeit des Missbrauchs von vermeintlich „harmlosen" Cannabisprodukten wird regelmäßig unterschätzt. Letztlich kommt es bei der Schizophrenie zu einer gesteigerten Funktion vieler Neurotransmitter im Gehirn. Klinisch führt das zu dramatischen Positiv-Symptomen, die aus Darstellungen in Büchern und Filmen allgemein gut bekannt sind. Weniger bekannt sind die „Negativ-Symptome" der Schizophrenie, die eine gewisse Überlappung mit den Symptomen einer Depression zeigen (siehe Abschn. 9.2). Ziel der Behandlung ist es, mit Antipsychotika die überschießende Funktion der verschiedenen Neurotransmittersysteme zu hemmen. Antipsychotika sind Antagonisten an zahlreichen Rezeptoren (siehe Abschn. 1.5). Das wirksamste Antipsychotikum ist Clozapin, aber seine Anwendung erfordert wegen der Gefahr der Verarmung an weißen Blutkörperchen regelmäßige Blutbildkontrollen. Die früher übliche Unterteilung in „typische" und „atypische" Antipsychotika ist veraltet. Da man leider nicht genau weiß, welcher Neurotransmitter bei welchem Patienten in welchem Ausmaß gestört ist, muss man häufig austesten, welches Antipsychotikum bei jedem Patienten am besten wirkt.

und Cannabisprodukten. Es ist jedoch nicht bekannt, ob diese Drogen eine wirkliche Ursache der Erkrankung sind oder sie nur mit auslösen können. In jedem Falle bedeutet diese Verknüpfung, dass jedweder Drogenkonsum vermieden werden sollte.

Antipsychotika: Verhinderung des Neurotransmittersturms im Gehirn
Letztlich kommt es durch all diese ungünstigen Einflüsse zu einer Überfunktion etlicher Botenstoffe (Neurotransmitter) in bestimmten Gehirngebieten. Das verursacht dann die klinisch sichtbaren Positiv- und Negativ-Symptome. Dieses Modell der Krankheitsentstehung wird dadurch unterstützt, dass Antipsychotika Antagonisten an zahlreichen Rezeptoren für Botenstoffe sind (siehe Abschn. 1.5). Clozapin ist das wirksamste Antipsychotikum und zugleich unter klinischen Bedingungen ein Antagonist an so vielen Rezeptoren wie kein anderes Antipsychotikum. Eine breit gestreute Antagonisierung von Rezeptoren durch Antipsychotika ist demnach für die Behandlung der Schizophrenie ein Pluspunkt. Dieser wichtige Aspekt trägt wiederum zum besseren Verständnis der Erkrankung bei.

Eine beruhigende Wirkung bei Schizophrenie wurde zufällig vor über 70 Jahren erstmals für das Antihistaminikum Promethazin (siehe Abschn. 4.1) beobachtet. Davon ausgehend wurde eine selbst für den Experten kaum überschaubare Anzahl von Arzneistoffen entwickelt mit dem Ziel, das „perfekte" Antipsychotikum zu erhalten. Dieses Ziel ist bisher nicht erreicht worden, aber es ist gelungen, Antipsychotika mit sehr verschiedenen und klinisch brauchbaren Wirkprofilen sowie unterschiedlichen Anwendungsgebieten und UAW zu entwickeln. Daher ist es in den meisten Fällen möglich, ein passendes Antipsychotikum für den jeweiligen Patienten zu finden. Man benötigt aber oft Geduld und muss viel „herumprobieren".

Warum Antipsychotika früher als „chemische Zwangsjacke" bezeichnet wurden
Antipsychotika werden in der Therapie zahlreicher psychischer Erkrankungen eingesetzt, bei denen z. B. Halluzinationen, Wahnvorstellungen, Erregungszustände, Unruhe, Angst, Reizbarkeit oder Zwänge beseitigt bzw. gedämpft werden sollen. Sie hatten insbesondere in der „68er-Bewegung" einen schlechten Ruf und galten als „chemische Zwangsjacke":

1. Psychische Erkrankungen seien gar keine richtigen Erkrankungen, sondern nur ein gesellschaftliches Konstrukt.
2. Psychische Erkrankungen könne man am besten mit Gesprächen behandeln.
3. Die Zeit der Menschenversuche in der NS-Zeit war noch nicht lange vergangen.
4. Antipsychotika wurden früher oft sehr viel höher dosiert als heutzutage und zeigten deshalb auch sehr starke UAW.

Diese Voreingenommenheit gegenüber den Antipsychotika hat sich in bestimmten Kreisen der Bevölkerung hartnäckig gehalten und sich zu einer allgemeinen Skepsis gegenüber „Psychopharmaka" ausgeweitet. Dabei wird übersehen, dass „Psychopharmaka" ein sehr weit gefasster Oberbegriff für mehrere Arzneistoffgruppen mit ganz unterschiedlichen Wirkungen ist (siehe Abschn. 8.2, 9.1, 9.2 und 9.3).

Acht Gründe, warum es sinnvoll ist, bei Schizophrenie Antipsychotika einzunehmen
Deshalb ist es sehr wichtig, die Patienten davon dazu überzeugen, dass die Behandlung einer Schizophrenie mit Antipsychotika sehr sinnvoll ist. Folgende gute Gründe gibt es dafür:

1. Antipsychotika nehmen dem Patienten seine Halluzinationen, Wahnvorstellungen und seine Gedankenbeeinflussung von außen.
2. Einige Antipsychotika (insbesondere Clozapin) wirken auch gegen sozialen Rückzug, Gleichgültigkeit und Interessenlosigkeit.
3. Antipsychotika ermöglichen vielen Patienten ein Leben außerhalb von psychiatrischen Kliniken.
4. Von einigen Antipsychotika gibt es auch Depotpräparate, die eine sichere und langandauernde Wirkung gewährleisten.
5. Es gibt eine Vielzahl unterschiedlicher Antipsychotika, sodass gute Chancen bestehen, für jeden Patienten einen passenden Arzneistoff zu finden.
6. Meist gelingt es, einen vernünftigen Kompromiss zwischen antipsychotischer Wirkung und UAW zu finden.
7. Bei Unverträglichkeit oder Unwirksamkeit eines Antipsychotikums kann man ein anderes probieren oder auch Kombinationen von Arzneistoffen verschiedener Arzneistoffgruppen testen.
8. Antipsychotika verursachen im Gegensatz zu anderen „Psychopharmaka" wie Benzodiazepinen (siehe Abschn. 8.2) oder Methylphenidat (siehe Abschn. 9.1) keine Gewöhnung und keine Abhängigkeit.

Antipsychotika: Geeignet für den Notfall und die Dauertherapie
Bei einer Schizophrenie oder Manie (siehe Abschn. 9.3) wirken Antipsychotika im Akutfall meist innerhalb kurzer Zeit (wenige Minuten bis eine halbe Stunde je nach Symptomen und Anwendungsform des Arzneistoffs) und ermöglichen somit einen raschen Zugang zu dem Patienten. Da meist Positivsymptome im Vordergrund stehen, wird in aller Regel eine Behandlung mit Haloperidol oder einem ähnlichen wirkenden Antipsychotikum begonnen. Der rasche Wirkeintritt der Antipsychotika ist

ein großer Unterschied zu den klassischen Antidepressiva (siehe Abschn. 9.2) und dem stimmungsstabilisierenden Lithium (siehe Abschn. 9.3), die ihre Wirkung erst nach Wochen zeigen.

In aller Regel erfordert eine Schizophrenie eine Dauertherapie. Da Antipsychotika keine Abhängigkeit und Gewöhnung verursachen, ist es oft möglich, einen Patienten über viele Jahre hinweg mit ein und derselben Arzneistoffdosis zu behandeln. Falls es jemandem schwerfällt, regelmäßig seine Tabletten einzunehmen, kann man ihm alle 4–6 Wochen eine intramuskuläre Depotspritze mit dem Antipsychotikum geben.

Es muss betont werden, dass alle Antipsychotika die Symptome einer Schizophrenie nur lindern, nicht aber die Erkrankung zur Ausheilung bringen. Da der natürliche Verlauf der Erkrankung aber sehr unterschiedlich ist, kann man in Absprache mit dem Patienten je nach Verlauf auch einen Auslassversuch machen, um zu sehen, ob die Psychose wieder aufflackert. Wichtig ist es dabei, den Arzneistoff immer auszuschleichen.

Falls die Behandlung mit einem Antipsychotikum nicht ausreichend oder wegen UAW nicht möglich ist, können verschiedene andere Arzneistoffgruppen zusätzlich oder allein zum Einsatz kommen. In Frage kommen hier Lithium (siehe Abschn. 9.3) sowie Antiepileptika (Natriumkanal-Blocker und Calciumkanal-Blocker) (siehe Abschn. 8.2).

„Typische" und „atypische" Antipsychotika: Klärung von Missverständnissen zum Thema Bewegungsstörungen
Tab. 9.2 fasst die Eigenschaften von fünf in Deutschland häufig eingesetzten Antipsychotika zusammen. Die ersten hochwirksamen Antipsychotika (Prototyp Haloperidol) wirkten in erster Linie gegen Halluzinationen, Wahnvorstellungen und Gedankenbeeinflussung (Positivsymptome). Die antipsychotische Wirkung dieser Arzneistoffe ist vor allem auf den Antagonismus an Dopamin-Rezeptoren (siehe Abschn. 1.5) zurückzuführen, die aber leider auch bei der Bewegungskoordination im Gehirn eine wichtige Rolle spielen (siehe Abschn. 8.1). Daher kann es bei diesen Arzneistoffen zu mehr oder weniger schweren Bewegungsstörungen (extrapyramidale motorische Störungen, EPMS) kommen:

1. Zunächst können akute Tic-artige Bewegungsstörungen im Gesicht und Hals auftreten (akute Dyskinesien). Diese sind nur kurzfristig und können durch Muskarin-Rezeptor-Antagonisten (Prototyp Biperiden, siehe Abschn. 3.1, 3.3 und 8.1) behandelt werden.
2. Ab dem 5.–30. Behandlungstag kann ein Parkinsonsyndrom (Muskelsteifigkeit, Zittern, Bewegungsarmut (Rigor, Tremor, Akinese)) auftreten

Tab. 9.2 Übersicht über die wichtigsten Arzneistoffgruppen zur Behandlung der Schizophrenie

Arzneistoffgruppe	Prototypischer Arzneistoff	Wirkungsweise	Anwendungsgebiet	Wichtige UAW und Wechsel-wirkungen
"Typische" Antipsychotika (mGPCR-Antagonisten)	Haloperidol	Starke antipsychotische Wirkung, vor allem auf Positiv-Symptome, Ver-änderung der Schmerz-wahrnehmung, KEINE "beruhigende" Wirkung, hemmende Wirkung auf Erbrechen.	Akute und chronische Schizophrenie, akute bipolare Störung, chronische Schmerzen, starkes Erbrechen; NICHT bei Erregungszuständen bei dementen Patienten!	Schwindel, Herzklopfen, Stürze, Herzrhythmusstörungen, höchstes Risiko von allen hier aufgeführten Antipsychotika für verschiedenste Bewegungsstörungen.
"Atypische" Antipsychotika (mGPCR-Antagonisten)	Clozapin	Starke antipsychotische Wirkung auf Positiv- und Negativ-Symptome, Ver-ringerung des Suizidrisikos.	Schizophrenie mit starken Negativsymptomen, Suizidalität.	Müdigkeit, Schwindel, Herzklopfen, antimuskarinerges Syndrom, nur sehr geringes Risiko für Bewegungsstörungen, aber hohes Risiko für Gewichtszunahme, Gefahr der Verarmung weißer Blutkörperchen (regelmäßige Blut-bildkontrollen erforderlich).
"Atypische" Antipsychotika (mGPCR-Antagonisten)	Olanzapin	Antipsychotische Wirkung, hemmende Wirkung auf Erbrechen.	Schizophrenie, bipolare Störung, Zwangs-störungen, Erbrechen bei Chemotherapie, schwere Depression.	Müdigkeit, Schwindel, Herz-klopfen, hohes Risiko für Gewichtszunahme, Risiko für ver-schiedenste Bewegungsstörungen, sehr geringes Risiko für Abnahme weißer Blutkörperchen.

(Fortsetzung)

Tab. 9.2 (Fortsetzung)

Arzneistoffgruppe	Prototypischer Arzneistoff	Wirkungsweise	Anwendungsgebiet	Wichtige UAW und Wechselwirkungen
„Atypische" Antipsychotika (mGPCR-Antagonisten)	Quetiapin	Antipsychotische Wirkung, Beruhigung.	Schizophrenie, bipolare Störung, Zwangsstörungen, Angststörungen, schwere Depression, Tourette-Syndrom.	Müdigkeit, Blutdruckabfall, antimuskarinerges Syndrom, Risiko für verschiedenste Bewegungsstörungen, Herzrhythmusstörungen.
„Atypische" Antipsychotika (mGPCR-Antagonisten)	Risperidon	Antipsychotische Wirkung, Veränderung der Schmerzwahrnehmung.	Schizophrenie, bipolare Störung, Zwangsstörungen, chronische Schmerzen, Autismus.	Müdigkeit, Schwindel, Herzklopfen, Risiko für verschiedenste Bewegungsstörungen.

Obwohl die Einteilung der Antipsychotika in „typische" und „atypische" Antipsychotika veraltet ist, wird sie in der Tabelle zur besseren Orientierung noch aufrechterhalten. Letztlich müssen aber die Eigenschaften jedes Antipsychotikums einzeln für sich betrachtet werden. Bitte beachten Sie, dass Antipsychotika auch bei vielen anderen Nervenerkrankungen und psychischen Erkrankungen außer der Schizophrenie eingesetzt werden. Alle der hier gelisteten Arzneistoffe sind Antagonisten an vielen Neurotransmitterrezeptoren und haben deshalb auch viele Anwendungsbereiche und viele UAW. Clozapin ist der wirksamste Arzneistoff bei Schizophrenie, ist aber durch das Risiko der Verarmung weißer Blutkörperchen belastet. Unbedingt zu warnen ist vor der unkritischen Anwendung von Antipsychotika bei Patienten mit Demenz. Es können schwere UAW auftreten.

(siehe Abschn. 8.1), das mit Biperiden, Dosisreduktion oder Arzneistoffumstellung behandelt werden kann.

3. Nach Monaten kann eine Sitzunruhe (Akathisie) auftreten, die sich darin äußert, dass die Patienten ununterbrochen herumgehen. Die Behandlung erfolgt wie beim Parkinsonsyndrom.

4. Nach Monaten bis Jahren können dann sozial sehr störende und dauerhafte Kau-, Schmatz- und Saugbewegungen (Choreoathetose) auftreten. Diese UAW kann man am ehesten durch Umstellung auf ein anders Antipsychotikum behandeln.

Alle Arzneistoffe, die diese Symptome verursachen, wurden als „typische" Antipsychotika bezeichnet. Ziel war deshalb, Arzneistoffe mit antipsychotischer Wirkung, aber ohne das Risiko von Bewegungsstörungen zu entwickeln. Resultat dieser Entwicklung waren z. B. die Arzneistoffe Clozapin, Olanzapin, Quetiapin und Risperidon, die als „atypische" Antipsychotika den „typischen Antipsychotika" gegenübergestellt wurden.

Die Unterscheidung in „typische" und „atypische" Antipsychotika ist in der Klinik und Praxis, der Literatur und im Internet fest verwurzelt, obwohl sich im Laufe der Zeit gezeigt hat, dass diese Unterteilung nicht zutreffend ist: Mit Ausnahme von Clozapin können alle „atypischen" Antipsychotika mehr oder minder starke Bewegungsstörungen hervorrufen. Der Begriff „atypische Antipsychotika" ist hier sogar gefährlich, weil weder Arzt noch Patient Bewegungsstörungen erwarten und sie deshalb verkennen. Dieses Beispiel zeigt, dass historisch nachvollziehbare, aber überholte medizinische Fachbegriffe die Arzneimittelsicherheit gefährden können.

Und wie nennt man Antipsychotika jetzt richtig? „Antagonisten an vielen Rezeptoren". Das erklärt ihre Wirkungen und UAW

Deshalb wurde beschlossen, in der zukünftigen Ausbildung von Medizinstudenten in Deutschland die Begriffe „typische" und „atypische" Antipsychotika nicht mehr zu verwenden. Stattdessen wird die genauere (aber zugegebenermaßen etwas sperrigere) Bezeichnung „Antagonisten an multiplen G-Protein-gekoppelten Rezeptoren" (mGPCR-Antagonisten) oder für Laien einfacher ausgedrückt „Antagonisten an vielen Rezeptoren" (siehe Abschn. 1.5) verwendet, und jeder Arzneistoff wird für sich betrachtet. Die Umsetzung dieser Begriffsveränderungen in Klinik und Praxis wird ihre Zeit benötigen. Aber letztlich ist der neue Begriff genauer, weil er nicht eine Klassifizierung vornimmt, die es in Wirklichkeit gar nicht gibt. Der Begriff „Antagonisten an **vielen Rezeptoren**" erklärt auch sehr viel besser, logischer und einprägsamer, warum man diese Arzneistoffe für

viele Erkrankungen verwenden kann und warum diese Arzneistoffe so **viele UAW** hervorrufen.

Allgemeine Probleme in der Anwendung von Antipsychotika: An Tabak, Herz/Kreislauf, antimuskarinerges Syndrom und Gewichtszunahme denken

Weil die Antipsychotika Antagonisten an so vielen unterschiedlichen Rezeptoren sind, verwundert es auch nicht, dass sie viele UAW verursachen (siehe Abschn. 1.5). Deshalb ist es sehr wichtig, für jeden Patienten einen individuell abzustimmenden vernünftigen Kompromiss zwischen erwünschten Wirkungen und UAW zu finden. Dabei spielen Spiegelbestimmungen der Antipsychotika im Blut (therapeutisches *Drug Monitoring*) eine bedeutsame unterstützende Rolle. Viele Patienten mit Schizophrenie rauchen Tabak, auch um sich „selber zu behandeln und zu beruhigen". Es ist jedoch dringend davor zu warnen, während einer Behandlung mit Antipsychotika Tabakprodukte zu konsumieren, da deren Inhaltsstoffe den Abbau der Antipsychotika in der Leber beschleunigen und damit die Wirksamkeit herabsetzen können.

Fast alle Antipsychotika beeinflussen die Funktion des Herz/Kreislauf-Systems. Das liegt an einer antagonistischen Wirkung an alpha-1-Rezeptoren und/oder Muskarin-Rezeptoren. Bei allen Arzneistoffen außer Haloperidol kann ein antimuskarinerges Syndrom (Leitsymptome können Mundtrockenheit, Sodbrennen, heiße und trockene Haut, rasender Puls, Verstopfung und Harnverhalt sein) auftreten. Clozapin, Olanzapin, Quetiapin und Risperidon verursachen Müdigkeit und steigern den Appetit, was in der Langzeittherapie zu einer unerwünschten Gewichtszunahme führt. Diese beiden zunächst unabhängig voneinander erscheinenden Wirkungen haben jedoch eine gemeinsame Ursache, den Antagonismus an H1-Rezeptoren (Antihistaminikum, siehe Abschn. 4.1 und 9.2).

Clozapin: Das Beste, was wir haben, wenn nicht die Blutbildprobleme wären

Liegen auch deutliche Negativsymptome vor, so sollte eigentlich Clozapin der Arzneistoff der Wahl sein, da es offenbar gerade wegen seiner breiten antagonistischen Wirkung auf so viele Rezeptoren klinisch besonders gut wirksam ist. Clozapin ist das einzige Antipsychotikum, welches die Suizidalität bei Patienten bei Schizophrenie verringert und somit lebensverlängernd wirkt. Clozapin erfüllt also erfolgreich das härteste Kriterium klinischer Studien (Lebensverlängerung) (siehe Abschn. 1.3). Das ist bei keinem anderen Antipsychotikum so überzeugend der Fall. Bei allen anderen

Arzneistoffen kommt es „nur" zu einer Verbesserung der Lebensqualität, was aber auch schon einen Erfolg darstellt. Außerdem fällt Clozapin dadurch positiv auf, dass es nur sehr selten Bewegungsstörungen hervorruft.

Der Grund, weshalb Clozapin trotz seiner überzeugenden klinischen Wirksamkeit in der Praxis nicht der unumstrittene Goldstandard der Schizophreniebehandlung ist, hat drei Ursachen:

1. Clozapin kann in 1–2 % aller Patienten innerhalb der ersten 3 Monate der Behandlung eine von der Dosis abhängige Verarmung an weißen Blutkörperchen (Agranulozytose) verursachen, die zu einer erhöhten Infektanfälligkeit führt.
2. Clozapin antagonisiert so viele Rezeptoren wie kein anderes Antipsychotikum und hat deshalb insgesamt auch sehr viele unterschiedliche UAW (siehe Abschn. 1.5). Am bedeutendsten ist hier die sehr starke Gewichtszunahme (siehe Abschn. 4.1) mit der Gefahr der Entstehung eines Typ-2-Diabetes (siehe Abschn. 6.1) und einem entsprechend erhöhtem Risiko für Bluthochdruck, koronare Herzerkrankung und Schlaganfall (siehe Abschn. 5.1).
3. Clozapin ist ein sehr preiswerter Arzneistoff. Daher lässt sich mit Clozapin aus Sicht der Pharmaindustrie nicht sehr viel Geld verdienen, weshalb finanziell lukrativere Arzneistoffe stärker beworben werden.

Wie kann man das Blutbild unter Clozapin kontrollieren und was sind die Alternativen?
Die sehr gute klinische Wirksamkeit von Clozapin war der Grund dafür, nach Arzneistoffen zu suchen, die 1) klinisch ebenso gut wirksam sind, aber 2) keine Agranulozytose und 3) insgesamt weniger UAW verursachen. Leider ist nur das zweite Ziel (keine Agranulozytose) erreicht worden. Die neueren Antipsychotika Olanzapin, Quetiapin und Risperidon sind Clozapin in ihrer klinischen Wirkung nicht überlegen und haben insgesamt (abgesehen von der fehlenden Agranulozytose) auch nicht weniger UAW. Olanzapin, Quetiapin und Risperidon verursachen sogar deutlich mehr Bewegungsstörungen als Clozapin.

Das Risiko einer Agranulozytose bei Clozapin macht es erforderlich, dass zu Beginn der Behandlung jede Woche ein Blutbild angefertigt wird, damit ggf. die Dosis verringert wird oder der Arzneistoff ganz abgesetzt und durch einen anderen ersetzt wird. Zwar lässt sich eine Agranulozytose gut mit Wachstumsfaktoren für die weißen Blutkörperchen behandeln (siehe Metamizol, Abschn. 2.1), aber die wöchentlichen Praxisbesuche zur Anfertigung eines Blutbildes erfordern eine hohe Bereitschaft zur Mitarbeit

des Patienten, die nicht immer gegeben ist, was in der Natur der Grunderkrankung liegt. Aus diesem Grunde werden trotz geringerer Wirksamkeit
Olanzapin, Quetiapin und Risperidon in Deutschland zusammen deutlich
häufiger verschrieben als Clozapin.

**Wofür werden Antipsychotika noch eingesetzt? Für sehr viele andere
psychische Erkrankungen und Schmerzen**
Wie bereits oben besprochen, sind Antipsychotika Antagonisten an
vielen Rezeptoren für Botenstoffe im Gehirn und verursachen dadurch
zahlreiche Wirkungen. Daher lag es nahe, diese Arzneistoffe auch für
andere Erkrankungen neben der Schizophrenie auszuprobieren. Die erste
solche Anwendung der Antipsychotika war die bei akuter Manie (siehe
Abschn. 9.3). Das kann man gut verstehen, weil auch dort Wahnvorstellungen vorliegen. Darüber hinaus können bestimmte Antipsychotika
(insbesondere Haloperidol und Risperidon) bei Patienten mit chronischen
Schmerzen zu einer inneren Distanzierung führen, bei der die Schmerzen
zwar noch in unveränderter Stärke wahrgenommen, aber nicht mehr als
so quälend empfunden werden. Diese Wirkung wird insbesondere in
der Behandlung von Tumorschmerzen genutzt (siehe Abschn. 2.2 und
11.1). Außerdem haben bestimmte Antipsychotika (vor allem Haloperidol
und Olanzapin) eine hemmende Wirkung auf den Brechreiz. Diese anti-
emetische Wirkung wird in der Behandlung von durch Zytostatika
(Chemotherapeutika) ausgelöstem Erbrechen genutzt (siehe Abschn. 3.1,
3.3 und 11.1). Außerdem werden Antipsychotika für ganz unterschiedliche psychische Erkrankungen wie schwerer Depression (Quetiapin und
Olanzapin) (siehe Abschn. 9.2), Tourette-Syndrom (Quetiapin), Autismus
(Risperidon), Zwangsstörungen (Olanzapin, Quetiapin, Risperidon) oder
Angststörungen (Quetiapin) eingesetzt. Diese breiten Anwendungsgebiete
zeigen sehr deutlich, dass der Begriff „Antipsychotika" sehr problematisch
und irreführend ist. Ähnliches gilt für die Begriffe „Antidepressiva" (siehe
Abschn. 9.2) und „Antiepileptika" (siehe Abschn. 8.2).

**Wozu sollten Antipsychotika NICHT eingesetzt werden? NICHT für
Demenz**
Viele Menschen in Deutschland leiden an Demenz. Durch den demo-
graphischen Wandel wird deren Häufigkeit noch weiter zunehmen. Leider
gibt es bisher keine ursächliche Behandlung der Demenz. In Deutschland sehr verbreitet ist die Anwendung von Haloperidol zur „Beruhigung"
erregter dementer Patienten. Diese weit verbreitete und historisch
gewachsene Praxis ist jedoch wirkungslos und muss daher bis auf sehr

seltene Ausnahmefälle (Patienten mit Halluzinationen) unterbleiben. Sie ist zudem aus verschiedenen Gründen gefährlich:

1. Haloperidol wirkt NICHT beruhigend. Dem Arzneistoff fehlt dafür die antagonistische Wirkung am H1-Rezeptor (Antihistaminikum).
2. Haloperidol kann schwere Bewegungsstörungen hervorrufen, die als „Beruhigung" fehlinterpretiert werden.
3. Haloperidol kann starken Blutdruckabfall verursachen, der ebenfalls als „Beruhigung" missdeutet wird.
4. Haloperidol kann schwere Herzrhythmusstörungen mit stark verlangsamter Herzfrequenz auslösen. Auch hier ist eine Fehlinterpretation als „Beruhigung" möglich.
5. Als Folgen der Punkte 2–4 kann es zu schweren Stürzen mit gefährlichen Knochenbrüchen kommen, die Bettlägerigkeit mit eventuellen Komplikationen (z. B. Lungenentzündung) nach sich ziehen.

10

Augenerkrankungen

Eine intakte Sehfunktion ist für die Selbstständigkeit eines jeden Menschen, insbesondere im Alter, entscheidend. Dieses Kapitel behandelt die beiden wichtigsten Erkrankungen, die in Deutschland zur Blindheit führen, den Grünen Star (Glaukom) und die feuchte Makuladegeneration. Beide stellen Alterserkrankungen dar. Der erste Abschnitt des Kapitels behandelt den Grünen Star. Hier liegt ein Ungleichgewicht zwischen erhöhter Kammerwasserbildung und erniedrigtem Kammerwasserabfluss im Auge vor, wodurch der Augeninnendruck steigt. Es gibt eine Vielzahl von wirksamen und preiswerten Arzneistoffen, die allein oder in Kombination dazu in der Lage sind, den Augeninnendruck zu senken und damit das Fortschreiten des Glaukoms zu verhindern. Im zweiten Abschnitt des Kapitels wird die feuchte Makuladegeneration besprochen. Bei dieser Erkrankung kommt es in der Netzhaut zur Bildung neuer und brüchiger Gefäße, die platzen und Blutungen verursachen. Dadurch kann es zu rascher Erblindung kommen. Das Fortschreiten der feuchten Makuladegeneration kann man mit Hemmstoffen der Gefäßbildung aufhalten, die in den Glaskörper injiziert werden. Die dafür zugelassenen Arzneistoffe sind sehr teuer, aber es gibt Möglichkeiten der Kosteneinsparung.

© Springer-Verlag GmbH Deutschland, ein Teil von Springer Nature 2021
R. Seifert, *Medikamente leicht erklärt,* https://doi.org/10.1007/978-3-662-62330-5_10

10.1 Grüner Star

Zusammenfassung

Als Folge des demografischen Wandels in Deutschland leiden immer mehr Menschen an Alterserkrankungen. Zu den am besten behandelbaren Alterserkrankungen gehört der Grüne Star (Glaukom) des Auges, der zur Erblindung führen kann. Voraussetzung ist eine frühe Erkennung der Erkrankung sowie konsequente Behandlung. Beim Glaukom liegt ein Missverhältnis zwischen zu hoher Bildung und zu geringem Abfluss von Kammerwasser vor. Als Folge steigt der Augeninnendruck und schädigt die Netzhaut und den Sehnerv. Prostaglandine sind die wirksamsten Arzneistoffe zur Senkung des Augeninnendrucks. Sie werden allein oder in Kombination mit alpha-2-Rezeptor-Agonisten, Betablockern und Carboanhydrase-Hemmern eingesetzt. Durch konsequente Verwendung dieser Arzneistoffgruppen kann in sehr vielen Fällen eine Erblindung vermieden werden.

Merksätze

- Ein Grüner Star kann zur Erblindung führen.
- Ein Grüner Star kann sehr gut mit Arzneistoffen behandelt werden.
- Mit regelmäßigen Augeninnendruckmessungen lässt sich die Therapie gut überprüfen.
- Prostaglandine sind die wirksamste Arzneistoffgruppe zur Behandlung des Grünen Stars.
- Prostaglandine können Wimpernverlängerung, Irisverfärbung und Verfärbungen der Augenhöhle verursachen.
- Durch Kombination verschiedener Arzneistoffgruppen kann fast jeder Grüne Star wirksam behandelt werden.
- Zur Vermeidung von allgemeinen UAW nach Gabe der Augentropfen sollte man für 30–60 s den inneren Augenwinkel mit einem Finger zudrücken.
- Viele Arzneistoffgruppen wie Antihistaminika, Antidepressiva und Antipsychotika wirken parasympatholytisch und können den Augeninnendruck erhöhen.

Was ist der Grüne Star? Zu hoher Druck zerdrückt den Sehnerven

In Deutschland werden die Menschen immer älter. Der demografische Wandel hat zur Folge, dass die Häufigkeit von Alterserkrankungen stark zunimmt. Dazu gehören die Demenzen und der Grüne Star (Glaukom). Die verschiedenen Formen der Demenz können mit Arzneistoffen nicht geheilt, sondern allenfalls verzögert werden, weshalb sie in diesem Buch auch nicht besprochen werden. Im Gegensatz zu Demenzen lässt sich der Grüne Star sehr gut behandeln und darf nicht mit dem Grauen Star (Linsentrübung) verwechselt werden.

Beim Grünen Star kommt es in den meisten Fällen schleichend und für den Patienten zunächst unbemerkt zu einer Erhöhung des Augeninnendrucks. Dadurch werden die Netzhaut und der Sehnerv langsam mechanisch geschädigt und damit in ihrer Funktion beeinträchtigt. Zunächst ist das Sehen am Rand des Gesichtsfeldes eingeschränkt. Die Gesichtsfeldausfälle wandern dann immer mehr nach innen, bis auch das zentrale Sehen und damit die Sehschärfe vermindert sind. Letztlich kommt es zur Erblindung. Als deren Folge werden Selbstständigkeit und Lebensqualität der Patienten massiv eingeschränkt.

In Deutschland leiden ca. 1 Mio. Menschen an Glaukom; es ist von einer ähnlich hohen Dunkelziffer auszugehen. Die hohe Dunkelziffer von Glaukom-Patienten in Deutschland ist kein akzeptabler Zustand in Anbetracht der Tatsache, dass ein Glaukom gut behandelt werden kann. Die wichtigste Maßnahme zur Früherkennung des Glaukoms sind regelmäßige Besuche beim Augenarzt, bei dem der Augeninnendruck gemessen wird.

Der Augeninnendruck wird mit einem Druckmessgerät bestimmt, das unter kurzer lokaler Betäubung auf die Hornhaut aufgesetzt wird. Normale Druckwerte liegen zwischen 10 und 21 mm Quecksilbersäule. Aber auch ein normaler Augeninnendruck schließt ein Glaukom nicht aus. Entscheidend für die Diagnose Grüner Star ist der Nachweis von Gesichtsfeldausfällen und Sehnervenschädigung.

Leider sind ein einmal entstandener Gesichtsfeldausfall und eine Sehnervenschädigung nicht mehr rückgängig zu machen. Die Erkrankung kann im besten Falle aufgehalten werden, d. h. weitere Gesichtsfeldausfälle entstehen verzögert oder werden verhindert. Deshalb ist die frühe Erkennung und Behandlung eines Glaukoms der Schlüssel zum Erfolg.

Wie entsteht der Grüne Star? Zu viel Wasser, zu schlechter Abfluss

Das Kammerwasser ist für die Ernährung der vorderen Anteile der Auges (Linse, Iris (Regenbogenhaut), Hornhaut) sehr wichtig. Man kann sich das Kammerwasser wie einen kleinen Fluss vorstellen, der von der Quelle (Kammerwasserbildung) zur Mündung (Kammerwasserabfluss) fließt. Abb. 10.1 zeigt die Entstehung des Grünen Stars und seine Behandlungsmöglichkeiten. Tab. 10.1 zeigt eine Übersicht über die wichtigsten Arzneistoffgruppen zur Behandlung des Grünen Stars.

Wird zu viel Kammerwasser in der Quelle gebildet oder zu wenig durch die Mündung abgeführt, staut es sich wie in einem kleinen Stausee. Da es keine alternativen Abflusswege für das Kammerwasser gibt, erhöht sich der Augeninnendruck in dem starren Augapfel und es entwickelt sich ein Glaukom. Aus diesem Missverhältnis ergeben sich auch die Angriffspunkte

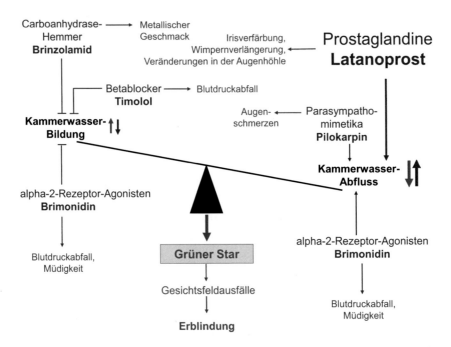

Abb. 10.1 Wie entsteht der Grüne Star und wie behandelt man ihn? Beim Grünen Star besteht eine Ungleichgewicht zwischen erhöhter Kammerwasser-Bildung („Flussquelle") und Kammerwasser-Abfluss („Flussmündung"). Da der Augapfel von einer festen Hülle (Lederhaut) umgeben ist, kann bei einem Ungleichgewicht kein Druckausgleich stattfinden. Der Augeninnendruck wird höher, und durch die nachfolgende Netzhautschädigung entstehen Gesichtsfeldausfälle bis hin zur Erblindung. Ziel der Behandlung ist es, die Kammerwasser-Bildung zu hemmen und/oder den Kammerwasser-Abfluss zu steigern. Die wirksamste Arzneistoffgruppe in der Behandlung des Glaukoms sind die Prostaglandine (Prototyp Latanoprost). Bei unzureichender Wirkung können verschiedene Arzneistoffgruppen gut miteinander kombiniert werden. Die Abbildung zeigt außerdem wichtige UAW von Arzneistoffen für die Glaukombehandlung

für die Arzneitherapie: Die Kammerwasserbildung wird gehemmt und der Kammerabfluss gesteigert.

In Abhängigkeit davon, ob die „Mündung" des Kammerwasserflusses offen oder verengt ist, unterscheidet man zwischen einem Offenwinkelglaukom und einem Engwinkelglaukom. Dies ist für die Behandlung von Bedeutung.

Die häufigste Form des Glaukoms ist das Offenwinkelglaukom. Seine genaue Ursache ist nicht bekannt, aber es gibt Risikofaktoren wie Kurzsichtigkeit, schlecht eingestellter Blutdruck (siehe Abschn. 5.1), Diabetes (siehe Abschn. 6.1) und eine familiäre Belastung.

Tab. 10.1 Übersicht über die wichtigsten Arzneistoffgruppen zur Behandlung des Grünen Stars

Arzneistoffgruppe	Prototypischer Arzneistoff	Wirkungsweise	Anwendungsgebiet	Wichtige UAW und Wechselwirkungen
Alpha-2-Rezeptor-Agonisten	Brimonidin	Senkt Augeninnendruck um circa 25 % über Hemmung von Kammerwasserbildung und Steigerung des Kammerwasserabflusses.	Offenwinkelglaukom (Anwendung im Auge).	Blutdruckabfall, Müdigkeit.
Betablocker (beta-Rezeptor-Antagonisten)	Timolol	Senkt Augeninnendruck um 20–25 % über Hemmung der Kammerwasserbildung.	Offenwinkelglaukom (Anwendung im Auge).	Blutdruckabfall, Herzfrequenz-Erniedrigung, Asthmaanfälle.
Carboanhydrase-Hemmer	Brinzolamid	Senkt Augeninnendruck um 20–25 % über Hemmung der Kammerwasserbildung.	Offenwinkelglaukom (Anwendung im Auge). Beim akuten Glaukomanfall können Carboanhydrase-Hemmer auch systemisch angewendet werden.	Metallischer Geschmack, Allergiegefahr.

(Fortsetzung)

Tab. 10.1 (Fortsetzung)

Arzneistoffgruppe	Prototypischer Arzneistoff	Wirkungsweise	Anwendungsgebiet	Wichtige UAW und Wechselwirkungen
Parasympathomimetika (Muskarin-Rezeptor-Agonisten)	Pilokarpin	Durch Verengung der Pupille wird der Abfluss von Kammerwasser erleichtert.	Nur beim Engwinkelglaukom.	Augenschmerzen, Kurzsichtigkeit; wegen der UAW nur noch eingeschränkte Anwendung.
Prostaglandine (Prostaglandin-Rezeptor-Agonisten)	Latano**prost**	Senkt Augeninnendruck um bis zu 40 % durch sehr starke Steigerung des Kammerwasserabflusses.	Offenwinkelglaukom (Anwendung im Auge); wegen großer Wirksamkeit Arzneistoffgruppe der ersten Wahl.	Nicht aufhebbare Verfärbung der Regenbogenhaut, starkes Wimpernwachstum, verstärkte Pigmentierung (Verdunkelung) der Haut um das Auge herum; Verringerung des Fettgewebes in der Augenhöhle. Dadurch scheint das Auge nach „innen" zu wandern.

Erkennungssilben in Arzneistoffen sind fett hervorgehoben. Die hier gelisteten Arzneistoffe werden in aller Regel direkt ins Auge gegeben („getropft"). Dadurch wird eine gute lokale Wirkung bei vergleichsweise geringen UAW gewährleistet. Systemische UAW (also im ganzen Körper) können weitgehend vermieden werden, wenn der innere Augenwinkel nach dem „Tropfen" für ca. 30–60 s zugedrückt wird. Damit wird verhindert, dass der Arzneistoff in die Nase gelangt, denn von der gut durchbluteten Nasenschleimhaut wird der Arzneistoff sehr gut in den Körper aufgenommen.

Wie wird der Grüne Star behandelt? Weniger Wasser, besserer Abfluss

Es ist unbestritten, dass ein erhöhter Augeninnendruck der wichtigste Risikofaktor für die Entstehung eines Glaukoms ist. Das wichtigste Behandlungsziel beim Grünen Star besteht darin, den Augeninnendruck auf Normalwerte zu senken. Dadurch lässt sich das Risiko von Langzeitschäden deutlich senken.

Liegen bereits nachweisbare Glaukomschäden am Auge vor, wird der Augeninnendruck auch bei „normalen" Werten weiter gesenkt. Abgesehen von Notfällen wie dem akuten Glaukom wird ein Grüner Star immer durch eine Lokaltherapie (Gabe von Augentropfen) behandelt. Dadurch lässt sich die Wirkung der Arzneistoffe in aller Regel gut auf das Auge begrenzen. Allerdings kann ein Arzneistoff, der in das Auge gegeben wird, auch im übrigen Körper wirken. Über den Augenwinkel-Nasen-Kanal gelangen Arzneistoffe in die Nase. Über deren sehr gut durchblutete Schleimhaut können sie dann in die Blutbahn aufgenommen werden. Eine wichtige Vorsichtsmaßnahme zur Verhinderung von UAW von Arzneistoffen zur Glaukombehandlung außerhalb des Auges besteht deshalb darin, nach dem „Tropfen" für 30–60 s den inneren Augenwinkel mit einem Finger zuzudrücken. Dann gelangt kein Arzneistoff in die Nase.

Prostaglandine: Besserer Abfluss mit ungewöhnlichen UAW

Die wirksamste Arzneistoffgruppe zur Behandlung des Glaukoms sind die Prostaglandine. Man erkennt diese Arzneistoffgruppe an der typischen Wortendung _prost. Latanoprost ist ein typisches Beispiel. Prostaglandine senken den Augeninnendruck um bis zu 40 %. Diese Wirkung wird durch eine Verbesserung des Kammerwasserabflusses („breitere Flussmündung") erreicht. Daher sind Prostaglandine beim Grünen Star Mittel der ersten Wahl. In aller Regel werden die Prostaglandine abends angewendet. Hygienische Einmal-Anwendungsformen verringern das Risiko von Augeninfektionen durch die früher üblichen Mehrfach-Anwendungsformen erheblich.

Leider besitzen die Prostaglandine aber auch erhebliche UAW. Prostaglandine sind fettlöslich und gelangen daher sehr gut in die verschiedenen Strukturen des Auges und die umgebenden Gewebe. Prostaglandine können eine nicht umkehrbare Verfärbung der Iris verursachen. Es kommt zur verstärkten Pigmenteinlagerung, und die Iris wird dunkler.

Prostaglandine können bei langfristiger Behandlung zur Verdunklung der Augenfarbe und damit biometrischer Kenndaten führen. Das kann zu Problemen bei der Passausstellung oder -kontrolle führen. Außerdem können Prostaglandine die Haut in der Nähe des Auges dunkel verfärben. Ferner kann das Fettgewebe, das das Auge umgibt, schrumpfen. Dazu sieht das Auge „eingezogen" aus. Diese Veränderungen sind kosmetisch störend. Zu beachten ist, dass diese UAW nur an dem Auge auftreten, in welches der Arzneistoff eingebracht wird.

Die wohl am meisten beachtete „unerwünschte" Wirkung von Prostaglandinen besteht darin, dass sie das Wimpernwachstum steigern und damit die Wimpern verlängern. Viele „natürliche Seren" zur Wimpernverlängerung, die in Drogerien angeboten und in Schönheitssalons angewendet werden, enthalten häufig nichtdeklarierte Prostaglandine.

Wenn Prostaglandine beim Grünen Star nicht wirksam sind oder wegen UAW nicht angewendet werden können, gibt es verschiedene Alternativen. Die anderen Arzneistoffgruppen zur Behandlung des Glaukoms besitzen eine etwa halb so große Wirksamkeit wie die Prostaglandine. Die Alternativen zu den Prostaglandinen haben nicht deren typische UAW.

Die Alternativen zu Prostaglandinen: Viele Möglichkeiten, viele Kombinationen

Die alpha-2-Rezeptor-Agonisten erhöhen ebenso wie Prostaglandine den Abfluss des Kammerwassers („breitere Flussmündung"). Außerdem verringern sie dessen Bildung („weniger Quellwasser"). alpha-2-Rezeptor-Agonisten erkennt man an der Arzeistoffnamenendung _nidin. Brimonidin ist ein typischer Vertreter dieser Arzneistoffgruppe. Die UAW basieren auf Effekten der alpha-2-Rezeptor-Agonisten außerhalb des Auges. Die wichtigsten UAW der alpha-2-Rezeptor-Agonisten sind Müdigkeit und Blutdrucksenkung. Dadurch kann es zu Schwindel und Herzrasen kommen. Bei Patienten mit Bluthochdruck dürfen Augentropfen mit alpha-2-Rezeptor-Agonisten deshalb nur mit Vorsicht angewendet werden. Sonst kann der Blutdruck zu stark sinken.

Die Betablocker senken den Augeninnendruck durch eine Verringerung der Kammerwasserbildung. Diese Arzneistoffgruppe erkennt man an der Endung _olol. In der Behandlung des Grünen Stars wird besonders häufig Timolol eingesetzt. In Abschn. 5.1. werden die Betablocker genauer besprochen. Die wichtigsten UAW der Betablocker im Körper sind Blutdruckabfall, erniedrigte Herzfrequenz und Asthmaanfälle. Deshalb dürfen

Betablocker-haltige Augentropfen bei Patienten mit Bluthochdruck oder Asthma nur mit Vorsicht angewendet werden.

Eine weitere Alternative zu den im Vorhergehenden besprochenen Arzneistoffgruppen sind die Carboanhydrase-Hemmer. Sie hemmen die Kammerwasserbildung („weniger Quellwasser"). Carboanhydrase-Hemmer erkennt man an der Arzneistoffnamenendung _zolamid. Brinzolamid ist ein typischer Vertreter dieser Arzneistoffgruppe. Die Carboanhydrase ist in jeder Körperzelle vorhanden. Deshalb ist es nicht erstaunlich, dass es zu ganz unterschiedlichen UAW kommen kann. Im Vordergrund bei lokaler Anwendung stehen Geschmackstörungen. Der Arzneistoff gelangt hierbei über den Augenwinkel-Nasen-Kanal zunächst in die Nase und dann über den Rachen auf die Zunge. Carboanhydrase-Hemmer können einen metallischen Geschmack verursachen. Sekt und Champagner schmecken Ihnen nicht mehr. Drücken Sie deshalb nach dem „Tropfen" von Carboanhydrase-Hemmern fest auf den inneren Augenwinkel.

Das Gute an der Arzneitherapie des Glaukoms ist, dass man die verschiedenen Arzneistoffgruppen problemlos miteinander kombinieren kann, um eine ausreichende Augeninnendrucksenkung zu erreichen. Es gibt auch Augentropfen, in denen verschiedene Arzneistoffe schon von vornherein miteinander kombiniert sind. Für die allermeisten Patienten mit Grünem Star lässt sich eine für sie passende Arzneitherapie mit einem guten Verhältnis zwischen therapeutischen Wirkungen und UAW finden. Man braucht nur etwas Geduld und muss etwas „herumdoktern".

Alle bislang besprochenen Arzneistoffgruppen werden sowohl beim häufigen Weitwinkelglaukom als auch beim seltenen Engwinkelglaukom eingesetzt. Das früher bei diesen Glaukomformen sehr häufig gegebene Parasympathomimetikum Pilokarpin wird nur noch beim Engwinkelglaukom angewendet. Der Grund hierfür ist, dass es zu einer sehr schmerzhaften Verengung der Pupille und zu einer sehr störenden Kurzsichtigkeit kommt. Pilokarpin fördert den Kammerwasserabfluss.

Welche Arzneistoffe können einen Grünen Star verschlechtern? An Parasympatholytika denken

Es ist nicht nur so, dass lokal am Auge verabreichte Arzneistoffe im Körper UAW verursachen können. Umgekehrt können Arzneistoffe, die woanders wirken sollen, auch das Auge beeinflussen. Am wichtigsten sind hier Arzneistoffe, die die Pupille erweitern und damit den Kammerwasserabfluss verringern. Sie wirken also gegenteilig wie das Parasympathomimetikum (Muskarin-Rezeptor-Agonist) Pilokarpin. Deshalb werden diese Arzneistoffe auch als Parasympatholytika (Muskarin-Rezeptor-Antagonisten) bezeichnet (siehe Abschn. 1.5). Parasympatholytika erweitern die Pupille, erhöhen den Augeninnendruck und verursachen Weitsichtigkeit.

Parasympatholytisch wirkende Arzneistoffe werden für ganz unterschiedliche Erkrankungen eingesetzt. Dazu gehören das bei der Parkinson-Erkrankung verwendete Biperiden, das vor allen Zittern (Tremor) verringern soll (siehe Abschn. 8.1). Auch Antidepressiva aus der Gruppe der nichtselektiven Monoamin-Wiederaufnahme-Hemmer (NSMRI, siehe Abschn. 9.2) und Antipsychotika (siehe Abschn. 9.4) sowie das bei Reisekrankheit (Kinetose) verwendete Scopolamin können über einen parasympatholytischen Effekt den Augeninnendruck erhöhen, ferner unnötig hochdosierte Antihistaminika (siehe Abschn. 4.1) und eine Langzeittherapie mit Glucocorticoiden bei einer Autoimmunerkrankung oder zur Verhinderung einer Organabstoßung (siehe Abschn. 11.2). Wenn Sie Glaukom-Patient sind, informieren Sie jeden Arzt darüber. Arzneistoffe, die für ganz unterschiedliche Erkrankungen eingesetzt werden, können den Augeninnendruck erhöhen und einen grünen Star verschlechtern.

Was mache ich bei einem akuten Glaukomanfall? Notfall mit Erblindungsgefahr

Ein akuter Glaukomanfall ist ein Notfall. Typische Symptome sind massive Sehstörungen am betroffenen Auge, extreme Augen- und Kopfschmerzen sowie Übelkeit und Erbrechen. Ein akuter Glaukomanfall kommt meistens nicht aus heiterem Himmel, sondern entwickelt sich auf dem Boden eines lang bekannten Grünen Stars, der unzureichend behandelt wurde. Ein akuter Glaukomanfall kann zur Erblindung führen. Wenn Sie als Glaukompatient starke Sehstörungen und Kopfschmerzen haben, begeben Sie sich sofort in eine Augenklinik! Verlieren Sie keine Zeit.

Ein akutes Glaukom muss sofort behandelt werden. Zum Einsatz kommen die bereits besprochenen Arzneistoffgruppen. Außerdem können Carboanhydrase-Hemmer intravenös gegeben werden. Schließlich kann man den Augeninnendruck durch stark entwässernde Arzneistoffe wie Mannitol senken. Diese Arzneistoffe werden nur in der Klinik angewendet und haben starke UAW. Falls die Arzneitherapie keine Wirkung zeigt, kommen augenchirurgische Verfahren zum Einsatz. Die beste Behandlung des akuten Glaukomanfalls ist seine Vermeidung durch konsequente Behandlung des Grünen Stars mit regelmäßiger Überprüfung des Augeninnendrucks.

10.2 Feuchte Makuladegeneration

Zusammenfassung

Die feuchte Makuladegeneration ist in Deutschland die häufigste Ursache für Erblindung bei über 50-jährigen Menschen. Bei dieser Erkrankung wird in der Aderhaut des Auges ein Wachstumsfaktor freigesetzt, der zu einem ungeordneten Wachstum brüchiger Gefäße führt. Diese Gefäße können platzen und Blutungen im Auge verursachen, die zur Erblindung führen. Die feuchte Makuladegeneration kann mit in den Glaskörper des Auges injizierten Arzneistoffen behandelt werden, welche die Wachstumsfaktoren wegfangen. Es gibt für die feuchte Makuladegeneration zwei zugelassene Arzneistoffe, Aflibercept und Ranibizumab, die allerdings sehr teuer sind. Ein weiterer Arzneistoff, Bevacizumab, ist ebenso wirksam, aber nicht für die feuchte Makuladegeneration zugelassen. Dennoch kann eine *Off-Label*-Behandlung mit Bevacizumab empfohlen werden.

Merksätze

- Eine akute Veränderung der Sehschärfe oder „verzerrtes Sehen" können Hinweise auf eine Makuladegeneration sein.
- Blutdruckkontrolle, geringe UV-Licht-Exposition und Verzicht auf Tabakprodukte schützen vor Makuladegeneration.
- Bei der feuchten Makuladegeneration entstehen neue Gefäße, die platzen können.
- Die Verhinderung der Neubildung von Gefäßen ist das wichtigste Behandlungsprinzip bei der feuchten Makuladegeneration.
- Die Wachstumshemmer Aflibercept, Ranibizumab und Bevacizumab sind ähnlich wirksam, aber Bevacizumab ist sehr viel preiswerter.
- Das Beispiel der Wachstumshemmer für die feuchte Makuladegeneration zeigt Verwerfungen des deutschen Arzneimittelmarktes schlaglichtartig auf.
- Eine Behandlung der feuchten Makuladegeneration mit Bevacizumab kann empfohlen werden.
- Jeder Patient mit feuchter Makuladegeneration kann einen wichtigen Beitrag zur Kostendämpfung im Gesundheitswesen leisten, wenn er einer Behandlung mit Bevacizumab zustimmt.

Was ist die Makuladegeneration? Häufigste Erblindungsursache in Deutschland, Tendenz steigend

Die Makuladegeneration ist ebenso wie der in Abschn. 10.1 besprochene Grüne Star eine Alterserkrankung. An ihr leiden in Deutschland ca. 4,5 Mio. Menschen. Die Makula (gelber Fleck) ist auf der Netzhaut der Ort des schärfsten Sehens. Wenn hier eine Erkrankung auftritt, sind sofort wichtige Alltagstätigkeiten wie Smartphone-Benutzung und Auto- oder Fahrradfahren schwer betroffen.

Man unterscheidet zwei Formen der Makuladegeneration. Bei der trockenen Makuladegeneration lagern sich in der Makula verschiedene Alterspigmente („Altersflecken des Auges") ab. Diese Alterspigmente sind harmlos. Obwohl 80 % aller Fälle von Makuladegeneration der trockenen Form zuzuordnen sind, ist diese Variante nur für 5–10 % aller Erblindungen verantwortlich.

Viel gefährlicher ist die feuchte Makuladegeneration. Diese Erkrankung macht zwar nur 20 % aller Fälle aus, ist aber für 90–95 % aller Erblindungen verantwortlich. Ein Frühsymptom bei der feuchten Makuladegeneration kann die verzerrte Wahrnehmung von Gitterlinien und Schrift sein.

Wenn Sich Ihre Sehschärfe rasch verändert oder Sie auf einmal „verzerrt" sehen, gehen Sie sofort zum Augenarzt. Es könnte sich um eine feuchte Makuladegeneration handeln! Weitere Frühsymptome der feuchten Makuladegeneration können Blendungsempfindlichkeit sowie eine verminderte Fähigkeit zur Wahrnehmung von Kontrasten sein. Die Diagnose trockene oder feuchte Makuladegeneration kann Ihr Augenarzt mit einer Augenhintergrundspiegelung leicht stellen.

Wie entsteht die feuchte Makuladegeneration? VEGF ist der böse Bube
Abb. 10.2 zeigt die Entstehung der feuchten Makuladegeneration und ihre Behandlung mit Arzneistoffen. Ein schlecht eingestellter Bluthochdruck (siehe Abschn. 5.1), UV-Licht, Tabakkonsum sowie ein hohes Lebensalter können zur Entstehung einer feuchten Makuladegeneration beitragen. Eine gute Bluthochdruckbehandlung, das Tragen von Sonnenbrillen bei Sonnenexposition sowie der konsequente Verzicht auf Tabakprodukte können der Entstehung einer feuchten Makuladegeneration vorbeugen.

Bei der feuchten Makuladegeneration wird aus bisher nicht geklärten Gründen in der Aderhaut des Auges der Wachstumsfaktor VEGF (vaskulärer endothelialer Wachstumsfaktor, *vascular endothelial growth factor*) in großen Mengen freigesetzt. Die Aderhaut des Auges besitzt, wie der Name schon besagt, viele Blutgefäße, die für die Ernährung der für den eigentlichen Sehvorgang verantwortlichen Netzhaut verantwortlich sind.

Der Wachstumsfaktor VEGF ist normalerweise nützlich für den Körper. Er sorgt dafür, dass überall kleine Blutgefäße (Kapillaren) gebildet werden, die die Versorgung unserer Köperzellen mit Blut und Sauerstoff sicherstellen. Wenn jedoch zu viel VEGF vorhanden ist, kommt es zur Aussprossung einer großen Anzahl von Gefäßen. Diese neuen Gefäße sind jedoch nicht richtig

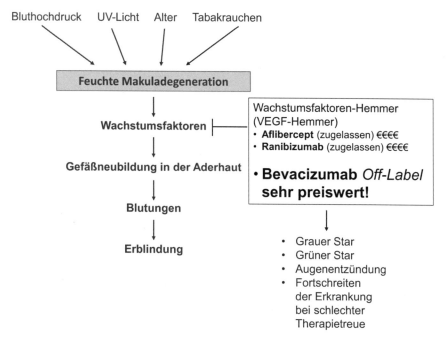

Abb. 10.2   Wie entsteht die feuchte Makuladegeneration und wie behandelt man sie? Es gibt eine Reihe von vermeidbaren Ursachen (Bluthochdruck, siehe Abschn. 5.1; UV-Licht, Tabakrauchen) für die Entstehung der feuchten Makuladegeneration. Es kommt in der Aderhaut des Auges zu einer verstärkten Bildung von Wachstumsfaktoren, die die Ausbildung neuer, aber brüchiger Blutgefäße in der Aderhaut anstoßen. Wenn diese Blutgefäße platzen, kommt es zu Blutungen in der Aderhaut, die zur akuten Erblindung führen können. Dementsprechend besteht die wirksamste Behandlung der Erkrankung darin, die Wirkung der Wachstumsfaktoren durch entsprechende Hemmstoffe (VEGF-Hemmer) zu unterbinden. Die drei Arzneistoffe Aflibercept, Ranibizumab und Bevacizumab haben alle eine ähnliche Wirksamkeit und ähnliche unerwünschte Arzneimittelwirkungen (UAW). Aber nur die sehr teuren Arzneistoffe Aflibercept und Ranibizumab sind offiziell zur Behandlung der feuchten Makuladegeneration zugelassen. Sie haben es als Patient in der Hand, einen Beitrag zur Dämpfung der Kosten in unserem Gesundheitssystem zu leisten, indem Sie einer Behandlung mit dem ebenso wirksamen aber viel preiswerteren Bevacizumab zustimmen. Bevacizumab könnte problemlos zur Behandlung der feuchten Makuladegeneration zugelassen werden, wenn der Hersteller es wollte. Er kann jedoch von den Aufsichtsbehörden nicht zur Zulassung gezwungen werden. Das Beispiel der VEGF-Hemmer zeigt schlaglichtartig Verwerfungen und Probleme auf dem deutschen Arzneimittelmarkt auf. Die Abbildung zeigt außerdem wichtige UAW der drei VEGF-Hemmer.

aufgebaut, ihnen fehlt eine gut ausgebildete Gefäßwand. Deshalb können sie wie ein brüchiger Gartenschlauch platzen, und es kann zu Blutungen kommen. Die Blutungen können die Ader- und Netzhaut geradezu überschwemmen. Rasche Erblindung kann die Folge sein.

Wie wird eine feuchte Makuladegeneration behandelt? Laser und VEGF-Hemmer

Akute Blutungen in der Aderhaut müssen sofort behandelt werden. Die geschieht vor allem mit energiereichen Lasern. Die Laserstrahlen zerstören punktförmig die Netzhaut sowie die darunterliegende Aderhaut und verschließen dadurch die geplatzten Gefäße. Man kann die Wirkung des Lasers mit der Wirkung eines Sekundenklebers vergleichen. Durch Laserstrahlen lässt sich jedoch nicht der Prozess der fehlgeleiteten Gefäßneubildung verhindern. Auch nach einer erfolgreichen Lasertherapie bei feuchter Makuladegeneration können jederzeit wieder brüchige Gefäße gebildet werden und neue Blutungen entstehen.

Letztlich muss das Ziel einer Therapie der feuchten Makuladegeneration darin bestehen, den „Übeltäter" VEGF zu neutralisieren und damit die Bildung neuer brüchiger Gefäße zu verhindern. Da die Bildung von VEGF nicht spontan aufhört, muss dementsprechend eine Langzeitbehandlung durchgeführt werden. Das Prinzip der Vermeidung von Blutungen besteht darin, die Wirkungen des Wachstumsfaktors VEGF zu hemmen. Die VEGF-Hemmer sind nicht dazu geeignet, akute Blutungen zum Stillstand zu bringen.

Die VEGF-Hemmer sind lösliche Rezeptoren für VEGF oder Antikörper, die VEGF binden. Dadurch kann VEGF nicht mehr das Gefäßwachstum stimulieren. Die VEGF-Hemmer sind Proteine. Deshalb kann man die Hemmer nicht oral einnehmen, sondern muss sie direkt an den Ort des Geschehens injizieren. Die Injektion erfolgt unter lokaler Betäubung mit einer ultrafeinen Nadel durch die Lederhaut des Auges (den weißen Anteil des Auges) hindurch in den Glaskörper. Von dort wandern die VEGF-Hemmer dann in die Aderhaut und hemmen das Wachstum brüchiger und blutungsgefährdeter Gefäße. In aller Regel wird die Arzneistoffinjektion in den Glaskörper gut vertragen.

Für die Behandlung der feuchten Makuladegeneration sind in Deutschland zwei Arzneistoffe zugelassen: Der lösliche VEGF-Rezeptor Aflibercept und der „Mini"-Antikörper Ranibizumab. Die Abkürzung _cept steht für löslicher Rezeptor, und die Abkürzung _mab für monoklonaler Antikörper (engl. antibody). Auch für den Experten sind die Arzneistoffnamen Aflibercept und Ranibizumab nur schwer zu merken und auszusprechen.

Deshalb sollten Sie sich als Patient das Behandlungsprinzip „Wachstums-faktorhemmung" merken. Die VEGF-Hemmer werden im Auge lang-sam abgebaut. Das bedeutet, dass die Wirkung langsam nachlässt und die Arzneistoffe regelmäßig wieder in den Glaskörper injiziert werden müssen.

Der Schlüssel zur langfristigen Verhinderung von Blutungen bei der feuchten Makuladegeneration liegt in der regelmäßigen Injektion der VEGF-Hemmer in den Glaskörper. Als Patient müssen Sie also alle 4–12 Wochen zum Augenarzt gehen, um sich ihre „Augenspritze" abzuholen. Gerade für ältere Patienten mit Geh- und Sehbehinderung ist es häufig nicht einfach, die regelmäßigen Termine zu organisieren. Wird der Termin einer VEGF-Hemmer-Injektion nicht eingehalten, steigt das Blutungsrisiko an.

Die UAW der VEGF-Hemmer sind nicht auf die leichte Schulter zu nehmen

Sie können sich sicherlich vorstellen, dass die Injektion eines Arzneistoffs in den Glaskörper nicht ohne Risiken ist. Sie muss unter sterilen Bedingungen erfolgen. Ansonsten kann es zu gefährlichen Infektionen im Augeninneren kommen. Da das Auge für Antibiotika nicht gut erreichbar ist, kann das Eindringen von Bakterien leicht zur Erblindung führen. Deshalb muss die Injektion des VEGF-Hemmers wie eine echte Operation unter sterilen Bedingungen durchgeführt werden.

Außerdem kann es durch die Injektion der VEGF-Hemmer zum Grauen Star und Grünen Star (Glaukom, siehe Abschn. 10.1) kommen. Daher sind sowohl regelmäßige Untersuchungen des vorderen Augenabschnittes mit der Spaltlampe zur Entdeckung von Linsentrübungen (Grauer Star) als auch Augeninnendruckmessungen zur Erkennung eines Grünes Stars erforderlich.

Bevacizumab oder wie Sie aktiv zur Kostendämpfung in Gesundheits-wesen beitragen können

Am Beispiel der feuchten Makuladegeneration können Sie als Patient auch Einiges über das deutsche Gesundheitswesen lernen: Die Behandlung eines Patienten mit einem VEGF-Hemmer kostet mehrere Tausend Euro pro Jahr. Wenn in Deutschland alle 4,5 Mio. Patienten mit Aflibercept oder Ranibizumab behandelt würden und man von jährlichen Therapiekosten von durchschnittlich 5.000 EUR pro Patient ausgeht, entstünden insgesamt jährliche Kosten von sage und schreibe mehr als 20 Mrd. EUR, und das für eine einzige Erkrankung.

Die hohen Therapiekosten für Aflibercept und Ranibizumab stellen ein erhebliches finanzielles Problem für das Gesundheitswesen in Deutschland dar. Dieses Problem ist in Fachkreisen gut bekannt. Es gibt jedoch einen weiteren VEGF-Hemmer mit dem Namen Bevacizumab auf dem Markt, der für die Behandlung verschiedener Karzinome (z. B. Dickdarmkrebs und Brustkrebs) zugelassen ist (siehe Abschn. 11.1). Bevacizumab ist sehr viel preiswerter als Ranibizumab und außerdem ein „Maxi"-Antikörper. Beide Antikörper werden von ein und derselben Firma vermarktet. Diese argumentiert, dass Ranibizumab speziell für die Anwendung am Auge entwickelt wurde und dass der Arzneistoff wegen seiner geringeren Größe („Mini") leichter als Bevacizumab („Maxi") in die Aderhaut gelangt.

Da die hohen Therapiekosten für die feuchte Makuladegeneration für alle Länder ein enormes Kostenproblem darstellen, wurde eine Vielzahl von klinischen Studien durchgeführt, die die Wirksamkeit von Aflibercept, Ranibizumab und Bevacizumab miteinander verglichen haben. Übereinstimmend kommen diese Untersuchungen zu dem Schluss, dass alle drei Arzneistoffe eine vergleichbare Wirksamkeit bei der feuchten Makuladegeneration und ähnliche UAW haben. Aflibercept, Ranibizumab und Bevacizumab sind in der Behandlung der feuchten Makuladegeneration gegeneinander austauschbar.

Behandelte man alle Patienten mit feuchter Makuladegeneration mit Bevacizumab anstelle der beiden anderen Arzneistoffe, würden die Therapiekosten nur einen Bruchteil der derzeit anfallenden Kosten betragen. Die Firma, die Bevacizumab herstellt, könnte also ohne weiteres seine Zulassung zur Behandlung der feuchten Makuladegeneration beantragen.

Diese Situation stellt für die behandelnden Augenärzte ein großes Dilemma dar: Denken sie gesamtgesellschaftlich und behandeln ihre Patienten mit einem wirksamen und preiswerten Arzneistoff mit fehlender Zulassung für die feuchte Makuladegeneration oder verabreichen sie dem Patienten einen wirksamen und teuren Arzneistoff mit Zulassung für die Erkrankung?

Vielerorts wird das Problem dadurch gelöst, dass Augenärzte Bevacizumab „off-label", also außerhalb der zugelassenen Indikation bei der feuchten Makuladegeneration verordnen. Solche Off-Label-Behandlungen sind prinzipiell im Rahmen von individuellen Heilversuchen möglich und im Bereich psychische Erkrankungen (siehe Abschn. 1.3, 9.1 und 9.4) sehr weit verbreitet. Das Haftungsrisiko bei etwaigen Behandlungsproblemen liegt aber beim verschreibenden Arzt. Deshalb schrecken etliche Augenärzte vor einer Off-Label-Verschreibung von Bevacizumab zurück. Diese Ängste werden vom Hersteller von Ranibizumab und Bevacizumab dafür genutzt, doch die Verschreibung des teureren Arzneistoffs zu empfehlen, um den Arzt „auf der sicheren Seite" zu wähnen.

Es ist zu hoffen, dass beim Auslaufen des Patentschutzes für Bevacizumab neue Anbieter mit preiswerten Bevacizumab-Generika zur Behandlung der feuchten Makuladegeneration auf den Markt kommen. Das Beispiel von Ranibizumab und Bevacizumab zeigt sehr eindrücklich, wie einzelne pharmazeutische Hersteller ihre Marktposition geschickt ausnutzen, um ihre Gewinne zu maximieren. Als Patient können Sie einen Beitrag zur Kostensenkung im Gesundheitswesen leisten, wenn Sie sich zu einer *Off-Label*-Behandlung mit Bevacizumab bei feuchter Makuladegeneration bereiterklären.

11

Wichtige übergreifende Behandlungsprinzipien

In den Kapiteln 3–10 wurden einzelne Erkrankungen und ihre Arznei-therapie besprochen. Es gibt jedoch weitere Erkrankungsgruppen, die zu speziell und/oder zu umfangreich sind, als dass man sie im Rahmen dieses Übersichtsbuches einzeln besprechen könnte. Das Ziel dieses Kapitels besteht darin, Ihnen einen allgemeinen Überblick zu geben über die Ursachen und Behandlungsmöglichkeiten bei Krebserkrankungen, Auto-immunerkrankungen und Infektionserkrankungen. Bei Krebserkrankungen und Infektionserkrankungen kann jeder Einzelne einen wichtigen Bei-trag zu deren Verhinderung beitragen. Das wird häufig vergessen. Bei Krebserkrankungen werden neben der klassischen Chemotherapie neue Arzneistoffe eingesetzt, die Tumoren gezielter beeinflussen sollen. Bei der Krebstherapie ist eine gute Schmerzbehandlung (siehe auch Kapitel 2) ent-scheidend. Die wichtigste Arzneistoffgruppe zur Behandlung der Auto-immunerkrankungen sind nach wie vor die Glucocorticoide („Cortison"). Ein großes Problem in der Behandlung von Infektionserkrankungen stellt der unüberlegte Einsatz von Antibiotika dar. Die Fehlanwendung von Anti-biotika führt dazu, dass viele Bakterien gegen Antibiotika resistent werden und dann bei schweren Infektionserkrankungen Behandlungsmöglichkeiten fehlen.

© Springer-Verlag GmbH Deutschland, ein Teil von Springer Nature 2021
R. Seifert, *Medikamente leicht erklärt*, https://doi.org/10.1007/978-3-662-62330-5_11

11.1 Krebserkrankungen

Zusammenfassung

Krebserkrankungen (bösartige Tumorerkrankungen) sind in Deutschland die zweithäufigste Todesursache. Sie sind die Folge von Genmutationen, die erblich bedingt sind oder durch verschiedene Gifte, Umweltfaktoren und Viren verursacht werden. Krebszellen vermehren sich unkontrolliert und zerstören die Organe. Bei der Behandlung mit Zytostatika („Chemotherapie") nutzt man die Tatsache aus, dass Krebszellen sich sehr rasch vermehren. Der Nachteil der Zytostatika ist jedoch, dass sie auch schnell wachsende normale Körperzellen schädigen. Eine neuer Ansatz der Krebsbehandlung besteht darin, mit zielgerichteten Tumortherapeutika die Mechanismen zu beeinflussen, die das Tumorzellwachstum direkt steuern. Zielgerichtete Tumortherapeutika haben andere UAW als Zytostatika. Um eine Resistenzentwicklung von Krebszellen zu verhindern, werden meist Zytostatika mit zielgerichteten Tumortherapeutika kombiniert.

Merksätze

- Krebserkrankungen (bösartige Tumorerkrankungen) sind die Folge von Genmutationen.
- Krebszellen wachsen meist sehr schnell.
- Das schnelle Wachstum von Krebszellen wird in der Chemotherapie (Behandlung mit Zytostatika) ausgenutzt.
- Zytostatika führen zu Haarausfall, Blutbildungsstörungen und Schleimhautschädigung.
- Das durch Zytostatika ausgelöste Erbrechen kann mit Serotonin-3-Rezeptor-Antagonisten (Setronen) meist gut kontrolliert werden.
- Zielgerichtete Tumortherapeutika beeinflussen die Kontrollmechanismen des Tumorwachstums.
- Zielgerichtete Tumortherapeutika haben andere UAW als Zytostatika.
- Meist werden Zytostatika mit zielgerichteten Tumortherapeutika kombiniert.
- Eine ausreichende Schmerzbehandlung ist bei Krebserkrankungen im Endstadium von größter Bedeutung.
- In der Schmerzbehandlung von Krebserkrankungen kommen viele verschiedene Arzneistoffgruppen zum Einsatz.

Was sind Krebserkrankungen? Brustkrebs und Lungenkrebs am häufigsten

„Krebs" ist ein umgangssprachlich weit verbreiteter Oberbegriff für bösartige Tumorerkrankungen (maligne Tumore, maligne Neoplasien). Der Begriff Krebs beschreibt anschaulich zwei wesentliche Merkmale von bösartigen

Tumorerkrankungen, d. h. dass die Tumorzellen unkontrolliert wachsen und sich dabei in das Gewebe hineinfressen. Allerdings kommt in dem Begriff Krebs nicht zum Ausdruck, dass maligne Tumorerkrankungen auch meist Tochtergeschwülste (Metastasen) verursachen. Außerdem bewegen sich Krebse (die Tiere) meist langsam, während viele bösartige Tumorerkrankungen schnell voranschreiten. Darin liegen gleichermaßen Chance und Risiko: Je schneller ein Krebs wächst, desto besser kann man ihn meist behandeln, aber wenn man den Krebs nicht rechtzeitig erkennt, kann man auch eher daran sterben; vor allen an den Folgen der Metastasen.

Je nachdem, von welchen Zellen der Krebs ausgeht, spricht man von Karzinomen (Epithelzellen), Sarkomen (Bindegewebe), Tumoren des blutbildenden Systems (Leukämie („Blutkrebs") oder Lymphomen („Lymphdrüsenkrebs"). Bei Frauen ist das Mammakarzinom (Brustkrebs) die häufigste Krebsform, gefolgt vom Bronchialkarzinom (Lungenkrebs) und Dickdarmkarzinom. Bei Männern ist die Häufigkeit in absteigender Reihenfolge Bronchialkarzinom, Colonkarzinom (Dickdarmkrebs) und Prostatakarzinom (Vorsteherdrüsenkrebs).

Krebsentstehung und was Sie dagegen tun können: Sonnenschutz, wenig Alkohol, kein Tabak

Abb. 11.1 zeigt eine Übersicht über die Entstehung von Krebserkrankungen und Ansätze zur Arzneitherapie. Das gemeinsame Merkmal aller bösartigen Tumorerkrankungen ist das unkontrollierte Zellwachstum, einmal schneller, einmal langsamer.

Das Wachstum normaler Körperzellen wird durch eine Vielzahl von Mechanismen sehr genau kontrolliert. Inzwischen wissen wir, dass Genmutationen (also Veränderungen in der DNA) diese Kontrollmechanismen bei bösartigen Tumoren durcheinanderbringen. Und damit wären wir auch schon bei den eigentlichen Ursachen für bösartige Tumorerkrankungen: Wie kommt es zu Genmutationen, die diese Kontrollmechanismen stören?

Hier gibt es sehr unterschiedliche Faktoren: Bestimmte Genmutationen werden vererbt, d. h. für etliche Tumoren gibt es eine familiäre Veranlagung (Prädisposition). Diese kann einmal stärker und einmal schwächer ausgeprägt sein, je nach Tumorart. Bei familiärer Häufung von Krebserkrankungen bietet sich eine humangenetische Beratung an, um die Bereiche Kinderwunsch und vorsorgliche Organentfernung (insbesondere Brustentfernung) zu diskutieren. Außerdem gibt es eine Vielzahl von äußerlichen Faktoren, die zu Genmutationen führen können. Dazu gehören krebsauslösende Chemikalien (z. B. Asbest, Benzol, Dioxin), starke UV-Licht-Exposition, starker Alkoholkonsum, Tabakkonsum und

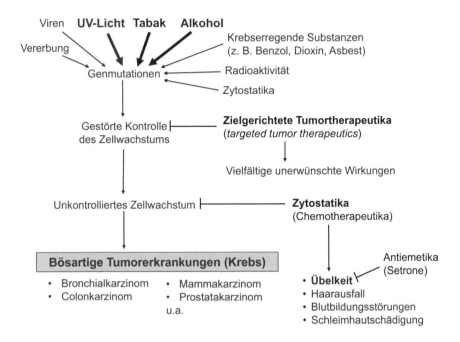

Abb. 11.1   Wie entstehen Krebserkrankungen und wie behandelt man sie? Es gibt eine Vielzahl von Ursachen für die Entstehung von bösartigen Tumorerkrankungen. In vielen Fällen dürfte eine Kombination verschiedener Faktoren krebsauslösend wirken. Die Diagnose „Krebs" ist nicht ein unabwendbares Schicksal. Sie können selbst wichtige Beiträge leisten, um die Entstehung eines bösartigen Tumors zu verhindern: Durch Vermeidung hoher UV-Strahlen-Belastung (Sonnenschutz) lassen sich viele bösartige Tumoren der Haut verhindern; durch Vermeidung von Tabak- und Alkoholkonsum die Entstehung von Mund- und Zungenkarzinomen. Tabakkonsum ist auch die wichtigste Ursache für das Bronchialkarzinom. Letztlich kommt es als Folge von Genmutationen zu einem sehr raschen und unkontrollierten Zellwachstum und damit zum „Krebs". Zytostatika (landläufig als Chemotherapeutika bezeichnet) hemmen das unkontrollierte Zellwachstum, aber auch das Wachstum schnell wachsender normaler Körperzellen, woraus schwere unerwünschte Arzneimittelwirkungen (UAW) entstehen. Für viele Patienten besonders belastend ist die Übelkeit, die man mit den Serotonin-3-Rezeptor-Antagonisten (Prototyp Ondansetron, daher auch der Begriff „Setrone") aber gut behandeln kann. Es gibt außerdem eine Vielzahl zielgerichteter Tumortherapeutika, die bei speziellen Tumorformen eingesetzt werden und die vielfältige UAW haben. Häufig werden Zytostatika mit zielgerichteten Tumortherapeutika kombiniert.

radioaktive Strahlung. Auch Viren (z. B. Hepatitis C-Virus) können Tumorerkrankungen verursachen. Die häufigste bekannte Krebsursache in Deutschland ist der Tabakkonsum, der vor allem Bronchialkarzinom und Karzinome im Mund auslöst. Es ist zu hoffen, dass durch ein konsequentes Verbot von Tabakwerbung und abschreckende Tumorbilder auf Zigarettenpackungen die Häufigkeit von durch Tabak ausgelösten bösartigen Tumoren langfristig rückläufig ist. Auch die Zytostatika können selber Krebs auslösen, oft erst viele Jahre nach der erfolgreichen Erstbehandlung. Man spricht dann von einem Zweittumor (Sekundärneoplasie).

Krebsdiagnostik und Krebsbehandlung: Auf Sie persönlich zugeschnitten

Früher fokussierte sich die Diagnostik bei Tumorerkrankungen auf die feingewebliche Struktur (Histologie) des Tumors. Außerdem achtete man darauf, wie groß der Primärtumor (T) ist, wie viele Metastasen (M) vorliegen und wie viele Lymphknoten (N) betroffen sind. Die histologische Tumordiagnose und das TMN-System haben nach wie vor ihre Gültigkeit, aber es ist eine weitere auch für die Behandlung wichtige Dimension hinzugekommen: Inzwischen werden bei vielen Tumorarten auch die Genmutationen, die die Kontrollmechanismen der Zellvermehrung beeinflussen, untersucht.

Wenn die Diagnostik einer Tumorerkrankung abgeschlossen ist, findet eine „Tumorkonferenz" statt. Auf dieser Konferenz setzen sich Ärzte der unterschiedlichsten Fachrichtungen zusammen und entscheiden gemeinsam, was das beste Behandlungskonzept für jeden einzelnen Patienten ist. Dabei werden meist chirurgische (operative) und pharmakologische Behandlungsprinzipien miteinander kombiniert. Bei speziellen Tumoren kommt auch eine Bestrahlung mit hochenergetischen ionisierenden Strahlen oder die Gabe radioaktiver Substanzen (z. B. radioaktives Iod bei Schilddrüsenkrebs, siehe Abschn. 6.2) zum Einsatz. Heutzutage ist die Krebsbehandlung so spezialisiert und individualisiert geworden, dass es den Rahmen des Buch bei weitem sprengen würde, detailliert auf einzelne Krebsarten einzugehen. Stattdessen sollen vor allem allgemeine Prinzipien der Krebstherapie besprochen werden. Grundsätzlich ist es das Ziel, den Patienten von seinem Krebs zu heilen. Man spricht von einer kurativen Therapie. Ist dies wegen eines zu fortgeschrittenen Tumorstadiums nicht mehr möglich, kommt eine palliative Behandlung zum Einsatz. Dabei geht es dann darum, die Überlebenszeit zu verlängern und die Lebensqualität zu erhöhen.

Wie werden Krebserkrankungen behandelt? – Die Klassiker mit vielen UAW: Zytostatika (Chemotherapeutika)

Die Zytostatika greifen direkt am Zellzyklus (Zellteilung) an und stoppen so das unkontrollierte Wachstum der Tumorzellen. Viele Zytostatika schädigen das Erbgut (DNA) der Krebszellen so, dass sie sich nicht mehr vermehren können. In der Umgangssprache werden die Zytostatika meist als Chemotherapeutika bezeichnet, aber dieser Begriff ist weiter gefasst: Darunter fallen auch Arzneistoffe zur Behandlung von bakteriellen und viralen Infektionen sowie von durch Pilzen und Parasiten verursachten Erkrankungen (siehe Abschn. 11.3). Die Zytostatika sind also nur eine Untergruppe der Chemotherapeutika. Meistens werden mehrere Zytostatika mit unterschiedlichen Wirkmechanismen miteinander kombiniert. Das hat den Grund, die Wirksamkeit der Krebstherapie zu erhöhen und zu verhindern, dass eine Krebszelle gegen ein Zytostatikum resistent wird. Tumorzellen besitzen nämlich sehr wirksame Mechanismen, aufgenommene Zytostatika wieder „hinauszuwerfen". Mit umso mehr verschiedenen Zytostatika nun eine Tumorzelle behandelt wird, desto schwieriger ist es für sie, die Zytostatika wieder hinauszuwerfen und damit resistent zu werden. Dadurch verbessert sich die Prognose des Tumorpatienten hinsichtlich Lebensqualität und Lebensdauer.

Zytostatika: Wie sie angewendet werden

Viele Zytostatika reizen die Blutgefäße. Dies ist einer der wichtigsten Gründe, weshalb Tumorpatienten einen „Port" (zentralen Venenkatheter) bekommen. Dieser Port ermöglicht es, die Arzneistoffe in ein großes Blutgefäß zu infundieren, ohne dass es zu Gefäßreizungen kommt.

Zytostatika werden in Zyklen gegeben, die von Behandlungspausen unterbrochen sind. Dieses Vorgehen dient dazu, die Verträglichkeit der Behandlung zu verbessern und die Erholung des Körpers zu fördern. Im Vergleich zu früheren Zeiten hat die moderne Krebsbehandlung viel von ihrem Schrecken verloren, und immer mehr Patienten werden „geheilt". Darunter versteht man, dass bei den Patienten mindestens 5 Jahre nach der erstmaligen Diagnosestellung kein Tumor mehr nachweisbar ist. Der Begriff „geheilt" bedeutet aber nicht „gesund", denn die Zytostatika können in gesunden Körperzellen des Patienten Genmutationen verursacht haben, die dann später zu Zweittumoren führen. Häufig entsteht als Zweittumor ein Lymphdrüsenkrebs, der dann wieder mit Zytostatika behandelt werden muss. Leider lässt sich das Risiko von Zweittumoren nicht vermeiden; es ist der Preis für die insgesamt deutlich verbesserte Krebstherapie.

Zytostatika: Welche UAW sie verursachen und was man dagegen tun kann

Alle Zytostatika führen zu allgemeiner Schwäche und Müdigkeit. Diese UAW wird als *Fatigue*-Syndrom" bezeichnet. Eine sehr gute Möglichkeit zur Behandlung des *Fatigue*-Syndroms besteht darin, im Rahmen der

Möglichkeiten milden Sport zu treiben. Schon längere Spaziergänge können einen sehr positiven Effekt auf das Wohlbefinden haben.

Zytostatika verursachen außerdem Übelkeit und Erbrechen. Diese UAW ist nicht nur unangenehmen, sondern kann auch zu schweren Wasser- und Salzverlusten führen. Früher war das Erbrechen eine behandlungslimitierende UAW der zytostatischen Behandlung. Inzwischen gibt es jedoch eine Reihe von Arzneistoffgruppen, die alleine oder in Kombination zur Behandlung des durch Zytostatika verursachten Erbrechens eingesetzt werden. Am wirksamsten sind die Serotonin-3-Rezeptor-Antagonisten (Prototyp Ondansetron), auch als „Setrone" bezeichnet. Durch den Einsatz von Setronen können viele Krebspatienten inzwischen auch ambulant behandelt werden. Auch viele Antipsychotika wirken brechreizlindernd (s. Abschn. 9.4).

Zytostatika unterscheiden in ihrer wachstumshemmenden Wirkung nicht zwischen Tumorzellen und gesunden Körperzellen. Dies bedeutet, dass Zytostatika auch das Wachstum schnell wachsender normaler Zellen hemmen. Das äußert sich, für den Patienten und das Umfeld am leichtesten wahrnehmbar, in einem Ausfall der Kopfhaare. Außerdem werden die Schleimhäute, die sich rasch erneuern, in ihrer Funktion beeinträchtigt. Die hervorstechenden Symptome sind Mund- und Zungenbrennen, Brennen in der Speiseröhre und Durchfall. Außerdem kommt es zu einer Knochenmarkschädigung mit einem Abfall der weißen Blutkörperchen. Diese UAW erhöht die Anfälligkeit für Infektionen mit Bakterien, Viren und Pilzen (siehe Abschn. 11.3). Außerdem kommt es zu einer Abnahme der roten Blutkörperchen, die für den Sauerstofftransport in die Organe verantwortlich sind. Die Patienten sehen deshalb häufig sehr blass aus und sind körperlich nur sehr begrenzt belastbar. Schließlich können auch die Blutplättchen abfallen, was sich z. B. in stärkeren Blutungen nach Verletzungen äußern kann. Wenn Kinder mit Zytostatika behandelt werden müssen, so kann es zu einer Wachstumsverzögerung mit letztlich verringerter Körpergröße kommen.

Und wie ist es bei Zytostatika und Kinderwunsch? Hoffnung angebracht
Ein sehr wichtiges Problem für Krebspatienten mit Kinderwunsch ist die Tatsache, dass Zytostatika über die DNA-schädigende Wirkung auch erbgutschädigend in den Keimzellen wirken. Leider lässt sich diese UAW nicht vermeiden, weil genau über diesen Mechanismus auch die Krebszellen zerstört werden. Wenn es zeitlich möglich ist, sollten daher bei Krebspatienten mit Kinderwunsch vor einer Zytostatikatherapie Eizellen bzw. Samenzellen

gewonnen und für eine spätere Befruchtung im Reagenzglas (*in vitro*) eingefroren werden.

Zytostatika wirken auch fruchtschädigend (embryo- und fetotoxisch). Allerdings ist eine etwaige in der Schwangerschaft notwendige Krebstherapie der Mutter nicht ein Grund für einen Schwangerschaftsabbruch. Die moderne, individuell angepasste Zytostatikabehandlung macht es inzwischen möglich, dass auch krebskranke Frauen gesunde Kinder zur Welt bringen können.

Unverantwortliche falsche Hoffnungen für Krebspatienten: Methadon

Leider gibt es auch immer wieder unseriöse Berichte zum Thema Krebstherapie, die schwerkranken Patienten falsche Hoffnungen auf Heilung machen. Vor einigen Jahren geisterten Berichte durch die Presse, dass das Opioid-Analgetikum Methadon (siehe Abschn. 2.2) das Wachstum bestimmter Tumorzellen hemmen würde. Diese Studien bezogen sich aber nur auf Laboruntersuchungen an der Zellkultur und hatten nichts mit der klinischen Wirklichkeit zu tun.

Wie werden Krebserkrankungen behandelt? – Zielgerichtete Tumortherapeutika: Neu und anders als Zytostatika

Die Entwicklung der zielgerichteten Tumortherapeutika wurde durch zwei unterschiedliche Faktoren vorangebracht: Zum einen verursachten die schweren UAW von Zytostatika den Druck auf Ärzte, Forscher und pharmazeutische Industrie, wirksame, aber besser verträgliche Arzneistoffe zu entwickeln. Zum anderen ergaben sich durch die Erforschung der Biologie von Tumorzellen viele neue Möglichkeiten zur Arzneistoffentwicklung. Die Erkenntnis, dass das Tumorzellwachstum über viele Kontrollmechanismen reguliert wird, öffnete die Tür zur Entwicklung von Arzneistoffen, die diese Kontrollmechanismen hemmen (abschalten), ohne gleich alle Körperzellen zu beeinflussen. Leider war es dann doch nicht ganz so einfach wie gedacht, denn die Kontrollmechanismen spielen auch in normalen Körperzellen eine Rolle und werden ebenfalls durch zielgerichtete Tumortherapeutika gehemmt, eben nur anders als in den Tumorzellen. Je nachdem, wie genau die zielgerichteten Tumortherapeutika wirken, kann es ganz unterschiedliche UAW geben. Sie reichen von den Anreicherung weißer Blutkörperchen in der Lunge über Hautausschläge, Bluthochdruck, Wundheilungsstörungen bis hin zu Hitzewallungen. Es würde jedoch zu weit führen, für jedes zielgerichtete Tumortherapeutikum die einzelnen UAW zu besprechen.

Die Entwicklung von zielgerichteten Tumortherapeutika für die Krebstherapie ist derzeit eines der aktivsten Gebiete der Arzneistoffentwicklung. Dadurch lässt sich die Behandlung der einzelnen Krebsarten immer weiter verbessern. Die Vielfalt der Neuerungen auf dem Gebiet der zielgerichteten Tumortherapeutika ist selbst für den Krebsspezialisten (Onkologen) nur noch schwer überschaubar. Ein weiteres, gesamtgesellschaftlich bedeutendes Problem ist es, dass die Zulassung von immer mehr zielgerichteten Tumortherapeutika zu einem der größten Kostentreiber in unserem Gesundheitssystem geworden ist. Immer wieder wurde kritisiert, dass Pharmafirmen die Hilflosigkeit und Alternativlosigkeit von Krebspatienten finanziell ausnutzen. An dieser Stelle sollen nur drei zielgerichtete Tumortherapeutika etwas genauer besprochen werden:

Beispiel 1: Austrocknung von Tumoren

Einer der wichtigsten Faktoren für ein rasches Krebswachstum ist eine ausreichende Versorgung des Tumors mit Sauerstoff und Nährstoffen. Dazu benötigt ein Tumor Blutgefäße. Viele Tumoren regen die Bildung von Blutgefäßen für ihre eigene Versorgung durch Ausschüttung von Wachstumsfaktoren an. Mit Hilfe von Antikörpern (z. B. Bevacizumab, siehe auch Abschn. 10.2) gelingt es nun, diese Wachstumsfaktoren abzufangen und damit das Gefäßwachstum im Tumor zu stoppen. Der Tumor wird gleichsam „ausgetrocknet". Diesen Behandlungsansatz kann man bei sehr vielen fortgeschrittenen Tumorerkrankungen erfolgreich nutzen. Ein Nachteil dieser Behandlung ist es jedoch, dass auch die Bildung neuer normaler Blutgefäße gehemmt wird. Dadurch kann es zur Gefäßverengung bis hin zum Blutdruckanstieg (siehe Abschn. 5.1) oder sogar Gefäßverschluss (siehe Abschn. 5.2) kommen.

Beispiel 2: Ausbremsen von Wachstumsfaktoren bei Brustkrebs

Ein zweites Beispiel sind Rezeptoren für Wachstumsfaktoren, die die Vermehrung von Krebszellen direkt fördern. So steigert der humane (menschliche) epidermale Wachstumsfaktor (epidermal growth factor, EGF) über einen bestimmten Rezeptor (HER2) die Vermehrung von Brustkrebszellen. Die Funktion dieses Rezeptors kann man nun durch einen bestimmten Antikörper (Trastuzumab) hemmen. Um herauszufinden, ob eine Patientin mit Brustkrebs von Trastuzumab profitieren kann, überprüft man vorher, ob die Tumorzellen diesen Rezeptor auch tragen. Trastuzumab kann als UAW allergische Reaktionen, Infektanfälligkeit, Kopfschmerzen, Schlaflosigkeit und Herzversagen verursachen.

Beispiel 3: Ausbremsen von Estrogen-Rezeptoren bei Brustkrebs

Ein drittes Beispiel ist der Estrogen-Rezeptor (siehe Abschn. 7.1). Wenn Brust-krebszellen den Estrogen-Rezeptor tragen, kann Estrogen das Wachstum der Brustkrebszellen fördern. Tamoxifen ist ein sogenannter selektiver Estrogen-Rezeptor-Modulator (SERM) und blockiert die wachstumsfördernde Wirkung von Estrogen an den Brustkrebszellen, stimuliert aber die Estrogen-Rezeptoren in der Gebärmutter, im Herz/Kreislaufsystem und in den Knochen. Dadurch werden die unerwünschten Wirkungen von Tamoxifen verringert. Dennoch kann Tamoxifen unangenehme UAW wie Hitzewallungen und Gewichts-zunahme verursachen. Vor einer Behandlung mit Tamoxifen wird deshalb über-prüft, ob die Brustkrebszellen auch den Estrogen-Rezeptor tragen.

Schmerzbehandlung nicht vergessen: Die vielen Möglichkeiten nutzen

Oft ist es trotz der insgesamt deutlich verbesserten Möglichkeiten der Krebs-behandlung nicht möglich, alle Krebspatienten zu heilen. Durch lokales Wachstum des Tumors und der Metastasen entstehen Schmerzen. Besonders schmerzhaft sind Knochenmetastasen. In diesem Stadium einer unheil-baren Krebserkrankung spielt die palliative (lindernde) Schmerzbehandlung eine große Rolle. Sie ermöglicht es den Patienten, möglichst lange eine gute Lebensqualität zu haben und im häuslichen Umfeld zu bleiben. Das Ziel ist es, dass der Patient schmerzfrei ist. Die Palliativmedizin hat in den letzten Jahren große Fortschritte gemacht. Daher ist es möglich, für die allermeisten Patienten eine gute Schmerztherapie im letzten Lebensabschnitt zu finden.

Entsprechend dem WHO-Plan zur Schmerztherapie werden in der ersten Stufe zunächst unter Berücksichtigung der jeweiligen Situation und UAW Nichtopioid-Analgetika (siehe Abschn. 2.1) eingesetzt. In der zweiten Stufe werden dann schwach wirksame Opioid-Analgetika (zunächst Tramadol, dann Buprenorphin) hinzugefügt und in der dritten Stufe stark wirksame Opioid-Analgetika wie Morphin und Fentanyl (siehe Abschn. 2.2). Bei etwaigen Schmerzspitzen kann sich der Patient innerhalb gewisser Grenzen selber Opioid-Analgetika (z. B. Fentanyl-Nasenspray oder Fentanyl-Lutschbonbons) applizieren. Das Risiko einer Opioid-Abhängigkeit besteht bei der palliativen Schmerztherapie nicht. Im finalen Stadium werden häufig auch Pumpensysteme eingesetzt, die die Analgetika gleichmäßig unter die Haut (subkutan) oder intravenös abgeben.

In allen Stadien des WHO-Stufenplanes werden zusätzliche Arzneistoff-gruppen als „Koanalgetika" eingesetzt: Bei Schmerzen durch Knochen-metastasen sind insbesondere die Bisphosphonate und Denosumab gut wirksam (siehe Abschn. 6.3). Die zu den Antidepressiva gehörenden NSMRI (Prototyp Amitriptylin) wirken insbesondere bei Nervenschmerzen sehr gut (siehe Abschn. 9.2). Antipsychotika (Prototyp Haloperidol) (siehe Abschn. 9.3) bewirken eine Distanzierung des Patienten im Kopf (mental) vom Schmerzerleben. Dies bedeutet, dass der Schmerz zwar objektiv gesehen gleichbleibt, aber er wird nicht mehr als so quälend empfunden. Viele Antipsychotika wirken gleichzeitig auch gut gegen Übelkeit und Erbrechen und ergänzen die Wirkungen der Setrone. Benzodiazepine unterstützen über ihre schlafanstoßende, beruhigende und angstlösende Wirkung (siehe Abschn. 8.2) ebenfalls die Schmerztherapie. Außerdem können verschiedene Antiepileptika (siehe Abschn. 8.2) und der Glutamat-Hemmer Ketamin (siehe Abschn. 2.1 und 8.2) in der Behandlung von Tumorschmerzen eingesetzt werden. Ketamin wirkt antidepressiv (siehe Abschn. 8.1), beruhigend, schlafanstoßend und schmerzlindernd.

Aktuell werden auch in der Presse Inhaltsstoffe der Hanfes *(Cannabis sativa)* sehr stark für die palliative Krebstherapie beworben. Dronabinol ist der prototypische Vertreter der Cannabisinhaltsstoffe. Es aktiviert als Agonist (siehe Abschn. 1.5) Cannabinoid-Rezeptoren im Gehirn. Dronabinol hemmt Übelkeit und Erbrechen, steigert den Appetit und wirkt schlafanstoßend, leicht schmerzlindernd und muskelentspannend. Insgesamt ist aber bislang die Studienlage zur klinischen Wirksamkeit von Cannabisinhaltsstoffen allgemein und speziell bei Tumorpatienten schlecht, sodass eine unkritische Verschreibung von Cannabispräparaten derzeit nicht empfohlen werden kann.

11.2 Autoimmunerkrankungen

Zusammenfassung

Normalerweise greift der Körper nicht seine eigenen Zellen an, sondern toleriert sie. Bei Autoimmunerkrankungen richtet der Körper eine Immun-reaktion gegen die eigenen Zellen. Dies führt zu Entzündungssymptomen (Schmerzen, Schwellung, Überwärmung) und letztlich zum Funktionsverlust des betroffenen Organs. Die Ursache von Autoimmunerkrankungen ist unbekannt. Deshalb ist die Behandlung dieser Erkrankungen symptomatisch. Sie richtet sich gegen die Vermehrung und Aktivierung bestimmter weißer Blutkörperchen (T-Zellen) sowie die Freisetzung von Entzündungsmolekülen. Am wichtigsten und vielseitigsten einsetzbar sind die Glucocorticoide („Cortison"). Außerdem werden zahlreiche Spezialarzneistoffe verwendet. Durch geschickte Auswahl von Arzneistoffen in der richtigen Dosierung lassen sich viele Autoimmuner-krankungen recht gut kontrollieren.

Merksätze

- Bei Autoimmunerkrankungen kommt es zu einer Immunreaktion gegen den eigenen Körper.
- Die Arzneitherapie von Autoimmunerkrankungen ist symptomatisch.
- Oft muss eine Autoimmunerkrankung lebenslang behandelt werden.
- Die Glucocorticoide („Cortison") sind die wichtigste Arzneistoffgruppe zur Behandlung von Autoimmunerkrankungen.
- Bei sachgerechtem Einsatz sind die UAW der Glucocorticoide akzeptabel.
- Viele Arzneistoffe zur Behandlung von Autoimmunerkrankungen erhöhen die Infektanfälligkeit.
- Niedrig dosiertes Methotrexat eignet sich sehr gut für die Behandlung von Autoimmunerkrankungen.
- Es ist zu beachten, dass Methotrexat nur einmal wöchentlich gegeben wird!
- Chloroquin wirkt gut bei Lupus erythematodes.

Was sind Autoimmunerkrankungen und wie entstehen sie? Krieg des Immunsystems gegen den eigenen Körper

Die wichtigste Aufgabe unseres Immunsystems besteht darin, zwischen „selbst" (eigenen Zellen) und „fremd" (eindringenden Bakterien, Viren und Pilzen, siehe Abschn. 11.3) zu unterscheiden. Wenn das Immunsystem das Signal „fremd" erhält, baut es eine fein abgestimmte Entzündungsreaktion auf, die zum Ziel hat, die eindringenden Krankheitserreger zu zerstören und die Gesundheit wiederherzustellen. Funktioniert das Immunsystem nicht richtig, z. B. bei bestimmten erblichen Erkrankungen oder bei Gabe von Zytostatika (siehe Abschn. 11.1), steigt die Infektanfälligkeit an.

Normalerweise funktioniert die Unterscheidung zwischen „selbst" und „fremd" sehr gut. Bei Autoimmunerkrankungen funktioniert dieses Unterscheidung jedoch nicht mehr, und es kommt zu einem Zusammenbruch der Toleranz gegen die eigenen Körperzellen mit nachfolgendem Angriff des Immunsystems auf den eigenen Körper. Der selbstzerstörerische Angriff hat jedoch keine nützliche Funktion, da keine Krankheitserreger vorliegen. Es kommt zu Entzündungssymptomen (Schmerzen, Schwellung, Überwärmung) und letztlich zum Funktionsverlust (und sehr selten zur Überfunktion, siehe Abschn. 6.2) des betreffenden Organs. Bei einigen Autoimmunerkrankungen (Typ-1-Diabetes, siehe   Abschn. 6.1, sowie autoimmunologisch bedingter Über- oder Unterfunktion der Schilddrüse, siehe   Abschn. 6.2) korrigiert man direkt die Funktionsstörung des Organs. Dieser Ansatz ist jedoch bei den wenigsten Autoimmunerkrankungen möglich. Abb. 11.2 zeigt die Entstehung von Autoimmunerkrankungen und Angriffspunkte für die Arzneitherapie.

Trotz intensiver Forschung ist die Ursache von Autoimmunerkrankungen unbekannt. Dementsprechend ist es auch nicht möglich, eine ursächliche Behandlung durchzuführen, also ganz anders als bei Infektionserkrankungen (siehe Abschn. 11.3). Die einzige Behandlungsmöglichkeit (mit wenigen Ausnahmen, siehe oben), die man bei Autoimmunerkrankungen hat, besteht darin, das Immunsystem mehr oder wenig ungezielt zu unterdrücken und damit die Krankheitssymptome zu lindern. Dies bedeutet aber auch, dass Autoimmunerkrankungen oft lebenslang behandelt werden müssen und dass die Infektanfälligkeit erhöht ist.

Autoimmunerkrankungen: Jedes Organ kann betroffen sein
Prinzipiell kann jedes Organ von einer Autoimmunerkrankung betroffen sein. Die rheumatoide Arthritis betrifft vornehmlich die Gelenke und die Colitis ulcerosa den Enddarm (Rektum), während der Morbus Crohn den gesamten Verdauungstrakt befallen kann. Die Schuppenflechte (Psoriasis) betrifft vor allem die Haut. All diesen Erkrankungen ist gemeinsam, dass es sich letztlich um „Systemerkrankungen" handelt. Das bedeutet, dass diese Erkrankungen zwar ein Hauptorgan haben, an dem sich die Krankheitssymptome zeigen, aber die Erkrankung kann sich auch auf andere Organe ausbreiten. So findet man bei der Schuppenflechte häufig Gelenkentzündungen und bei der rheumatoiden Arthritis und beim Morbus Crohn Augenentzündungen (Iritis). Der Lupus erythematodes ist eine systemische Autoimmunerkrankung, die vor allem die Haut oder die Niere befällt. Bei Befall der Niere kommt es häufig zu Bluthochdruck (siehe Abschn. 5.1) und letztlich zum Nierenversagen. Die wichtigste Autoimmunerkrankung des Gehirns ist die multiple Sklerose, die meist schubförmig verläuft und schon in jungen Lebensjahren einsetzt.

Autoimmunerkrankungen: T-Zellen im Fokus für die Therapie
Im Vorhergehenden mag der Eindruck entstanden sein, dass unser Wissen über Autoimmunerkrankungen sehr gering ist, sie also eine Art „Black Box" sind. So arg ist es dann doch nicht. Wir wissen, dass es als Folge des Zusammenbruchs der Selbsttoleranz zur Vermehrung bestimmter weißer Blutkörperchen, der T-Zellen, kommt. Das „T" bedeutet, dass diese Zellen dem Thymus (einer Art großem Lymphknoten, der hinter dem Brustbein liegt) entstammen. Die T-Zellen werden nach der Vermehrung aktiviert und setzen eine Vielzahl von Entzündungsmolekülen frei, die letztlich den selbstzerstörerischen Autoimmunprozess in Gang setzen und zu den klinischen Symptomen führen. Je nachdem, um welche Autoimmunerkrankung es sich handelt, sind auch die beteiligten Entzündungsmoleküle sehr unterschied-

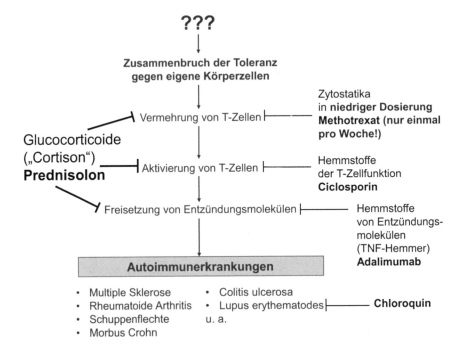

Abb. 11.2 Wie entstehen Autoimmunerkrankungen und wie behandelt man sie? Die Ursache von Autoimmunerkrankungen ist letztlich unbekannt. Nach dem Zusammenbruch der Toleranz gegen die eigenen Körperzellen kommt es über einen mehrstufigen Prozess, bei dem T-Zellen eine Schlüsselrolle spielen, zu einer Entzündung, die sich an jedem Organ entwickeln kann. Da man die Ursache von Autoimmunerkrankungen nicht kennt, kann man sie auch nur symptomatisch behandeln und versuchen, die verschiedenen Stufen des Entzündungsprozesses zu hemmen. Nach wie vor am wichtigsten für Klinik und Praxis sind die Glucocorticoide, landläufig als „Cortison" bezeichnet. In Deutschland wird der Cortison-Abkömmling Prednisolon am häufigsten eingesetzt. Mit Prednisolon lassen sich zahlreiche Autoimmunerkrankungen günstig beeinflussen. Inzwischen stehen viele weitere Arzneistoffe zur Behandlung von Autoimmunerkrankungen zur Verfügung. Von besonderer Bedeutung sind hier die Zytostatika (siehe Abschn. 11.1). Es ist wichtig, dass Zytostatika bei Autoimmunerkrankungen nur in sehr niedriger Dosierung und nur einmal wöchentlich gegeben werden. Sonst können schwere UAW entstehen.

lich und dementsprechend wird jede Autoimmunerkrankung auch unterschiedlich behandelt. Hier hat sich hinsichtlich der Zielgenauigkeit der Behandlung in den letzten Jahren sehr viel getan. Die meisten Arzneistoffe zur Behandlung von Autoimmunerkrankungen greifen direkt oder indirekt an T-Zellen an (siehe Abb. 11.2).

Wie werden Autoimmunerkrankungen behandelt? Ein geschichtlicher Rückblick: „Böses" Cortison?

Die rheumatoide Arthritis ist „die" klassische Autoimmunerkrankung. An dieser Erkrankung wurden auch viele der derzeit angewendeten Behandlungskonzepte für Autoimmunerkrankungen entwickelt. Bis in die 1950er Jahre hatte man kaum Möglichkeiten zur Behandlung der rheumatoiden Arthritis. Dann stellte man in klinischen Studien fest, dass das Hormon Hydrocortison (Cortisol) bei der rheumatoiden Arthritis gute entzündungshemmende (anti-inflammatorische oder anti-phlogistische) Wirkung zeigte. Aus dem Begriff „Hydrocortison" wurde umgangssprachlich „Cortison".

Die Freude über die guten Wirkungen von Hydrocortison bei der rheumatoiden Arthritis hielt aber nicht lange an, weil sich zeigte, dass der Arzneistoff auch schwere UAW wie Magen/Zwölffingerdarm-Geschwüre (siehe Abschn. 3.1), Bluthochdruck und Gewichtszunahme (siehe Abschn. 5.1), Diabetes (siehe Abschn. 6.1) und Osteoporose (siehe Abschn. 6.3) verursachte. Deshalb geriet „Cortison" in den Verruf, gefährlich zu sein, und diese schlechte Reputation hat sich bis heute gehalten.

„Gute" NSAR? Auch keine Lösung des Problems

Chemisch betrachtet gehört „Cortison" wie die Sexualhormone (siehe Abschn. 7.1) zu den Steroidhormonen. Man versuchte wegen der UAW der „Steroide", „nicht-steroidale" antirheumatische Arzneistoffe zu entwickeln, die bessere Wirkungen und eine bessere Verträglichkeit als die „steroidalen" Antirheumatika (Cortison) haben sollten. Das Resultat waren die nicht-steroidalen Antirheumatika (NSAR) mit den Prototypen Diclofenac und Ibuprofen (siehe Abschn. 2.1). In der Tat zeigten diese Arzneistoffe bei der rheumatoiden Arthritis gute entzündungshemmende Wirkungen, und zunächst sah es so aus, als ob die NSAR eine gute Alternative zu „Cortison" sein würden, wie der Name „nicht-steroidal" suggerierte. Es zeigte sich dann aber bald, dass bei Dauergebrauch auch die NSAR schwere UAW besitzen, die sich mit denen von „Cortison" überlappen. Dazu gehören die Gefahr von Magen/Zwölffingerdarm-Geschwüren (sogar höheres Risiko als bei Cortison, siehe Abschn. 3.2) und das Risiko für Bluthochdruck und Nierenfunktionseinschränkungen (siehe Abschn. 2.1 und 5.1) sowie Asthma (Analgetika-Asthma, siehe Abschn. 4.1). Die NSAR hemmen nicht-selektiv die Cyclooxygenasen (COX) im Körper und damit die Bildung von Prostaglandin E. Über diesen Mechanismus kommen die erwünschten schmerz- und entzündungslindernden Wirkungen und die fiebersenkende Wirkung zustande, aber eben auch die UAW (siehe Abschn. 2.1).

„Basistherapeutika": Ein Sammeltopf für viele Arzneistoffe

Diese ernüchternden Ergebnisse waren der Ausgangspunkt für die Suche nach entzündungshemmenden Arzneistoffen, die weder die UAW von Cortison noch der NSAR haben. Die neuen entzündungshemmenden Arzneistoffe wurden dann als „Basistherapeutika" bezeichnet. Aber es war nie klar definiert, welcher Arzneistoff ein Basistherapeutikum ist und welcher nicht. Außerdem zeigte sich, dass viele Basistherapeutika auch schwere UAW haben. Viele der früher oft eingesetzten Basistherapeutika (wie Goldpräparate) spielen wegen unzureichender Wirkung und schwerer UAW kaum noch eine Rolle.

Coxibe: Keine gute Alternative zu NSAR

Später versuchte man dann, selektiv nur die Cyclooxygenase-2 (COX-2) zu hemmen, weil man annahm, dass die COX-2 nur bei Entzündungsvorgängen, aber nicht anderen Körperfunktionen beteiligt ist. Aber das stimmte so nicht, denn die COX-2 spielt auch in der normalen Funktion des Herz/Kreislaufsystems eine große Rolle, und deshalb ist die Daueranwendung von COX-2-Hemmern (Prototyp Etoricoxib) mit einem erhöhten Risiko für Schlaganfall und Herzinfarkt belastet (siehe Abschn. 2.1 und 5.2). Aus diesen Gründen dürfen NSAR und Coxibe nur kurzfristig zur Behandlung von Schmerzen und Entzündung bei rheumatoider Arthritis eingesetzt werden, niemals jedoch langfristig. In einigen Ländern (z. B. USA) sind die Coxibe wegen der UAW gar nicht zugelassen.

Diese insgesamt sehr durchwachsenen Ergebnisse führten dazu, dass man versuchte, die Behandlung mit „Cortison" zu verbessern und die Entzündungsmechanismen bei der rheumatoiden Arthritis besser zu verstehen, um so gezielter in Entzündungsprozesse eingreifen zu können.

Die moderne Behandlung von Autoimmunerkrankungen mit „Cortison": Prednisolon als Goldstandard

Der Nachteil von „Cortison" ist, dass dieses Hormon am Glucocorticoid-Rezeptor und am Mineralocorticoid-Rezeptor gleichermaßen wirksam ist. Über den Glucocorticoid-Rezeptor werden die entzündungshemmenden Wirkungen, die Stoffwechselwirkungen (Diabetes, siehe Abschn. 6.1; Osteoporose, siehe Abschn. 6.3 und Muskelabbau) sowie die Wirkungen auf den Magen/Zwölffingerdarm (Geschwüre, siehe Abschn. 3.2) vermittelt; über den Mineralocorticoid-Rezeptor die Herz/Kreislaufwirkungen (Bluthochdruck, Gewichtszunahme, siehe Abschn. 5.1). Heutzutage nimmt man in der Behandlung von Autoimmunerkrankungen nicht mehr Cortison, sondern Cortison-Abkömmlinge wie Prednisolon. Dieses hat bei einer gleichermaßen stark entzündungshemmenden Dosis wie Cortison deutlich weniger Wirkungen auf das Herz/Kreislaufsystem. Es gibt verschiedene Glucocorticoide mit ähnlichen Wirkungen, aber in Deutschland hat sich Prednisolon durchgesetzt. Diese Standardisierung ist sinnvoll, weil man mit Prednisolon alle therapeutischen Ziele erreichen kann und so sichergestellt ist, dass sich viele Ärzte mit diesem speziellen Arzneistoff auskennen.

Die gute Wirkung der Glucocorticoide (Prototyp Prednisolon) auf Autoimmunerkrankungen ist damit zu erklären, dass diese Arzneistoffe die Vermehrung und Aktivierung von T-Zellen und die Freisetzung von Entzündungsmolekülen hemmen. Diese vielfältigen Wirkmechanismen erklären auch, warum Glucocorticoide bei so vielen Autoimmunerkrankungen mit mehr oder minder großem Erfolg eingesetzt werden können. Wichtig ist, dass die Wirkungen von Prednisolon nicht sofort einsetzen, sondern erst nach einer Wartezeit von 12–18 h. Das ist damit zu erklären, dass Prednisolon Zellvorgänge auf Gen-Ebene beeinflusst, und das benötigt Zeit (siehe Abschn. 1.5). Dafür hält die Wirkung von Prednisolon auch 18–36 h an. Dies muss der Patient wissen, damit er nicht wegen vermeintlicher Wirkungslosigkeit die Behandlung mit dem „gefährlichen" Steroid gleich wieder absetzt. Vorteile der langsam einsetzenden und lange andauernden Wirkung von Prednisolon sind, dass es auch zu einer sehr gleichmäßigen entzündungshemmenden Wirkung kommt, was für eine erfolgreiche Dauertherapie von Autoimmunerkrankungen und die langfristige Akzeptanz der Therapie sehr wichtig ist. Hier verhält es sich sehr ähnlich wie mit dem Wirkprofil von Levothyroxin (T4) bei der Schilddrüsenunterfunktion (siehe Abschn. 6.2).

Prednisolon: Auf die Dosis und die Uhrzeit kommt es an

Neben der weitgehenden Entkopplung der UAW auf das Herz/Kreislaufsystem von den anderen UAW bei Prednisolon war ein weiterer Schlüssel zum Erfolg bei vielen Autoimmunerkrankungen, die Dosierung und Anwendung von Prednisolon zu verfeinern. Um die UAW auf den Magen/Zwölffingerdarm (Geschwüre), den Stoffwechsel (Diabetes, Muskelabbau) und die Knochendichte (Osteoporose) möglichst gering zu halten, führt man nicht mehr die früher übliche Hochdosisbehandlung über einen langen Zeitraum durch. Stattdessen beginnt man schlagartig mit sehr hohen Dosierungen und reduziert die Dosierung dann möglichst rasch auf Mengen, die der körpereigenen Bildung von Cortison entsprechen. Dabei geht man nicht blind „nach Schema F" vor, sondern passt die Prednisolon-

Dosierung individuell an die klinischen Symptome und Laborparameter (z. B. C-reaktives Protein, Blutsenkungsgeschwindigkeit) an. Man versucht, eine optimale Balance zwischen entzündungshemmender Wirkung und UAW zu finden. Diese Vorgehensweise verbessert nicht nur die Wirksamkeit der Prednisolon-Behandlung und verringert die UAW, sondern führt auch zu einer verbesserten Beteiligung des Patienten (Eigenverantwortung) an der Therapie.

Ein weiterer wichtiger Punkt zur Verbesserung der Verträglichkeit der Prednisolon-Behandlung besteht darin, den Arzneistoff früh morgens einzunehmen. Das entspricht am besten dem normalen Tagesrhythmus der Freisetzung von Cortison im Körper, denn unter einer Prednisolonbehandlung wird die Bildung von Cortison eingestellt. Dieses Vorgehen erleichtert es auch beim Absetzen von Prednisolon, dass die Cortisonbildung wieder in Gang gesetzt wird. Wichtig ist es deshalb, Prednisolon nicht abrupt abzusetzen, sondern langsam (über Wochen) auszuschleichen. Wenn man sich an diese Regeln einhält, kann man eine orale (systemische) Behandlung mit Prednisolon in niedriger Dosis durchaus über Jahre durchführen, falls die Schwere der Autoimmunerkrankung es erfordert.

Prednisolon: An welche UAW und Kontrolluntersuchungen man denken muss

Eine Behandlung mit Prednisolon erfordert regelmäßige Kontrolluntersuchungen: Der Blutdruck und die Nierenfunktion müssen überprüft werden, ebenso die Blutglucosekonzentration und die Knochendichte. Zur Verhinderung eines Magen/Zwölffingerdarmgeschwürs muss eventuell ein Protonenpumpen-Hemmer gegeben werden (siehe Abschn. 3.2). Eine Osteoporose lässt sich durch Gabe von Vitamin D3 und Calcium (bzw. Vitamin-D- und calciumreiche Ernährung) verhindern (siehe Abschn. 6.3). Ein Typ-2-Diabetes lässt sich durch gesunde Ernährung und ausreichende Bewegung vermeiden. Ausdauersport und Krafttraining verhinderten auch den unter Prednisolon beobachteten Abbau von Muskulatur. Prednisolon erhöht die Infektanfälligkeit (siehe Abschn. 11.3). Arzt und Patient müssen deshalb auf Entzündungszeichen (neu aufgetretene Schmerzen, Geweberötung, Fieber, Eiter oder weißliche Belege auf Haut und Schleimhaut) achten, da dies Zeichen einer Infektion mit Bakterien, Viren oder Pilzen sein können.

Im Falle der Colitis ulcerosa lässt sich das Risiko unerwünschter Glucocorticoidwirkungen weiter dadurch verringern, dass man den Arzneistoff (Prototyp Budesonid) lokal als Rektalschaum anwendet. Budesonid ist ein Glucocorticoid, welches nur lokal wirkt, da es nach der Aufnahme in die Blutbahn in der Leber sofort abgebaut wird (siehe Abschn. 1.6).

Die Behandlung von Autoimmunerkrankungen mit Zytostatika: Funktioniert gut in niedriger Dosierung

Zwar sind die modernen Behandlungsprotokolle von Autoimmunerkrankungen mit Glucocorticoiden (Prednisolon) wirksam, aber nichtsdestotrotz machen es die UAW der Glucocorticoide oft erforderlich, zusätzlich oder alternativ andere Arzneistoffgruppen einzusetzen, um eine Autoimmunerkrankung in den Griff zu bekommen. Hier konnte man von der Behandlung bösartiger Tumorerkrankungen mit Zytostatika etwas lernen. Seit langem ist bekannt, dass Zytostatika das Immunsystem schwächen und die Infektanfälligkeit erhöhen (siehe Abschn. 11.1). Man versuchte sich nun, diese Wirkung bei den Autoimmunerkrankungen zunutze zu machen, indem man die Dosis der Zytostatika so lange reduzierte, bis man nur noch die hemmende Wirkung auf das Immunsystem ohne die allgemeine zytostatische Wirkung dieser Arzneistoffe hatte. Man probierte verschiedene Zytostatika in immer niedrigeren Dosierungen aus und stellte erstaunlicherweise fest, dass die einmalige Gabe des Zytostatikums Methotrexat (MTX) pro Woche in einer Dosis, die ca. 100 mal niedriger ist als die entsprechende Wochendosierung von Methotrexat zur Behandlung eines bösartigen Tumors, sehr gut den Verlauf verschiedener Autoimmunerkrankungen beeinflussen kann, und das bei insgesamt guter Verträglichkeit. Insbesondere die sonst bei Zytostatika-Behandlung üblichen UAW wie Haarausfall, Übelkeit und Erbrechen sowie Schleimhautentzündung (siehe Abschn. 11.1) kommen bei der Niedrigdosis-Behandlung von Autoimmunerkrankungen mit Methotrexat nicht vor. Methotrexat hat nicht (abgesehen von der Infektanfälligkeit) die typischen UAW von Prednisolon.

Aufpassen: Methotrexat wird häufig unabsichtlich überdosiert und wird so zum Gift

Die Niedrigdosis(*Low-Dose*)-Behandlung von Autoimmunerkrankungen mit Methotrexat ist jedoch nicht ohne Risiken:

1. Es ist noch immer nicht allgemein bekannt, dass der Arzneistoff nur einmal pro Woche gegeben wird und nicht, wie sonst die meisten Arzneistoffe, einmal (oder mehrere Male) täglich. Hier ist auch die aktive

Mitarbeit des Patienten gefordert, der dies unbedingt wissen muss. Sonst kann es bei einem Arztwechsel oder Krankenhausaufenthalt leicht zu einer versehentlichen Methotrexat-Überdosierung kommen.

2. Es müssen regelmäßig Blutbildkontrollen durchgeführt werden, da Methotrexat auch in der sehr niedrigen Dosierung Blutbildungsstörungen hervorrufen kann.

3. Es muss regelmäßig überprüft werden, ob es zu Zeichen einer Infektion kommt. Die Infektanfälligkeit ist erhöht (siehe Abschn. 11.3).

4. Die Nierenfunktion muss regelmäßig überprüft werden. Bei Nierenfunktionseinschränkung ist die Ausscheidung von Methotrexat verzögert und damit seine Giftigkeit (Toxizität) erhöht (siehe Abschn. 1.6).

5. Bei gleichzeitiger Gabe von anderen über die Niere ausgeschiedenen Arzneistoffen wie NSAR (zur Behandlung von Schmerzen und Entzündung, siehe Abschn. 2.1) ist die Ausscheidung von Methotrexat verzögert und damit seine Giftigkeit erhöht.

Durch Nicht-Beachtung dieser einfachen Vorsichtsmaßnahmen hat es leider eine größere Anzahl vermeidbarer Todesfälle bei der eigentlich sicheren und gut wirksamen Methotrexat-Behandlung gegeben. Alternativ zu Methotrexat kann man Cyclophosphamid und Azathioprin als Zytostatika in niedriger Dosierung geben, um anderweitig nicht behandelbare Autoimmunerkrankungen in den Griff zu bekommen. Es gibt eine Reihe weiterer (und sehr spezieller) Arzneistoffe, die die T-Zellvermehrung hemmen.

Die Behandlung von Autoimmunerkrankungen mit Hemmstoffen der T-Zellfunktion: Wenn Glucocorticoide nicht ausreichen

Auf der Suche nach Arzneistoffen, die die Funktion von T-Zellen hemmen, wurde man bei Naturstoffen fündig: Ciclosporin wird in bestimmten Schlauchpilzen, die in Norwegen vorkommen, gebildet. Es stellte sich heraus, dass Ciclosporin die Bildung des Signalmoleküls Interleukin-2 hemmt, welches für die Aktivierung von T-Zellen von großer Bedeutung ist. Mit Ciclosporin lassen sich recht selektiv Immunreaktionen hemmen, bei denen T-Zellen beteiligt sind. Dies kann man nicht nur bei verschiedenen Autoimmunerkrankungen ausnutzen, sondern auch, um die Abstoßung von Organtransplantaten zu verhindern. Ciclosporin revolutionierte in den 1980er Jahren die Transplantationsmedizin, weil es eine sehr gut wirksame Alternative zu den bis dahin nur verfügbaren Glucocorticoiden darstellte, die in sehr hoher Dosis eingesetzt werden mussten, mit all den damit verbundenen Problemen. Die Überlebenszeit der Organe und der Patienten unter Behandlung mit Ciclosporin stieg deutlich an. Ciclosporin war der Ausgangspunkt für die Entwicklung einer Reihe von weiteren Arzneistoffen, die die T-Zell-Funktion hemmen. Dazu gehören Everolimus und Tacrolimus, die ähnliche Anwendungsgebiete wie Ciclosporin haben. Die drei genannten Arzneistoffe unterscheiden sich hinsichtlich ihrer UAW voneinander, sodass man den Patienten gute Alternativen anbieten kann.

Die Behandlung von Autoimmunerkrankungen mit Hemmstoffen von Entzündungsmolekülen: Neue, sehr spezifische (und teure) Ansätze
Die immunologische Grundlagenforschung in den 1980er und 1990er Jahren zeigte, dass neben den bekannten *„Playern"* Prostaglandin-E und Interleukin-2 bei vielen Autoimmunerkrankungen weitere Entzündungsmoleküle eine wichtige Rolle spielen: Dazu gehören der Tumornekrose-Faktor (TNF) sowie die Interleukine 6, 12 und 23. Inzwischen gibt es eine Vielzahl von Antikörpern, die in der Lage sind, diese Entzündungsmoleküle im Körper wegzufangen und damit Entzündungssymptome bei Autoimmunerkrankungen zu verringern. Die Antikörper werden im Abstand von mehreren Wochen bis Monaten unter die Haut (subkutan) injiziert. Die Behandlung mit diesen Antikörpern ist jedoch viel teurer als die Behandlung mit Prednisolon, weshalb man zunächst versucht, eine Autoimmunerkrankung mit Glucocorticoiden zu behandeln.

Am bekanntesten sind die TNF-Hemmer (Prototyp Adalimumab). Die TNF-Hemmer gehören inzwischen zu den umsatzstärksten Arzneistoffen in Deutschland. Sie zeigen gute Wirkung bei rheumatoider Arthritis, Morbus Crohn und Colitis ulcerosa und stellen gute Alternativen zu den Glucocorticoiden und niedrig dosierten Zytostatika dar. Allerdings verursachen auch die TNF-Hemmer schwere UAW. Sie können die Infektanfälligkeit erhöhen (siehe Abschn. 11.3) und Herzversagen (siehe Abschn. 5.3) verschlechtern.

Interleukin-6-Hemmer (Prototyp Tocilizumab) werden vor allem bei der rheumatoiden Arthritis eingesetzt. Interleukin-12/23-Hemmer (Prototyp Ustekinumab) werden vor allem bei Schuppenflechte und Morbus Crohn verwendet.

Die Behandlung von Autoimmunerkrankungen mit Chloroquin: Ein alter Arzneistoff mit vielen Gesichtern
Ursprünglich wurde Chloroquin als Arzneistoff zur Prophylaxe und Behandlung der Malaria entwickelt. Wegen der zunehmenden Resistenz der

Malariaerreger (einzellige Parasiten aus der Klasse der Plasmodien) und der Entwicklung besser wirksamer und besser verträglicher Malariamittel hat die Bedeutung von Chloroquin als Malariamittel stark nachgelassen.

Auf der Suche nach „Basistherapeutika" für rheumatische Erkrankungen entdeckte man zufällig, dass Chloroquin auch bei der rheumatoiden Arthritis und insbesondere dem ansonsten nur schwer behandelbaren Lupus erythematodes gut wirksam ist.

Der Wirkmechanismus von Chloroquin ist nicht bekannt. Es beeinflusst auf vielfältige Weise Immun- und Entzündungsvorgänge. Aufgrund seiner chemischen Struktur lagert sich Chloroquin in vielen Organen ab und kann dort viele UAW auslösen. Am häufigsten sind Herzrhythmusstörungen, Sehstörungen, Nervenschädigungen sowie Übelkeit und Erbrechen. Deshalb muss der Einsatz von Chloroquin sehr gut überlegt werden.

Anfang 2020 wurden Berichte publiziert, dass Chloroquin bei der neuen Viruserkrankung COVID-19 wirksam sein solle. Diese Berichte wurden durch Bewerbung von Chloroquin durch einige namhafte Politiker unterstützt. Deshalb kam es zu massiven Hamsterkäufen von Chloroquin und Versorgungsengpässen für Lupus-Patienten, die Chloroquin dringend benötigten. Chloroquin wurde in den USA sehr rasch nach der Publikation der Berichte zur vermeintlich wirksamen Behandlung von COVID-19 zugelassen. Leider stellte sich schon nach kurzer Zeit heraus, dass Chloroquin wirkungslos ist, und die Zulassung wurde wieder zurückgezogen. Durch Fehlanwendung von Chloroquin während der COVID-19-Pandemie hat es etliche Todesfälle gegeben.

11.3 Infektionserkrankungen

Zusammenfassung

Infektionserkrankungen werden durch Bakterien, Viren, Pilze und Parasiten verursacht. Infektionserkrankungen werden durch enge Sozialkontakte, das Nicht-Tragen eines Mund-Nasen-Schutzes, niedrigen sozioökonomischen Status, schlechte Hygiene, schlechten Ernährungszustand, chirurgische Eingriffe, schlechte Gewebedurchblutung, lange Krankenhausaufenthalte, Krebserkrankungen, Zytostatika, Glucocorticoide und unkritischen Gebrauch von Antibiotika gefördert. Vor dem Einsatz von Arzneistoffen zur Behandlung von Infektionserkrankungen muss eine genaue Diagnostik erfolgen, was in der Praxis aber nicht immer der Fall ist. Entscheidend in der Behandlung von Infektionserkrankungen ist die Beseitigung von krankheitsfördernden Faktoren. Etlichen Viruserkrankungen und einigen bakteriell verursachten Erkrankungen kann wirksam durch Impfungen vorgebeugt werden.

Merksätze

- Entscheidend in der Behandlung von Infektionserkrankungen ist die Beseitigung krankheitsfördernder Faktoren.
- Durch Bakterien verursachte Erkrankungen werden mit antibakteriellen Arzneistoffen („Antibiotika") behandelt.
- Antibiotika sollten sehr zurückhaltend eingesetzt werden, um die Entwicklung von Resistenzen zu vermeiden.
- Antibiotika können Allergien, Durchfälle und Pilzinfektionen verursachen.
- Bestimmte durch Viren verursachte Erkrankungen, darunter Hepatitis C, HIV, Gürtelrose und Herpes simplex können gut mit antiviralen Arzneistoffen (Virustatika) behandelt werden.
- Für die neue durch SARS-CoV-2 verursachte Erkrankung COVID-19 gibt es noch keine allgemein einsetzbare Arzneibehandlung.
- Pilzinfektionen der Haut, Haare und Nägel können mit Terbinafin behandelt werden.
- Hefepilzinfektionen können gut mit Azol-Antimykotika behandelt werden.
- Bei der durch Milben verursachten Krätze sind Permethrin und Ivermectin wirksam.
- Bei Kopflausbefall sind Dimeticon und Ivermectin wirksam.

Wie kommen Infektionserkrankungen zustande? Begünstigende Faktoren beseitigen ist entscheidend

Infektionserkrankungen werden durch Krankheitserreger verursacht. Dazu gehören Bakterien, Viren, Pilze und Parasiten. Es gibt allgemeine Gesetzmäßigkeiten, die Infektionserkrankungen begünstigen bzw. als gesundheitsfördernde Faktoren verhindern. Abb. 11.3 gibt einen Überblick über die Entstehung, Prävention und Behandlung von Infektionserkrankungen. Zu den gesundheitsfördernden Faktoren gehören ein gutes Immunsystem, ein guter Ernährungszustand, eine gute Gewebedurchblutung, gute Hygiene und ein hoher sozioökonomischer Status. Soziale Distanzierung (*Social Distancing*) und das Tragen eines Mund-Nasen-Schutzes können maßgeblich zur Vermeidung von Infektionserkrankungen beitragen. Dies zeigt sich aktuell sehr deutlich bei der neuen Viruserkrankung COVID-19.

Zu den krankheitsfördernden Faktoren für Infektionserkrankungen gehören ein schlechter Ernährungszustand und ein schlechtes Immunsystem. Die Funktion des Immunsystems wird durch viele Arzneistoffe zur Behandlung von Autoimmunerkrankungen beeinträchtigt. Am wichtigsten sind die Glucocorticoide („Cortison") (siehe Abschn. 11.2). Zytostatika verschlechtern die Funktion des Immunsystems ebenfalls (siehe Abschn. 11.1). Auch Krebserkrankungen selbst können die Infektabwehr verschlechtern. Lange Krankenhausaufenthalte und chirurgische Eingriffe begünstigen die Entstehung von Infektionserkrankungen; ebenso eine schlechte

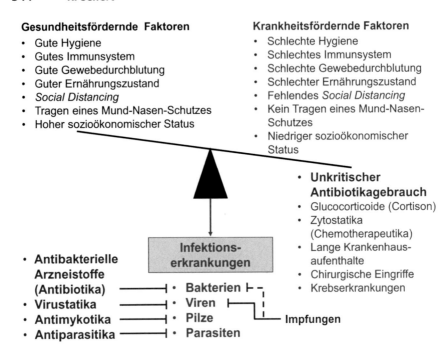

Gesundheitsfördernde Faktoren
- Gute Hygiene
- Gutes Immunsystem
- Gute Gewebedurchblutung
- Guter Ernährungszustand
- *Social Distancing*
- Tragen eines Mund-Nasen-Schutzes
- Hoher sozioökonomischer Status

Krankheitsfördernde Faktoren
- Schlechte Hygiene
- Schlechtes Immunsystem
- Schlechte Gewebedurchblutung
- Schlechter Ernährungszustand
- Fehlendes *Social Distancing*
- Kein Tragen eines Mund-Nasen-Schutzes
- Niedriger sozioökonomischer Status

- **Unkritischer Antibiotikagebrauch**
- Glucocorticoide (Cortison)
- Zytostatika (Chemotherapeutika)
- Lange Krankenhausaufenthalte
- Chirurgische Eingriffe
- Krebserkrankungen

Infektionserkrankungen

- **Antibakterielle Arzneistoffe (Antibiotika)** —— • **Bakterien**
- **Virustatika** —— • **Viren**
- **Antimykotika** —— • **Pilze** —— Impfungen
- **Antiparasitika** —— • **Parasiten**

Abb. 11.3 Wie entstehen Infektionserkrankungen und wie behandelt man sie?
Viele Infektionserkrankungen entstehen durch ein Überwiegen krankheitsfördernder Faktoren im Vergleich zu gesundheitsfördernden Faktoren. Die Bedeutung dieser Faktoren für die Entstehung von Infektionserkrankungen wird häufig unterschätzt. Infektionserkrankungen können durch Bakterien, Viren, Pilze oder Parasiten hervorgerufen werden. Für Erkrankungen, die durch diese Krankheitserreger hervorgerufen werden, gibt es entsprechende Arzneistoffgruppen. Der Begriff „Antibiotika" ist sehr problematisch und irreführend, weil er suggeriert, dass diese Arzneistoffe generell gegen „mikrobielle" Krankheitserreger wirken, was aber nicht der Fall ist. Diese Arzneistoffe wirken nur gegen Bakterien, weshalb sie korrekterweise als antibakterielle Arzneistoffe bezeichnet werden sollten. Der unkritische Gebrauch von „Antibiotika", der auch durch den unglücklichen Begriff befördert wird, ist eine wesentliche Ursache für die Heranzüchtung von Bakterien, die gegen viele antibakterielle Arzneistoffe resistent sind (sogenannte multiresistente Erreger). Der Einsatz von Glucocorticoiden (siehe Abschn. 11.2) und Zytostatika (siehe Abschn. 11.1) kann ganz allgemein die Entstehung von Infektionserkrankungen begünstigen. In vielen Fällen können Impfungen Infektionserkrankungen wirksam vorbeugen, vor allem durch Viren verursachten Erkrankungen. Die von Impfgegnern immer wieder vorgebrachte Behauptung, Impfstoffe würden die Entstehung von Autismus bei Kindern begünstigen, beruht auf einer wissenschaftlich fehlerhaften Studie (*fake news*), die aber immer wieder zitiert wird.

Gewebsdurchblutung, z. B. nach Verletzungen oder bei Diabetes (siehe Abschn. 6.1). Weitere krankheitsfördernde Faktoren sind schlechte Hygiene, enge Sozialkontakte (z. B. Bars; Schlachtereien, Kirchengemeinden, prekäre

Wohnverhältnisse) und ein niedriger sozioökonomischer Status. Dies hat sich gerade bei COVID-19 sehr klar gezeigt.

In einigen Fällen, insbesondere bei durch Bakterien und Pilzen verursachten Erkrankungen, werden die Krankheitserreger gar nicht von außen in den Körper hereingetragen, sondern sind ein normaler Bestandteil der mikrobiellen Besiedlung (Standortflora, Mikrobiom) des Körpers. Erreger aus der Standortflora des Körpers werden nur unter bestimmten ungünstigen Bedingungen zu Krankheitserregern. Harnwegsinfekte, Atemwegsinfekte und Hautinfektionen werden häufig durch Bakterien aus der Standortflora verursacht, ebenso Hautpilz- und Hefepilzerkrankungen. Viren und Parasiten (Milben, Läuse) gehören nicht zur normalen Standortflora des menschlichen Körpers.

Häufig vergessen: Vor der Therapie kommt die Diagnostik
Bevor man eine Infektionserkrankung behandelt, muss eine genaue Diagnostik durchgeführt werden. Die die Erkrankung verursachenden Erreger sollten mit geeigneten Methoden nachgewiesen werden (z. B. Nachweis von Stäbchenbakterien im Urin beim Harnwegsinfekt, Virengenen bei COVID-19, Hefepilzen bei Kandidose oder Nissen auf Haaren bei Kopflausbefall). In der Praxis wird dieser Nachweis nicht immer durchgeführt, sondern der Arzt richtet sich nach klinischen Symptomen (z. B. Harndrang und Brennen beim Harnwegsinfekt; weißliche Belege auf der Haut bei Kandidose; Fieber, Atemnot und Geschmacksstörungen bei COVID-19; Jucken der Kopfhaut bei Kopfläusen). In aller Regel sucht man einen vernünftigen Kompromiss zwischen dem diagnostischen Aufwand und der Schwere der Erkrankung. Allgemein gilt die Regel, dass der diagnostische Aufwand umso größer sein muss, je schwerer (lebensbedrohlicher) eine Erkrankung ist.

Antibiotika: Ein irreführender Begriff
Es gibt keinen universellen Arzneistoff zur Behandlung von Infektionserkrankungen. Der Begriff „Antibiotika" (abgeleitet vom griechischen Wort „bios" für Leben) suggeriert, dass diese Arzneistoffe gegen alle Erreger von Infektionserkrankungen wirken. Dies ist aber ein weit verbreiteter Irrtum, der nur der Fehlanwendung dieser Arzneistoffe Vorschub leistet. Damit wird auch die Resistenzproblematik (siehe unten) verschärft. Ebenso weit verbreitet ist der Irrglaube, Antibiotika würden fiebersenkend wirken. Antibiotika, die korrekterweise als antibakterielle Arzneistoffe bezeichnet werden müssen, wirken nur gegen Bakterien. Und auch innerhalb der Gruppe der „Antibiotika" gibt es sehr große Unterschiede, gegen welches Bakterium

die einzelnen Arzneistoffe wirken. Deshalb sollten grundsätzlich alle antibakteriellen Arzneistoffe nur mit ärztlicher Verschreibung eingenommen werden; niemals in der Selbsttherapie.

Bakterien sind einzellig und besitzen keinen Zellkern. Sie besitzen anders als menschliche Zellen eine Zellwand, die sie gegen Umwelteinflüsse abschottet. Deshalb ist die Hemmung der Zellwandbildung ein wichtiger Angriffspunkt für „Antibiotika". Auch sonst unterscheiden sich Bakterien und menschliche Zellen sehr in ihrem Stoffwechsel, sodass es zahlreiche Angriffspunkte für antibakterielle Arzneistoffe gibt.

Irrungen und Wirrungen beim Thema Impfungen

Eine sehr wirksame Möglichkeit zur Vermeidung von Infektionserkrankungen sind Impfungen. Sehr gut wirksame und verträgliche Impfungen stehen für die bakteriellen Erkrankungen Diphtherie und Keuchhusten zur Verfügung. Außerdem gibt es sehr gut verträgliche und wirksame Impfungen gegen verschiedene Viruserkrankungen einschließlich Masern, Mumps, Röteln und Pocken. Die Impfung gegen die Grippe (Influenza) ist leider nur mäßig wirksam und muss jedes Jahr wiederholt werden, weil sich die Influenzaviren genetisch verändern.

Irrationale Impfgegner (z. B. Angst vor nicht belegter Autismus-auslösender Wirkung von Impfstoffen oder angeblicher Schwermetallbelastung (Quecksilber)) sorgen dafür, dass es immer wieder zu Ausbrüchen von Infektionserkrankungen (z. B. Masern, Keuchhusten) kommt, die eigentlich besiegt sein könnten. Eine wissenschaftliche Diskussion mit Impfgegnern ist meist unmöglich, aber man sollte nie aufgeben.

Dreimal überlegen, bevor man ein Antibiotikum nimmt. Sonst entstehen Resistenzen

Antibiotika sind verschreibungspflichtig. Das ist auch gut so, denn sonst würden diese Arzneistoffe noch häufiger eingesetzt als ohnehin schon. In der Praxis und Klinik werden Antibiotika sehr großzügig verschrieben, ohne dass immer klar ist, ob tatsächlich eine bakterielle Infektion vorliegt oder nicht. Besonders problematisch ist der Einsatz von sogenannten Breitbandantibiotika. Diese Antibiotika erfassen eine Vielzahl von Erregern, aber es ist im Einzelfall nicht immer klar, welcher Arzneistoff ein Breitbandantibiotikum darstellt und welche Erreger erfasst werden. Durch den unkritischen Einsatz von „Breitbandantibiotika" kann die Entwicklung von Bakterien gefördert werden, die gegen zahlreiche antibakterielle Arzneistoffe resistent sind (sogenannte multiresistente Bakterien). Der Einsatz von Antibiotika in der Massentierhaltung und nicht ausreichende Krankenhaushygiene tragen zur Entwicklung von

Antibiotika-Resistenzen maßgeblich bei. Besonders gefährlich ist der multi-resistente *Staphylococcus aureus* (MRSA), der lebensbedrohliche und nur schwer zu behandelnde Krankenhausinfektionen verursachen kann.

Welchen Beitrag können Sie leisten, damit keine Antibiotikaresistenzen entstehen: Größer, als Sie gedacht haben

Auch Sie als Patient können einen Beitrag dazu leisten, dass Antibiotika nur sparsam eingesetzt werden. Drängen Sie ihren Arzt nicht dazu, Ihnen „sicherheitshalber" ein Antibiotikum zu verschreiben, nur weil Sie vielleicht eine Urlaubsreise planen und bis dahin wieder „fit" sein wollen. Der Begriff „sicherheitshalber" beinhaltet ja bereits, dass Sie selbst nicht davon überzeugt sind, dass es sich um eine bakteriell verursachte Erkrankung handelt.

Ein weiterer nicht zu unterschätzender Beitrag, den Sie selber dazu leisten können, dass keine unnötigen Resistenzen entstehen, besteht darin, dass Sie niemals Antibiotikareste von einer vorherigen Behandlung eigenmächtig und ohne ärztliche Konsultation einnehmen. Alleine das Vorliegen von Fieber, Schwäche und Husten ist kein Grund für die Einnahme von Antibiotika. Meist reichen die Antibiotikareste auch gar nicht für eine ausreichende Behandlungsdauer.

Noch gefährlicher ist die „Idee", Reste verschiedener Antibiotika miteinander zu kombinieren oder sie zu „strecken", um auf die „richtige" Behandlungsdauer zu kommen. Nicht aufgebrauchte Antibiotikareste müssen Sie zur fachgerechten Entsorgung in die Apotheke zurückbringen. Antibiotika gehören nicht in die Toilette oder den Hausmüll, weil sie dann in die Umwelt gelangen und in Umweltbakterien die Entstehung von Resistenzen begünstigen.

Und schließlich können Sie als Konsument Ihr individuelles Einkaufsverhalten steuern: Kaufen Sie kein billiges Geflügel- oder Schweinefleisch aus der Massentierhaltung. Der niedrige Preis ist nur möglich, wenn die Tiere eng zusammengepfercht leben (kein *Social Distancing*; gilt nicht nur für Menschen, sondern auch für Tiere). Und zur Vermeidung von bakteriellen Infektionserkrankungen unter den beengten Lebensbedingungen werden dann großzügig Antibiotika verabreicht, die entsprechende resistente Bakterien hervorbringen können.

Antibiotikabehandlung: Mal sehr kurz, mal sehr lang gegeben

Die Behandlungsdauer mit Antibiotika ist sehr unterschiedlich, je nachdem, welcher Erreger vorliegt. Unkomplizierte Harnwegsinfektionen bei der Frau können mit einer Einmaltherapie mit Fosfomycin behandelt werden. Die typische Behandlungsdauer für einen Atemwegsinfekt liegt bei 5 Tagen, bei einer Borreliose 2–3 Wochen, und eine Tuberkulose wird über 6 Monate mit mehreren Arzneistoffen in Kombination zur Verhinderung einer Resistenz-entstehung behandelt. Diese Unterschiede in der Behandlungsdauer mit Antibiotika bei verschiedenen Erregern zeigen sehr deutlich vor, wie wichtig eine vorherige genaue Diagnostik ist.

UAW von vielen Antibiotika: Durchfall von harmlos bis schwer

Prinzipiell können alle Antibiotika die normale Standortflora des Menschen (das Mikrobiom) stören. Dies kann sich in Durchfällen (siehe Abschn. 3.3) oder Pilzinfektionen (siehe unten) äußern. Bei leichteren Durchfällen kann die Antibiotikatherapie meist weitergeführt werden.

Bei schwereren Durchfällen (pseudomembranöse Enterocolitis) muss das Antibiotikum abgesetzt und durch ein anderes Antibiotikum ersetzt werden. Clindamycin ist ein Antibiotikum mit einem hohen Risiko für pseudo-membranöse Enterocolitis, weshalb es wirklich nur eingesetzt werden sollte, wenn es keine Alternativen gibt. Eine pseudomembranöse Enterocolitis kann meist mit Metronidazol (siehe Abschn. 3.2) behandelt werden.

Allergie durch Penicillin oft überschätzt, Allergie durch Cotrimoxazol unterschätzt

Grundsätzlich können alle Antibiotika auch Allergien hervorrufen. Am größten ist das Allergierisiko bei den Sulfonamiden (Sulfamethoxazol; siehe Abschn. 4.1). Dieser Arzneistoff ist in dem Kombinationspräparat Cotrimoxazol enthalten, das sehr häufig zur Behandlung von Harnwegs-infekten eingesetzt wird. Wegen des oft unterschätzten Allergierisikos sollte Cotrimoxazol nur noch dann eingesetzt werden, wenn die Empfindlich-keit des Erregers für dieses Antibiotikums in einem Antibiogramm nach-gewiesen ist und wenn es keine andere Alternative gibt. Auch Penicilline und Cephalosporine (beide gehören zu den Betalaktam-Antibiotika) haben ein Allergierisiko, vor allem bei der nichtsachgemäßen lokalen Anwendung an Schleimhäuten. Das Allergierisiko der Betalaktam-Antibiotika wird jedoch insgesamt deutlich überschätzt. Wir haben hier also genau die gegenteilige Situation wie beim Cotrimoxazol.

Amoxicillin und Cefuroximaxetil: Standardantibiotika, auch in der Schwangerschaft

Zwei der am häufigsten eingesetzten Betalaktam-Antibiotika sind Amoxicillin und Cefuroximaxetil. Sie wirken gegen relative viele Erreger, die z. B. Atem-wegs- oder Harnwegsinfektionen verursachen. Am besten sollten diese beiden Antibiotika nur dann eingesetzt werden, wenn die Empfindlichkeit des

Erregers auch durch ein entsprechendes Antibiogramm nachgewiesen wurde. Dadurch lässt sich die Entwicklung von Resistenzen weitgehend vermeiden. Die häufigsten UAW von Amoxicillin und Cefuroximaxetil sind Durchfall (siehe Abschn. 3.3) und Allergie (siehe Abschn. 4.1).

Viele Patienten berichten, dass sie eine „Penicillinallergie" hätten, obwohl das nicht der Fall ist. Im Zweifelsfall sollte eine Allergietestung durchgeführt werden. Eine tatsächlich bestehende Betalaktam-Antibiotika-Allergie muss unbedingt durch einen Allergiepass dokumentiert werden. Die Anwendung von Betalaktam-Antibiotika in der Schwangerschaft ist unproblematisch.

Alternative zu Betalaktam-Antibiotika: Azithromycin; tötet Bakterien aber nicht ab

Falls Betalaktam-Antibiotika wegen fehlender Wirksamkeit oder wegen UAW für eine bakterielle Infektionserkrankung nicht angewendet werden können, gibt es etliche Alternativen. Häufig wird das Makrolid-Antibiotikum Azithromycin eingesetzt. Dieses Antibiotikum ist in der Regel gut verträglich. Ein Nachteil im Vergleich zu den Betalaktam-Antibiotika ist, dass Makrolid-Antibiotika Bakterien nicht abtöten, sondern nur in ihrem Wachstum hemmen. Dies bedeutet, dass das Immunsystem das Patienten bei einer Behandlung mit Azithromycin stärker mitarbeiten muss, um die Infektion zu überwinden. Deshalb bevorzugt man bei geschwächtem Immunsystem, insbesondere Patienten, die wegen einer bösartigen Tumorerkrankung oder Autoimmunerkrankung behandelt werden (siehe Abschn. 11.1 und 11.2), Betalaktam-Antibiotika. Makrolid-Antibiotika können in der Schwangerschaft eingesetzt werden.

Ciprofloxacin: An Sehnen- und Nervenschädigungen denken

Ciprofloxacin aus der Gruppe der Fluorchinolone ist ein weiteres häufig eingesetztes Antibiotikum. Es ist zu beachten, dass die Behandlungsdauer mit Fluorchinolonen (alle Arzneistoffe aus dieser Gruppe besitzen die charakteristischen Endsilbe _floxacin) nicht länger als 2 Wochen betragen sollte. Ciprofloxacin kann Sehnenschmerzen verursachen, und es kann sogar zu Sehnenrissen (insbesondere der stark belasteten Achillessehne) kommen. Außerdem kann Ciprofloxacin die Funktion des Gehirns nachteilig beeinflussen. Ciprofloxacin kann Verwirrung, Halluzinationen und Krampfanfälle verursachen. Deshalb sollte man bei der Anwendung dieses Arzneistoffs bei Patienten mit psychischen Erkrankungen (siehe Abschn. 9.1-9.4) sehr vorsichtig sein. Ciprofloxacin darf nicht zusammen mit Calcium oder Milchprodukten eingenommen werden, weil dadurch die Aufnahme des Antibiotikums in den Körper gehemmt wird (siehe Abschn. 1.6).

Doxycyclin: An UV-Schutz denken; niemals zusammen mit Calcium und niemals in der Schwangerschaft

Das Tetrazyklin Doxycyclin ist ebenfalls ein weit angewendetes Antibiotikum. Ebenso wie Ciprofloxacin darf Doxycyclin nicht zusammen mit Calcium oder Milchprodukten eingenommen werden, da sonst der Arzneistoff nicht in den Körper aufgenommen wird (siehe Abschn. 1.6). Doxycyclin kann eine Überempfindlichkeit der Haut gegenüber UV-Bestrahlung verursachen. Daher ist es sehr wichtig, dass der Patient zu starke Sonnenexposition vermeidet, Sonnencreme benutzt und die Haut mit langer Kleidung bedeckt. In der Schwangerschaft darf Doxycyclin keinesfalls angewendet werden. Der Arzneistoff kann sich in den Zähnen des ungeborenen Kindes ablagern und in den zweiten Zähnen bleibende gelbliche Zahnverfärbungen verursachen.

Wie werden virale Infektionserkrankungen behandelt? HIV und Hepatitis C als (teure) Erfolgsgeschichten

Im Unterschied zu Bakterien sind Viren nicht selbstständig lebensfähig. Sie benötigen zu ihrer Vermehrung (menschliche) Wirtszellen. Grundsätzlich unterscheidet man zwischen DNA- und RNA-Viren. Gegen einige Viruserkrankungen (z. B. Masern, Mumps, Röteln und Pocken) gibt es hochwirksame und gut verträgliche Impfungen.

Einige Viruserkrankungen sind einer Arzneitherapie sehr gut zugänglich, andere jedoch (zumindest bisher) nicht. Die Hepatitis C und die Infektion mit dem humanen Immundefizienzvirus (HIV) sind Beispiele für Viruserkrankungen, die mit einer Kombination unterschiedlicher Arzneistoffe inzwischen sehr gut behandelt werden können. Die Hepatitis C muss über einige Monate behandelt werden. Die HIV-Infektion muss lebenslang behandelt werden, da sich das Erbgut des HI-Virus in die menschliche DNA einbaut (Retrovirus). Die Behandlung der Hepatitis-C- und HIV-Infektion erfolgt in Spezialambulanzen. Eine detaillierte Diskussion dieser Behandlungen würde den Rahmen dieses Buches sprengen. Ein wichtiges pharmakoökonomisches Problem in der Behandlung der Hepatitis-C- und HIV-Infektion sind die sehr hohen Therapiekosten.

COVID-19 Die Hoffnung liegt auf der Impfung

Das Ebolavirus und das COVID-19 verursachende Coronavirus SARS-CoV-2 gehören wie das Hepatitis-C-Virus zu den RNA-Viren. Eine wichtige Behandlungsstrategie besteht deshalb darin, die für die Vermehrung des Erbgutes dieser Viren wichtige RNA-Polymerase zu hemmen. Für die Hepatitis C gibt es sehr gut wirksame RNA-Polymerase-Hemmer (z. B. Ledipasvir, Simeprevir). Bei der Ebolainfektion hat der RNA-Polymerase-Hemmer Remdesivir eine mäßige Wirksamkeit.

Es ist in der Medizin üblich, „alte" Arzneistoffe für „neue" Anwendungsgebiete zu testen (siehe Abschn. 1.3). Diesen Vorgang der Wiederverwertung nennt man *„Repurposing"*. Der Vorteil dieses Vorgehens liegt darin, dass man ja schon etliche Eigenschaften des „alten" Arzneistoffs kennt, insbesondere seine Eigenschaften bei der Wanderung durch den Körper (siehe Abschn. 1.6) und die UAW.

Der Zeitdruck bei der Entwicklung von Arzneistoffen bei COVID-19 ist riesig. Eine echte Neuentwicklung von Arzneistoffen gegen COVID-19 wird 5–10 Jahre dauern (siehe Abschn. 1.3). Kürzlich ist das „Ebolamedikament" Remdesivir für COVID-19 „wiederverwendet" und zugelassen worden. Remdesivir verkürzt den Verlauf schwerer Erkrankungsformen von COVID-19, bringt aber keine Heilung der Erkrankung. Remdesivir könnte aber den Ausgangspunkt für die gezielte Entwicklung von besser wirksamen RNA-Polymerase-Hemmern bei COVID-19 darstellen.

Das Glucocorticoid Dexamethason wirkt ähnlich wie der in Abschn. 11.2 besprochene Cortison-Abkömmling Prednisolon und soll bei schweren COVID-19-Verläufen die Lungenentzündung abmildern und damit die Prognose von beatmeten Patienten verbessern. Prednisolon (in Deutschland sehr häufig für Autoimmunerkrankungen eingesetzt) sollte bei COVID-19 eine ähnliche Wirkung wie Dexamethason besitzen.

Dem „Malariamedikament" Chloroquin (siehe Abschn. 11.2) wurde die Fähigkeit zugesprochen, die Symptome bei COVID-19 abzumildern. Das wurde auch durch publikumswirksame Bilder befördert, die die Einnahme von Chloroquin durch Personen des öffentlichen Lebens zeigten. Diese initiale Hoffnung hat sich jedoch in den klinischen Studien nicht bestätigt, und inzwischen ist die Zulassung von Chloroquin für COVID-19 in den USA wieder zurückgezogen worden. Es hat auch bereits etliche Todesfälle durch Fehlanwendung und Überdosierung von Chloroquin in der COVID-19-Pandemie gegeben. Der Fall von Chloroquin zeigt sehr eindrücklich, dass hoher Zeitdruck bei der Arzneistoffentwicklung schädlich ist.

Kürzlich sind in Deutschland die ersten Impfstoffe gegen SARS-CoV-2 zugelassen worden. Die systematische Impfung der Bevölkerung in allen Ländern der Welt stellt die einzige realistische Möglichkeit dar, die Pandemie möglichst bald in den Griff zu bekommen und zu einem „normalen" Leben zurückzukehren. Es gibt keinen realistischen „Plan B". Nach den bisherigen Erfahrungen ist davon auszugehen, dass die Impfung gegen das die COVID-19-Erkrankung auslösende SARS-CoV-2-Virus ähnlich gut vertragen wird wie andere Impfungen. Behauptungen, dass es durch Ribonukleinsäure(RNA)-basierte Impfstoffe zu Genveränderungen im menschlichen Erbgut kommen könne, sind falsch. RNA kann von menschlichen Enzymen nicht in DNA umgeschrieben und in die DNA eingebaut werden; und außerdem wird RNA im Körper rasch abgebaut.

Influenza: Wenig Möglichkeiten außer einer mäßig wirksamen Impfung

Ebenfalls zu den RNA-Viren gehört das Influenzavirus. Es gibt Influenza-Impfstoffe. Leider verändert sich das Virus sehr rasch genetisch, was die Entwicklung von Impfstoffen sehr erschwert. Man kann nur „raten", welche Virusform in der nächsten Saison besonders aktiv sein wird und entwickelt dann einen entsprechenden Impfstoff. Je nachdem, wie gut oder schlecht man geraten hat, ist der Impfstoff ein Jahr besser oder schwächer wirksam. Die Wirksamkeit der Influenza-Impfung ist sehr viel geringer als z. B. die Wirksamkeit der Polio- oder Rötelnimpfung.

Eine wirksame Arzneitherapie für die Influenza gibt es nicht. Vor einigen Jahren gab es einen großen Medienhype um den Arzneistoff Oseltamivir, der die Weiterverbreitung von Viren im erkrankten Körper hemmen und damit den Krankheitsverlauf abschwächen soll. Leider erwies sich Oseltamivir in der Praxis als nicht wirksam. Entscheidend in der Bekämpfung der Influenza ist die jährliche Impfung, insbesondere für Risikogruppen (ältere Menschen, Angehörige der Gesundheitsberufe sowie Patienten mit chronischen Lungenerkrankungen). Bei einer manifesten Influenza-Erkrankung stehen Bettruhe und die symptomatische Therapie mit schmerzstillenden und fiebersenkenden Arzneistoffen (siehe Abschn. 2.1) sowie eine ausreichende Flüssigkeitszufuhr im Vordergrund.

Herpes-Infektionen: Bei rechtzeitiger Erkennung mit Aciclovir gut behandelbar

Das Windpockenvirus (Varicella-Zoster-Virus) gehört zu den DNA-Viren. Nach einer Varicella-Infektion verbleibt das Virus lebenslang in den für Wahrnehmung von Berührung, Temperatur, Kälte und Schmerz verantwortlichen Nerven (sensorische Nerven). Durch verschiedene Auslöser (z. B. UV-Licht, Stress, Krebserkrankung, Gabe von Zytostatika, siehe Abschn. 11.1) kann es zu einer Reaktivierung der Infektion kommen (Herpes zoster). Sie manifestiert sich zunächst in brennenden Schmerzen entlang der Nervenfasern, die sehr unangenehm sind. Später kommt es dann zur Bildung von Bläschen, die verschorfen. Ein typischer Manifestationsort des Herpes zoster sind die Nervenfasen entlang der Rippen. Die Schmerzen strahlen von der Wirbelsäule zum Brustbein aus. Davon leitet sich der Name Gürtelrose ab. Ein Herpes zoster kann sehr unterschiedlich ausgeprägt sein, von mild bis lebensbedrohlich. Entscheidend ist die rechtzeitige Diagnose eines Herpes zoster und der rechtzeitige Behandlungsbeginn. Am besten wird die Behandlung schon begonnen, wenn die typischen brennenden Schmerzen auftreten, spätestens jedoch, wenn die ersten Bläschen auftreten. Meist kann ein Behandlungsbeginn bereits bei brennenden Schmerzen nur realisiert werden, wenn der Patient schon einmal eine Herpes-zoster-Episode hatte und die Symptome kennt und einordnen kann.

Die Therapie der Wahl bei Herpes zoster ist die Gabe von Aciclovir, welche die DNA-Polymerase und damit die Erbgutvermehrung der Viren hemmt. Bei milden Verläufen reicht eine 5–7-tägige Behandlung mit oral verabreichtem Aciclovir. Bei schweren Verläufen ist eine stationäre Behandlung mit intravenös verabreichtem Aciclovir erforderlich. Aciclovir ist in aller Regel gut verträglich. Auf ausreichende Flüssigkeitszufuhr ist zu achten. Aciclovir wird über die Nieren ausgeschieden, und bei unzureichender Flüssigkeitszufuhr kann es zur Bildung von Aciclovir-Steinen in den ableitenden Harnwegen kommen.

Ebenfalls zu den DNA-Viren gehört das Herpes-simplex-Virus, das brennende Bläschen im Mund- oder Genitalbereich hervorrufen kann. Meist ist eine Lokalbehandlung mit Salben ausreichend. Entscheidend ist auch hier eine rechtzeitige Diagnosestellung und ein früher Behandlungsbeginn.

Pilzinfektionen: Das ABC (DHS) der Pilze; für Sie nur D und H

Pilze werden nach dem sogenannten DHS-System eingeteilt: D steht für Dermatophyten (Hautpilze); H für Hefepilze und S für Schimmelpilze. Hautpilze und Hefepilze sind Bestandteil der normalen Standortflora beim Menschen. Normalerweise verursachen Hautpilze und Hefepilze keine Krankheitssymptome. Durch fehlende oder übertriebene Hygiene, starkes Schwitzen, den Besuch öffentlicher Saunen oder Schwimmbäder, die Gabe von Antibiotika oder Glucocorticoiden (siehe Abschn. 11.2) oder hohes Lebensalter wird die Entstehung von Pilzinfektionen begünstigt. Schimmelpilze sind in feuchter Blumenerde oder in den Wänden feuchter Wohnungen vorhanden und können schwerwiegende allgemeine Erkrankungen (Aspergillose) hervorrufen. Sehr viel häufiger sind jedoch Infektionen mit Haut- und Hefepilzen. Deshalb werden hier die Schimmelpilzinfektionen nicht behandelt.

D: Hautpilzinfektionen: Gut behandelbar mit Terbinafin

Hautpilze können zu Infektionen der Haut, der Haar und der Nägel führen. Typische Symptome sind Hautrötung, Juckreiz und Nässen der Haut. Nagelpilz ist durch Nagelverfärbung und Nagelbrüchigkeit gekennzeichnet. Bei Pilzbefall der Haare kommt es zu Haarausfall. Der Nachweis der Pilze erfolgt mikroskopisch. Die Behandlung von Hautpilzinfektionen ist recht einfach geworden. Je nach Schwere und Lokalisation erfolgt eine systemische (orale) oder lokale Behandlung. Der wichtigste Arzneistoff zur Behandlung von Hautpilzinfektionen ist Terbinafin. Es hemmt die Bildung der Pilzzellmembran. Dadurch bekommen die Pilzzellen Löcher (Poren) und sterben ab. Terbinafin ist in aller Regel gut verträglich. Bei lokaler Gabe stehen allergische Reaktionen im Vordergrund, bei systemischer Gabe Magen/Darm-Probleme (Übelkeit, Verstopfung, Durchfall) oder Kopfschmerzen. Entscheidend für den langfristigen Erfolge einer Hautpilzbehandlung mit Terbinafin ist die Beseitigung der begünstigenden Faktoren und Einhaltung einer guten Körperhygiene.

H: Hefepilzinfektionen: Gut behandelbar mit Azolen

Der wichtigste Hefepilz ist *Candida albicans.* Der Pilz kann lokale Erkrankungen (lokale Kandidose) oder (z. B. bei Behandlung mit Zytostatika, siehe Abschn. 11.1) schwere Allgemeinerkrankungen (systemische Kandidose) verursachen. Lokale Kandidosen sind häufig. Sie sind durch weißliche Beläge an den Schleimhäuten gekennzeichnet. Die Schleimhäute sind häufig gerötet und jucken. Typische Manifestationsorte sind der Mund (orale Kandidose) und der Intimbereich der Frau (Vulvovaginalmykose). Feuchtwarmes Milieu begünstigt eine Kandidose ebenso wie Glucocorticoide (siehe   Abschn. 4.1 und 11.2) und Antibiotika (Veränderung der Standortflora). Bei Frauen können orale Kontrazeptiva mit einem hohen Estrogengehalt (nicht mehr sehr gebräuchlich) eine Kandidose im Intimbereich begünstigen. Ebenso haben Patienten mit Diabetes ein erhöhtes Risiko für Kandidose (siehe Abschn. 6.1). Durch die Einnahme von Gliflozinen kommt es zu noch höherer Ausscheidung von „Zucker" (Glucose) im Urin. Die Hefezellen nutzen diesen Zucker als Nährstoff und können durch Überwuchern der normalen Standortflora die Entstehung einer Kandidose im Intimbereich begünstigen (siehe Abschn. 6.1).

Die Behandlung von Hefepilzinfektionen ist einfach und wirksam. Es werden sogenannte Azol-Antimykotika eingesetzt. Allen diesen Arzneistoffen ist gemeinsam, dass sie die Wortendung _azol besitzen. Deshalb werden sie auch als „Azole" bezeichnet. Azole hemmen den normalen Aufbau der Pilzzellmembran. Dadurch werden die Pilzzellen löchrig und sterben ab. Es gibt eine Vielzahl von lokal und systemisch anwendbaren Azol-Antimykotika. Einige davon sind auch rezeptfrei in der Apotheke erhältlich. Bei unkomplizierten Verläufen einer Kandidose im Intimbereich reicht häufig eine Eintages-Behandlung mit einem Azol (Prototyp Clotrimazol) aus. Der Arzneistoff wird in Form eines Vaginalzäpfchens und einer Creme angewendet. Auch hier ist es entscheidend, die begünstigenden Faktoren auszuschalten. Bei der bei Frauen häufigen Kandidose im Intimbereich sollte auf Intimsprays verzichtet werden. Waschlotionen sollten keinen direkten Kontakt mit der Scheide bekommen, und das Tragen atmungsaktiver Unterwäsche sowie die Vermeidung enger Hosen wird empfohlen. Eine Gabe von Döderlein-Bakterien (der normalen Standortflora in der Scheide) ist meist nicht erforderlich.

Wie werden durch Parasiten hervorgerufene Infektionserkrankungen behandelt? Einfach und wirksam mit Ivermectin, Permethrin und Dimeticon

In Deutschland spielen bei den Parasitenerkrankungen vor allen die durch Milben verursachte Krätze (Scabies) und der Kopflausbefall eine Rolle. Beide Erkrankungen treten insbesondere in Kindergärten, Schulen, Großfamilien und Sammelunterkünften auf, also in Situationen, in denen ein enger sozialer Kontakt besteht und das Übertragen der Krankheitserreger von einem Menschen zum anderen begünstigt wird. Deshalb spielt *Social Distancing* (siehe Abb. 11.3) die entscheidende Rolle in der Verhinderung von Parasitenerkrankungen.

Die Krätze ist durch die typischen rötlichen Milbengänge in der Haut und den starken Juckreiz gekennzeichnet. In den Gängen sieht man die wandernden Milben. Die Diagnosestellung ist einfach. Auch die Behandlung ist einfach und wirksam. Man kann eine orale (systemische) Behandlung mit Ivermectin durchführen oder eine Lokalbehandlung mit Permethrin. Die beiden Arzneistoffe wirken auf das Nervensystem der Milben und töten sie dadurch ab. Ivermectin ist gut verträglich. Bei Permethrin kann Hautbrennen auftreten. Zur Prophylaxe der Krätze sind eine gute Hygiene in den Einrichtungen sowie im Haushalt sowie die Vermeidung engen Körperkontaktes erforderlich.

Der Kopflausbefall ist ebenfalls durch Juckreiz gekennzeichnet. Die Diagnosestellung erfolgt durch den Nachweis der klebrigen länglichen Nissen an den Haaren. Die Behandlung erfolgt durch Auftragen von Ivermectin oder Dimeticon auf die Haare mit nachfolgendem Kämmen. Ivermectin lähmt das Nervensystem der Läuse; Dimeticon zerstört den Panzer der Läuse. Die Behandlung ist gut verträglich. Eine Behandlung der gesamten Familie, in der ein Kopflausbefall aufgetreten ist, ist dringend empfehlenswert. Zur Vermeidung von Kopflausbefall in Gruppen ist die Vermeidung engen Kontaktes sowie das Einhalten von Hygienemaßnahmen entscheidend. Insbesondere sollten niemals Kämme und Bürsten von verschiedenen Personen gemeinsam benutzt werden.

Glossar wichtiger pharmakologischer Begriffe

Allgemein verwendeter Begriff (häufig verwendete Synonyma sind in Klammern angegeben)	Erläuterungen (der korrekte Begriff ist, falls existent, fett hervorgehoben)	Beispiele (Erkennungssilben in Arzneistoffnamen sind fett hervorgehoben)
Adhärenz (Compliance, Therapietreue)	Der Begriff beschreibt die Bereitschaft des Patienten, regelmäßig das ihm vom Arzt verschriebene Arzneimittel einzunehmen. Früher wurde Adhärenz oft durch autoritäres Verhalten des Arztes durchgesetzt, mit entsprechend geringem Erfolg. Schlüssel für eine hohe Adhärenz und damit den Therapieerfolg ist, dass der Patient versteht, warum er ein Arzneimittel einnehmen muss und was er von der Therapie an positiven Wirkungen und UAW zu erwarten hat.	
Adrenalin (Epinephrin, EPI, Stresshormon)	**Adrenalin** hat allgemein den schlechten Ruf eines schädlichen Stresshormons. Zwar ist es zutreffend, dass eine Dauerausschüttung von Adrenalin zu Herz/Kreislauf-Erkrankungen führen kann, aber beim lebensbedrohlichen allergischen (anaphylaktischen) Schock ist die einmalige Gabe von Adrenalin lebensrettend. Die Adrenalin-Angst ist auch unter Ärzten verbreitet und führt dazu, dass bei allergischen Notfällen Adrenalin zu selten angewendet wird und dadurch Patienten unnötig sterben.	Patienten mit schwere Allergie sollten unbedingt einen oder besser zwei EPI-Pens mit Adrenalin zur Selbstbehandlung mit sich führen!
Agonist (_mimetikum)	Ein Arzneistoff, der einen Rezeptor aktiviert und dadurch Wirkungen des Botenstoffes (Hormone, Neurotransmitter, Entzündungsmoleküle) nachahmt.	Serotonin-1-Rezeptor-Agonist (Triptan), Beta-Sympathomimetika, Inkretinmimetika
Aldosteron-Antagonisten	**Mineralocorticoid-Rezeptor-Antagonisten** (MCRA). Die Arzneistoffe hemmen nicht nur die Wirkung von Aldosteron, sondern auch von Cortisol.	Spironolacton, Eplerenon (10-mal teurer als Spironolacton)

Allgemein verwendeter Begriff (häufig verwendete Synonyma sind in Klammern angegeben)	Erläuterungen (der korrekte Begriff ist, falls existent, fett hervorgehoben)	Beispiele (Erkennungssilben in Arzneistoffnamen sind fett hervorgehoben)
Analgetika-Asthma	**Cyclooxygenase(COX)-Hemmer-Asthma;** tritt nicht auf bei Paracetamol, Metamizol und Opioid-Analgetika; daher ist der Begriff Analgetika-Asthma irreführend.	**Ibuprofen,** Diclofen**ac.**
Antagonist (Blocker, Anti_ _lytikum)	Ein Arzneistoff, der an einen Rezeptor bindet, ihn aber nicht aktiviert. Durch die Bindung an den Rezeptor verhindert der Antagonist die Aktivierung des Rezeptors durch Botenstoffe (Hormone, Neurotransmitter, Entzündungsmoleküle)	Serotonin-3-Rezeptor-Antagonist (Setron), Betablocker (beta-Rezeptor-Antagonist), Antihistaminikum (H1-Rezeptor-Antagonist), Parasympatholytikum (Muskarin-Rezeptor-Antagonist)
Anti_	Die Silbe „Anti" bezeichnet die Tatsache, dass eine Arzneistoffgruppe eine Wirkung gegen eine bestimmte Erkrankung (oder ein bestimmtes Symptom) besitzt. Der Begriff stammt aus einer Zeit, als man die Wirkmechanismen von Arzneistoffen noch nicht verstanden hat. Anti_ ist Bestandteil eines allgemeinen Oberbegriffes, unter dem sich Arzneistoffgruppen mit ganz unterschiedlichen Mechanismen verbergen. Inzwischen haben sich die Anwendungsgebiete vieler „Anti_" erweitert. Dadurch entsteht häufig Verwirrung bei Patient und Arzt. Besser sollte generell von **Arzneistoffen mit anti_ Wirkung** gesprochen werden. Das ist umständlicher, lässt aber die Möglichkeit offen, dass der in Frage stehende Arzneistoff auch noch andere Wirkungen besitzt.	Antiallergika, Antiarrhythmika, Antibiotika, Anticholinergika, Antidepressiva, Antidiabetika, Antiemetika, Antihypertensiva, Antiepileptika, Antihistaminika, Antipsychotika

Allgemein verwendeter Begriff (häufig verwendete Synonyma sind in Klammern angegeben)	Erläuterungen (der korrekte Begriff ist, falls existent, fett hervorgehoben)	Beispiele (Erkennungssilben in Arzneistoffnamen sind fett hervorgehoben)
Antiarrhythmika	Problematischer Begriff, weil viele Antiarrhythmika auch Herzrhythmusstörungen verursachen können, also pro-arrhythmisch wirken. Dies wird bei Benutzung des Begriffes Antiarrhythmika leicht übersehen. Besser sollte von **Arzneistoffen mit antiarrhythmischer Wirkung** gesprochen werden.	Amiodaron (ein Arzneistoff, der zahlreiche Ionenkanäle blockiert) gilt trotz seiner UAW als Goldstandard der *Antiarrhythmika*
Antibiotika	**Antibakterielle Arzneistoffe.** Antibiotika wirken nicht, anders als der Begriff vermuten lässt (bios, griechisch für Leben), auch gegen Viren und Pilze. Der ungenaue Begriff Antibiotika fördert die unkritische Anwendung antibakterieller Arzneistoffe. Wegen des unklaren Begriffes Antibiotika werden antibakterielle Arzneistoffe viel zu häufig verschrieben.	Amoxicillin, Clarithromycin, Moxifloxacin, Doxycyclin
Antidepressiva	**Oberbegriff für sehr unterschiedliche Arzneistoffe mit antidepressiver Wirkung.** Da diese Arzneistoffe auch bei vielen anderen neurologischen und psychischen Erkrankungen eingesetzt werden, sollte man den Begriff „Antidepressiva" nicht benutzen, sondern die einzelnen Arzneistoffgruppen oder Arzneistoffe nennen. Der Begriff Depression ruft negative Assoziationen hervor. Das kann dazu führen, dass Patienten, die Antidepressiva (wegen einer anderen Erkrankung) einnehmen, die Arzneimittel nicht regelmäßig einnehmen oder vermuten, dass sie doch depressiv seien.	Amitriptylin (NSMRI), Citalopram (SSRI), Venlafaxin (SSNRI), alpha-2-Rezeptor-Antagonisten (Mirtazapin), MAO-Hemmer (Tranylcypromin). Gemeinsames Merkmal dieser Arzneistoffe ist, dass sie die Wirkungen der Botenstoffe Noradrenalin und/oder Serotonin verstärken. Darüber kann man die meisten therapeutischen Wirkungen und UAW erklären.

Allgemein verwendeter Begriff (häufig verwendete Synonyma sind in Klammern angegeben)	Erläuterungen (der korrekte Begriff ist, falls existent, fett hervorgehoben)	Beispiele (Erkennungssilben in Arzneistoffnamen sind fett hervorgehoben)
Antiepileptika (Antikonvulsiva)	**Oberbegriff für sehr unterschiedliche Arzneistoffe mit antiepileptischer Wirkung.** Da diese Arzneistoffe auch bei vielen anderen neurologischen und psychischen Erkrankungen eingesetzt werden, sollte man den Begriff „Antiepileptika" nicht benutzen, sondern die einzelnen Arzneistoffgruppen oder Arzneistoffe nennen.	Pregabalin (Calciumkanal-Blocker), Carbamazepin, Lamotrigin, Phenytoin, Valproinsäure (Natriumkanal-Blocker)
Antihistaminika	**Histamin-H1-Rezeptor-Antagonisten (H1-Rezeptor-Antagonisten)**	Clemastin (1. Generation, wirkt stark im Gehirn), Cetirizin (2. Generation, wirkt weniger stark im Gehirn)
Antihypertensiva (Blutdruck-senker)	**Oberbegriff für sehr unterschiedliche Arzneistoffe mit antihypertensiver (Blutdruck-senkender) Wirkung.** Da diese Arzneistoffe teilweise auch bei anderen Herz/Kreislauf-Erkrankungen wie koronarer Herzerkrankung und chronischem Herzversagen eingesetzt werden (insbesondere die Arzneistoff-Gruppen A, B und D), sollte man den Begriff „Antihypertensiva" nicht benutzen, sondern die einzelnen Arzneistoffgruppen oder Arzneistoffe nennen.	Arzneistoff-Gruppen A, B, C und D
Antipsychotika (Neuroleptika)	**Oberbegriff für sehr unterschiedliche Arzneistoffe mit antipsychotischer Wirkung.** Da diese Arzneistoffe außer bei der Schizophrenie auch bei vielen anderen neurologischen und psychischen Erkrankungen eingesetzt werden, sollte man den Begriff „Antipsychotika" nicht benutzen, sondern die einzelnen Arzneistoffgruppen oder Arzneistoffe nennen. Neuroleptika ist ein veralteter Begriff.	Gemeinsames Merkmal dieser Arzneistoffe ist, dass sie an vielen (multiplen) Rezeptoren Antagonisten sind. Die Einteilung der Antipsychotika in typische und atypische Antipsychotika ist nicht mehr haltbar und veraltet.

Allgemein verwendeter Begriff (häufig verwendete Synonyma sind in Klammern angegeben)	Erläuterungen (der korrekte Begriff ist, falls existent, fett hervorgehoben)	Beispiele (Erkennungssilben in Arzneistoffnamen sind fett hervorgehoben)
Arzneimittel (Medikament)	Die Darreichungsform eines Arzneistoffs zur Anwendung beim Menschen. Arzneimittel werden entweder unter einem Handelsnamen als Handelspräparat oder unter dem internationalen Freinamen (*international non-proprietary name, INN*) als Generikum vertrieben	Aspirin® (Handelspräparat), Acetylsalicysäure (Generikum); Viagra® (Handelspräparat), Sildenafil (Generikum); Marcumar® (Handelspräparat), Phenprocoumon (Generikum)
Arzneistoff	Ein Wirkstoff mit nützlicher Wirkung auf den Körper. Ein Arzneistoff heilt im besten Falle Erkrankungen. Oft lindert ein Arzneistoff aber nur Beschwerden. Auch Wirkstoffe mit diagnostischer Wirkung (z. B. Kontrastmittel) gehören zu den Arzneistoffen. Arzneistoffe werden mit dem internationalen Freinamen (*international non-proprietary name, INN*) bezeichnet. Derr INN ist die wichtigste Information jedes Arzneimittels; viel wichtiger als der Handelsname.	Amoxicillin, Digoxin, Haloperidol, Ibuprofen, Metoprolol, Paracetamol, Tramadolol
Arzneistoff-Gruppe A	**Renin-Angiotensin-Aldosteron-System-Hemmer (RAAS-Hemmer)** Umfasst die *Angiotensin-Converting-Enzyme*-Hemmer (ACE-Hemmer) und Angiotensin-Rezeptor-Antagonisten (Angiotensin-Rezeptor-Blocker, ARB). Diese Arzneistoffgruppe wirkt Blutdruck-senkend und verhindert außerdem bindegewebige Umbauvorgänge am Herzen, die bei Herzinfarkt und Herzversagen auftreten.	Ramipril, Candesartan

Allgemein verwendeter Begriff (häufig verwendete Synonyma sind in Klammern angegeben)	Erläuterungen (der korrekte Begriff ist, falls existent, fett hervorgehoben)	Beispiele (Erkennungssilben in Arzneistoffnamen sind fett hervorgehoben)
Arzneistoff-Gruppe B (Beta-blocker)	**beta-1-Rezeptor-Antagonisten.** Diese Arzneistoffgruppe wirkt Blutdruck-senkend und schützt das Herz vor gefährlicher Überaktivierung durch das sympathische Nervensystem bei Herzinfarkt (koronarer Herzerkrankung) sowie Herzversagen. Außerdem kann die Arzneistoff-Gruppe B bei Vorhofflimmern die Herzfrequenz verringern.	**Metoprolol**
Arzneistoff-Gruppe C (Calcium-Antagonisten)	**Calciumkanal-Blocker.** Diese Arzneistoffgruppe wirkt vor allem Blutdruck-senkend.	Amlo**dipin**
Arzneistoff-Gruppe D (Diuretika)	**Hemmstoffe des Natrium/Chlorid-Transportes** („Thiaziddiuretika") und Hemmstoffe des **Natrium/Kalium/Chlorid-Transportes** („Schleifendiuretika). Beim Bluthochdruck steht die Blutdruck-senkende Wirkung im Vordergrund. Beim Herzversagen steht die diuretische (harntreibende) Wirkung im Vordergrund.	Hydrochloro**thiazid**, Furo**semid**
Basistherapeutika	**Veralteter Oberbegriff** für eine Vielzahl ganz unterschiedlicher Arzneistoffe zur Behandlung von Autoimmunerkrankungen. Es ist nicht einheitlich definiert, welcher Arzneistoff ein Basistherapeutikum darstellt. Daher ist es besser, den Begriff Basistherapeutika zu vermeiden und jeweils den konkreten Arzneistoff zu benennen.	Methotrexat (in sehr niedriger Dosierung), Chloroquin, TNF-Hemmer. Viele Basistherapeutika wie Goldverbindungen werden kaum noch eingesetzt.

Allgemein verwendeter Begriff (häufig verwendete Synonyma sind in Klammern angegeben)	Erläuterungen (der korrekte Begriff ist, falls existent, fett hervorgehoben)	Beispiele (Erkennungssilben in Arzneistoffnamen sind fett hervorgehoben)
Benzos (Anxiolytika, Tranquilizer, Hypnotika)	**Benzodiazepine.** Benzodiazepine wirken nicht nur angstlösend (anxiolytisch), beruhigend (als Tranquilizer) und schlaffördernd (hypnotisch), sondern auch antiepileptisch und muskelentspannend. Die Begriffe Anxiolytika, Tranquilizer und Hypnotika fokussieren nur auf eine Teilwirkung der Benzodiazepine und sollten deshalb nicht benutzt werden.	Diazepam (langwirkend), Midazolam (kurzwirkend)
Betablocker	**beta-Rezeptor-Antagonisten.** Meist sind aber nur die **beta-1**-Rezeptor-Antagonisten gemeint. Deshalb besser die genau gemeinte Arzneistoffgruppe nennen.	Propranolol (nicht selektiver beta-Rezeptor-Antagonist), Meto**prolol** (selektiver **beta-1**-Rezeptor-Antagonist)
beta-Sympathomimetika	**beta-Rezeptor-Agonisten.** Praktisch immer sind aber nur die beta-2-Rezeptor-Agonisten gemeint. Deshalb besser die genaue Arzneistoffgruppe nennen.	**beta-2**-Rezeptor-Agonisten: Salbu**tamol** (Albu**terol**) (kurzwirkend, SABA), Formo**terol** (langwirkend, LABA)
Blutgerinnungshemmer (Antikoagulanzien)	**Oberbegriff für zwei Arzneistoffgruppen:** Faktor-Xa-Hemmer und Vitamin-K-Antagonisten (Kumarine)	Faktor-Xa-Hemmer: Rivaroxaban. Vitamin-K-Antagonisten: Phenprocoumon
Blutplättchen-Hemmer (Thrombozyten-Aggregationshemmer, Hemmer der Blutplättchen-Verklumpung)	**Oberbegriff für zwei Arzneistoffgruppen:** Irreversible Cyclooxygenase-Hemmer und ADP-Rezeptor-Antagonisten	Irreversible Cyclooxygenase-Hemmer: Acetylsalicylsäure (ASS). Irreversible ADP-Rezeptor-Antagonisten: Clopido**grel**

Allgemein verwendeter Begriff (häufig verwendete Synonyma sind in Klammern angegeben)	Erläuterungen (der korrekte Begriff ist, falls existent, fett hervorgehoben)	Beispiele (Erkennungssilben in Arzneistoffnamen sind fett hervorgehoben)
Breitbandantibiotika (Breitspektrumantibiotika)	**Problematischer Oberbegriff.** Es ist nicht klar definiert, welche Antibiotika (antibakteriellen Arzneistoffe) darunterfallen. Das ist auch deshalb nicht möglich, weil sich die Resistenzsituation von Bakterien örtlich und zeitlich rasch ändern kann. Der Begriff Breitband (Breitspektrum) suggeriert auch ein falsches Gefühl der Sicherheit.	Aminopenicilline, Makrolide, Fluorchinolone, Tetrazykline
Chemotherapie („eine Chemo" bekommen)	**Behandlung eines bösartigen Tumors (Krebsbehandlung) mit Zytostatika.** Eigentlich ist auch eine Behandlung mit antibakteriellen Arzneistoffen, Virustatika und Antimykotika eine Chemotherapie. Für diese Therapie ist der Begriff Chemotherapie jedoch nicht geläufig. Außerdem werden in der Krebsbehandlung zunehmend Arzneistoffe eingesetzt, die keine Zytostatika sind (zielgerichtete Tumortherapeutika) und auch ganz andere UAW haben. Dies wird in dem Begriff „Chemo" jedoch nicht abgebildet.	Cyclophosphamid, Methotrexat, Paclitaxel
Cholesterinsenker (Statine, Lipidsenker)	**HMG-CoA-Reduktase-Hemmer.** Der Begriff Cholesterinsenker ist positiv besetzt und lässt den Arzt und Patienten leicht vergessen, dass diese Arzneistoffe auch schwere UAW auf die Muskulatur haben können. Außerdem gibt es noch andere Cholesterinsenker (z. B. Fibrate).	Simvastatin

Allgemein verwendeter Begriff (häufig verwendete Synonyma sind in Klammern angegeben)	Erläuterungen (der korrekte Begriff ist, falls existent, fett hervorgehoben)	Beispiele (Erkennungssilben in Arzneistoffnamen sind fett hervorgehoben)
Cortison (Steroide, Corticosteroide, Cortison-Abkömmlinge)	**Glucocorticoide (Glucocorticoid-Rezeptor-Agonisten).** Das Hormon Cortisol (landläufig als Cortison bezeichnet) ist das wichtigste körpereigene Glucocorticoid und wird praktisch nur bei Nebennierenrindenversagen (Addison-Erkrankung) als Ersatz (Supplementierung) für das fehlende Hormon eingesetzt. Steroide ist ein allgemeiner Oberbegriff, der auch die Mineralocorticoide (z. B. Aldosteron) und die Geschlechtshormone (Estrogen, Progesteron, Testosteron) beinhaltet.	Prednisolon, Budesonid
Coxibe	**Cyclooxygenase-2-Hemmer (COX-2-Hemmer).** Die Coxibe werden manchmal auch den NSAR zugeordnet, obwohl sie unterschiedliche UAW besitzen.	Etoricoxib
Ebolamedikament Remdesivir	**Remdesivir ist ein RNA-Polymerase-Hemmer.** Es hemmt mehr oder weniger potent die Vermehrung des Erbgutes (RNA) bestimmter Viren, darunter Hepatitis-C- und Ebolavirus und SARS-CoV-2. Die Bezeichnung als „Ebolamedikament" setzt einen falschen Fokus auf den Arzneistoff. Entscheidend ist nicht das Ebolavirus, sondern der Wirkmechanismus. In den Medien wird nicht ausreichend klar dargestellt, dass das Prinzip der RNA-Polymerase-Hemmer bei der Hepatitis C sehr erfolgreich war; nur mit anderen Arzneistoffen als Remdesivir.	
H2-Rezeptor-Blocker	**Histamin-H2-Rezeptor-Antagonisten (H2-Rezeptor-Antagonisten).** Nicht zu verwechseln mit den Antihistaminika (Histamin H1-Rezeptor-Antagonisten, H1-Rezeptor-Antagonisten). Beide Arzneistoffgruppen sind Histamin-Rezeptor-Antagonisten, nur eben an unterschiedlichen Rezeptoren.	Ranitidin

Allgemein verwendeter Begriff (häufig verwendete Synonyma sind in Klammern angegeben)	Erläuterungen (der korrekte Begriff ist, falls existent, fett hervorgehoben)	Beispiele (Erkennungssilben in Arzneistoffnamen sind fett hervorgehoben)
Herzglykoside (Digitalisglykoside)	**Natrium/Kalium-ATPase-Hemmer.** Der Begriff Herzglykoside suggeriert eine selektive und positiv zu beurteilende Wirkung auf das Herz, was aber überhaupt nicht der Fall ist. Die Herzglykoside wirken in jeder Körperzelle, weil der Angriffspunkt (die Natrium/Kalium-ATPase) in jeder Zelle vorhanden ist. Deshalb haben die Herzglykoside auch so viele UAW und deshalb ist eine Behandlung mit diesen Arzneistoffen auch so schwer steuerbar, trotz therapeutischem *Drug Monitoring*. Der Begriff Digitalisglykoside ist besser, weil er Bezug nimmt auf die Herkunft der Arzneistoffe (Fingerhut, *Digitalis purpurea*).	**Digoxin**
Direkte orale Antikoagulanzien (DOAK) oder neue orale Antikoagulanzien (NOAK)	**Faktor-Xa-Hemmer.** Die Begriffe „direkt" oder „neu" suggerieren Vorteile gegenüber den Vitamin-K-Antagonisten, was jedoch so vereinfachend unzutreffend ist. Außerdem sind die Faktor-Xa-Hemmer nicht mehr „neu". Es gibt sie bereits seit 15 Jahren.	**Rivaroxaban**
Diuretika (schwache), harntreibende Mittel (schwache), Thiaziddiuretika	**Hemmstoffe des Natrium/Kalium/Chlorid-Transportes** („Thiaziddiuretika"). Diese Diuretika führen auch zu einer klinisch wichtigen Gefäßerweiterung. Der Begriff Diuretika fokussiert zu stark auf die harntreibende Wirkung.	**Hydrochlorothiazid**
Diuretika (starke), harntreibende Mittel (starke), Schleifendiuretika	**Hemmstoffe des Natrium/Kalium/Chlorid-Transportes** („Schleifendiuretika"). Diese Diuretika führen auch zu einer klinisch wichtigen Gefäßerweiterung. Der Begriff Diuretika fokussiert zu stark auf die harntreibende Wirkung.	**Furosemid**

Allgemein verwendeter Begriff (häufig verwendete Synonyma sind in Klammern angegeben)	Erläuterungen (der korrekte Begriff ist, falls existent, fett hervorgehoben)	Beispiele (Erkennungssilben in Arzneistoffnamen sind fett hervorgehoben)
Gift	Ein Wirkstoff mit schädlicher Wirkung auf den Körper. Manche Gifte werden durch gezielte Anwendung zum Arzneistoff und Arzneistoffe werden durch Überdosierung zum Gift.	Botulinum-Neurotoxin (Gift bei oraler Einnahme; Arzneistoff bei lokaler Gabe in Muskeln); Paracetamol (Schmerzmittel bis 4 g/Tag; Lebergift ab 8 g/Tag)
Gliptine	**Inkretinverstärker** (Hemmer des Inkretin-Abbaus, DPP4-Hemmer, Dipeptidylpeptidase-4-Hemmer)	Sita**gliptin**
Gliflozine	**Hemmer der Glucose-Wiederaufnahme aus dem Urin (SGLT-2-Hemmer)**	Empa**gliflozin**
Hormone	Weitverbreitete Annahme, dass von außen (therapeutisch) zugeführte Hormone grundsätzlich schädlich seien. Dieses Fehlurteil betrifft insbesondere Glucocorticoide (Cortison) und Geschlechtshormone (Estrogen, Gestagen). Gerade Geschlechtshormone haben einen schlechten Ruf in den Wechseljahren, weshalb Frauen zu vermeintlich besser und sicherer wirkenden pflanzlichen Präparaten greifen. Dabei kann die Zufuhr von Hormonen (z. B. bei Unterfunktion der Schilddrüse oder Nebennierenrinde) lebensrettend sein. Im Übrigen wird in vielen Fällen gar nicht eine Behandlung mit Hormonen durchgeführt, sondern mit Arzneistoffen, die von Hormonen abgeleitet sind und dadurch auch andere Eigenschaften erhalten.	Hormone: Levothyroxin (T4), Estrogen, Gestagen, Cortisol, Testosteron, Aldosteron Hormonabkömmlinge mit anderen Eigenschaften als Hormone: Arzneistoffe in Verhütungsmitteln (Pille danach, Minipille, Mikropille), Prednisolon (Behandlung von Autoimmunerkrankungen), Budesonid (Behandlung von Asthma und Colitis ulcerosa)
Inkretinmimetika	**Inkretin-Rezeptor-Agonisten**	Lira**glutid**

Allgemein verwendeter Begriff (häufig verwendete Synonyma sind in Klammern angegeben)	Erläuterungen (der korrekte Begriff ist, falls existent, fett hervorgehoben)	Beispiele (Erkennungssilben in Arzneistoffnamen sind fett hervorgehoben)
Magenschutz	**Prophylaxe von Sodbrennen und Magen/Zwölffingerdarm-Geschwüren.** Routinemäßige Gabe von Protonenpumpen-Hemmern (PPI) bei allen Patienten, die stationär im Krankenaus sind (insbesondere Intensivstation) oder zur Prophylaxe von Herzinfarkt oder Schlaganfall mit Hemmern der Blutplättchen-Verklumpung (insbesondere Acetylsalicylsäure) behandelt werden. Diese Prophylaxe wird selten kritisch überprüft. Langfristig können PPI jedoch schwere UAW verursachen.	Pantoprazol
Malariamedikament Chloroquin	**Chloroquin ist ein Arzneistoff mit unbekanntem Wirkmechanismus,** welches mit Erfolg bei der Autoimmunerkrankung Lupus erythematodes eingesetzt wirkt. Chloroquin wird auch bei der Malaria tropica eingesetzt, aber die Resistenzsituation ist schlecht.. Die Bezeichnung „Malariamedikament" setzt einen falschen Fokus auf den Arzneistoff. Chloroquin hat zahlreiche schwere UAW. Vor der Einnahme von Chloroquin zur Prophylaxe oder Behandlung von COVID-19 ist dringend zu warnen. Es hat etliche Todesfälle gegeben.	
Medikament	Wird gleichbedeutend mit dem Begriff Arzneimittel verwendet, aber oft mit dem Begriff Arzneistoff oder Wirkstoff verwechselt	
Nichtopioid-Analgetika	**Oberbegriff** für die Cyclooxygenase-(2)-Hemmer und andere Analgetika wie Paracetamol und Metamizol (Novaminsulfon). Nichtopioid-Analgetika besitzen keinen gemeinsamen Wirkmechanismus.	**Ibu**profen, Diclofenac, Etori**coxib**, Paracetamol, Metamizol (Novaminsulfon).

Allgemein verwendeter Begriff (häufig verwendete Synonyma sind in Klammern angegeben)	Erläuterungen (der korrekte Begriff ist, falls existent, fett hervorgehoben)	Beispiele (Erkennungssilben in Arzneistoffnamen sind fett hervorgehoben)
Nicht-steroidale Antirheumatika (NSAR); *non-steroidal anti-inflammatory drugs* (NSAID)	**(Nicht-selektive) Cyclooxygenase-Hemmer (COX-Hemmer).** Manchmal werden auch Metamizol (Novaminsulfon) und Paracetamol fälschlich den NSAR zugeordnet, obwohl sie sehr unterschiedliche therapeutische Wirkungen und UAW besitzen.	**Ibu**profen, Diclo**fenac**
„Nitro"	**Stickstoffmonoxid (NO)-freisetzende Arzneistoffe.** Der Jargon-Begriff Nitro bezeichnet nur eine chemische Gruppe, jedoch keinen Arzneistoff bzw. keine Arzneistoffgruppe.	Glyzeroltri**nitrat** (GTN)
Opioid-Analgetika (Morphium, Opium, Opioide, Opiate)	**Opioidrezeptor-Agonisten.** Dieser Begriff ist passender, weil diese Arzneistoffgruppe außer der analgetischen Wirkung noch viele andere klinisch nutzbare Wirkungen (und viele UAW) besitzt. Der Begriff Opioide leitet sich davon ab, dass die ersten Analgetika dieser Arzneistoffgruppe aus Opium (aus Schlafmohn gewonnen) gewonnen wurden. Bei **Opioid-Analgetika-Abhängigkeit** spricht man landläufig von Heroinabhängigkeit, weil Heroin eine so starke und schnelle Wirkung hat. In der Drogenrealität spielt aber inzwischen der Arzneistoff Fentanyl eine wichtigere Rolle als Heroin.	Morphin und Fentanyl (stark wirksam), Buprenorphin (mittelstark wirksam), Tramadol (schwach wirksam). Loperamid (zur Behandlung des Durchfalls) gehört ebenfalls zu den Opioid-Rezeptor-Agonisten
Orale Antidiabetika	**Oberbegriff** für sehr unterschiedliche oral verabreichte Arzneistoffgruppen für die Behandlung des Typ-2-Diabetes. Da die Wirksamkeit und UAW der einzelnen Arzneistoffgruppen sehr unterschiedlich sind und sie teilweise auch bei anderen Erkrankungen eingesetzt werden, sollte der Begriff orale Antidiabetika besser nicht verwendet werden, sondern die einzelnen Gruppen bezeichnet werden.	Metformin (Biguanide), Glibenclamid (Sulfonylharnstoffe), Empa**gliflozin** (Gliflozine), Sita**gliptin** (Gliptine), Pio**glitazon** (Glitazone)

Allgemein verwendeter Begriff (häufig verwendete Synonyma sind in Klammern angegeben)	Erläuterungen (der korrekte Begriff ist, falls existent, fett hervorgehoben)	Beispiele (Erkennungssilben in Arzneistoffnamen sind fett hervorgehoben)
Parasympatholytika (Anticholinergika, Antimuskarinergika)	**Muskarin-Rezeptor-Antagonisten.** Diese Arzneistoffe lösen ein anticholinerges (korrekter: antimuskarinerges) Syndrom aus: Mundtrockenheit, Sodbrennen, Herzrasen, verschwommenes Sehen, trockene Haut, Verstopfung und Harnverhalt sind Leitsymptome.	Biperiden, Scopolamin, Tiotropium (LAMA), Ipratropium (SAMA), viele Antihistaminika, Antipsychotika und Antidepressiva besitzen auch eine parasympatholytische Wirkung
Prilate	*Angiotensin-Converting-Enzyme-Hemmer* (**ACE-Hemmer**)	Ramipril
Psychopharmaka	**Oberbegriff** für sehr unterschiedliche Arzneistoffgruppen, die eine Wirkung auf das Gehirn besitzen. Benzodiazepine und Dopamimetika können Abhängigkeit, Sucht und Gewöhnung verursachen; Antidepressiva, Antipsychotika und Stimmungsstabilisatoren hingegen nicht. Deshalb sollten besser die einzelnen Arzneistoffgruppen bezeichnet werden. Auch die Antiepileptika haben wichtige psychopharmakologische Wirkungen, werden aber üblicherweise nicht den Psychopharmaka zugeordnet. Der Begriff Psychopharmaka ist sehr negativ besetzt und wird automatisch mit Abhängigkeit und Gewöhnung in Verbindung gebracht. Dies ist jedoch unzutreffend.	Antidepressiva, Antiepileptika, Antipsychotika, Benzodiazepine, Dopaminmimetika, Stimmungsstabilisatoren
Rezeptor	Fühler (Andockstation) für Botenstoffe (Hormone, Neurotransmitter, Entzündungsmoleküle) im Körper. Rezeptoren sind Angriffspunkte für Agonisten und Antagonisten. Insgesamt sind Rezeptoren der wichtigste Angriffspunkt für Arzneistoffe.	Beta-Rezeptoren, Dopamin-Rezeptoren, Histamin-Rezeptoren, Muskarin-Rezeptoren, Serotonin-Rezeptoren

Allgemein verwendeter Begriff (häufig verwendete Synonyma sind in Klammern angegeben)	Erläuterungen (der korrekte Begriff ist, falls existent, fett hervorgehoben)	Beispiele (Erkennungssilben in Arzneistoffnamen sind fett hervorgehoben)
Sartane (Angiotensin-Rezeptor-Blocker, ARB)	**Angiotensin-Rezeptor-Antagonisten**	Candesartan
Setrone	**Serotonin-3-Rezeptor-Antagonisten**	Ondansetron
Spiegel (Spiegelbestimmung)	**Bestimmung der Konzentration eines Arzneistoffs oder einer körpereigenen Substanz im Blut**	Therapeutisches *Drug Monitoring*.
Stimmungsstabilisatoren (Phasenprophylaktika)	**Oberbegriff** für sehr unterschiedliche Arzneistoffe, die bei bipolarer Störung und Depression die Stimmung ausgleichen können. Da diese Arzneistoffe auch andere Wirkungen besitzen, z. B. antiepileptische Wirkung bei Valproinsäure und Lamotrigin, sollte man den Begriff Stimmungsstabilisatoren besser nicht benutzen. Besser ist der Begriff **Arzneistoffe mit stimmungsstabilisierender Wirkung.**	Lithium, Valproinsäure, Lamotrigin
Triptane	**Serotonin-1-Rezeptor-Agonisten**	Sumatriptan
Trizyklische Antidepressiva (Trizyklika, TZAD)	**Nicht-selektive Monoamin-Wiederaufnahme-Inhibitoren (NSMRI).** Der Begriff trizyklische Antidepressiva bezieht sich auf die chemische Struktur. Entscheidend für die Arzneitherapie ist aber nicht die chemische Struktur, sondern die pharmakologische Wirkung.	Amitriptylin

Allgemein verwendeter Begriff (häufig verwendete Synonyma sind in Klammern angegeben)	Erläuterungen (der korrekte Begriff ist, falls existent, fett hervorgehoben)	Beispiele (Erkennungssilben in Arzneistoffnamen sind fett hervorgehoben)
Unerwünschte Arzneimittelwirkung (UAW), Nebenwirkung	In vielen Fällen lassen sich die UAW vom Wirkmechanismus ableiten. Bei einigen Arzneistoffgruppen spielt die Arzneimittelallergie eine Rolle. UAW wegen nach ihrer Häufigkeit eingeteilt: Besonders wichtig sind für Sie die folgenden Kategorien, die unter Punkt 4 der Beipackzettel aufgelistet sind: Sehr häufig:>10 % aller Patienten; häufig: 1–10 % aller Patienten.	
Wirkstoff	Jede chemische Substanz, die Körperfunktionen beeinflusst. Umfasst Arzneistoffe und Gifte. Der Begriff sagt nichts über die Nützlichkeit oder Schädlichkeit aus. Oft wird der Begriff „Wirkstoff" verwendet, obwohl „Arzneistoffe" gemeint sind.	
Zucker	**Jargonbegriff.** Zucker wird häufig zur Trivialbezeichnung des Diabetes verwendet. Es gibt sehr viele unterschiedliche Zucker (Monosaccharide, Disaccharide, Polymere wie das in der Leber gespeicherte Kohlenhydrat Glykogen). Gemeint ist im Zusammenhang mit Diabetes immer das **Monosaccharid Glucose (Traubenzucker)**. Andere Zucker wie Saccharose besitzen bei der Hypoglykämie (Unterzuckerung) nicht so eine rasche Wirkung wie Glucose.	Glucose

Ausgewählte weiterführende Literatur

Deutschsprachige Bücher

Allgemeine und spezielle Pharmakologie und Toxikologie. 12. Auflage (2017) Klaus Aktories, Ulrich Förstermann, Franz Bernhard Hoffmann und Klaus Starke (Herausgeber). Elsevier, Amsterdam, 1196 Seiten. Deutschsprachiges umfassendes Standardwerk der Pharmakologie und Toxikologie. Multiautorenbuch. Umfassendes Nachschlagewerk.

Arzneiverordnungsreport 2020 (2020) Ulrich Schwabe, und Wolf-Dieter Ludwig (Herausgeber). Springer, Heidelberg. Umfassendes Nachschlagewerk über den deutschen Arzneimittelmarkt. Kritische Besprechung von Neueinführungen sowie aktuellen Entwicklungen auf dem Arzneimittelmarkt unter Berücksichtigung von Kosten und Verordnungstrends.

Basiswissen Pharmakologie. 2. Auflage (2021) Roland Seifert (Herausgeber und Autor). Springer, Heidelberg, 586 Seiten. Kurzlehrbuch mit Fallbeispielen, Fokussierung auf die angewandte Pharmakologie mit Umsetzung einer modernen Arzneistoffnomenklatur.

Pharmakologie und Toxikologie. 3. Auflage (2020) Michael Freissmuth, Stefan Offermanns und Stefan Böhm (Herausgeber und Autoren). Springer, Heidelberg, 1043 Seiten. Umfassendes Lehrbuch der gesamten Pharmakologie und Toxikologie. Fokus auf molekulare Mechanismen von Arzneistoffen.

Englischsprachige Bücher

Basic Knowledge of Pharmacology. 1. Auflage (2019) Roland Seifert (Herausgeber und Autor). Springer, Cham, 492 Seiten. Kurzlehrbuch der Pharmakologie,

© Springer-Verlag GmbH Deutschland, ein Teil von Springer Nature 2021
R. Seifert, *Medikamente leicht erklärt*, https://doi.org/10.1007/978-3-662-62330-5

Anpassung von „Basiswissen Pharmakologie" für ein internationales Publikum. Falldarstellungen, ausgewählte aktuelle weiterführende Literatur.

Goodman & Gilman's. The Pharmacological Basis of Therapeutics. 13. Auflage (2017) Laurence L. Brunton, Randa Hilal-Dandan und Björn C. Knollmann (Herausgeber). McGraw-Hill, New-York, 1423 Seiten. Multiautorenbuch. Sehr umfassendes und detailliertes Nachschlagewerk mit umfangreichem Literaturverzeichnis. Eignet sich gut zum gezielten Nachschlagen von Informationen. Fokussierung auf die Situation in den USA.

Rang & Dale's Pharmacology. 9. Auflage (2019). James Ritter, Rod Flower, Graeme Henderson, Yoon Kong Loke, David McEwan, Humphrey Rang (Autoren) Elsevier, Amsterdam, 808 Seiten. Ausführliches Lehrbuch der Pharmakologie, das sowohl die Grundlagenpharmakologie als auch die klinische Pharmakologie abdeckt. Fokussierung auf die Situation in Großbritannien.

Printed in the United States
by Baker & Taylor Publisher Services